M. Dudeck, J. Kaspar (Hrsg.)

FAQ Forensische Psychiatrie

Manuela Dudeck, Johannes Kaspar (Hrsg.)

FAQ
Forensische Psychiatrie

1. Auflage

Mit Beiträgen von:

Thomas Auerbach, Haar; Hauke Brettel, Mainz; Peer Briken, Hamburg; Jan Bulla, Reichenau; Stephan Christoph, Regensburg; Nicolas Cypher, Augsburg; Ralf Dohrenbusch, Bonn; Manuela Dudeck, Günzburg; Markus Feil, München; María Isabel Fontao, Konstanz; Elisabeth Foppe, Lingen; Irina Franke, Cazis (CH); Johannes Kaspar, Augsburg; Verena Klein, München; Tanya Kochuparackal, Basel (CH); Julia Krebs, Berlin; Julian Friedrich Kreutz, Wasserburg am Inn; Michael Lindemann, Bielefeld; Jana Michna, Bielefeld; Sabine Nowara, Waltrop; Annette Opitz-Welke, Berlin; Stefan Orlob, Greifswald/Stralsund; Jürgen Peitz, Bielefeld; Christian Prüter-Schwarte, Köln; Martin Rettenberger, Wiesbaden und Mainz; Wolfgang Retz, Mainz; Elisabeth Richter, Berlin; Henning Rosenau, Halle; Thomas Ross, Reichenau; Karin Schilling, Basel (CH); Christian Schlögl, Regensburg; Mathias Schmoeckel, Bonn; Helena Schneider, Günzburg; Jessica Söder, München; Daniel Turner, Mainz; Nenad Vasić, Göppingen; Fritjof von Franqué, Hamburg; Alexander Voulgaris, Hamburg; Wolfgang Weissbeck, Klingenmünster; Alisha-Lynn Winter, Günzburg; Bernd Wischka, Lingen; Davide Zani, Cazis (CH)

ELSEVIER

Elsevier GmbH, Bernhard-Wicki-Str. 5, 80636 München, Deutschland
Wir freuen uns über Ihr Feedback und Ihre Anregungen an kundendienst@elsevier.com

ISBN 978-3-437-15395-2
eISBN 978-3-437-05847-9

1. Auflage 2025

Wichtiger Hinweis
Die medizinischen Wissenschaften unterliegen einem sehr schnellen Wissenszuwachs. Der stetige Wandel von Methoden, Wirkstoffen und Erkenntnissen ist allen an diesem Werk Beteiligten bewusst. Sowohl der Verlag als auch die Autorinnen und Autoren und alle, die an der Entstehung dieses Werkes beteiligt waren, haben große Sorgfalt darauf verwandt, dass die Angaben zu Methoden, Anweisungen, Produkten, Anwendungen oder Konzepten dem aktuellen Wissensstand zum Zeitpunkt der Fertigstellung des Werkes entsprechen.
Der Verlag kann jedoch keine Gewähr für Angaben zu Dosierung und Applikationsformen übernehmen. Es sollte stets eine unabhängige und sorgfältige Überprüfung von Diagnosen und Arzneimitteldosierungen sowie möglicher Kontraindikationen erfolgen. Jede Dosierung oder Applikation liegt in der Verantwortung der Anwenderin oder des Anwenders. Die Elsevier GmbH, die Autorinnen und Autoren und alle, die an der Entstehung des Werkes mitgewirkt haben, können keinerlei Haftung in Bezug auf jegliche Verletzung und/oder Schäden an Personen oder Eigentum, im Rahmen von Produkthaftung, Fahrlässigkeit oder anderweitig übernehmen.

Für die Vollständigkeit und Auswahl der aufgeführten Medikamente übernimmt der Verlag keine Gewähr.
Geschützte Warennamen (Warenzeichen) werden in der Regel besonders kenntlich gemacht (®). Aus dem Fehlen eines solchen Hinweises kann jedoch nicht automatisch geschlossen werden, dass es sich um einen freien Warennamen handelt.

Bibliografische Information der Deutschen Nationalbibliothek
Die Deutsche Nationalbibliothek verzeichnet diese Publikation in der Deutschen Nationalbibliografie; detaillierte bibliografische Daten sind im Internet über https://www.dnb.de abrufbar.

25 26 27 28 29 5 4 3 2 1

In ihren Veröffentlichungen verfolgt die Elsevier GmbH das Ziel, genderneutrale Formulierungen für Personengruppen zu verwenden. Um jedoch den Textfluss nicht zu stören sowie die gestalterische Freiheit nicht einzuschränken, wurden bisweilen Kompromisse eingegangen. Selbstverständlich sind **immer alle Geschlechter** gemeint.

Planung: Ursula Jahn, München
Projektmanagement: Cornelia von Saint Paul, München
Redaktion: Karin Beifuss, Ohmden
Rechteklärung: David Seliger, Brannenburg
Herstellung: Der Buchmacher, Arthur Lenner, Windach
Satz: Thomson Digital, Noida/Indien
Druck und Bindung: Drukarnia Dimograf Sp. z o. o., Bielsko-Biała/Polen
Umschlaggestaltung: SpieszDesign, Neu-Ulm

Aktuelle Informationen finden Sie im Internet unter **www.elsevier.de**

Vorwort

Liebe Leserin, lieber Leser,

als Herausgeberin und Herausgeber dieses Werkes verbindet uns eine langjährige Zusammenarbeit, die 2013 mit einer gemeinsamen interdisziplinären Ringvorlesung „Verantwortung und Zurechnung im Spiegel von Strafrecht und Psychiatrie" an der Universität Augsburg begann. Es folgten Exkursionen mit Augsburger Jurastudierenden in den Günzburger Maßregelvollzug. Auf der Suche nach neuen Vorhaben kam die Anfrage des Elsevier Verlages, ob wir uns ein gemeinsames Buchprojekt vorstellen können. Es dauerte nicht lange bis zur Zusage – und dann bemerkten wir, wie anders und herausfordernd ein FAQ-Format ist. So einfach wie das Nachschlagen von Fragen, so schwer ist deren Konzeption. Dennoch haben wir uns und viele andere Autorinnen und Autoren der Herausforderung gestellt. Herausgekommen ist ein kompaktes, übersichtliches und daher handhabbares Nachschlagewerk mit allen praxisrelevanten Themen des Faches Forensische Psychiatrie und Psychotherapie. Anders als bei den meisten bereits vorliegenden Fachbüchern beruht dieses auf der Kooperation einer Psychiaterin und eines Juristen, die sich im Buch in einer klaren Trennung von juristischen Grundlagen und psychiatrischem Fachwissen widerspiegelt, welche aber zugleich harmonisch aufeinander verweisen. So konnten wir die Fehleranfälligkeit, die entsteht, wenn nur ein Fach beide Themen übernimmt, deutlich reduzieren.

Das vorliegende Werk versteht sich als Arbeitsgrundlage für alle im Maßregelvollzug tätigen Berufsgruppen, aber auch für Gerichte, Staatsanwaltschaften, Anwaltspraxen und die Bewährungshilfe. Ebenso werden Angehörige von im Maßregelvollzug Untergebrachten angesprochen, da sich ein Kapitel intensiv mit der Angehörigenarbeit und dem Trialog beschäftigt. Darüber hinaus sind auch Vertreterinnen und Vertreter der Fachpflege, die durchgängig an 7 Tagen über 24 Stunden mit den psychisch kranken Straftäterinnen und Straftätern im Bezugspflegesystem im Maßregelvollzug als größte Berufsgruppe arbeitet, zu Wort gekommen. Ganz neu im Buch ist, dass alle psychiatrisch relevanten Diagnosen aktuell und ausschließlich gemäß der 11. Version der Internationalen Klassifikation (ICD-11) der Weltgesundheitsorganisation diskutiert und eingeordnet wurden, was bislang ein Alleinstellungsmerkmal ist.

Zusammenfassend geht es in diesem Fachbuch um die Wissensvermittlung quer über die Grenzen mehrerer Disziplinen hinweg. Wer jemals interdisziplinär gearbeitet hat, weiß, wie schwer es oft fällt, sich zu verständigen; zu unterschiedlich sind die Denk- und Herangehensweisen, das Wissenschaftsverständnis und die verwendete Fachterminologie. Das gilt auch, wenn Rechtswissenschaft, Psychiatrie und Psychologie im forensischen Kontext aufeinandertreffen. Gerade hier, wo es oft um existenzielle und grundrechtsrelevante Entscheidungen (wie z. B. strafrechtliche Sanktionen) geht, sind gegenseitiges Verstehen und eine darauf aufbauende kompetente interdisziplinäre Zusammenarbeit der Schlüssel zu sachgerechten Entscheidungen. In diesem Sinne hoffen wir, dass das vorliegende Werk den Angehörigen der beteiligten Disziplinen helfen wird, sich themen- und problembezogen das nötige Wissen aus den anderen beteiligten Fächern zu verschaffen.

Unser Dank gilt zunächst den sage und schreibe insgesamt 40 Autorinnen und Autoren, durch deren produktiven Einsatz der Band erst in dieser Form entstehen konnte.

Zum Gelingen des Werks beigetragen haben auch die Mitarbeitenden des Augsburger Lehrstuhls von Johannes Kaspar, insbesondere Frau Michaela Braun, Frau Anna-Sophia Folly, Frau Johanna Kloster, Frau Johanna Wunsch, Herr Luca Schiliro und Herr Nicolas Cypher.

Wir danken schließlich dem Elsevier Verlag, namentlich Frau Ursula Jahn und Frau Cornelia von Saint Paul, sowie Frau Karin Beifuss für die gute und konstruktive Zusammenarbeit, insbesondere aber für die wirklich große, fast übermenschliche Geduld.

Nun hoffen wir, dass die geneigten Leserinnen und Leser es ein wenig wie wir sehen und sich das vorliegende Werk zum schnellen Nachschlagen im Arbeitsalltag bewährt.

Günzburg und Augsburg, im Sommer 2024

Prof. Dr. med. Manuela Dudeck und Prof. Dr. iur. Johannes Kaspar

Adressen

Thomas Auerbach, B.A.
Pflegepädagoge
Kbo-Isar-Amper-Klinikum Region München
Strategische Praxis- und Pflegeentwicklung
Vockestraße 72
85540 Haar

Prof. Dr. med. Dr. iur. Hauke Brettel
Johannes-Gutenberg-Universität
Zentrum für Interdisziplinäre Forensik (ZIF)
55099 Mainz

Prof. Dr. med. Peer Briken
Universitätsklinikum Hamburg-Eppendorf
Institut für Sexualforschung, Sexualmedizin & Forensische Psychiatrie
Martinistraße 52
2046 Hamburg

PD Dr. med. Jan Bulla
ZfP Reichenau
Akademisches Lehrkrankenhaus der Universität Konstanz
Klinik für Forensische Psychiatrie und Psychotherapie Reichenau
Feuersteinstraße 55
78479 Reichenau

Prof. Dr. iur. Stephan Christoph
Universität Regensburg
Fakultät für Rechtswissenschaft
Juniorprofessur für Strafrecht und Kriminologie
Universitätsstraße 31
93053 Regensburg

Nicolas Cypher
Universität Augsburg
Juristische Fakultät
Lehrstuhl für Strafrecht, Strafprozessrecht, Kriminologie und Sanktionenrecht
Universitätsstraße 24
86159 Augsburg

PD Dr. phil. Ralf Dohrenbusch
Universität Bonn
Institut für Psychologie
Abt. für Methodenlehre, Diagnostik und Evaluation
und
Psychotherapeutische Hochschulambulanz
Kaiser-Karl-Ring 9
53111 Bonn

Prof. Dr. med. habil. Manuela Dudeck
Klinik für Forensische Psychiatrie und Psychotherapie des BKH Günzburg
Akademisches Krankenhaus für die Universität Ulm
Lindenallee 2/Haus 58
89312 Günzburg

Dr. med. Markus Feil, Dipl.-Psych.
bioconnex.de
Beratung, Supervision, Coaching
Schleißheimer Str. 76
80797 München

Dr. biol. hum. María Isabel Fontao
Universität Konstanz
Forensische Psychologie
Universitätsstraße 10
78464 Konstanz

Elisabeth Foppe
Pädagogin
Institut zur Förderung von Tätertherapie und Rückfallprävention e.V. (IFTR)
Am Strootbach 4
49809 Lingen

PD Dr. med. Irina Franke
Klinik für Forensische Psychiatrie Chur, Schweiz
und
Psychiatrische Dienste Graubünden
La Nicca Strasse 17
CH-7408 Cazis

Prof. Dr. iur. Johannes Kaspar
Universität Augsburg
Juristische Fakultät
Lehrstuhl für Strafrecht, Strafprozessrecht, Kriminologie und Sanktionenrecht
Universitätsstraße 24
86159 Augsburg

Dr. med. Verena Klein
Ärztin für Psychiatrie und Psychotherapie
Schwerpunkt Forensische Psychiatrie
Leopoldstraße 76
80802 München

Dr. med. Tanya Kochuparackal
Universitäre Psychiatrische Kliniken Basel
Klinik für Forensik
Wilhelm Klein-Strasse 27
CH-4002 Basel

Dr. med. Julia Krebs
Fachärztin für Psychiatrie und Psychotherapie
Schwerpunkt Forensische Psychiatrie
Justizvollzugsanstalt Plötzensee
Justizvollzugskrankenhaus
Abt. für Psychiatrie und Psychotherapie
Friedrich-Olbricht-Damm 16
13627 Berlin

Dr. biol. hum. Julian Friedrich Kreutz, Dipl.-Psych.
kbo-Inn-Salzach-Klinikum
Klinik für Forensische Psychiatrie
Gabersee 7
83512 Wasserburg am Inn

Prof. Dr. iur. Michael Lindemann
Universität Bielefeld
Fakultät für Rechtswissenschaft
Universitätsstr. 25
33615 Bielefeld

Jana Michna
Universität Bielefeld
Fakultät für Rechtswissenschaft
Universitätsstr. 25
33615 Bielefeld

Prof. Dr. phil. Sabine Nowara
Institut für Rechtspsychologie
Lauenburger Str. 12
45731 Waltrop

PD Dr. med. Annette Opitz-Welke
Charité – Universitätsmedizin Berlin
Institut für Forensische Psychiatrie
Oranienburger Straße 285
13437 Berlin

Prof. Dr. med. Stefan Orlob
Honorarprofessor Lehrstuhl für Kriminologie Universität Greifswald / Gerichtsgutachter
Langenstraße 24A
18439 Stralsund

RA Jürgen Peitz
Fachwanwalt für Medizinrecht
Fachwanwalt für Arbeitsrecht
Am Ostpark 14
33604 Bielefeld

Dr. med. Elisabeth Richter
Postfach 33 02 13
14172 Berlin

Prof. Dr. biol. hum. Thomas Ross
ZfP Reichenau
Akademisches Lehrkrankenhaus der Universität Konstanz
Klinik für Forensische Psychiatrie und Psychotherapie Reichenau
Feuersteinstraße 55
78479 Reichenau

Dr. med. Christian Schlögl
Kliniken für Forensische Psychiatrie und Psychotherapie am Bezirksklinikum Regensburg und am Bezirksklinikum Parsberg
Universitätsstraße 84
93053 Regensburg

Dr. med. Christian Prüter-Schwarte
LVR-Klinik Köln
Akademisches Lehrkrankenhaus der Universität zu Köln
Abt. Forensische Psychiatrie I und II
Wilhelm-Griesinger-Straße 23
51109 Köln

Prof. Dr. biol. hum. Martin Rettenberger, Dipl.-Psych.
Kriminologische Zentralstelle (KrimZ)
Luisenstr. 7
65185 Wiesbaden
und
Johannes Gutenberg-Universität Mainz (JGU)
Psychologisches Institut
Binger Str. 14–16
55122 Mainz

Prof. Dr. med. Wolfgang Retz
Universitätsmedizin Mainz
Klinik für Psychiatrie und Psychotherapie
Untere Zahlbacher Straße 8
55131 Mainz

Prof. Dr. iur. Henning Rosenau
Martin-Luther-Universität Halle-Wittenberg
Lehrstuhl für Strafrecht, Strafprozess- und Medizinrecht
Universitätsplatz 6
06108 Halle an der Saale

Karin Schilling
Universitäre Psychiatrische Kliniken Basel
Klinik für Forensik
Wilhelm Klein-Strasse 27
CH-4002 Basel

Prof. Dr. iur. Mathias Schmoeckel
Universität Bonn
Fachbereich Rechtswissenschaft
Institut für Deutsche und Rheinische Rechtsgeschichte
Adenauerallee 24–42
53113 Bonn

Helena Schneider, M.Sc.-Psych.
Psychologischer Dienst
Bezirkskliniken Schwaben
Klinik für Forensische Psychiatrie und Psychotherapie
Lindenallee 2
89312 Günzburg

Jessica Söder, M. Sc. Psychologie
Ludwig-Maximilians-Universität München
Lehrstuhl für Sozialpsychologie
Leopoldstraße 13
80802 München

Dr. med. Dr. rer. biol. hum. Daniel Turner
Universitätsmedizin Mainz
Klinik für Psychiatrie und Psychotherapie
Untere Zahlbacher Straße 8
55131 Mainz

Prof. Dr. med. Nenad Vasić
Klinikum Christophsbad
Klinik für Psychiatrie und Psychotherapie
Faurndauer Straße 6–28
73035 Göppingen

Dr. rer. biol. hum. Fritjof von Franqué, Dipl.-Psych.
Universitätsklinikum Hamburg-Eppendorf
Institut für Sexualforschung, Sexualmedizin & Forensische Psychiatrie
Martinistraße 52
20246 Hamburg

Dr. med. Alexander Voulgaris
Universitätsklinikum Hamburg-Eppendorf
Institut für Sexualforschung, Sexualmedizin & Forensische Psychiatrie
Martinistraße 52
20246 Hamburg

Dr. med. Wolfgang Weissbeck
Pfalzklinikum für Psychiatrie und Neurologie AdöR
Abteilung für Jugend-Maßregelvollzug
Klinik für Kinder- und Jugendpsychiatrie, Psychosomatik und Psychotherapie
Weinstraße 100
76889 Klingenmünster

Alisha-Lynn Winter, M.Sc.-Psych.
Psychologischer Dienst
Bezirkskliniken Schwaben
Klinik für Forensische Psychiatrie und Psychotherapie
Lindenallee 2
89312 Günzburg

Dr. phil. Bernd Wischka, Dipl.-Psych.
Institut zur Förderung von Tätertherapie und Rückfallprävention e.V. (IFTR)
Am Strootbach 4
49809 Lingen

Davide Zani
Psychiatrische Dienste Graubünden
Loëstrasse 220
CH-7000 Chur

Abkürzungen

a. F.	alte Fassung
a. A.	andere Ansicht
a. a. O.	am angegebenen Ort
Abs.	Absatz
ADHS	Aufmerksamkeitsdefizit-/ Hyperaktivitätsstörung
ADS	Aufmerksamkeitsstörung
AG	Amtsgericht
AMDP	Arbeitsgemeinschaft für Methodik und Dokumentation in der Psychiatrie
Art.	Artikel
ASS	Autismus-Spektrum-Störungen
AufenthG	Aufenthaltsgesetz (Gesetz über den Aufenthalt, die Erwerbstätigkeit und die Integration von Ausländern im Bundesgebiet)
Beschl. v.	Beschluss vom
BfF	Begutachtungsstelle für Fahreignung
BGB	Bürgerliches Gesetzbuch
BGH	Bundesgerichtshof
BPG	Behandlungsprogramm für Gewaltstraftäter
BPS-R	Behandlungsprogramm für Sexualstraftäter, revidierte Form
BSGE	Entscheidungen des Bundessozialgerichts
bspw.	beispielsweise
BtMG	Betäubungsmittelgesetz
BVerfG	Bundesverfassungsgericht
BZR	Bundeszentralregister
D	Deutschland
DBT(-F)	Dialektisch-behaviorale Therapie (Forensik)
DSM	Diagnostic and Statistical Manual of Mental Disorders
EGMR	Europäischer Gerichtshof für Menschenrechte
EMRK	Europäische Menschenrechtskonvention
FamFG	Gesetz über das Verfahren in Familiensachen und in den Angelegenheiten der freiwilligen Gerichtsbarkeit
FeV	Fahrerlaubnis-Verordnung
Fn.	Fußnote
FoNa	Forensische Nachsorgeambulanz
ForTiS	Forensisches Therapieprogramm für junge Straftäter
GAS	generalisierte Angststörung
GdB	Grad der Behinderung
GdS	Grad der Schädigungsfolgen
GG	Grundgesetz
GLM	Good-Lives-Modell
GRCh	Grundrechtecharta der Europäischen Union
h. M.	herrschende Meinung
HCR	Historical Clinical Risk
i. S. d.	im Sinne des
i. V. m.	in Verbindung mit
ICD	International Classification of Diseases and Related Health Problems (Internationale Klassifikation der Krankheiten und verwandter Gesundheitsprobleme)
ICF	International Classification of Functioning, Disability and Health (Internationale Klassifikation der Funktionsfähigkeit, Behinderung und Gesundheit)
IM	Intelligenzminderung
IQ	Intelligenzquotient
JGG	Jugendgerichtsgesetz
JMRV	Jugendmaßregelvollzug
JSA	Jugendstrafanstalt
JVA	Justizvollzugsanstalt
KiGGS	Studie zur Gesundheit von Kindern und Jugendlichen in Deutschland (Robert Koch-Institut)
LG	Landgericht
LNS	leichte neurokognitive Störung
MBT	Mentalisierungsbasierte Therapie

MMSE	Mini-Mental State Examination
MMST	Mini-Mental Status Test
MoCA	Montreal Cognitive Assessement
MPU	medizinisch-psychologische Untersuchung
MRV	Maßregelvollzug
m. w. N.	mit weiteren Nachweisen
n. F.	neue Fassung
NpS	Neue psychoaktive Substanzen
OLG	Oberlandesgericht
PsychK(H)G	Psychisch-Kranken-(Hilfe-)Gesetz
R&R	Reasoning and Rehabilitation (Program)
RCT	randomized controlled trial (randomisierte kontrollierte Studie)
Rn.	Randnummer
RNR	Risk Need Responsivity
S.	Satz; Seite
SGB	Sozialgesetzbuch
SothA	Sozialtherapeutische Abteilung
SOTP	Sex Offender Treatment Program
st. Rspr.	ständige Rechtsprechung
StGB	Strafgesetzbuch
StPO	Strafprozessordnung
StR	Strafrecht
StrRG	Gesetz zur Reform des Strafrechts
StVG	Straßenverkehrsgesetz
StVollzG	Strafvollzugsgesetz
THC	Tetrahydrocannabinol
ThUG	Gesetz zur Therapierung und Unterbringung psychisch gestörter Gewalttäter (Therapieunterbringungsgesetz)
u. U.	unter Umständen
UHR	Ultra-High Risk
Urt. v.	Urteil vom
VersR	Versicherungsrecht
VwGO	Verwaltungsgerichtsordnung
z. T.	zum Teil
ZPO	Zivilprozessordnung

Abbildungsnachweis

Der Verweis auf die jeweilige Abbildungsquelle befindet sich bei allen Abbildungen im Werk am Ende des Legendentextes in eckigen Klammern.

L231	Stefan Dangl, München
O738	Dr. phil. Heike Liss, Berlin
P1440	Univ.-Prof. Dr. med. Manuela Dudeck, Günzburg
P1448	Prof. Dr. Johannes Kaspar, Augsburg
P1449	PD Dr. Ralf Dohrenbusch, Bonn
P1453	Helena Schneider M.Sc., Günzburg
P1454	Alisha-Lynn Winter M.Sc., Günzburg
W826-1	ICF 2005 Weltgesundheitsorganisation (WHO)
W1308	IFS – Institut für Schadenverhütung und Schadenforschung der öffentlichen Versicherer e.V.

Fehler gefunden?

An unsere Inhalte haben wir sehr hohe Ansprüche. Trotz aller Sorgfalt kann es jedoch passieren, dass sich ein Fehler einschleicht oder fachlich-inhaltliche Aktualisierungen notwendig geworden sind.

Sobald ein relevanter Fehler entdeckt wird, stellen wir eine Korrektur zur Verfügung. Mit diesem QR-Code gelingt der schnelle Zugriff.

https://else4.de/978-3-437-15395-2

Wir sind dankbar für jeden Hinweis, der uns hilft, dieses Werk zu verbessern. Bitte richten Sie Ihre Anregungen, Lob und Kritik an folgende E-Mail-Adresse: kundendienst@elsevier.com

Inhaltsverzeichnis

I Juristisches Basiswissen

1 Strafrecht und kriminologische Bezüge

Strafprozessuale Grundlagen

Henning Rosenau

Verfahrensabschnitte

1.1 In welche Abschnitte gliedert sich das Strafverfahren?

1. Ermittlungsverfahren
2. Zwischenverfahren
3. Hauptverfahren (ggf. mit Rechtsmittelverfahren)
4. Vollstreckungsverfahren

1.2 Wann beginnt ein Ermittlungsverfahren, was passiert dort, und wer ist zuständig?

Das **Ermittlungsverfahren** wird mit dem **Anfangsverdacht** einer Straftat eingeleitet. Liegt dieser vor, gibt es also „zureichende tatsächliche Anhaltspunkte" (§ 152 Abs. 2 StPO), so müssen Staatsanwaltschaft und Polizei ein Ermittlungsverfahren einleiten. Die Hürde ist relativ niedrig. Es genügt dazu z. B. jede Anzeige eines Bürgers, auch wenn diese falsch ist. Das Ermittlungsverfahren soll gerade abklären, ob sich der Anfangsverdacht zu einem **hinreichenden Tatverdacht** erhärtet, bei dem dann die öffentliche Anklage zu erheben ist. Das Ermittlungsverfahren dient also der **Erforschung des Sachverhalts.** Dabei werden Beweise erhoben, auch Sachverständigengutachten werden bereits eingeholt. Zwangsmaßnahmen wie die körperliche Untersuchung (§ 81a StPO) oder die Untersuchungshaft (§ 112 StPO) sind möglich. Herrin des Ermittlungsverfahrens ist die **Staatsanwaltschaft.** Diese bedient sich dabei der Polizeibeamten als Ermittlungspersonen, die in der Realität aber die Hauptakteure sind. Der Ermittlungsrichter entscheidet über Beschwerden.

Am Ende des Ermittlungsverfahrens steht die Entscheidung der Staatsanwaltschaft, ob die **öffentliche Klage** zu erheben oder das **Verfahren einzustellen** ist (§ 170 StPO). Das Verfahren ist einzustellen, wenn sich der Anfangsverdacht nicht zu einem hinreichenden Tatverdacht verdichtet hat. Bei Geringfügigkeit des strafrechtlichen Vorwurfs kann auch von der Verfolgung abgesehen werden, entweder ohne Auflagen (§ 153 StPO) oder unter Auflagen und Weisungen (§ 153a StPO). Kann auf diese Art und Weise das öffentliche Interesse an der Strafverfolgung nicht beseitigt werden, muss die Staatsanwaltschaft öffentliche Klage erheben (§ 170 Abs. 1 StPO).

Das kann auch im Wege eines Strafbefehls erfolgen (§ 407 Abs. 1 S. 4 StPO), wenn eine Hauptverhandlung nicht erforderlich erscheint.

1.3 Was geschieht im Zwischenverfahren, und wer ist zuständig?

Mit Erhebung der öffentlichen Klage beginnt das **Zwischenverfahren.** Das Verfahren geht auf das zuständige **Gericht** über. Dieses prüft, ob ein **hinreichender Tatverdacht** tatsächlich besteht. Das ist dann der Fall, wenn die Wahrscheinlichkeit einer Verurteilung höher ist als die eines Freispruchs, also über 50 % liegt. Aus dem **Beschuldigten** des Ermittlungsverfahrens wird im Zwischenverfahren der **Angeschuldigte** (**§ 157 StPO**).

Das Zwischenverfahren endet in seltenen Fällen mit einem Nichteröffnungsbeschluss (§ 204 StPO), wenn der hinreichende Tatverdacht nicht besteht. Besteht dieser, ergeht nach **§ 203 StPO** ein **Eröffnungsbeschluss.**

1.4 Was passiert im Hauptverfahren, und wer ist zuständig?

Mit dem Eröffnungsbeschluss beginnt das **Hauptverfahren.** Die Zuständigkeit bleibt beim **Gericht.** Es geht darum, ob die angeklagte Straftat vom Täter schuldhaft begangen wurde, also um die Ermittlung der materiellen Wahrheit und die Entscheidung, ob durch richterliches Urteil der Angeklagte zu verurteilen oder freizusprechen ist. Auch im Hauptverfahren kann es zu einer Einstellung nach §§ 153 ff. StPO kommen. Aus dem Angeschuldigten wird dann ein **Angeklagter** (**§ 157 StPO**).

1.5 Was passiert in der Hauptverhandlung?

Kernstück des Hauptverfahrens ist die **Hauptverhandlung.** Dort werden die **Beweise erhoben.** Das Gericht soll sich eine Überzeugung bilden, ob der Angeklagte jenseits vernünftiger Zweifel der Täter ist. Anwesend sind die Berufsrichter und Schöffen, die Staatsanwaltschaft, der Angeklagte und der Verteidiger. Nach dem Schluss der Beweiserhebung folgen die Plädoyers der Staatsanwaltschaft, dann die der Verteidigung. Die Hauptverhandlung endet in der Regel mit dem **Urteil des Gerichts.** Dieses lautet in der Regel auf **Freispruch oder Verurteilung.**

1.6 Welche Rechtsmittel gibt es im Hauptverfahren?

Das Hauptverfahren wird mit dem **Rechtsmittelverfahren** fortgesetzt, wenn der Angeklagte mit seinem Verteidiger oder die Staatsanwaltschaft Rechtsmittel einlegen. Gegen Urteile sind die Rechtsmittel **Berufung oder Revision** möglich. Die Berufung ist statthaft gegen erstinstanzliche Urteile des Amtsgerichts (AG), also des Amtsrichters oder des Schöffengerichts. Die Revision ist gegen erstinstanzliche Urteile des Landgerichts (LG) und des Oberlandesgerichts (OLG) möglich. Die StPO kennt schließlich auch noch eine sog. Sprungrevision direkt vom AG zum OLG.

Bei der **Berufung** wird in der Sache die Hauptverhandlung noch einmal wiederholt. Es findet also eine erneute Beweisaufnahme statt. Bei der **Revision** hingegen erfolgt grundsätzlich nur eine Prüfung auf Rechtsfehler. Der Bundesgerichtshof (BGH) prüft in der Revision, ob das Verfahren fehlerhaft war oder ob das materielle Strafrecht falsch angewendet wurde. Dabei wird heute aber auch die Plausibilität der Beweiswürdigung mit überprüft.

1.7 Wann endet das Hauptverfahren?

Das Hauptverfahren endet erst, wenn das **Rechtsmittelverfahren abgeschlossen** ist. Dann erwächst das Urteil (Freispruch oder Verurteilung) in **Rechtskraft.** Ein erneutes Verfahren wegen derselben prozessualen Tat ist grundsätzlich nicht mehr möglich (Art. 103 Abs. 3 GG).

1.8 Gibt es Rechtsbehelfe außerhalb des Hauptverfahrens?

Es gibt **außerordentliche Rechtsbehelfe,** die auch nach Eintritt der Rechtskraft noch eingelegt werden können (ohne dass ihre Einlegung die Rechtskraft hemmen würde). Der Verurteilte kann etwa beim Bundesverfassungsgericht (BVerfG) **Verfassungsbeschwerde** erheben (Art. 93 Nr. 4a GG). Danach ist auch eine **Individualbeschwerde beim Europäischen Gerichtshof für Menschenrechte (EGMR)** (Art. 34 EMRK) möglich. Schließlich kommt als außerordentlicher Rechtsbehelf ein **Antrag auf Wiederaufnahme des Verfahrens** in Betracht (§§ 359 ff. StPO).

1.9 Was ist die Beschwerde?

Mit der Beschwerde kann sich der Betroffene gegen Beschlüsse des Tatgerichts sowie des Ermittlungsrichters und gegen Verfügungen des Vorsitzenden wenden. Der Beschwerde kann abgeholfen werden, sonst entscheidet die höhere Instanz. Sie hemmt grundsätzlich die angefochtene Entscheidung nicht.

1.10 Was passiert im Vollstreckungsverfahren?

Mit der Rechtskraft des Urteils beginnt das **Vollstreckungsverfahren.** Zuständig ist wieder die **Staatsanwaltschaft.** Sie sorgt dafür, dass die verhängte Sanktion (Geldstrafe oder Freiheitsstrafe, ggf. eine Maßregel der Besserung und Sicherung) umgesetzt wird. Für die Vollstreckung von Freiheitsstrafen ist der Justizvollzug berufen. Über Rechtsstreitigkeiten im Vollzug entscheiden Strafvollstreckungskammern bei den Landgerichten.

Ausgewählte Verfahrensprinzipien

1.11 Was ist Sinn und Zweck des Strafprozesses?

Der Strafprozess hat zum Ziel, den **staatlichen Strafanspruch** durchzusetzen und das materielle Strafrecht zu verwirklichen. Es soll eine materiell richtige Entscheidung über die Strafbarkeit herbeigeführt werden, die prozessordnungsgemäß zustande gekommen ist und der **Wiederherstellung des Rechtsfriedens** dient.

1.12 Was sind Prozessmaximen?

Prozessmaximen oder -grundsätze stellen **Verfahrensgrundsätze** dar, die sich herausgebildet haben und die in ihrem Zusammenwirken die **Rechtsstaatlichkeit des Strafverfahrens** garantieren. Sie sind in gewisser Weise Leitgedanken, die nach Vorstellung des Gesetzgebers und der Rechtswissenschaft dem Verfahrensziel dienen. Die einzelnen Maximen beanspruchen **keine absolute Geltung.** Es gibt gegenläufige Prinzipien, die sich in ihrer Geltung gegenseitig einschränken.

1.13 Welche Prozessmaximen gibt es?

Die folgenden Prozessmaximen sind anerkannt:

1. Offizialprinzip (§ 152 Abs. 1 StPO)
2. Akkusationsprinzip (§§ 151, 155, 264 StPO)
3. Legalitätsprinzip (§ 152 Abs. 2 StPO)
4. Prinzip des gesetzlichen Richters (Art. 101 Abs. 1 S. 2 GG)
5. Instruktionsprinzip (§§ 145 Abs. 2, 244 Abs. 2 StPO)
6. Rechtliches Gehör (Art. 103 Abs. 1 GG)
7. Unschuldsvermutung (Art. 6 Abs. 2 EMRK)
8. Beschleunigungsmaxime (Art. 6 Abs. 1 S. 1 EMRK)
9. Funktionstüchtigkeit der Strafrechtspflege (Art. 20 Abs. 3 GG)
10. Fairness im Strafverfahren (Art. 6 Abs. 1 EMRK)

Speziell für die **Hauptverhandlung** existieren weitere Maximen:

1. Unmittelbarkeit und Mündlichkeit (§§ 226, 250, 261, 264 StPO)
2. Öffentlichkeit (§ 169 S. 1 GVG)
3. Freie Beweiswürdigung (§ 261 StPO)

1.14 Was bedeutet das Legalitätsprinzip?

Es begründet einen **staatlichen Verfolgungs-, Erforschungs- und Anklagezwang.** Bei einem Anfangsverdacht (▶ 1.2) müssen die Strafverfolgungsbehörden ein Ermittlungsverfahren einleiten. Allerdings wird dieses Prinzip vom **Opportunitätsprinzip** in nicht wenigen Fällen durchbrochen. Ist es opportun, dass keine Hauptverhandlung stattfindet, so kann nach §§ 153 ff. StPO das Verfahren auch eingestellt werden.

1.15 Was bedeutet das Instruktionsprinzip?

Das Gericht muss sich selbst über den Sachverhalt instruieren. Das Gericht erforscht also vollständig den Sachverhalt. Dabei gilt das **Prinzip der materiellen Wahrheit.** Es darf aber keine Wahrheitsermittlung um jeden Preis geben. Das Strafverfahren kann nur eine **prozessuale Wahrheit** abbilden. Die Erkenntnismöglichkeiten im Strafverfahren sind begrenzt und werden durch die Gebote der Rechtsstaatlichkeit eingeschränkt.

1.16 Was bedeutet rechtliches Gehör?

Der Beschuldigte ist über alle relevanten Umstände zu informieren. Ihm ist die Gelegenheit zur Äußerung zu geben. Diese Äußerung wiederum ist zur Kenntnis zu nehmen und mit in Erwägung zu ziehen.

Info

Der Sachverständige soll den Probanden über den Zweck der Begutachtung und den Auftraggeber unterrichten. Er soll zugleich seine Rolle deutlich machen und klarstellen, dass er nicht als Arzt tätig ist.

1.17 Was bedeutet Funktionstüchtigkeit der Strafrechtspflege?

Dieses durch die Rechtsprechung entwickelte Prinzip besagt, dass der Prozess auch dazu dient, den staatlichen Strafanspruch insgesamt mit Blick auf alle Strafverfahren so gut wie möglich durchzusetzen. Das kann in einer Abwägung dazu führen, dass Maximen, die den Beschuldigten schützen, eingeschränkt werden.

1.18 Was bedeutet das Gebot des fairen Strafverfahrens?

Der in **Art. 6 Abs. 1 EMRK** verankerte Fair-Trial-Grundsatz soll mit einem angreifbaren Bild die **„Waffengleichheit"** zwischen Beschuldigtem und Strafverfolgungsbehörden herstellen. Es geht um die Gewährleistung einer eigenverantwortlichen Teilhabe des Beschuldigten. Er soll sich bestmöglich verteidigen können. Das wird durch unterschiedliche Einzelelemente gewährleistet, wie das Konfrontationsrecht, also das Recht, den Zeugen Fragen zu stellen, das Recht auf einen Verteidiger, Unterstützung durch einen Dolmetscher etc. Das Prinzip selbst ist inhaltlich relativ unbestimmt. Ein Verstoß gegen das Fairnessprinzip wird durch den EGMR nicht bereits bei einem Eingriff in ein einzelnes Recht angenommen, sondern erst dann, wenn in einer Gesamtbetrachtung das **Verfahren insgesamt als unfair** erscheint.

1.19 Was bedeuten Unmittelbarkeit und Mündlichkeit?

Die Entscheidung in der Hauptverhandlung darf ausschließlich auf der Wahrnehmung des Gerichts selbst **unmittelbar in der mündlichen Hauptverhandlung** beruhen. Der gesamte Prozessstoff muss **mündlich erörtert** worden sein.

MERKE

Der forensische Sachverständige hat sein Gutachten mündlich in der Hauptverhandlung zu erstatten. Die schriftliche Fassung dient den Verfahrensbeteiligten allein zur Vorbereitung auf die Hauptverhandlung.

Inhaltlich ist grundsätzlich das **originäre Beweismittel** zu nutzen, also das, welches der Tat am nächsten steht. Der unmittelbar aus eigener Anschauung berichtende Zeuge hat Vorrang vor dem Zeugen vom Hörensagen.

Beweismittel

1.20 Welche Arten von Beweismitteln sind in der Hauptverhandlung vorgesehen?

Es gilt ein Numerus clausus an Beweismitteln. Als sog. **Strengbeweis** ist nur zugelassen:

1. Zeuge
2. Sachverständiger
3. Urkunde
4. Augenschein

1.21 Ist die Einlassung des Angeklagten ein Beweismittel?

Nein. Der Angeklagte ist **Subjekt des Verfahrens.** Er hat weitreichende Teilhabemöglichkeiten. Er hat auch das Recht, zu schweigen und sich nicht in den Prozess einzubringen. Darüber ist er aufzuklären.

MERKE

Aus dem Fair-Trial-Grundsatz folgt, dass auch der Sachverständige den Beschuldigten vor der Exploration über das Schweigerecht belehren muss.

1.22 Wie erfolgt eine Zeugenvernehmung?

Der Zeuge ist darüber aufzuklären, dass er zur Wahrheit verpflichtet ist. Anders als der Angeklagte muss er aussagen, es sei denn, er würde sich mit seiner Aussage selbst einer Straftat bezichtigen (**§ 55 StPO**). Der Zeuge muss auch dann nicht aussagen, wenn ihm ein **Zeugnisverweigerungsrecht nach den §§ 52 ff. StPO** zukommt, z.B. als Angehöriger des Angeklagten. Die Zeugenvernehmung führt der Vorsitzende. Der Zeuge berichtet zunächst umfassend über das Tatgeschehen. Das Fragerecht geht von den Richtern über die Staatsanwaltschaft auf den Angeklagten und den Verteidiger über.

1.23 Welche Rolle hat ein Sachverständiger?

Nach der Konzeption der StPO ist allein das Gericht zur Entscheidungsfindung berufen. Der **Sachverständige** wirkt nur als ein **Beweismittel** mit. Allerdings ist er mehr als ein Gehilfe des Richters (so aber noch BGHSt 7, 239 ff.). Da das Gericht auf die Sachkunde des Sachverständigen angewiesen ist und die gutachterlichen Äußerungen allenfalls auf Plausibilität prüfen kann, hängt an den Ausführungen des Sachverständigen viel für den Prozessausgang. Er ist daher **selbstständiger Helfer bei der Urteilsfindung.**

MERKE

Trotz der Letztentscheidungsbefugnis durch das Gericht kommt dem Sachverständigen eine maßgebliche Bedeutung für den Prozessausgang zu. Entsprechend hoch ist dessen Verantwortung als selbständiger Helfer bei der Urteilsfindung.

1.24 Was ist ein Beweisantrag?

Das Gericht ist zunächst **von Amts wegen** gefordert, alle notwendigen Beweise zu erheben (**§ 244 Abs. 2 StPO**). Mit einem Beweisantrag können auch die Verfahrensbeteiligten Einfluss auf die Beweisaufnahme nehmen. Nur unter eng normierten Voraussetzungen kann ein solcher Beweisantrag vom Gericht abgelehnt werden.

DEFINITION

Ein Beweisantrag ist das ernst gemeinte Verlangen eines Verfahrensbeteiligten, über eine bestimmte Tatsache mit einem bestimmten Beweismittel Beweise zu erheben, wenn diese Tatsache für die Schuld- oder Strafzumessung von Bedeutung ist.

1.25 Welche Besonderheiten bestehen in Bezug auf die Bestellung von Sachverständigen?

Der **Sachverständige** wird regelmäßig schon von der Staatsanwaltschaft im Ermittlungsverfahren bestellt. Der Angeklagte bzw. sein Verteidiger kann aber ebenfalls beantragen, dass ein **weiterer Sachverständiger** zu hören ist. Allerdings gilt in diesem Fall das sonst strenge Verbot der Beweisantizipation nicht. Das Gericht kann diesen **Antrag ablehnen** (**§ 244 Abs. 4 S. 2 StPO**), wenn es die mit dem Sachverständigengutachten zu beweisende Tatsache schon für erwiesen hält. Das gilt nur dann nicht, wenn die Sachkunde des bisherigen Gutachters zweifelhaft ist, das Gutachten von unzutreffenden Voraussetzungen ausgeht, dieses widersprüchlich ist oder wenn der neu beantragte Sachverständige über überlegene Forschungsmittel verfügt. Diese letzte Alternative ist in der Praxis von Relevanz. Forschungsmittel sollen in der Rechtsprechung des BGH nur solche sein, die durch Ausbildung, Forschung, technische Möglichkeiten, Ausstattung und Erkenntnismöglichkeiten dem Sachverständigen zuzurechnen sind (BGHSt 44, 26, 30). Dass der Angeklagte sich durch den neuen Sachverständigen auch explorieren ließe, soll nicht dazuzählen, was wenig überzeugt. Es bleibt für den Angeklagten bzw. seinen Verteidiger nur die **Selbstladung** eines weiteren Sachverständigen (§ 220 StPO). Das hat freilich den Nachteil, dass der Angeklagte die Kosten vorab hinterlegen muss und Sachverständige eine Ladung allein durch die Verteidigung scheuen.

Kriminologische Grundlagen

Hauke Brettel

Allgemeines

1.26 Was ist Kriminologie?

Der Begriff **Kriminologie** bezeichnet wörtlich die Lehre vom Verbrechen und ist von lat. „crimen" (Verbrechen) und griech. „logos" (Lehre) abgeleitet. Die Wortbildung wird dem französischen Anthropologen Topinard zugeschrieben, der den Begriff erstmalig 1879 verwendet haben soll, während Garofalo als der Erste gilt, der (im Jahr 1885) ein Buch mit dem Wort „Criminologia" betitelt hat (Dölling et al. 2022, S. 3; Kaiser 1996, § 1 Rn. 2).

DEFINITION

Kriminologie lässt sich als die Lehre vom Verbrechen definieren. Kriminologische Erkenntnisse werden durch theoretische Untersuchungen und durch empirische Erhebungen gewonnen.

1.27 Was ist mit „Verbrechen" als Gegenstand der Kriminologie gemeint?

Bis heute besteht keine Einigkeit darüber, was als **„Verbrechen"** und somit als Betrachtungsgegenstand der „Lehre vom Verbrechen" zu gelten hat. Diskutiert werden dazu unterschiedliche Vorschläge, z. B. dass „Verbrechen"

- ein immer und überall als verwerflich angesehenes Verhalten (so der **„natürliche" Verbrechensbegriff**),
- eine Verletzung von Rechtsgütern (**„rechtsgutsbezogener" Verbrechensbegriff**) oder
- eine Bewirkung von sozialen Schäden ist (so der **„soziologische" Verbrechensbegriff**).

Für sämtliche Vorschläge sind (neben Begründungen) auch Einwände formuliert worden, beispielsweise, dass Rechtsgüter und soziale Schäden unterbestimmte Kategorien sind oder kaum etwas zu allen Zeiten oder in allen Kulturen als verwerflich angesehen wurde.

Eher pragmatisch wird deshalb in der Kriminologie oft der **„juristische" Verbrechensbegriff** zugrunde gelegt, wonach Verbrechen das ist, was vom Strafgesetz unter Strafe gestellt wird. Dies allerdings überlässt dem Gesetzgeber (und damit nicht der Kriminologie selbst) die Definition von „Verbrechen" als dem zentralen Konstitutionsmerkmal für den Tätigkeitsbereich der Kriminologie.

1.28 Womit beschäftigt sich die Kriminologie?

Die Uneinigkeit über den Verbrechensbegriff ist ein Grund dafür, dass auch über das Aufgabengebiet der Kriminologie bis heute fachintern, interdisziplinär und öffentlich debattiert wird. Der **Gegenstandsbereich der Kriminologie** steht nicht fest, sondern erscheint als ebenso wandlungsfähiges wie „gewachsenes" Produkt sozialer Prozesse. Entsprechend kam es in der Vergangenheit immer wieder zu Veränderungen bei den Arbeitszielen, Schwerpunktthemen und Tätigkeitsbereichen bis hin zu Paradigmenwechseln mit Veränderungen der Grundanschauungen.

So konzentrierte sich beispielsweise die Kriminologie in Deutschland zunächst auf die Frage nach den **Ursachen von Straftaten,** stellte dann aber in den 1970er-Jahren mehr den **gesellschaftlichen Umgang mit (vermeintlichen) Normabweichungen** in den Fokus (Brettel 2022, S. 280; Kunz und Singelnstein 2021). Nicht zuletzt unter dem Einfluss des „labeling approach" wurden die traditionellen „kriminalätiologischen" Arbeiten zu den Ursachen von Kriminalität aufgegeben und stattdessen die Mechanismen der sozialen Kontrolle und der Prozess der Kriminalisierung in den Vordergrund gestellt (Bock 2019, S. 19). Veränderungen der fachlichen Orientierungen haben auch standortabhängige Entwicklungen in der Kriminologie hervorgebracht; so wird zum Beispiel in Deutschland deutlicher zwischen Kriminologie und Kriminalistik unterschieden als in Österreich (Eisenberg und Kölbel 2017).

Schon wegen solcher Regionalentwicklungen gibt es nicht *die* Kriminologie, sondern auf diesem Gebiet eine Vielzahl von thematischen Ausrichtungen, Arbeitsweisen oder Grundorientierungen, für die das „Verbrechen" angesichts seiner Komplexität hinreichend Anknüpfungsmöglichkeiten bietet. Entsprechend vielfältig sind die Fragen, denen sich die Kriminologie widmet. Beispielsweise befasst sie sich mit der Analyse von Umfang, Struktur und Entwicklung des Verbrechensaufkommens, mit Täter*innen, Betroffenen oder der gesellschaftlichen Reaktion auf Verbrechen. Eine große Rolle spielt dabei neben der **Grundlagenforschung** auch die **anwendungsbezogene Erkenntnisgewinnung,** die zum Beispiel der Straftäterbehandlung oder der Kriminalprognostik zugutekommen kann. Permanent entsteht neuer Bedarf an kriminologischer Forschung, beispielsweise weil sich gesellschaftliche (Rahmen-)Bedingungen ändern oder der technische Fortschritt neue Phänomene (wie Cyberkriminalität) hervorbringt (Dölling 2016, S. 244).

Die vielfältigen Aktivitäten in der Kriminologie werden teilweise einzelnen Teilgebieten zugeordnet, zu denen etwa die **Kriminalphänomenologie** (mit dem Hauptaugenmerk für die Erscheinungsformen einzelner Delikte) gehört, ebenso die **Kriminalgeografie** mit dem Anliegen, die räumliche Verteilung von Kriminalität zu analysieren. Eines der Hauptgebiete in der Kriminologie ist die **Kriminalätiologie,** die sich mit den Ursachen der Kriminalität befasst und viel früher etabliert war als beispielsweise die **Viktimologie** mit ihrem Hauptaugenmerk auf die von Verbrechen Betroffenen (Dölling et al. 2022, S. 4).

Info

Kriminologische Hell- und Dunkelfeldforschung

Die Polizei verfügt mit der Polizeilichen Kriminalstatistik (PKS) über wichtige Kennzahlen zum Hellfeld, also den bei der Polizei angezeigten oder durch Ermittlungen bekannt gewordenen Straftaten (Bundeskriminalamt 2023). Die Aussagekraft der PKS ist jedoch eingeschränkt. Um ein näherungsweises Abbild des tatsächlichen Kriminalitätsaufkommens schätzen zu können, bedarf es Informationen zu den Straftaten, die der Polizei nicht bekannt geworden sind, zum sog. Dunkelfeld. Das Dunkelfeld beschreibt die Summe derjenigen Delikte, die zwar tatsächlich begangen, den Strafverfolgungsbehörden aber nicht bekannt werden und deshalb nicht in der Kriminalstatistik auftreten. Dunkelfeldforschung leistet einen Beitrag zur Gewinnung empirischer Erkenntnisse über Umfang und Struktur des Gesamtaufkommens bestimmter Straftaten, d. h., sie dient der Aufhellung des Dunkelfelds. Hell- und Dunkelfeldergebnisse bilden zusammen die empirische Grundlage für rationale und wirksame Entscheidungen der Prävention und der Kriminalpolitik auf nationaler und europäischer Ebene.

Regelmäßige Opferbefragungen sind eine notwendige Bedingung, um das Ausmaß des Dunkelfelds und damit des gesamten Kriminalitätsaufkommens (einschließlich der Kriminalitätsentwicklung) einschätzen zu können. Diese Erkenntnisse sind entscheidend, um Kriminalität effektiv begegnen und wirksame Kriminalprävention leisten zu können. Dazu soll beispielsweise die Dunkelfeldstudie „Sicherheit und Kriminalität in Deutschland" (SKiD) regelmäßig bundesweit in einem Turnus von 2 Jahren durchgeführt werden. Mit der Umsetzung wurde das Bundeskriminalamt (BKA) als Zentralstelle (Bundeskriminalamt 2023) beauftragt, das zuletzt mehr als 46.000 Personen befragte. Dabei wurde u. a. offenbar, dass in der Gruppe der Befragten Männer im Vergleich zu Frauen tendenziell häufiger Opfer von Straftaten wurden, allerdings Frauen deutlich häufiger von Sexualdelikten und Partnerschaftsgewalt betroffen waren. Auch gab beispielweise jede*r zweite Betroffene von Körperverletzungen an, dass er*sie vermute, wegen gruppenbezogener Vorurteile (etwa wegen der Herkunft oder des sozialen Status) angegriffen worden zu sein.

Auch für umfassende Systematisierungen der kriminologischen Aktivitäten gibt es Vorschläge, etwa dass zwischen einer kriminalpolitischen, einer kritischen und einer angewandten Kriminologie zu unterscheiden sei (Bock 2019, Rn. 46 ff.). Mit **Kriminalpolitischer Kriminologie** ist dabei im Kern die Erforschung der Tatsachengrundlage für die gesellschaftliche Kriminalitätskontrolle gemeint, während der **Kritischen Kriminologie** das Anliegen einer (De-)Legitimierung von Kontrolle und Kriminalisierung zugeschrieben wird. Die **Angewandte Kriminologie** wiederum ist darauf ausgerichtet, kriminologische Erkenntnisse für die tägliche Praxis unmittelbar nutzbar zu machen, um beispielsweise eine wissenschaftlich fundierte Interventionsplanung im Einzelfall zu ermöglichen.

Einteilungen kriminologischer Aktivitäten werden auch in anderer Form diskutiert, wobei es jeweils darum geht, Zusammenhänge (etwa auf Ebene der Forschungsanliegen oder Grundanschauungen) in der kriminologischen Vielfalt sichtbar zu machen. Dafür werden insbesondere Tätigkeitsfelder beschrieben, zu denen in der deutschsprachigen Kriminologie seit einigen Jahren die **Forensische Kriminologie** gehört.

1

Info

Forensische Kriminologie

Das Arbeitsgebiet der Forensischen Kriminologie entspricht im Wesentlichen dem, worauf sich der international gebräuchliche Begriff der „clinical criminology" bezieht (s. dazu Silfen und Ben-David 1993). Das Kernanliegen der Forensischen Kriminologie besteht darin, kriminologische – nicht kriminalistische – Erkenntnisse in die Praxis der (Straf-)Rechtspflege einzubringen (Brettel 2022, S. 284). Auch hierfür sind (im Umfeld von Forensischer Psychiatrie und Rechtspsychologie) eigenständige Aufgaben der Kriminologie – zum Beispiel im Zusammenhang mit kollektiven Mechanismen (wie Radikalisierungsprozessen) oder dem Verhältnis von Recht und Psychowissenschaften – auszumachen.

Kriminologie als eigenständige Wissenschaft

1.29 Ist die Kriminologie ein eigenständiges Arbeitsgebiet?

Verbrechen sind nicht exklusiver Betrachtungsgegenstand der Kriminologie. Vielmehr beschäftigen sich damit nicht nur **andere Fachdisziplinen** wie etwa die Strafrechtswissenschaft, die Psychiatrie, die Psychologie oder die Soziologie (Eisenberg und Kölbel 2017, § 1 Rn. 4; s.a. Kunz und Singelnstein 2021, § 1 Rn. 20), sondern auch die vielen Menschen, die in ihrer persönlichen Lebenswelt mit Verbrechen konfrontiert werden. Dabei veranlassen Straftaten heftige (emotionale) Reaktionen wie Angst, Wut oder Aggressionen. Sie lösen wie kaum ein anderes Thema Empfindungen der Abscheu, des Mitgefühls oder der Neugier aus. Zugleich gehören Verbrechen ebenso selbstverständlich zum Inventar unserer Lebenswelt wie etwa die Ernährung. Die Kriminologie hat also schon deshalb kein Autoritätsmonopol über ihr Fachthema. Daher stellt sich auch eher als bei anderen Disziplinen die Frage, ob hier von einem **eigenständigen Fachgebiet** auszugehen ist.

Antworten darauf korrespondieren mit der zentralen Ausrichtung der Kriminologie. Fachliche Konstante war und ist hier das **„Verbrechen" als wissenschaftlicher Hauptbezug.** Ihre Existenz verdankt die Kriminologie einem (praktischen) Bedarf an kontinuierlicher und systematischer Befassung mit dem Gegenstand „Verbrechen", was nicht zuletzt spezifisches Wissen hervorgebracht hat. Inzwischen „verwaltet" die Kriminologie einen eigenen Bestand an Kenntnissen über Erscheinungsformen und Entstehungsbedingungen von Kriminalität, über Täter, Täterinnen und Betroffene, über die Mechanismen der Strafverfolgung, über die Sanktionierung und ihre Wirkungen und über die Kriminalprävention. Alles, was in der Kriminologie geschieht, lässt sich dabei der Erforschung von deliktischen Handlungen einschließlich der damit verbundenen sozialen Reaktionen zuordnen.

1.30 Ist die Kriminologie eine Wissenschaft?

Zur Wissenschaft entwickelte sich die Kriminologie in der zweiten Hälfte des 19. Jahrhunderts aus kriminalbiologischen, -psychiatrischen, -psychologischen und -soziologischen Ansätzen (Dölling 2016, S. 243 f.). Die Kriminologie wurde **Teil der Kriminalwissenschaften,** d.h. jener Disziplinen, die sich mit Verbrechen und ihrer Kontrolle unter empirischen und normativen Gesichtspunkten befassen (Dölling et al. 2022, S. 5 f.; Neubacher 2020, Kap. 1 Rn. 1). Neben der Kriminologie gehören dazu die Kriminalistik und die Rechtswissenschaft, wobei die Kriminologie anders als die (normative) Rechtswissenschaft eine **empirische Wissenschaft** ist. Dies gilt auch für die Kriminalistik, die jedoch ihren Tätigkeitsbereich – als Lehre von der Aufklärung und Bekämpfung einzelner Straftaten – enger fasst als die Kriminologie, die sich (in einem allgemeinen Sinn) als **interdisziplinäre Wissenschaft vom Verbrechen und der Verbrechenskontrolle** versteht (Brettel 2022, S. 278; Dölling et al. 2022; Eisenberg und Kölbel 2017, § 1 Rn. 2; Meier 2021, S. 2).

Bei der Frage nach dem **Wissenschaftscharakter** der heutigen Kriminologie fällt eine Abgrenzung zur laienhaften Befassung mit dem Verbrechen vergleichsweise leicht: Denn die Kriminologie geht – anders als Menschen im Alltagsleben – bei der Erkenntnisgewinnung wissenschaftlich, d. h. systematisch sowie methodisch kontrolliert vor. Dies verhilft nicht nur zu Vorteilen gegenüber Alltagsvorstellungen, sondern ist jenseits des Privaten sogar unverzichtbar. Kriminalität muss ein wissenschaftlicher Betrachtungsgegenstand sein, denn ohne fundierte Kenntnisse (z. B. über die Gründe für Straftaten) ist ein adäquater Umgang damit undenkbar. Für einen rationalen Umgang mit der Kriminalität ist Wissenschaftlichkeit unentbehrlich.

1.31 Ist die Kriminologie eine eigenständige Wissenschaft?

Im Kreis der Wissenschaften wiederum bezieht die Kriminologie ihre Eigenständigkeit aus der **zentralen Fokussierung auf das Verbrechen.** In der Kriminologie ist das Verbrechen – anders als zum Beispiel in der Psychologie, Psychiatrie oder Soziologie – „der" und nicht „ein" Gegenstand der wissenschaftlichen Erkenntnisbemühungen. Zwar haben Straftaten keine eigene „Natur", die nur eine bestimmte Wissenschaft erschließen kann (s. a. Eisenberg und Kölbel 2017, § 1 Rn. 36, Fn. 33 m. w. N.). Die Hauptausrichtung auf den Betrachtungsgegenstand Verbrechen schafft aber spezifische Verhältnisse, die für die **inhaltliche Eigenständigkeit** bzw. intellektuelle Originalität der Kriminologie von maßgeblicher Bedeutung sind (Kunz und Singelnstein 2021, § 1 Rn. 5).

Veranschaulichen lässt sich dies beispielsweise an der Frage nach der Relevanz von Umständen oder Kriterien für das Zustandekommen von Straftaten: Einzelumstände wie etwa soziale Auffälligkeiten oder psychische Störungen sind nicht per se als Delinquenzursachen von Bedeutung – schon, weil viele Menschen mit den fraglichen Auffälligkeiten oder Störungen nicht straffällig werden. Für die Begehung von Straftaten kommt es vielmehr auf bestimmte Kontextfaktoren an, für deren Identifikation es eines spezifischen, umfassend auf Kriminalität bezogenen Erkenntnisanliegens bedarf (s. a. Kunz und Singelnstein 2017, § 1 Rn. 3). Dieses Anliegen prägt die Kriminologie. Denn während sich etwa die Psychiatrie oder die Psychologie auch, aber nicht nur mit Verbrechen beschäftigen, steht in der Kriminologie alles in einem Zusammenhang damit. Hier ist sämtlichen Aktivitäten gemeinsam, dass sie einer **Annäherung an das Phänomen „Verbrechen"** dienen.

Dies bedingt nicht zuletzt **spezifische Forschungsinteressen** als Ausdruck der kriminologischen Eigenständigkeit. So wird zum Beispiel zu Teilaspekten von Extremismus, Terrorismus, Wirtschaftsdelinquenz oder kriminalitätsbezogenen Makrophänomenen (wie etwa sozialstrukturellen Einflüssen oder gesellschaftlichen Veränderungen) exklusiv in der Kriminologie geforscht. Nicht zuletzt kommt die Kriminologie überall dort ins Spiel, wo verbrechensbezogene Fragen nicht an den Gegenstand einer anderen Disziplin – wie etwa medizinische Sachverhalte – gekoppelt sind. Dabei übernimmt die Kriminologie auch Erkenntnisse aus anderen Fachgebieten, entwickelt diese aber mit einer eigenen Verknüpfungslogik weiter

(Eisenberg und Kölbel 2017). Sie ist damit keine bloße „Clearing"-Zentrale, die ausschließlich die für das Verständnis von und den Umgang mit Kriminalität relevanten Befunde zusammenträgt, sondern **eine eigenständige Wissenschaft mit spezifischem Gegenstand und eigenen Forschungsfragen** (Dölling 2016, S. 244; Kaiser 1996, S. 10).

Ihre Eigenständigkeit behauptet die Kriminologie auch im Kreis der Kriminalwissenschaften. Diese stellen zwar alle das Verbrechen ins Zentrum der Betrachtung, gehen dabei aber entweder nur auf Teilaspekte ein (so die Kriminalistik, ▶ 1.30) oder verstehen sich als normative und nicht als empirische Wissenschaft. Für die Kriminologie hingegen ist der Charakter als **Erfahrungswissenschaft** Konstitutivelement des fachlichen Selbstverständnisses. Stets geht es in der Kriminologie – auf der Suche nach empirisch gesichertem Wissen – um die **Beschreibung und Erklärung von Realphänomenen** im Zusammenhang mit Verbrechen und Verbrechenskontrolle. Dies verhilft nicht zuletzt gegenüber der Rechtswissenschaft zu wesentlichen Unterschiedsmerkmalen, indem die Kriminologie als „Erfahrungs-" bzw. „Wirklichkeits"-Wissenschaft (Göppinger 2008; s. a. Kaiser 1996) – in Abgrenzung zur Rechtswissenschaft als dogmatischer Wissenschaft – an Verbrechen als Tatsachenphänomen (am „Sein" und nicht dem „Sollen") interessiert ist.

Die Kriminologie erforscht das Verbrechen als Gegenstand der sozialen Wirklichkeit. Kriminologische Erkenntnisse müssen sich auf beobachtbare sowie intersubjektiv nachprüfbare Tatsachen beziehen und kriminologische Theorien sich Erfahrungsproben stellen (Bock 2019; Kaiser 1996). Auch auf wissenschaftlicher Ebene ist somit von einer Eigenständigkeit der Kriminologie auszugehen, die vom Ist-Zustand bestätigt wird, indem die Kriminologie gegenüber anderen Fachdisziplinen schon lange **organisatorisch und institutionell eigenständig** ist (Kunz und Singelnstein 2021, § 1 Rn. 4).

1.32 Warum ist die Eigenständigkeit der Kriminologie bedeutsam?

Wie wichtig diese Eigenständigkeit ist, lässt sich beispielsweise anhand der bereits angesprochenen **Diskussion über den Verbrechensbegriff** (▶ 1.27) veranschaulichen: Würde der Kriminologie ein Verbrechensbegriff (und damit ihr Gegenstandsbereich) vorgegeben, bliebe es ihr verwehrt, sich kritisch mit fachfremden Haltungen dazu auseinanderzusetzen. Die Kriminologie dürfte dann die Einordnung als „Verbrechen" nicht infrage stellen und wäre nicht zuletzt in den häufigen Debatten über die Kriminalisierung oder Entkriminalisierung eines Verhaltens (wie zum Beispiel die Einführung einer „Freier-Strafbarkeit") zum Schweigen verurteilt.

MERKE

Für die dringend notwendige Tatsachenforschung im Zusammenhang mit der Einordnung als kriminell oder nichtkriminell würde der Kriminologie die Zuständigkeit fehlen. Um das zu verhindern, bedarf es bei der Charakterisierung als „verbrecherisch", strafbar oder kriminell einer fachlichen Unabhängigkeit, die eigenständige kriminologische Begriffsbestimmungen ermöglicht.

Bedeutung der Kriminologie

1.33 Welche Bedeutung hat die Kriminologie für die (forensische) Praxis?

Tatsachen, die Grundlage für den Umgang mit Verbrechen sind, müssen **wissenschaftlich überprüfbar** sein, was die Notwendigkeit einer eigenständigen fachlichen Perspektive der Kriminologie unterstreicht. Wer beispielsweise kriminalprognostische Einschätzungen abgeben soll (▶ 1.116), benötigt dafür spezifische kriminologische Kenntnisse. Sie unterscheiden sich – nach jahrhundertelanger, spezifisch auf Straftaten bezogener Forschung – längst von den (mehr oder weniger plausiblen) Alltagsvorstellungen, die den Diskurs nach wie vor dominieren. Oft können im Zusammenhang mit Verbrechen Tatsachen ermittelt werden, ohne dass es dazu kriminologischer Expertise oder überhaupt einer besonderen Sachkunde bedarf. Um aber die Relevanz dieser Tatsachen für verbrechensbezogene Fragen beurteilen zu können, ist die Kriminologie meist unverzichtbar.

Dies gilt auch für Befunde, deren Feststellung – wie etwa die einer psychischen Störung – nicht primär in die Zuständigkeit der Kriminologie fällt. Zum Beispiel begeht nicht jede Person mit einer psychischen Störung Straftaten. Damit es zur Tatbegehung kommt, müssen vielmehr weitere Umstände hinzutreten, deren Identifikation nur mit dem **spezifischen Erkenntnisanliegen der Kriminologie** gelingt (s. o.). Sie widmet sich systematisch der Frage, was für den Umstand der Verbrechensbegehung relevant ist. Dabei ist der Bedarf an wissenschaftlich fundierten Erkenntnissen aus dem Bereich der Kriminologie oft nicht ohne Weiteres erkennbar. Denn Überzeugungen im Hinblick auf das Verbrechen hat (wegen der unvermeidbaren Konfrontation damit) nahezu jeder. Auch deshalb kann verborgen bleiben, dass eigentlich eine Wissenslücke besteht und vorhandene Überzeugungen auf laienhaften Alltagsvorstellungen und nicht auf belastbarer Empirie beruhen.

Gerade **in der Forensik** ist der **Bedarf an kriminologischen Erkenntnissen** groß. Diese werden zum Beispiel bei Gefährlichkeitsbeurteilungen oder Interventionsplanungen benötigt; insbesondere fließen kriminologische Einschätzungen bei den Strafgerichten in jede Verurteilung (etwa im Rahmen der Sanktionsfestsetzung und -bemessung) ein. Auch fordert der Gesetzgeber ausdrücklich ein **forensisches Engagement der Kriminologie,** so etwa im Zusammenhang mit einer Vollzugsplanung oder für die Tätigkeit der Jugendgerichte (vgl. etwa § 37 JGG).

1.34 Spielt die Kriminologie auch in Deutschland eine Rolle?

Auch in Deutschland ist die Kriminologie fest etabliert: An deutschen Universitäten wird seit Mitte des 20. Jahrhunderts kriminologisch geforscht und – im Rahmen von Studiengängen sowie in der Postgraduiertenausbildung – gelehrt (Kunz und Singelnstein 2021). Den Beginn machte die Universität Heidelberg, wo Heinz Leferenz 1959 die erste ausschließlich kriminologische Professur in der Bundesrepublik Deutschland übernahm. Drei Jahre später wurde Hans Göppinger an der Universität Tübingen Ordinarius und Direktor des ersten Instituts für Kriminologie in Deutschland. Wie damals schon ist die Kriminologie in Deutschland auch heute noch **vor allem an juristischen Fakultäten,** vereinzelt zudem in der Soziologie, Psychologie und Psychiatrie und selten in den Wirtschaftswissenschaften angesiedelt. Zudem gibt es **außeruniversitäre kriminologische Forschungseinrichtungen** wie etwa das Max-Planck-Institut zur Erforschung von Kriminalität,

1

Sicherheit und Recht in Freiburg, das Kriminologische Forschungsinstitut Niedersachsen e. V. in Hannover und die Kriminologische Zentralstelle e. V. in Wiesbaden.

Literatur

Bundeskriminalamt (Hrsg.). Sicherheit und Kriminalität in Deutschland – SKiD 2020 Bundesweite Kernbefunde des Viktimisierungssurvey des Bundeskriminalamts und der Polizeien der Länder. Wiesbaden: Bundeskriminalamt 2023.

Bock M. Kriminologie. 5. A. München: Vahlen 2019.

Dölling D. Kriminologie als interdisziplinäre Wissenschaft – Situation und Perspektiven. Forens Psychiatr Psychol Kriminol 2016; 10(4): 243–247.

Dölling D, Hermann D, Laue C. Kriminologie. Ein Grundriss. Berlin, Heidelberg Springer: 2022.

Eisenberg U, Kölbel R. Kriminologie. 7. A. Tübingen: Mohr Siebeck 2017.

Kaiser G. Kriminologie. Ein Lehrbuch. 3. A. Heidelberg: Müller 1996.

Kunz KL, Singelnstein T. Kriminologie. 7. A. Bern: Haupt utb 2017.

Meier BD. Kriminologie. 6. A. München: C.H. Beck 2021.

Neubacher F. Kriminologie. 4. A. Baden-Baden: Nomos 2020.

Silfen P, Ben-David S. Clinical criminology: A bridge between forensic professionals. Med Law 1993; 12(6–8): 479–485.

Singelnstein T, Kunz KL. Kriminologie. Eine Grundlegung. 8. A. Bern: Haupt 2021.

Grundlagen des strafrechtlichen Sanktionensystems

Johannes Kaspar

Aufgabe und Zweck des Strafrechts

1.35 Welche Aufgabe hat das Strafrecht?

Das Strafrecht dient nach herrschender (im Einzelnen aber sehr umstrittener) Ansicht der Ermöglichung eines **freien und friedlichen Zusammenlebens der Bürger** unter Verhinderung von Verhaltensweisen, welche die von der jeweiligen Strafnorm geschützten Interessen und Güter verletzen. Allerdings ist die genaue Beschreibung der Zielsetzungen und Wirkungsmechanismen der strafrechtlichen Sanktionen sehr umstritten, wie die folgende Darstellung der Strafzwecktheorien zeigt.

1.36 Welche Theorien zu den Strafzwecken gibt es?

Bei den Straftheorien, die den Zweck bzw. die Legitimation des staatlichen Strafens erklären, wird traditionell zwischen absoluten (Vergeltung bzw. Schuldausgleich) und relativen Theorien (Prävention) unterschieden (Roxin und Greco 2020; zur Relativierung dieser klassischen Zweiteilung s. etwa Hörnle 2017).

Nach den sog. **absoluten Theorien** geht es bei der staatlichen Strafe um Schuldausgleich bzw. Vergeltung, ohne dass es auf weitere positive (z. B. präventive) Wirkungen der Strafe in der Gesellschaft ankommt. Die Absolutheit bzw. „Losgelöstheit" von sonstigen Zwecken gibt dieser Theorierichtung ihren Namen. Strafe ist danach, wenn man so will, ein Zweck an sich.

Innerhalb der **relativen Ansätze** wird zwischen der General- sowie Spezialprävention unterschieden:

- Die **Generalprävention** bezieht sich auf die Allgemeinheit; diese wird durch Abschreckung, sog. *negative* Generalprävention, oder durch Normbestätigung

und Wiederherstellung des Rechtsfriedens, sog. *positive* Generalprävention, zu normgetreuem Verhalten animiert.
- Die **Spezialprävention** nimmt dagegen den sanktionierten Täter selbst in den Blick. Im Rahmen der *negativen* Spezialprävention geht es um die Verhinderung von Strafen aufgrund einer individuell abschreckenden bzw. (im Fall des Strafvollzugs) sichernden Wirkung der Strafe, während die *positive* Spezialprävention auf Resozialisierung und Besserung des Sanktionierten abzielt.

Somit ergibt sich die Einteilung in ▶ Abb. 1.1.

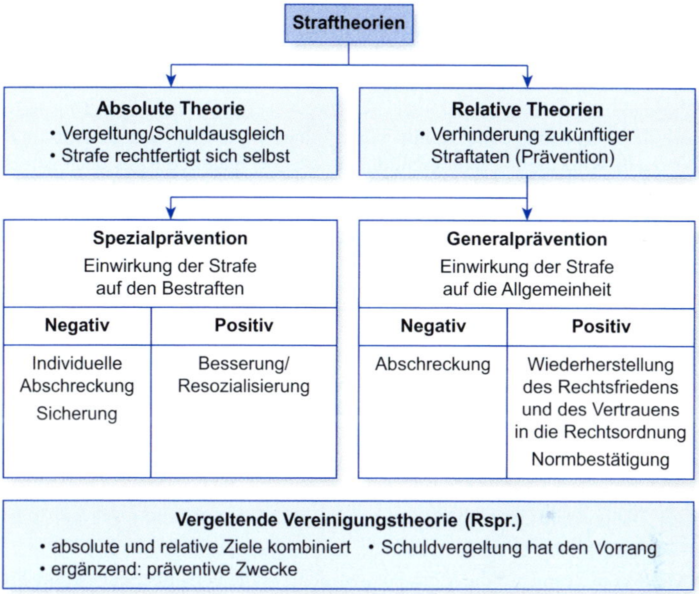

Abb. 1.1 Einteilung der Straftheorien [L231/P1448]

1.37 Welche Straftheorien sind gesetzlich anerkannt?

RECHTSLAGE

Das **geltende Recht** (StGB) geht von einer **Kombination der Strafzwecke** aus:
- § 46 Abs. 1 S. 1 legt die Schuld als „Grundlage“ der Strafzumessung fest (Schuldausgleich)
- § 46 Abs. 1 S. 2 erwähnt die Wirkung auf den Täter (Spezialprävention)
- §§ 44 Abs. 1, 47 Abs. 1, 56 Abs. 3 und 59 Abs. 1 Nr. 3 erwähnen die „Verteidigung der Rechtsordnung“ (Generalprävention)

Es ist kein Wunder, dass aufgrund dieser Gesetzeslage überwiegend sog. **Vereinigungstheorien** vertreten werden, die absolute und relative Zwecke kombinieren. Die Rechtsprechung vertritt z. B. eine **vergeltende Vereinigungstheorie**, bei der die

Schuldvergeltung vorrangig vor den nur ergänzend im Rahmen des Schuldrahmens zu berücksichtigenden präventiven Zwecken zu beachten ist (BGHSt 7, 28; s. bereits ▶ 1.36, ▶ Abb. 1.1).

1.38 Welche Kritik wird gegen die einzelnen Straftheorien vorgebracht?

Gegen die **absoluten Theorien** wird u. a. vorgebracht, dass es einen Verstoß gegen die Menschenwürde darstellt, wenn eine Strafe nur um des Strafens willen verhängt wird (Meier 2019). Auch die Vereinbarkeit mit dem Verhältnismäßigkeitsgrundsatz (▶ 1.43) wird in Zweifel gezogen, da die „Geeignetheit" oder „Erforderlichkeit" der Strafe mit Blick auf das letztlich metaphysische Ziel des „gerechten Schuldausgleichs" kaum sinnvoll geprüft werden kann (Kaspar 2014). Der Hinweis auf angeblich zwingende Bedürfnisse nach „gerechter Vergeltung" verhindert Anreize zur Entwicklung von alternativen Strafen bzw. Alternativen zur Strafe. Er ist schwer empirisch überprüfbar und damit recht unbestimmt und missbrauchsanfällig. Andererseits wird darauf verwiesen, dass es sich bei dem Bedürfnis nach gerechter Vergeltung um ein tief verwurzeltes Bedürfnis des Menschen handele, das der Staat als Inhaber des staatlichen Gewaltmonopols nicht ignorieren dürfe (Kett-Straub und Kudlich 2021; s. zur näheren Diskussion die Beiträge in Kaspar und Walter 2019).

Probleme ergeben sich auch im Hinblick auf **relative Ansätze.** Manche sehen im Zusammenhang mit dem Zweck der negativen **Generalprävention** eine angebliche Degradierung des Täters zu einem reinen Objekt und eine Instrumentalisierung zur Erreichung gesellschaftlicher Ziele, was als Verstoß gegen die Menschenwürde kritisiert wird. Problematisiert wird auch eine angebliche Tendenz der Generalprävention zu drastischen Strafen. Auf empirische Studien lässt sich dies allerdings nicht stützen: Die Generalpräventionsforschung legt nahe, dass Abschreckungseffekte, wenn überhaupt, nur von der Existenz eines staatlichen Sanktionssystems ausgehen, aber nicht entscheidend von der Härte der angedrohten Strafen abhängen. Die positive Generalprävention wird oft als unbestimmt und empirisch nur schwer überprüfbar kritisiert.

Ein Konflikt in Bezug auf die Menschenwürde bzw. die Persönlichkeitsrechte könnte sich mit Blick auf die (positive) **Spezialprävention** ergeben, wenn man die Strafe als „Zwangserziehung" von Erwachsenen mit dem Ziel der „Besserung" verstünde – daher müssen therapeutische Angebote im Strafvollzug ohne Mitwirkungszwang ausgestaltet sein. Zudem enthalten beide präventiven Theorien keinen klaren Maßstab zur Bemessung (und damit Begrenzung) des Strafmaßes, sodass teilweise eine Gefahr für den Grundsatz „schuldangemessenen Strafens" gesehen wird. Immerhin sind präventive Ansätze aber offen für eine empirische Überprüfung und ggf. Falsifizierung, u. a. in Form von Befragungs- oder Rückfallstudien.

1.39 Wie wirken sich die Straftheorien in der Praxis aus?

In der Praxis wirken sich die Strafzwecke vor allem auf den Strafzumessungsvorgang aus. Was die Bestimmung der Höhe der Strafe angeht (**Strafzumessung im engeren Sinn**), werden mehrere Theorien vertreten. Herrschend ist die vom BGH vertretene **Spielraumtheorie** (BGHSt 7, 28). Ausgangspunkt der Strafzumessung ist danach gem. § 46 Abs. 1 S. 1 StGB die „Schuld" des Täters. Das Gericht soll danach (zumindest gedanklich) einen „Schuldrahmen" bestimmen, der nach unten durch die „schon schuldangemessene" und nach oben durch die „noch schuldangemessene“ Strafe begrenzt wird. Erschwert wird der Vorgang dadurch, dass keine Einigkeit darüber besteht, welche Kriterien genau diese „Strafzumessungsschuld“ ausmachen und wie die Umrechnung in ein konkretes Strafmaß erfolgen soll. Innerhalb des Schuldrahmens können dann noch spezial- und generalpräventive Aspekte Berücksichtigung finden. Die entsprechenden gesetzlichen Regelungen sind allerdings nicht sehr präzise und lassen den Gerichten einen sehr großen Spielraum bei der Findung der angemessenen Strafe.

Bei der Bestimmung der Art der Strafe (z. B. bei der Wahl zwischen Geld- und Freiheitsstrafe oder der Frage der Aussetzung einer Freiheitsstrafe zur Bewährung, sog. **Strafzumessung im weiteren Sinn**) werden dann gerade auch spezialpräventive Aspekte wie die Rückfallgefahr des Täters relevant.

1.40 Gelten die Straftheorien auch bei Tätern mit einer psychischen Erkrankung?

Strafrechtliche Sanktionen können grundsätzlich auch gegenüber Tätern mit psychischen Erkrankungen verhängt werden. Sofern die Erkrankung nicht zur Schuldunfähigkeit gem. § 20 StGB führt, kommt eine **echte Kriminalstrafe** in Betracht, die mit den oben genannten Strafzwecken begründet wird. Wenn eine Freiheitsstrafe verhängt werden soll, muss allerdings die Grundrechtskonformität des in Aussicht stehenden Strafvollzugs gewahrt werden. Den Inhaftierten muss eine ausreichende medizinische Behandlung und Betreuung in Hinblick auf die Erkrankung zukommen (BVerfG, NStZ-RR 2007, 187). Des Weiteren sind die Auswirkungen einer psychischen Erkrankung der oder des Angeklagten bei der Strafzumessung zu beachten (BGH, Beschl. v. 14.05.2013–5 StR 180/13). Ergibt sich aus der Erkrankung eine **verminderte Schuldfähigkeit gem. § 21 StGB** (▶ 1.96), kann dem Täter bzw. der Täterin eine Strafmilderung gewährt werden; es bleibt aber bei der prinzipiellen Möglichkeit, eine Kriminalstrafe zu verhängen.

Sofern die Erkrankung zur **Schuldunfähigkeit gem. § 20 StGB** (▶ 1.88 ff.) führt, treten Generalprävention und (mangels Vorliegens strafrechtlicher Schuld) auch die Vergeltung in den Hintergrund. Aufgrund des verfassungsrechtlich verankerten **Schuldprinzips** kann gegen schuldunfähige Personen keine Strafe verhängt werden; allerdings kommen die rein spezialpräventiv ausgerichteten Maßregeln der Besserung und Sicherung in Betracht, vor allem die Unterbringung in einem psychiatrischen Krankenhaus gem. § 63 StGB (▶ 1.66) oder in einer Entziehungsanstalt gem. § 64 StGB (▶ 1.67).

Begrenzende verfassungsrechtliche Prinzipien

1.41 Was versteht man unter dem Schuldprinzip?

Das Schuldprinzip ist ein elementares Prinzip des deutschen Strafrechts, das auch vom Bundesverfassungsgericht betont wird (s. nur BVerfGE 123, 267). Das BVerfG leitet das Prinzip u. a. aus der **Menschenwürde nach Art. 1 Abs. 1 GG** ab. Es gilt nur für die Kriminalstrafen und gerade nicht für die Maßregeln der Besserung und Sicherung (▶ 1.52). Ohne Schuld gibt es keine Strafe (**Strafbegründungsschuld**), und gleichzeitig dient sie als Grundlage der Strafzumessung (**Strafzumessungsschuld**).

In der Strafbegründungsschuld („nulla poena sine culpa“) muss ermittelt werden, ob Schuld, also **strafrechtliche Verantwortlichkeit**, vorliegt. Elementar ist hierfür die (häufig im Rahmen forensisch-psychiatrischer Begutachtungen zentrale) (▶ 1.87) Schuldfähigkeit (§ 20 StGB).

Aus der Strafzumessungsschuld (§ 46 Abs. 1 S. 1 StGB) resultiert, dass die Strafe das Maß der durch die Tat verwirklichten Schuld nicht übersteigen darf (sog. **Schuldüberschreitungsverbot**). Ob sich aus dem Schuldprinzip auch ein **Schuldunterschreitungsverbot** ableiten lässt, ist dagegen umstritten. Richtigerweise spricht aufgrund der Legitimationsprobleme einer rein absoluten Strafbegründung (▶ 1.43) nichts gegen eine solche Unterschreitung, wenn keine spezial- oder generalpräventiven Belange entgegenstehen. Die Diskussion ist allerdings eher theoretischer Natur, da es kaum greifbare objektive Maßstäbe für die „Schulduntergrenze" gibt, sondern letztlich auch hier viel von der subjektiven Wertung der zuständigen Richterinnen und Richter abhängt.

1.42 Was macht die „Schuld" im strafrechtlichen Sinn aus?

Nach der klassischen Position des BGH liegt der Kern des Schuldvorwurfs in dem Umstand, dass sich der Täter für das Unrecht und gegen das Recht entschieden hat (BGHSt 2, 194); dabei wird eine **indeterministische Position** bezogen, also die Existenz eines freien Willens in der Tatsituation als Grundlage des Schuldvorwurfs vorausgesetzt.

Die Vertreter alternativer Positionen bestreiten den freien Willen bzw. seine Beweisbarkeit; manche gehen davon aus, dass der Mensch in seinem Verhalten durch die natürlichen Gegebenheiten, insbesondere durch seine neuronalen Strukturen **determiniert** ist. Dieser Ansatz hat durch die moderne Hirnforschung neuen Auftrieb erhalten.

Der Streit zwischen beiden Lagern dauert an, ist in seiner praktischen Relevanz allerdings begrenzt. Das liegt vor allem daran, dass mittlerweile vielfach **soziale bzw. normative Schuldkonzeptionen** in unterschiedlichen Varianten vertreten werden. Dort wird u. a. auf die gesellschaftliche Realität eines Freiheitsbewusstseins sowie die gegenseitige Zuschreibung von „Verantwortlichkeit" unter volljährigen Menschen ohne Störungen i. S. d. § 20 StGB abgestellt (Meier 2019; Kaspar 2023a). Auf die „Beweisbarkeit" des freien Willens des Täters in der konkreten Tatsituation kommt es nach diesen Ansätzen nicht an.

1.43 Was besagt der Grundsatz der Verhältnismäßigkeit für das Strafrecht?

Der Grundsatz der Verhältnismäßigkeit ist ein ungeschriebener, aber allseits anerkannter **Verfassungsgrundsatz,** der sich auf das aus **Art. 20 Abs. 3 GG** abgeleitete **Rechtsstaatsprinzip** sowie das freiheitssichernde **Wesen der Grundrechte** stützt.

Er gilt für alle belastenden staatlichen Maßnahmen, die in Grundrechte der Bürgerinnen und Bürger eingreifen. Damit gilt er (erst recht) auch für das Strafrecht als besonders eingriffsintensives „schärfstes Schwert" im Arsenal der staatlichen Maßnahmen. Seine Geltung ist einfachgesetzlich zwar nur in **§ 62 StGB** für den Bereich der Maßregeln ausdrücklich geregelt. Aufgrund der eben erwähnten verfassungsrechtlichen Basis kann daraus aber nicht abgeleitet werden, dass er für Kriminalstrafen nicht gilt. Entgegen der wohl h. M. in der Strafrechtswissenschaft wird er auch nicht vollständig von der Geltung des speziell auf das Strafrecht bezogenen

Schuldprinzips verdrängt. Denn die Prüfungsmaßstäbe sind nicht deckungsgleich; in Teilbereichen enthält der Verhältnismäßigkeitsgrundsatz über das Schuldprinzip hinausgehende und damit strengere Anforderungen an die Legitimation einer staatlichen Maßnahme (Näheres s. Kaspar 2014).

MERKE

Voraussetzungen der Verhältnismäßigkeit einer staatlichen Maßnahme:
- Legitimer Zweck
- Geeignetheit
- Erforderlichkeit
- Angemessenheit

Der Verhältnismäßigkeitsgrundsatz wirkt als strafbegrenzendes Prinzip durch das in ihm enthaltene **Übermaßverbot.** Die Strafhöhe darf im Einzelfall nicht außer Verhältnis zum mit Strafe verfolgten Zweck stehen. Zuvor muss aber ein legitimer Zweck benannt werden, zu dessen Verfolgung die Strafe „geeignet" und „erforderlich" sein muss. Letzteres bedeutet, dass kein milderes, aber gleich geeignetes Mittel existieren darf. Die Prüfungsstufen der Geeignetheit und Erforderlichkeit setzen richtigerweise eine rationale Begründbarkeit und empirische Überprüfbarkeit der verfolgten Zwecke voraus, was bei einer rein absoluten Strafbegründung nicht gegeben ist. Auch dies macht diese Straftheorie (verfassungsrechtlich) problematisch. Generell fordert das Verhältnismäßigkeitsprinzip, dass das Strafrecht nur sparsam und unter größtmöglicher Schonung der Freiheitsrechte der Bürger Anwendung findet. Es soll mit anderen Worten nur als **Ultima Ratio** verwendet werden – verfassungsrechtliche Verbindlichkeit erhält dieses Schlagwort aber eben nur, wenn man es aus dem Verhältnismäßigkeitsgrundsatz ableitet.

1.44 Welche Grenzen zieht das Gesetzlichkeitsprinzip dem Strafrecht?

Das Gesetzlichkeitsprinzip („**nulla poena sine lege**") ist ein rechtsstaatlicher Grundsatz und durch die Verankerung in **Art. 103 Abs. 2 GG** als grundrechtsgleiches Recht ausgestaltet. Seine besondere Stellung für das Strafrecht wird durch die (wortgleiche) Normierung in § 1 StGB zusätzlich verdeutlicht.

Das Gesetzlichkeitsprinzip hat zwei wesentliche Funktionen:
- Zum einen soll nur der direkt legitimierte Gesetzgeber über die Strafbarkeit von Verhalten entscheiden können, was einen Ausfluss des **Demokratieprinzips** sowie der **Gewaltenteilung** darstellt.
- Zum anderen soll der Bürger durch Lektüre des Gesetzes erkennen können, ob ein Verhalten strafbar ist oder nicht, was wiederum dem Vertrauensschutz und der Rechtssicherheit dient.

Hier bestehen auch Verbindungen zum Strafzweck der **Generalprävention:** Wenn der Staat von seinen Bürgerinnen und Bürgern ordnungsgemäßes Verhalten erwartet, muss er klar vorab mitteilen, wann dieser Bereich überschritten wird. Dies dient zugleich der Wahrung des **Schuldprinzips:** Nur wenn schon zum Zeitpunkt der Handlung erkennbar war, dass es sich um eine Straftat handelt, kann die Tat dem Täter als schuldhaft vorgeworfen werden.

Vier Ausprägungen des Gesetzlichkeitsprinzips:
- Bestimmtheitsgebot
- Rückwirkungsverbot
- Analogieverbot
- Verbot von Gewohnheitsrecht

1.45 Verstoßen unbestimmte Rechtsbegriffe gegen das Bestimmtheitsgebot?

Das **Bestimmtheitsgebot** fordert, dass hinreichend klar beschrieben sein muss, welches Verhalten in welcher Form strafbar ist; es gilt also sowohl für die **Strafbarkeitsvoraussetzungen** als auch die **Strafandrohung** – so wurde etwa die Vermögensstrafe in § 43a a.F. vom BVerfG wegen einer fehlenden gesetzlich fixierten Obergrenze als zu unbestimmt und daher verfassungswidrig verworfen (BVerfGE 105, 135). Das Bestimmtheitsgebot bedeutet aber nicht, dass Generalklauseln und unbestimmte Rechtsbegriffe im Strafrecht per se unzulässig wären. Das BVerfG erkennt an, dass der Gesetzgeber abstrakt-generelle Regelungen schaffen muss und sich dabei auch unbestimmter Rechtsbegriffe bedienen darf, da nicht sämtliche Einzelheiten zukünftiger Fallkonstellationen im Gesetz bedacht werden können. Auch im Bereich der **Schuldfähigkeit** verwendet der Gesetzgeber in § 20 StGB auslegungs- und wertausfüllungsbedürftige Begriffe, für deren Bestimmung das Gericht sich ggf. der Expertise von psychiatrischen Sachverständigen zu bedienen hat. Nach h.M. verstößt er damit nicht gegen das Bestimmtheitsgebot (a.A. Schiemann 2012).

1.46 Wie wirkt sich das Rückwirkungsverbot im Strafrecht aus?

Aus dem Rückwirkungsverbot folgt, dass eine Tat nur bestraft werden kann, wenn die Strafbarkeit gesetzlich bestimmt war, bevor die Tat begangen wurde. Das Verbot gilt allerdings nur für das **materielle Strafrecht** und nicht für prozessuale Regelungen. So war u.a. die rückwirkende Aufhebung der Verjährungsfrist bei Mord zulässig (BVerfGE 25, 269). Das Gleiche gilt für eine zwischenzeitliche Rechtsprechungsänderung; auch hier kann sich ein Täter nicht darauf verlassen, dass die Rechtsprechung zum Tatzeitpunkt auch auf seinen Fall Anwendung findet. Nach h.M. gilt das Rückwirkungsverbot nur für echte Kriminalstrafen, aber nicht für die zweite Spur der Maßregeln der Besserung und Sicherung. Vor allem in Bezug auf die Sicherungsverwahrung, die durchaus „strafähnliche" Züge hat, ist das allerdings umstritten (Kaspar 2015).

Handelt es sich um eine rückwirkende Änderung **zugunsten** des Täters, fällt sie nicht unter das Rückwirkungsverbot. Das kommt auch in **§ 2 Abs. 3 StGB** zum Ausdruck, wonach bei einer zwischenzeitlichen Gesetzesänderung die mildere Variante gilt.

1.47 Ist im Strafrecht jegliche Analogie verboten?

DEFINITION

Unter einer **Analogie** versteht man die Ausdehnung eines Merkmals oder Rechtssatzes auf einen nach dem möglichen Wortsinn des Gesetzes nicht mehr erfassten, aber vergleichbaren Fall.

Aus dem Analogieverbot resultiert, dass das bestrafte Verhalten noch unter den möglichen Wortsinn einer Strafnorm fallen muss, zu beachten ist also die sog. **Wortlautgrenze,** wobei der Wortsinn aus Sicht der Normadressaten zu bestimmen ist. Ein Beispiel für eine verbotene Analogie war nach dem BVerfG etwa die Ansicht, dass ein Pkw als „Waffe" i. S. d. § 113 StGB a. F. aufgefasst wurde (BVerfG NJW 2008, 3627). Im Übrigen gilt aber wie beim Rückwirkungsverbot, dass Analogien **zugunsten des Täters** zulässig sind.

1.48 Was meint das Verbot von Gewohnheitsrecht?

Das Verbot von Gewohnheitsrecht fordert, dass die Strafbarkeit sich aus einem formellen Gesetz ergibt, d. h. einer vom Gesetzgeber verabschiedeten gesetzlichen Regelung. Zwar kann generell in Deutschland auch ungeschriebenes „Gewohnheitsrecht" rechtlich verbindlich sein, wenn es einer langdauernden und von einer allgemeinen Überzeugung getragenen Rechtsausübung entspricht. **Strafbegründendes oder -schärfendes Gewohnheitsrecht** ist allerdings aufgrund des Gesetzlichkeitsprinzips unzulässig. Erlaubt ist dagegen auch hier grundsätzlich eine Wirkung zugunsten des Betroffenen: Eine Rechtfertigung oder Entschuldigung von an sich tatbestandsmäßigem Verhalten aufgrund von Gewohnheitsrecht kommt grundsätzlich in Betracht.

Sanktionsarten und Zweispurigkeit

1.49 Welche Sanktionsarten gibt es?

Grundlegend können die Sanktionen im Bereich des Strafrechts in zwei Kategorien unterteilt werden: **Kriminalstrafen** und **Maßregeln der Besserung und Sicherung** (näher zur sog. Zweispurigkeit ▶ 1.52). Bei den Kriminalstrafen unterscheidet man wiederum zwischen **Haupt- und Nebenstrafen.** Erstere umfassen die Geldstrafe und die Freiheitsstrafe, wobei diese sowohl mit als auch ohne Bewährung verhängt werden kann. Als Nebenstrafe gilt das Fahrverbot gem. § 44 StGB.

Bei den Maßregeln wird zwischen **ambulanten** und **stationären (also freiheitsentziehenden) Maßregeln** differenziert:

- Ambulante Maßregeln sind die **Führungsaufsicht** (§ 68 StGB), die **Entziehung der Fahrerlaubnis** (§ 69 StGB) und das **Berufsverbot** (§ 70 StGB).
- Stationäre Maßregeln bedeuten stets eine Form der **Unterbringung,** entweder in einem psychiatrischen Krankenhaus (§ 63 StGB), einer Entziehungsanstalt (§ 64 StGB) oder der Sicherungsverwahrung (§ 66 StGB).

MERKE

- Kriminalstrafen: Geld- und Freiheitsstrafe
- Maßregeln der Besserung und Sicherung: ambulante und stationäre Maßnahmen

1.50 Welche sonstigen Rechtsfolgen kann das Strafgericht verhängen?

Neben Kriminalstrafen und Maßregeln gibt es noch weitere strafrechtliche Rechtsfolgen, die nicht unter diese beiden Hauptkategorien fallen. Diese können auch sehr eingriffsintensiv sein. Dazu zählen sog. **Nebenfolgen** wie der Verlust der Amtsfähigkeit, der Wählbarkeit und des Stimmrechts (§§ 45 ff. StGB). Auch haben in den letzten Jahren vor allem im Wirtschaftsstrafrecht die **Einziehung und Unbrauchbarmachung** nach §§ 73 ff. StGB an Bedeutung gewonnen, die der Abschöpfung von rechtswidrig erlangtem Vermögen dienen. Spezielle Bedeutung im Hinblick auf die Tätigkeit psychiatrischer oder psychologischer Sachverständiger haben diese Sanktionsformen allerdings nicht.

1.51 Welche Möglichkeiten der informellen Verfahrenserledigung gibt es?

Ein Strafverfahren muss nicht immer mit einer formellen Sanktion enden. Sowohl die Staatsanwaltschaft als auch das Gericht haben im Rahmen der sog. **Diversion** die Möglichkeit, ein Verfahren einzustellen. Die wichtigsten Vorschriften sind in diesem Bereich die **§§ 153 ff. StPO.** Bei Vergehen mit geringer Schuld erfolgt die Einstellung nach § 153 StPO ohne weitere Konsequenzen. Die Einstellung gem. § 153a StPO wird dagegen erst nach Erfüllung einer Auflage (bspw. einer Zahlung an eine gemeinnützige Einrichtung) vorgenommen, wenn auf diese Weise das öffentliche Interesse an der Strafverfolgung beseitigt werden kann und die verwirklichte Schuld nicht entgegensteht. Aufgrund der Tatsache, dass es sich um eher leichte Delikte handelt, deren Erledigung in der Regel vor dem Hauptverfahren erfolgt und wenig eingriffsintensiv ist, wird die Begutachtung durch Sachverständige (etwa zur Feststellung der Schuldfähigkeit) in diesen Fällen nicht relevant.

1.52 Was versteht man unter der Zweispurigkeit des deutschen Sanktionensystems?

Das deutsche Strafrecht kennt vor allem zwei Sanktionsformen als Reaktion auf rechtswidrige Taten: **Kriminalstrafen** einerseits und **Maßregeln der Besserung** und Sicherung andererseits. Diese beiden Sanktionsformen stehen nebeneinander, was auch als **Zweispurigkeit des Sanktionensystems** bezeichnet wird.

MERKE

Zweispurigkeit = Nebeneinander von Kriminalstrafen und Maßregeln der Besserung und Sicherung

Maßregeln der Besserung und Sicherung sind **reine Präventionsmaßnahmen** zum Zwecke des Rechtsgüterschutzes, die gerade in solchen Fällen zum Einsatz kommen, in denen die schuldangemessene Kriminalstrafe diese Präventionsaufgabe nicht oder zumindest nicht in vollem Umfang erfüllen kann (Meier 2019).

MERKE

Konstellationen, in denen Maßregeln die Kriminalstrafe ergänzen oder ersetzen:

- Täter, gegen die kein Schuldvorwurf erhoben werden kann und bei denen zugleich aufgrund einer Gefährlichkeitsprognose erwartet wird, dass sie zukünftig wieder Straftaten begehen werden
- Täter, bei denen die am Schuldmaßstab orientierte Strafe nicht ausreicht, um die Gefahr weiterer Taten wirksam zu verhindern

Anders als Maßregeln der Besserung und Sicherung dürfen Strafen nach dem **Schuldprinzip** nur verhängt werden, wenn die Schuld sowie Schuldfähigkeit des Täters festgestellt wurde (s. hierzu ▶ 1.83). Die Maßregeln der Besserung und Sicherung werden dagegen allein durch den Verhältnismäßigkeitsgrundsatz reguliert und begrenzt (s. § 62 StGB; ▶ Tab. 1.1).

Tab. 1.1 Gegenüberstellung Strafen und Maßregeln der Besserung und Sicherung

Strafen	Maßregeln
Repressiv und (nach h. M.) nachrangig präventiv	Rein präventiv
Anknüpfung an Schuld des Täters und seine Tat	Anknüpfung an Gefährlichkeit des Täters, Tat nur Anlass
Begrenzung vor allem durch Schuldprinzip	Begrenzung vor allem durch Verhältnismäßigkeitsgrundsatz

1.53 Sind die Maßregeln nicht trotzdem auch eine Strafe?

Für die betroffene Person kann sich das durchaus so anfühlen, insbesondere bei der freiheitsentziehenden Maßregel der Unterbringung in der **Sicherungsverwahrung** (▶ 1.69). Denn diese richtet sich fast ausschließlich an voll verantwortliche Straftäter und führt letztendlich zu einer Verlängerung des Freiheitsentzugs nach vollzogener Haftstrafe unter anderem Namen. Es wird der Vorwurf des **Etikettenschwindels** erhoben, da durch die Einstufung als Maßregel bestimmte schützende Prinzipien wie das Schuldprinzip oder das Rückwirkungsverbot, die sich nach h. M. allein auf die Kriminalstrafe beziehen, keine Anwendung finden. Das Gesetz sieht dogmatisch eine klare Trennung der beiden Sanktionsformen vor. In der Rechtsprechung von EGMR und BVerfG gab es allerdings zeitweise unterschiedliche Auffassungen bzgl. des Charakters der Sicherungsverwahrung.

RECHTSLAGE

Rechtsprechung von BVerfG und EGMR zur Sicherungsverwahrung (SV) als Strafe:

BVerfG, Urt. v. 05.02.2004–2 BvR 2029/01 (BVerfGE 109, 133):

- SV ist keine Strafe i. S. d. GG.
- Rückwirkungsverbot des Art. 103 Abs. 2 GG auf rückwirkende Aufhebung der 10-Jahres-Begrenzung nicht anwendbar.

EGMR, Urt. v. 17.12.2009–19359/04:

- SV ist eine Strafe i. S. d. EMRK.
- Deswegen rückwirkender Wegfall der 10-Jahres-Begrenzung der ersten SV Verstoß gegen Art. 5 und 7 EMRK.

BVerfG, Urt. v. 04.05.2011–2 BvR 2365/09 u. a.:

- SV ist keine Strafe i. S. d. Art. 103 GG, Festhalten an Zweispurigkeit.
- Aber: Verletzung des Abstandsgebots durch zu große Nähe von Freiheitsstrafe und SV auf Ebene des praktischen Vollzugs.
- Gefordert wurde ein freiheitsorientierter und therapiegerichteter Vollzug der SV, der sich deutlich vom Vollzug der Freiheitsstrafe unterscheiden müsse.
- Es müsse deutlich werden, dass mit der SV ausschließlich präventive Zwecke verfolgt werden und die Betroffenen ein Sonderopfer erbringen.
- Auf dieser Grundlage ist die Neuregelung der SV von 2013 entstanden, die u. a. in § 66c StGB die Vorgaben des BVerfG aufgreift und die später auch vom EGMR als konventionskonform akzeptiert wurde.

1.54 Wenn die Maßregeln keine Strafe sind, wie werden sie legitimiert?

Die Maßregeln finden ihre Rechtfertigung in der verfassungsrechtlich verankerten **Schutzpflicht des Staates** und im Prinzip des **überwiegenden öffentlichen Interesses.** Die Allgemeinheit soll vor der fortdauernden Gefährlichkeit einer bestimmten Person für die Zukunft bewahrt werden – was die Bedeutung von Gefährlichkeitsprognosen im Bereich der Maßregeln unterstreicht (▶ 1.118). Der Zweck einer Maßregel findet sich damit ausschließlich in der Spezialprävention in Form der Sicherung und Besserung; die Abschreckung spielt faktisch beispielsweise bei der Entziehung der Fahrerlaubnis eine gewisse Rolle, soll jedoch als Legitimationszweck weder bei Anordnung noch bei Vollstreckung der Maßregel zum Tragen kommen. Auf der Ebene der Vollstreckung und des Vollzugs der Maßregel ist insbesondere der Gedanke der Besserung zu beachten.

1.55 Können Maßregeln und Strafe zusammen angeordnet werden?

Maßregeln und Strafe können auch nebeneinander verhängt werden, sofern die jeweiligen Voraussetzungen gegeben sind. Das bedeutet allerdings, dass es kein Nebeneinander bei **schuldunfähigen Tätern** gibt, da hier die Strafen als Sanktionsform ausscheiden. Auch ist zu beachten, dass Strafe und Maßregel nicht dergestalt vermischt werden dürfen, dass die Gründe, auf denen die Anordnung der Maßregel beruht, zugleich zur Erhöhung der Strafe verwendet werden (BGH NStZ 1998, 86). Die Aspekte der Schuld und der Gefährlichkeit sind also zu trennen.

> **Info**
> Strafe und Maßregel können auch zusammen angeordnet werden. Nach dem Prinzip des sog. **Vikariierens** wird die freiheitsentziehende Maßregel zumindest im Grundsatz vorweg vollzogen und dann teilweise auf die Strafe angerechnet.

Gleiches gilt auch für das Verhältnis zwischen mehreren Maßregeln (§ 72 Abs. 2 StGB). Diese können, sofern unter mehreren Maßregeln keine für sich genommen zur Erreichung des Ziels ausreicht, nebeneinander angeordnet werden (Meier 2019; s. näher ▶ 1.71).

Auch im Jugendstrafrecht schließen sich Strafe und Unterbringung nicht aus. Dies folgt aus **§ 5 Abs. 3 JGG,** wonach von der Verhängung einer gebotenen Jugendstrafe nur abgesehen wird, wenn die Unterbringung eine weitere sanktionierende Freiheitsentziehung entbehrlich macht (BVerfG, NStZ-RR 2007, 187).

Kriminalstrafe

1.56 Was ist mit dem Begriff der Strafe gemeint?

Generell ist mit der Strafe ein Übel gemeint, das einem anderen als Reaktion auf dessen Fehlverhalten zugefügt wird und das zugleich eine Missbilligung dieses Verhaltens zum Ausdruck bringt. Die **staatliche Strafe** kann als Übel definiert werden, das auf gesetzlicher Grundlage als missbilligende Reaktion auf eine festgestellte schuldhafte Tatbegehung von einem Strafgericht verhängt wird (Kaspar 2023a). Nicht erfasst sind damit z. B. die Maßregeln der Besserung und Sicherung (▶ 1.65), Geldbußen nach einer Ordnungswidrigkeit oder disziplinarrechtliche Folgen etwa für straffällige Beamte.

1.57 Wie ist die Geldstrafenbemessung ausgestaltet?

Ein Leitprinzip der Geldstrafe ist die möglichst gleiche Belastung von Tätern mit unterschiedlichen Einkommen vor dem Hintergrund des **Gerechtigkeitsgedankens** und des sich aus Art. 3 Abs. 1 GG ergebenden **Gleichheitsgebots.** Hierfür werden zunächst die **Anzahl der Tagessätze** anhand des Ausmaßes der Tatschuld bestimmt (§ 40 Abs. 1 StGB), anschließend die **Höhe der Tagessätze** orientiert am Einkommen des Täters festgelegt (§ 40 Abs. 2 StGB) und sodann über **Zahlungserleichterungen** (Stundung oder Ratenzahlung) nach § 42 StGB entschieden.

1.58 Welche Vor- und Nachteile hat die Geldstrafe im Vergleich zur Freiheitsstrafe?

Ein wichtiger Vorteil der Geldstrafe ist die Wahrung des **Verhältnismäßigkeitsgrundsatzes** und des Ultima-Ratio-Prinzips, indem ein Freiheitsentzug und die damit einhergehenden schädlichen Folgen (▶ 1.62) vermieden werden. Auch zeigen empirische Studien, dass die Geldstrafe in vergleichbaren Fällen nicht zu häufigeren Rückfällen führt als eine kurze Freiheitsstrafe. Zu beachten ist jedoch, dass der Geldstrafe **kein höchstpersönlicher Charakter** zukommt und daher auch durch Dritte übernommen werden kann; eine Strafvereitelung gem. § 258 Abs. 1 StGB ist das nach Ansicht des BGH nicht (BGHSt 37, 226). Auch einen sichernden Effekt hat die Geldstrafe als ambulante Sanktion offensichtlich nicht.

1.59 Wie ist das Verhältnis zwischen Geld- und Freiheitsstrafe?

Grundsätzlich konkurrieren Freiheitsstrafe und Geldstrafe im Bereich zwischen 1 Monat Freiheitsstrafe (bzw. 30 Tagessätzen) und 1 Jahr Freiheitsstrafe (bzw. 360 Tagessätzen); bei der Bildung einer Gesamtstrafe gem. § 54 Abs. 2 StGB erweitert sich der Überschneidungsbereich sogar auf 2 Jahre bzw. 720 Tagessätze. Das bedeutet, dass die Strafgerichte in diesem Bereich entweder auf Freiheitsstrafe oder auf Geldstrafe erkennen können. Mit § 47 StGB wurde allerdings eine wichtige **Präferenzregel zugunsten der Geldstrafe** eingeführt. Vor allem soll danach eine **kurze Freiheitsstrafe von unter 6 Monaten** aufgrund der möglichen desintegrierenden Wirkung der Freiheitsstrafe (▶ 1.62) vermieden werden, zumal die Zeit im Vollzug zu kurz für ernsthafte Resozialisierungsmaßnahmen ist. Auf Freiheitsstrafe soll in diesem Bereich nach § 47 Abs. 1 StGB nur ausnahmsweise erkannt werden, wenn *„besondere Umstände, die in der Tat oder der Persönlichkeit des Täters liegen"* eine Freiheitsstrafe *„zur Einwirkung auf den Täter oder zur Verteidigung der Rechtsordnung unerläßlich machen"*.

Ausnahmsweise kann eine **Geldstrafe neben einer Freiheitsstrafe** angeordnet werden (**§ 41 StGB**). Voraussetzung hierfür ist, dass es sich um einen Täter handelt, der sich durch die Tat bereichert oder zu bereichern versucht hat. Durch diese Kombination soll nicht eine Abschöpfung von Vermögen (s. dazu ▶ 1.50) erfolgen, sondern im Wege der Spezialprävention auf den Täter gezielter eingewirkt werden. Dies setzt ferner voraus, dass der Täter auch über die entsprechenden finanziellen Mittel verfügt und die kumulative Geldstrafe hinsichtlich der wirtschaftlichen Verhältnisse angebracht ist.

MERKE

- Zwischen 1 Monat und 1 Jahr Freiheitsstrafe: Konkurrenz zur Geldstrafe
- Präferenzregel zugunsten Geldstrafe (§ 47 StGB) bei Freiheitsstrafen unter 6 Monaten
- Ausnahmsweise: Nebeneinander der beiden Strafformen (§ 41 StGB)

Zu beachten ist, dass auch die Kombination der Strafformen insgesamt noch **tatschuldangemessen** sein muss; eine Erweiterung im Wege einer Art „Zusatzstrafe" ist in § 41 StGB nicht enthalten (hierzu Kett-Straub und Kudlich 2021).

1.60 Welche Arten der Freiheitsstrafe werden unterschieden?

Es ist zwischen **primärer** und **sekundärer** Freiheitsstrafe zu unterscheiden. Während die primäre Freiheitsstrafe vom erkennenden Gericht verhängt wird, liegt eine sekundäre Freiheitsstrafe vor, sofern zunächst eine Geldstrafe ausgesprochen wurde, deren Vollstreckung jedoch, beispielsweise wegen Zahlungsunfähigkeit des Täters, nicht möglich ist. Unter diesen Umständen kann das Urteil durch Vollstreckung einer sog. **Ersatzfreiheitsstrafe** (§ **43 StGB**) durchgesetzt werden (zu deren Problemen s. Kaspar 2023b).

Außerdem ist eine Unterteilung in **zeitige** und **lebenslange** Freiheitsstrafen üblich. Sofern nicht wie bei Mord gem. § 211 StGB die lebenslange Freiheitsstrafe ausdrücklich als einzige („absolute") Strafdrohung vorgesehen ist, werden im Gesetz stets (auch) zeitige Freiheitsstrafen angedroht (§ 38 Abs. 1 StGB). Letztere werden maximal innerhalb des vorab vom Gericht festgelegten Zeitraums vollstreckt, sofern keine vorzeitige Entlassung im Wege der **Strafrestaussetzung gem. § 57 StGB** erfolgt. Letzteres kommt in der Regel nach Verbüßung von zwei Drittel der Strafe in Betracht, in Ausnahmefällen auch schon nach der Hälfte der festgesetzten Strafdauer.

Auch im Fall einer lebenslangen Freiheitsstrafe ist, wie es das BVerfG gefordert hat (BVerfGE 45, 187), gem. § **57a StGB** eine vorzeitige Entlassung aus dem Vollzug zur Wahrung der **Menschenwürde** möglich. Wie bei § 57 StGB ist dafür eine Gefährlichkeitsprognose relevant, was die Einholung von Sachverständigengutachten erforderlich macht (s. § 454 Abs. 2 StPO).

1.61 Welche Ziele werden mit der vollzogenen Freiheitsstrafe verfolgt?

Vorrangig verfolgt die Freiheitsstrafe die auch in den Strafvollzugsgesetzen der Länder verankerten Ziele der **Resozialisierung des Straftäters** sowie des **Schutzes der Allgemeinheit.** Diese prägen die konkrete Ausgestaltung des Vollzugs. Für die Frage der Legitimation der Freiheitsstrafe werden allerdings auch Schuldausgleich und Generalprävention relevant (s. zur Übersicht über die Straftheorien ▶ 1.36).

1.62 Wird das Ziel der Resozialisierung durch Vollzugsstrafen erreicht?

Mit Blick auf die Resozialisierung des Täters ist bestenfalls von **ambivalenten Effekten** der Freiheitsstrafe auszugehen. Der Strafantritt hat, sofern sich der Verurteilte nicht bereits in Untersuchungshaft oder Strafhaft befand, zunächst eine desintegrierende Wirkung durch Aufhebung der bisherigen Bindungen und Herausnahme aus dem gewohnten Umfeld in Bezug auf die sozialen Kontakte, den Beruf sowie den bisherigen Wohnsitz. Dieser tiefgehende Einschnitt in die Lebenskontinuität kann den Täter ggf. aus dem kriminalitätsfördernden Einfluss seines sozialen Umfelds herausnehmen und hat daher auch mögliche positive Wirkungen; Gleiches für intramurale Angebote wie Ausbildung, Therapie etc. Jedoch wird durch die Auflösung oder zumindest Gefährdung bestehender Bindungen auch die spätere Resozialisierung und Reintegration in die Gesellschaft erschwert. Gleichzeitig erfährt der Täter die Integration in eine geschlossene Institution (sog. dysfunktionaler Gegenprozess). Die Gefangenen bilden eine Art „Gefängnisgesellschaft" bzw. **Subkultur,** in der ggf. spezifische Regeln, Umgangsformen und eigene Wertvorstellungen gelten. An diese Normen und Konventionen muss sich der Betroffene anpassen, was die spätere Resozialisierung ebenso erschweren kann wie eine Stigmatisierung als „Ex-Sträfling". Auch aufgrund dieser ambivalenten Wirkung der Freiheitsstrafe unterliegt diese einer strengen Verhältnismäßigkeitsprüfung und dem Ultima-Ratio-Prinzip.

1.63 Was ist unter der Aussetzung der Vollstreckung der Strafe zur Bewährung zu verstehen?

Die Strafaussetzung stellt nach h. M. keine eigene Sanktionsform dar, sondern **modifiziert die Vollstreckung der Freiheitsstrafe.** Die Voraussetzungen für eine Strafaussetzung zur Bewährung nehmen gem. **§ 56 StGB** mit steigender Höhe der erkannten Freiheitsstrafe zu. Während für eine Freiheitsstrafe unter 6 Monaten lediglich eine **positive Legalprognose** erforderlich ist, darf bei einer Dauer zwischen 6 Monaten und 1 Jahr die Verteidigung der Rechtsordnung zusätzlich nicht entgegenstehen. Bei einer Freiheitsstrafe zwischen 1 und 2 Jahren müssen als weitere Voraussetzung besondere Umstände i. S. d. § 56 Abs. 2 StGB vorliegen. Bei einer längeren Freiheitsstrafe von über 2 Jahren ist eine Aussetzung zur Bewährung nicht möglich.

Ziel der Strafaussetzung zur Bewährung ist eine **möglichst positive spezialpräventive Einwirkung.** Die desintegrative Wirkung des Strafvollzugs wird vermieden; zugleich kann der Täter Unterstützung beispielsweise durch Auflagen, Weisungen oder Bewährungshilfe erhalten. Der drohende Widerruf der Aussetzung (etwa bei erneuten Straftaten) ist ein Anreiz für den Täter, die Bewährungszeit ohne Beanstandung hinter sich zu bringen. Das Gericht hat gem. § 56a StGB eine Bewährungszeit zwischen 2 und 5 Jahren festzusetzen.

1.64 Welche quantitative Bedeutung haben Geld- und Freiheitsstrafe in der Praxis?

Der „Siegeszug der Geldstrafe" und die Zurückdrängung der Freiheitsstrafe als Ultima Ratio zeigt sich eindrucksvoll in den Strafverfolgungsstatistiken. So werden mittlerweile jährlich etwa **85 %** der Verurteilten mit einer **Geldstrafe** sanktioniert (2021: 615.497 Verurteilte, davon 524.643 Geldstrafen). Etwa zwei Drittel der Freiheitsstrafen wurden zur Bewährung ausgesetzt, nur ca. ein Drittel der Freiheitsstrafen wird vollstreckt (2021: 90.842 Freiheitsstrafen, davon 63.517 mit Strafaussetzung zur Bewährung; s. Statistisches Bundesamt, Strafverfolgung Fachserie 10 Reihe 3, 2021).

Maßregeln der Besserung und Sicherung

1.65 Welches Ziel verfolgen die Maßregeln?

Alle Maßregeln der Besserung und Sicherung verfolgen das Ziel, weitere Straftaten der sanktionierten Person in Zukunft zu verhindern, sind also auf **Spezialprävention** ausgerichtet. Die Allgemeinheit soll einerseits vor dieser für gefährlich gehaltenen Person geschützt werden, zugleich soll diese im Idealfall durch (z. B. therapeutische) Einwirkung gebessert werden.

1.66 Unter welchen Voraussetzungen ist die Unterbringung in einem psychiatrischen Krankenhaus möglich?

Durch die Unterbringung in einem **psychiatrischen Krankenhaus** (**§ 63 StGB**) soll die Allgemeinheit vor für gefährlich gehaltenen und gem. §§ 20, 21 StGB schuldunfähigen bzw. vermindert schuldfähigen Tätern geschützt werden (▶ 1.87). Der Besserungsgedanke erlangt vor allem beim Vollzug der Maßregel Bedeutung. Formelle Voraussetzung für die Anordnung ist, dass der Täter eine **rechtswidrige Tat** i. S. d. § 11 Abs. 1 Nr. 5 StGB im Zustand der **Schuldunfähigkeit** oder der **verminderten Schuldfähigkeit** begangen hat (▶ 1.88 ff.). Gegenüber voll schuldfähigen Tätern kommt die Maßregel nicht in Betracht. Außerdem muss in materieller Hinsicht eine **negative Prognose** über das künftige Legalverhalten des Täters zum Zeitpunkt der Entscheidung des Gerichts vorliegen. Es müssen infolge einer einzelfallbezogenen Abwägung **erhebliche rechtswidrige Taten** infolge des symptomatischen Zustands **zu erwarten** sein. Sowohl die Anlasstat als auch die zu erwartenden Taten müssen auf dem festgestellten Zustand i. S. d. § 20 StGB beruhen (sog. **symptomatischer Zusammenhang**).

Info

Erheblichkeitsschwelle der zu erwartenden Taten

Das Opfer wird seelisch oder körperlich erheblich geschädigt bzw. kann erheblich geschädigt werden, oder es wird ein schwerer wirtschaftlicher Schaden angerichtet. Nicht erfasst sind lediglich „lästige“ Taten oder Bagatelldelikte.

Die Anforderungen an die Erheblichkeit und die Prognose stehen in einem Wechselverhältnis:

- Je wahrscheinlicher die zu erwartenden Taten sind, desto geringere Anforderungen sind an die Erheblichkeit zu stellen.
- Je gravierender die zu erwartenden Taten sind, desto geringere Anforderungen sind an die Wahrscheinlichkeit zu stellen.

Den **psychiatrischen Sachverständigen** kommt hierbei in der Regel eine doppelte Aufgabe zu: Sie müssen zur Schuldunfähigkeit bzw. verminderten Schuldfähigkeit gem. §§ 20, 21 StGB ebenso Stellung nehmen wie zu der Frage, ob vom Täter gerade aufgrund seiner psychischen Störung die Gefahr erheblicher Straftaten ausgeht.

Die **Anordnung** der Unterbringung ist bei Vorliegen der Voraussetzungen **obligatorisch.** Auch eine **einstweilige Unterbringung** noch vor einem Urteil in der Hauptverhandlung ist nach § 126a Abs. 1 StPO möglich.

1.67 Wann wird die Unterbringung in einer Entziehungsanstalt angeordnet?

Die Unterbringung in einer Entziehungsanstalt (§ 64 StGB) dient dem Schutz der Allgemeinheit vor gefährlichen suchtmittelabhängigen Tätern durch therapeutische Einwirkung. Für die Anordnung bedarf es bei den Straftätern eines „**Hangs**" zum Konsum von Rauschmitteln im Übermaß. Hinzukommen müssen eine **rechtswidrige Tat,** die „überwiegend" auf diesen Hang zurückgeht, sowie die Gefahr, dass der Täter infolge seines Hangs auch in Zukunft **erhebliche rechtswidrige Taten** begehen wird. Auch hier muss also ein sog. **symptomatischer Zusammenhang** bestehen, der sich im Rahmen von § 64 StGB auf das Verhältnis von Anlasstat, Hang und zukünftig zu erwartender Delinquenz bezieht. Zudem kann die Maßregel schon aus verfassungsrechtlichen Gründen (s. BVerfGE 92, 1) nur bei einer **positiven Behandlungsprognose** angeordnet werden, die seit der Reform des § 64 StGB im Jahr 2023 ausdrücklich auf vom Gericht zu benennende „tatsächliche Anhaltspunkte" gestützt werden muss.

Auf das Vorliegen von verminderter oder vollständig fehlender **Schuldfähigkeit** kommt es nicht an; auch voll schuldfähige Straftäter können nach § 64 StGB untergebracht werden; ihr Anteil ist in den letzten Jahren auf etwa zwei Drittel der Untergebrachten angestiegen.

Wenn die Voraussetzungen für eine Anordnung vorliegen, „**soll**" die Unterbringung angeordnet werden. Das Gericht hat diesbezüglich also **kein freies Ermessen,** sondern kann nur ausnahmsweise, etwa mit Blick auf alternative erfolgversprechende therapeutische Einwirkungsmöglichkeiten, von der Verhängung der Maßregel absehen.

1.68 Wie ist der Hang in § 64 StGB definiert?

DEFINITION

Der Hang wird in st. Rspr. als festverwurzelte Neigung definiert, entsprechende Substanzen (z.B. Alkohol, illegale Drogen oder Medikamente) zu sich zu nehmen, um einen Rausch zu erleben. Eine physische Abhängigkeit ist dafür nicht erforderlich.

Seit der am 1.10.2023 in Kraft getretenen Reform des § 64 StGB erfordert der Hang ausdrücklich eine „**Substanzkonsumstörung,** *infolge derer eine dauernde und schwerwiegende Beeinträchtigung der Lebensgestaltung, der Gesundheit, der Arbeits- oder der Leistungsfähigkeit eingetreten ist und fortdauert*". Der Gesetzgeber hat also am umstrittenen Merkmal des Hangs festgehalten, hat sich aber zugleich um eine stärkere Anbindung an **medizinische Kriterien** bemüht. Die entsprechenden Diagnosen der ICD-11 bzw. des DSM-5 haben allerdings nach wie vor keine unmittelbare, sondern lediglich indizielle Relevanz für die Frage der Bestimmung eines „Hangs" i.S.d. § 64 StGB. Zu den Auswirkungen der Reform s. näher Stübner et al. 2024.

1.69 Wozu dient die Unterbringung in der Sicherungsverwahrung?

Die Sicherungsverwahrung (§§ 66 ff. StGB) verfolgt in erster Linie den Zweck des **Schutzes der Allgemeinheit.** Nach der Rechtsprechung des BVerfG soll aber auch ihr bessernder bzw. therapeutischer Gehalt aufgewertet und stärker betont werden, wie nunmehr auch in § **66c StGB** geregelt ist (s. BVerfGE 128, 326). Durch den speziellen Rechtsbehelf des § 119a StVollzG wird abgesichert, dass die Justizvollzugsanstalten für die potenziell Sicherungsverwahrten schon während des vorherigen Vollzugs der Freiheitsstrafe ein ausreichend individualisiertes Therapieangebot bereithalten.

Für die **primäre Anordnung** der Sicherungsverwahrung bedarf es einer in § 66 Abs. 1 S. 1 Nr. 1 bis 3 genannten schweren Straftat und einer negativen Gefahrprognose nach Nr. 4. Daneben besteht die Möglichkeit der im Urteil lediglich **vorbehaltenen Sicherungsverwahrung** nach § 66a StGB und (im absoluten Ausnahmefall der Erledigung einer Maßregel gem. § 63 StGB bei fortdauernder Gefährlichkeit) der **nachträglichen Anordnung** nach § 66b StGB.

Die **faktische Nähe der Sicherungsverwahrung zur Freiheitsstrafe** macht diese Maßnahme sehr umstritten und hat eine Kontroverse zwischen EGMR und BVerfG ausgelöst, die sich allerdings mit dem Urteil des BVerfG aus dem Jahr 2011 und den dadurch ausgelösten gesetzlichen Reformen mittlerweile erledigt hat (s. hierzu ▶ 1.52).

1.70 Welchen Zweck verfolgen die ambulanten Maßregeln?

Von allen ambulanten Maßnahmen wird die **Entziehung der Fahrerlaubnis gem. § 69 StGB** in der Praxis am häufigsten verhängt und ist unmittelbar ausschließlich auf den Schutz der Allgemeinheit durch „Unschädlichmachung" des Täters gerichtet. Erst mittelbar tritt auch ein Besserungseffekt ein, indem die Fahrerlaubnis nur wieder erteilt wird, wenn sich diese Person als geeignet erweist (s. näher ▶ 3.34). Verhängt wird diese Maßnahme, wenn die rechtswidrige Tat im Zusammenhang mit dem Führen eines Kraftfahrzeugs oder unter Verletzung der Pflichten eines Kraftfahrzeugführers begangen wird.

Das **Berufsverbot** (**§ 70 StGB**) wird verhängt, wenn der Täter die rechtswidrige Tat unter Missbrauch seines Berufs oder unter grober Verletzung der mit ihm verbundenen Pflichten begangen hat. Es hat somit dieselbe Schutzrichtung wie die Entziehung der Fahrerlaubnis, nämlich den Schutz der Allgemeinheit.

Die **Führungsaufsicht gem. §§ 68 ff. StGB** soll zum einen den Täter durch enge Kontrolle und Überwachung an der weiteren Begehung von Straftaten hindern, zugleich aber auch durch Hilfe und Betreuung zur Resozialisierung beitragen (Meier 2019).

1.71 Wie ist das Verhältnis der einzelnen Maßregeln untereinander?

Entsprechend dem Grundsatz der **Verhältnismäßigkeit** muss von mehreren möglichen und gleich geeigneten Maßregeln grundsätzlich diejenige gewählt werden, die den Täter am wenigsten belastet. Während das Stufenverhältnis von ambulanten zu stationären Maßregeln eindeutig ist, muss dieses zwischen mehreren freiheitsentziehenden Maßnahmen anhand einer Gesamtwürdigung des Einzelfalls (Wünsche des Betroffenen, Maßregelzwecke, Behandlungsmöglichkeiten) ermittelt werden (Meier 2019).

Nach **§ 72 Abs. 2 StGB** können Maßregeln auch nebeneinander angeordnet werden, wenn keine der Maßregeln für sich allein zur Zweckerreichung geeignet ist. Ein Beispiel hierfür ist die Kombination einer Unterbringung in einer Entziehungsanstalt und die Entziehung der Fahrerlaubnis, wenn von einem alkoholkranken Täter weitere Verkehrsstraftaten zu erwarten sind.

Auch mehrere stationäre Maßregeln sind gem. **§ 72 Abs. 3 StGB** nebeneinander möglich, jedoch muss dann vom Gericht entschieden werden, welche Maßregel zuerst vollstreckt werden soll. Zudem ist nach dem Ende des Vollzugs der ersten Maßregel erneut zu überprüfen, ob die Vollstreckung der weiteren Maßnahme zur Erreichung des Zwecks noch geeignet bzw. erforderlich ist. Anderenfalls kann diese zur Bewährung ausgesetzt oder für erledigt erklärt werden.

Info

Maßregelkonkurrenz:

- Von mehreren möglichen Maßregeln ist die mildeste, ausreichend wirksame zu verhängen
- Wenn dies zur Zweckerreichung nötig ist, können auch mehrere Maßregeln nebeneinander verhängt werden.

1.72 Wie häufig werden Maßregeln der Besserung und Sicherung in der Praxis angeordnet?

Rund 95 % der angeordneten Maßregeln entfallen auf die Entziehung der Fahrerlaubnis als Sanktion; im Jahr 2021 waren dies 86.607 Anordnungen von 91.556 angeordneten Maßregeln insgesamt. Bei 3,8 % der angeordneten Maßregeln handelte es sich um die Unterbringung in einer Entziehungsanstalt (3.559 Fälle), nur ungefähr 1 % waren Unterbringungen in einem psychiatrischen Krankenhaus (1.138 Fälle). Nur in seltenen Fällen wird die Unterbringung in der Sicherungsverwahrung angeordnet (44 Fälle im Jahr 2021).

Im Verhältnis zur Verhängung von Strafen werden Maßregeln weit weniger häufig angeordnet; etwa 87 % der verhängten Sanktionen waren im Jahr 2021 Kriminalstrafen (vgl. Statistisches Bundesamt, Strafverfolgung. Fachserie 10 Reihe 3, 2021).

Besonderheiten des Jugendstrafrechts

1.73 In welchem Verhältnis steht das Jugendstrafrecht zum allgemeinen Strafrecht für Erwachsene?

Das Jugendstrafrecht kann als **„Sonderstrafrecht“** für junge Täterinnen und Täter bezeichnet werden, die sich noch in einer kritischen Entwicklungsphase befinden. Das wichtigste einschlägige Gesetz, das **Jugendgerichtsgesetz** (**JGG**) enthält insbesondere Sondervorschriften zum Verfahren sowie zur Sanktionierung von jugendlichen Delinquenten. Soweit keine abweichenden Regelungen existieren, gelten die allgemeinen Vorschriften für erwachsene Straftäter (s. § 1 Abs. 1 JGG). Beispielsweise sind besondere jugendspezifische Straftatbestände im JGG nicht geregelt, womit in vollem Umfang diejenigen des StGB zur Anwendung kommen.

1.74 Welchen Zwecken dient das Jugendstrafrecht?

Auch das Jugendstrafrecht ist als Teil des Strafrechtssystems in die straftheoretische Diskussion eingebunden. Der Schwerpunkt liegt bei den relativen Straftheorien und dort bei der **Spezialprävention** (▶ 1.36). Der in § 2 Abs. 1 JGG ausdrücklich verankerte **Erziehungsgedanke** als besondere, auf Jugendliche bezogene Ausprägung der Spezialprävention besagt, dass das Jugendstrafrecht „vor allem“ der Verhinderung weiterer Straftaten des oder der Jugendlichen dient und dass dabei nicht nur die Rechtsfolgen, sondern auch das Verfahren „vorrangig“ am Erziehungsgedanken auszurichten sind. Die Einschränkungen zeigen, dass der Gesetzgeber auch **andere Strafzwecke** wie den **Schuldausgleich** nicht vollständig ausschließen wollte.

Umstritten ist, ob auch die **Generalprävention** eine Rolle spielt. Da junge Menschen noch weniger vernunftgesteuert sind als Erwachsene und sich daher vermutlich noch weniger als Erwachsene von angedrohten Strafen abschrecken lassen, wird die negative Generalprävention im Jugendstrafrecht von der h. M. abgelehnt (Ostendorf 2023). Dagegen wird die positive Generalprävention als relevanter Strafzweck etwa im Rahmen der Jugendstrafe wegen „Schwere der Schuld“ teilweise anerkannt (Kaspar 2010).

1.75 Wann ist das Jugendstrafrecht anwendbar?

Die persönliche Anwendbarkeit des Jugendstrafrechts richtet sich nach dem Alter der beschuldigten Person zum Zeitpunkt der Tat. **Kinder,** d. h. Personen unter 14 Jahren, sind gem. § 19 StGB schuldunfähig und somit nicht strafbar. Das JGG gilt zwingend für **Jugendliche,** sprich Personen, die zum Tatzeitpunkt schon 14, aber noch nicht 18 Jahre alt sind.

Darüber hinaus kann das Jugendstrafrecht nach Maßgabe von § 105 Abs. 1 JGG auch für sog. **Heranwachsende** Anwendung finden. Dabei handelt es sich um Personen, die bereits 18, aber noch nicht 21 Jahre alt sind (§ 1 Abs. 2 JGG). Die Anwendbarkeit des Jugendstrafrechts auf Heranwachsende ist gesetzlich u. a. dann vorgesehen, wenn die Gesamtwürdigung der Persönlichkeit der heranwachsenden Person ergibt, dass diese nach der sittlichen und geistigen Entwicklung einem Jugendlichen gleichsteht. Dieser **Reiferückstand gem. § 105 Abs. 1 Nr. 1 JGG** wird in der Praxis mithilfe von Kriterienkatalogen (klassisch: den sog. Marburger Richtlinien, s. näher ▶ 1.106) beurteilt. Hier können auch Sachverständige zum Einsatz kommen. Daneben kommt Jugendstrafrecht zur Anwendung, wenn es sich bei der Tat um eine sog. **Jugendverfehlung gem. § 105 Abs. 1 Nr. 2 JGG** handelt, also um eine Tat, die nach ihrem objektiven Erscheinungsbild typische Eigenschaften von Jugenddelinquenz aufweist wie eine spontane und wenig überlegte Begehungsweise, Abenteuerlust als Motivation etc. Die Bewertung dieses Kriteriums erfolgt durch die Gerichte ohne Zuhilfenahme von Sachverständigen (zum Ganzen näher ▶ 1.104).

1.76 Wenden die Gerichte bei Heranwachsenden häufig Jugendstrafrecht an?

Die gerichtliche Praxis neigt dazu, bei Heranwachsenden eher Jugendstrafrecht anzuwenden (Ostendorf 2023). So kommt das Jugendrecht in ca. **60 % der Fälle** zur Anwendung, wobei je nach Delikt und Bundesland starke Unterschiede feststellbar sind. Insgesamt ist das gesetzlich vorgesehene Regel-Ausnahme-Verhältnis mittlerweile ins Gegenteil verkehrt. Vor allem bei schwereren Delikten wie Tötungsdelikten findet das JGG besonders häufig Anwendung. Das könnte am Einfluss der psychiatrischen Begutachtung liegen, die hier regelmäßig in Auftrag gegeben wird. Denkbar ist auch, dass man dem flexiblen Sanktionsinstrumentarium des Jugendstrafrechts im Zweifel den Vorzug geben möchte, vor allem dann, wenn im allgemeinen Strafrecht die absolut angedrohte lebenslange Freiheitsstrafe vorgesehen ist.

1.77 Wie bestimmt sich die strafrechtliche Verantwortlichkeit von Jugendlichen?

Im Hinblick auf die **strafrechtliche Verantwortlichkeit** kommt es entscheidend auf die sittliche und geistige Entwicklung der jugendlichen Person an, das Unrecht der Tat einzusehen und nach dieser Einsicht zu handeln (s. § 3 JGG). Im Gegensatz zu §§ 20 f. StGB muss die Schuld als Strafvoraussetzung in jedem Einzelfall positiv festgestellt werden; § 3 JGG ist insofern spezieller als die §§ 20, 21 StGB. An dieser Stelle kann es nötig sein, dass ein Sachverständiger in einem Gutachten den tatsächlichen Entwicklungsstand des Jugendlichen untersucht. Daneben sind nach h. M. auch die **§§ 20, 21 StGB bei Jugendlichen anwendbar** und werden nicht von § 3 JGG verdrängt. Relevant wird dies auf der Rechtsfolgenseite: Während bei fehlender Verantwortlichkeit gem. § 3 S. 2 JGG nur familiengerichtliche Maßnahmen in Betracht kommen, können bei Schuldunfähigkeit gem. § 20 StGB bestimmte Maßregeln der Sicherung verhängt werden (▶ 1.87). Sofern die Gefährlichkeit lediglich auf entwicklungsbedingten Reifeverzögerungen beruht, kommt eine Maßregel dagegen nicht in Betracht (BGH NStZ-RR 2003, 186).

1.78 Welche Sanktionsmöglichkeiten gibt es im Jugendstrafrecht?

Das Jugendstrafrecht weist ein deutlich **breiteres Spektrum an Sanktionen** auf als das allgemeine Strafrecht. Da das Jugendstrafrecht vor allem die Aufgabe hat, die Jugendlichen zu erziehen, werden speziellere und flexibler einsetzbare Maßnahmen benötigt als die bloße Übelszufügung durch Freiheits- oder Geldstrafe. Im Einzelnen unterscheidet man zwischen **Erziehungsmaßregeln** (§§ 9 ff. JGG), **Zuchtmitteln** (§§ 13 ff. JGG) und der **Jugendstrafe** (§§ 17 ff. JGG). Unter Erziehungsmaßnahmen fallen Weisungen und die Hilfe zur Erziehung; Zuchtmittel sind die Verwarnung, Auflagen und der Jugendarrest. Dazu kommt als Ultima Ratio die Jugendstrafe (▶ 1.80). Zudem können gem. § 7 Abs. 1 JGG einige **Maßregeln der Besserung und Sicherung** aus dem allgemeinen Strafrecht angeordnet werden (die Unterbringung in einem psychiatrischen Krankenhaus, in einer Entziehungsanstalt, die Führungsaufsicht und die Entziehung der Fahrerlaubnis). Die Sicherungsverwahrung kann gem. § 7 Abs. 2 JGG lediglich (unter engen Voraussetzungen) vorbehalten werden.

1.79 Wie ist das Verhältnis von Weisungen und Auflagen?

Die Erziehungsmaßregeln, zu denen die **Weisungen** zählen, haben eine rein erzieherische Funktion. § 10 JGG enthält einen nicht abschließenden Katalog von möglichen Weisungsinhalten, etwa eine Arbeitsleistung oder einen sozialen Trainingskurs. Generell sollen Weisungen einen möglichst spezialpräventiv wirksamen Bezug zur Tat aufweisen, indem etwa bei Graffiti-Delikten die Reinigung von Wänden zum Inhalt der Sanktion gemacht wird. Zu ihrer Durchsetzung besteht die Möglichkeit des **Ungehorsamsarrests** nach § 11 Abs. 3 JGG, der die Weisung jedoch nicht entfallen lässt.

Bei **Zuchtmitteln** hingegen geht es um einen spezialpräventiven **„Denkzettel"**, der neben der erzieherischen Wirkung auch eine gewisse Genugtuungsfunktion entfalten soll.

Für die **Auflagen** nennt § 15 Abs. 1 S. 1 JGG einen abschließenden Katalog; am häufigsten findet die Arbeitsauflage nach Nr. 3 Anwendung. Auch für Auflagen gibt es bei Nichterfüllung die Möglichkeit des Ungehorsamsarrests nach § 15 Abs. 3 S. 2 i. V. m. § 11 Abs. 3 JGG, jedoch besteht hier im Gegensatz zu den Weisungen die Möglichkeit, nach vollstrecktem Arrest die Auflage als für erledigt zu erklären.

Ausgehend von der Stellung im Gesetz könnte man davon ausgehen, dass Weisungen ein milderes Mittel als Auflagen sind. Dies ist in tatsächlicher Hinsicht jedoch nicht immer der Fall. Beispielsweise ist die Auflage, sich beim Opfer zu entschuldigen, weniger intensiv als die Weisung, eine bestimmte Arbeitsleistung zu erbringen.

1.80 Was unterscheidet Jugendarrest und Jugendstrafe?

Beim **Jugendarrest** (§ 16 JGG) handelt es sich um einen kurzen Freiheitsentzug mit Warn- und Abschreckungsfunktion. Er tritt in Form von Freizeit-, Kurz- oder Dauerarrest auf und beträgt maximal 4 Wochen. Wie die anderen Zuchtmittel hat er nicht die Rechtswirkungen einer echten Kriminalstrafe (s. § 13 Abs. 3 JGG), wird also z. B. nicht im Bundeszentralregister eingetragen.

Die **Jugendstrafe** stellt die einzige echte Kriminalstrafe des JGG dar und ist die Ultima Ratio der jugendrechtlichen Sanktionen. Sie wird verhängt, wenn der Täter entweder sog. **schädliche Neigungen** aufweist oder wenn die **Schwere der Schuld** eine Kriminalstrafe erfordert. Die Jugendstrafe kann gem. § 18 Abs. 1 JGG zwischen 6 Monate und 5 Jahre (bei bestimmten Verbrechen auch 10 Jahre) betragen. Die Dauer soll eine erzieherische Einwirkung ermöglichen, was bei lang andauernder Freiheitsentziehung (mehr als 5 Jahre) jedoch fraglich erscheint. Vor allem bei der Beurteilung der „schädlichen Neigungen" kommt der Einsatz von psychiatrischen Sachverständigen infrage, da es hierbei im Kern um eine Prognose zukünftiger Delinquenz geht:

RECHTSLAGE

Schädliche Neigungen nach st. Rspr. des BGH:
Erhebliche anlagebedingte oder erworbene Mängel, die ohne längere „Gesamterziehung" durch Jugendstrafe die Gefahr der Begehung weiterer erheblicher Straftaten mit sich bringen

1.81 Können die unterschiedlichen Sanktionsarten des JGG kombiniert werden?

§ § **8 Abs. 1 JGG** ermöglicht es grundsätzlich, **Erziehungsmaßregeln und Zuchtmittel** auch in mehrfacher Kombination nebeneinander anzuordnen. Diese recht freie Kombinationsmöglichkeit ist Ausdruck des breiten und flexibel handhabbaren Spektrums jugendstrafrechtlicher Sanktionen. Die zulässigen **Nebenstrafen** (s. § 44 StGB) und **Nebenfolgen** (§ 6 JGG) können grundsätzlich mit allen anderen Sanktionsformen erkannt werden (§ 8 Abs. 3 JGG).

Neben die **Jugendstrafe** dürfen nach § 8 Abs. 2 S. 1 JGG nur Weisungen und Auflagen sowie die Erziehungsbeistandschaft treten. Beim Verhältnis von **Jugendarrest und Jugendstrafe** ist zu beachten, dass es sich dabei um zwei eigenständige stationäre Sanktionsformen handelt, die unterschiedlich ausgestaltet sind und sich an verschiedene Personengruppen richten. Daher regelt § 8 Abs. 1 S. 1 JGG gemäß dem Grundsatz der **Einspurigkeit freiheitsentziehender Maßnahmen im Jugendstrafrecht,** dass neben Jugendstrafe nur Auflagen und Weisungen, aber kein Jugendarrest gem. § 16 JGG verhängt werden darf. Eine seit 2013 in § 8 Abs. 1 S. 2 JGG verankerte Ausnahme von diesem Grundsatz betrifft den **Kopplungsarrest gem. § 16a JGG,** der z. T. auch als „**Warnschussarrest**" bezeichnet wird. Unter den Voraussetzungen dieser (sehr umstrittenen) Vorschrift kann neben einer zur Bewährung ausgesetzten Jugendstrafe (§ 21 JGG, s. auch § 27 JGG) noch ein

Jugendarrest angeordnet werden. Eine spezielle rückfallverhindernde Wirksamkeit dieser Sanktionskombination konnte jedoch bisher empirisch nicht nachgewiesen werden (zur Evaluation des „Warnschussarrests" in Bayern s. Schmidt 2020).

1.82 Welche prozessualen Besonderheiten gibt es im Jugendstrafverfahren?

Unter dem Aspekt des Erziehungsgedankens gibt es auch im Jugendstrafprozess einige Besonderheiten. Beispielsweise existieren zusätzliche Regeln für eine Verfahrenseinstellung im Wege der **Diversion** (▶ 1.51) für den Fall, dass erzieherische Maßnahmen bereits durchgeführt wurden (§§ 45, 47 JGG). Die **Untersuchungshaft** soll so weit wie möglich vermieden werden. Sie darf nur angeordnet werden, wenn ihr Zweck nicht bereits durch vorläufige Erziehungsmaßnahmen erreicht werden kann (§ 72 Abs. 1 JGG), zusätzlich kann eine einstweilige Unterbringung in einem Heim der Jugendhilfe angeordnet werden (§§ 71 Abs. 2, 72 Abs. 4 JGG). Des Weiteren wird der oder die Jugendliche besonders geschützt: Im Gegensatz zum sonstigen Strafverfahren ist die Verhandlung grundsätzlich **nicht öffentlich** (**§ 48 JGG**), und es gibt **kein Strafbefehls- oder beschleunigtes Verfahren** (**§ 79 JGG**), sodass es häufiger zu einer (idealerweise erzieherisch wirksamen) mündlichen Hauptverhandlung kommt. Eingeschränkt ist gem. § 80 Abs. 3 JGG auch die Opferbeteiligung in Form der **Nebenklage**, die tendenziell (nicht überzeugend) als erziehungsfeindlich angesehen wird.

Literatur

Hörnle T. Straftheorien. 2. A. Tübingen: Mohr Siebeck 2017.

Jehle J-M, Albrecht H-J, Hohmann-Fricke S, et al. Legalbewährung nach strafrechtlichen Sanktionen. Berlin: Bundesministerium für Justiz und Verbraucherschutz 2020.

Kaspar J. Jenseits von Erziehung – Generalprävention als komplementärer Sanktionszweck des Jugendstrafrechts. In: Dölling D u. a. (Hrsg.): Festschrift für Heinz Schöch. Berlin: de Gruyter 2010; 209–226

Kaspar J. Grundrechtsschutz und Verhältnismäßigkeit. Baden-Baden: Nomos 2014.

Kaspar J. Die Zukunft der Zweispurigkeit nach den Urteilen von Bundesverfassungsgericht und EGMR. ZStW 2015; 127: 654–690.

Kaspar J, Walter T. Strafen im Namen des Volkes? Baden-Baden: Nomos 2019.

Kaspar J. Strafrecht – Allgemeiner Teil. 4. A. Baden-Baden: Nomos 2023a.

Kaspar J. Die Reform der Ersatzfreiheitsstrafe gem. § 43 StGB aus straftheoretischer Sicht. GA 2023b; 170: 421–440.

Kett-Straub G, Kudlich H. Sanktionenrecht. 2. A. München: C.H. Beck 2021.

Meier B-D. Strafrechtliche Sanktionen. 5. A. Berlin, Heidelberg: Springer 2019.

Ostendorf H. Jugendstrafrecht. 11. A. Baden-Baden: Nomos 2023.

Rengier R. Strafrecht Allgemeiner Teil. 14. A. München: C.H. Beck 2022.

Roxin C, Greco L. Strafrecht Allgemeiner Teil Band 1. 5. A. München: C.H. Beck 2020.

Schäfer G, Sander G, van Gemmeren G. Praxis der Strafzumessung. 6. A. München: C.H. Beck 2017.

Schiemann A. Unbestimmte Schuldfähigkeitsfeststellungen. Münster: LIT-Verlag 2012.

Schmidt J. Die Koppelung von Jugendarrest und bedingter Jugendstrafe als sog. „Warnschussarrest" gem. § 16a JGG. Baden-Baden: Nomos 2020.

Streng F. Strafrechtliche Sanktionen. 3. A. Stuttgart: Kohlhammer 2012.

Stübner S, Werner R, Groß G et al. Die Novellierung des § 64 StGB – Vorschläge zur Anwendung aus rechts- und erfahrungswissenschaftlicher Sicht. Forens Psychiatr Psychol Kriminol 2024; https://www.springermedizin.de/rechtsmedizin/forensische-psychiatrie/die-novellierung-des-64-stgb-vorschlaege-zur-anwendung-aus-recht/27312850.

1

Schuldfähigkeit und Verantwortlichkeit

Michael Lindemann und Jana Michna

Allgemeines

1.83 Warum ist das Vorliegen von Schuld relevant für eine Bestrafung?

Nach dem in der Verfassung verankerten und u. a. aus der Menschenwürdegarantie (Art. 1 Abs. 1 GG) und dem Rechtsstaatsprinzip (Art. 20 Abs. 3 GG) abgeleiteten **Schuldprinzip** setzt staatliche Strafe das Vorliegen von Schuld voraus. Gegenstand des Schuldvorwurfs ist nach tradierter Lesart, dass der Täter sich für das Unrecht entschieden hat, obwohl ihm auch ein rechtmäßiges Verhalten möglich gewesen wäre (BGH, Beschl. v. 18.03.1952 – GSSt 2/51, NJW 1952, 593). Darauf, dass diese Vorstellung eines „Anders-wollen-Könnens" des Täters nicht unproblematisch ist, wird noch näher eingegangen (▶ 1.87).

Das Vorliegen von Schuld ist sowohl Voraussetzung der Bestrafung als auch **Grundlage für die Strafzumessung** (**§ 46 Abs. 1 S. 1 StGB**). Die Schuld hat demnach sowohl eine **strafbegründende** als auch eine **strafbegrenzende Funktion**, denn die verhängte Strafe darf das Maß der individuellen Schuld nicht überschreiten. Verschiedene Umstände können überdies dazu führen, dass dem Täter sein unrechtmäßiges Verhalten ausnahmsweise nicht vorgeworfen werden kann: So kann ihm die Fähigkeit fehlen, das Unrecht der Tat einzusehen oder nach dieser Einsicht zu handeln (§§ 19 ff. StGB, § 3 JGG), er kann einem unvermeidbaren Verbotsirrtum unterliegen (§ 17 StGB), die Grenzen des Notwehrrechts aus Verwirrung, Furcht oder Schrecken überschreiten (§ 33 StGB) oder sich in einer Situation existenzieller Not befinden (§ 35 StGB).

Info

Dem Schuldprinzip kommt Bedeutung nur für die Verhängung der Kriminalstrafe zu. Für die Anordnung von **Maßregeln der Besserung und Sicherung** wie z. B. die Unterbringung in einem psychiatrischen Krankenhaus gem. § 63 StGB ist es **nicht relevant** (▶ 1.87).

1.84 Was versteht man unter Schuldfähigkeit und Verantwortlichkeit?

DEFINITION

Als **Schuldfähigkeit** wird die Befähigung zu normgemäßem Verhalten bezeichnet. Dasselbe ist gemeint, wenn von der strafrechtlichen **Verantwortlichkeit Jugendlicher** die Rede ist (§ 3 JGG). Die Begriffe Verantwortlichkeit und Schuldfähigkeit sind somit synonym zu gebrauchen (Laue in: MüKo 2022, § 3 JGG, Rn. 4).

Während jedoch bei dem zum Tatzeitpunkt Jugendlichen (also dem bereits 14-, aber noch nicht 18-Jährigen, § 1 Abs. 2 JGG) die Verantwortlichkeit gem. § 3 JGG im Strafverfahren stets positiv festgestellt werden muss, geht der Gesetzgeber davon aus, dass **volljährige Erwachsene grundsätzlich schuldfähig** und nur im Ausnahmefall, etwa aufgrund einer psychischen Störung oder einer Alkoholintoxikation, in ihrer Schuldfähigkeit beeinträchtigt sind (§§ 20, 21 StGB; Nedopil 2017, S. 94). Die dem zugrunde liegende Annahme einer grundsätzlichen Befähigung zu selbstverantwortlichem Handeln ist nicht auf den strafrechtlichen Schuldvorwurf beschränkt, sondern bildet auch die Grundlage für die – an unterschiedliche Voraussetzungen und Altersgrenzen geknüpfte – Zuerkennung zahlreicher positiv konnotierter Fähigkeiten wie etwa der zivilrechtlichen Geschäftsfähigkeit (§§ 104, 105 BGB, ▶ 2.13 ff.), der Testierfähigkeit (§ 2229 BGB) sowie der gesetzlich nicht geregelten Einwilligungsfähigkeit (Frister 2013, S. 1058).

Schuldunfähigkeit des Kindes (§ 19 StGB)

1.85 Was wird in § 19 StGB geregelt?

§ 19 StGB enthält die unwiderlegbare Vermutung der **Schuldunfähigkeit des Kindes,** also einer Person, die bei Begehung der Tat noch nicht 14 Jahre alt ist. Eine im Kindesalter verwirklichte rechtswidrige Tat kann mangels vorliegender Schuld bzw. **Strafmündigkeit** nicht bestraft werden. Dieses Prozesshindernis führt in jedem Stadium des Strafverfahrens zu dessen Einstellung (Streng in: MüKo 2020, § 19 StGB, Rn. 11).

> **Info**
> Der Zeitpunkt der Tat ist gem. § 8 StGB derjenige, zu dem der Täter oder Teilnehmer gehandelt hat oder im Falle des Unterlassens hätte handeln müssen, nicht hingegen derjenige des Erfolgseintritts.

1.86 Warum liegt die Strafmündigkeitsgrenze bei 14 Jahren?

In der jüngeren Geschichte wurde die **Strafmündigkeitsgrenze in Deutschland wechselnd zwischen 12 und 14 Jahren** angesiedelt. Seit 1953 liegt sie, bis heute unverändert, bei 14 Jahren. Damit liegt Deutschland im Vergleich mit anderen europäischen Staaten im Mittelfeld. Strafverfahren – insbesondere die Hauptverhandlung – und strafrechtliche Sanktionen sind für die Entwicklung und erzieherische Beeinflussung von Kindern unter 14 Jahren in der Regel kontraproduktiv. Ferner sollte auch das Vertrauen der Allgemeinheit in die Rechtsordnung durch die Annahme von Strafunmündigkeit nicht gestört werden, da Kinder in vielerlei Hinsicht noch nicht als vollwertige Mitglieder der Gesellschaft anerkannt werden.

Dennoch kommen – meist aus Anlass aufsehenerregender Einzelfälle – immer wieder **Diskussionen über die Herabsetzung der Strafmündigkeitsgrenze** auf. Dabei wird häufig darauf hingewiesen, Kinder seien mittlerweile früher reif, und zumindest einige von ihnen zeichneten sich durch eine erhebliche Neigung zu Gewalthandlungen aus. Entsprechende Forderungen entbehren jedoch einer empirischen Grundlage und sind als Ausdruck gefühlsgeleiteter Reaktionen auf Kriminalitätsereignisse aus der Perspektive einer rationalen Kriminalpolitik zurückzuweisen (Fischer 2023, § 19 StGB, Rn. 3; Streng in: MüKo 2020, § 19 StGB, Rn. 1 ff.).

Schuldunfähigkeit (§ 20 StGB)

1.87 Was wird in § 20 StGB geregelt?

§ 20 StGB regelt die aus Beeinträchtigungen der psychischen Verfassung einer Person resultierende **Schuldunfähigkeit.** Gemäß § 20 StGB handelt ohne Schuld, *„wer bei Begehung der Tat wegen einer krankhaften seelischen Störung, wegen einer tief-*

1

greifenden Bewusstseinsstörung oder wegen einer Intelligenzminderung oder einer schweren anderen seelischen Störung unfähig ist, das Unrecht der Tat einzusehen oder nach dieser Einsicht zu handeln."

Die Norm stellt eine, aufgrund des Schuldprinzips notwendige, Ausnahme zu dem Grundsatz dar, dass Volljährige die Verantwortlichkeit für ihre Taten tragen. Ihre Anwendung stößt allerdings mindestens in zweifacher Hinsicht auf Probleme:

- Zum einen geht sie von einer Systematik psychischer Störungen aus, die **nicht dem aktuellen Stand der medizinischen Wissenschaft** entspricht. Bei der Subsumtion unter die gesetzlichen Merkmale muss somit notgedrungen eine Orientierung an der Rechtspraxis erfolgen und ein Kompromiss zwischen Sachverständigen und Gerichten gefunden werden (Frister 2013, S. 1059).
- Zum anderen führt die im Gesetzeswortlaut anklingende Forderung nach einem **„Anders-wollen-Können" des Täters** in die Untiefen der Diskussion um menschliche Willensfreiheit, Determinismus und Indeterminismus, die zuletzt durch Forschungsergebnisse der Neurowissenschaften und daraus gezogene Schlussfolgerungen neu belebt worden ist (Lindemann 2021). Auch die Frage, anhand welcher Maßstäbe im konkreten Fall über das Vorliegen der Einsichts- und Steuerungsfähigkeit geurteilt werden soll, bedarf vor diesem Hintergrund der genaueren Klärung.

Schuldunfähigkeit i. S. d. § 20 StGB kann nur für die konkrete Tat angenommen werden, ist also stets **tatbezogen** zu prüfen (van Gemmeren in: MüKo 2020, § 63 StGB, Rn. 27). Bei Vorliegen von Schuldunfähigkeit bleibt die Person straflos. In Betracht kommt dann jedoch unter bestimmten Voraussetzungen die Unterbringung in einem psychiatrischen Krankenhaus gem. § 63 StGB als Maßregel der Besserung und Sicherung.

Info

Unterbringung in einem psychiatrischen Krankenhaus (§ 63 StGB)

Die Unterbringung in einem psychiatrischen Krankenhaus gem. § 63 StGB wird vom Gericht bei Annahme von Schuldunfähigkeit (§ 20 StGB) oder erheblich verminderter Schuldfähigkeit (§ 21 StGB) des Täters angeordnet, wenn sich aus einer Gesamtwürdigung seiner Person und der Anlasstat die belastbare Prognose einer Gefährdung bedeutsamer Rechtsgüter ergibt (s. auch ▶ 1.66). Hierbei handelt es sich nicht um eine Strafe, sondern um eine **Maßregel der Besserung und Sicherung,** was bedeutet, dass der **Schuldgrundsatz** („keine Strafe ohne Schuld") **keine Anwendung** findet (Lindemann 2019; s. auch ▶ 1.41). Gerechtfertigt wird die Maßregel vielmehr ausschließlich mit präventiven Erwägungen, namentlich mit dem Schutz der Allgemeinheit vor zukünftigen Straftaten des oder der Untergebrachten sowie mit der Behandlung der Anlasskrankheit. Dabei ist der letztgenannte Aspekt nicht im Sinne eines umfassenden „Heilungsauftrags", sondern ausschließlich dahingehend zu verstehen, dass durch ein Behandlungsangebot die Voraussetzungen für ein zukünftiges rechtstreues Verhalten geschaffen werden sollen (van Gemmeren in: MüKo 2020, § 61 StGB, Rn. 1).

Der präventiven Ausrichtung entsprechend stehen von vornherein zweifelhafte Heilungschancen der Unterbringung gem. § 63 StGB nicht entgegen (Fischer 2023, § 63 StGB, Rn. 3). Die Maßregel wird grundsätzlich so lange vollstreckt, bis sich die Gefahrenprognose grundlegend zugunsten des oder der Untergebrachten verändert und das Vollstreckungsgericht die weitere Vollstreckung zur Bewährung aussetzt (§ 67d Abs. 2 S. 1 StGB). Daneben kommt auch eine Erledigung der Maßregel wegen nachträglichen Wegfalls der Anordnungsvoraussetzungen oder Unverhältnismäßigkeit der weiteren Vollstreckung in Betracht (§ 67d Abs. 6 S. 1 StGB). Die mangelnde zeitliche Befristung der Maßregel resultiert potenziell und in nicht unerheblichem Umfang auch tatsächlich in langjähriger oder gar lebenslanger Unterbringung (Walter 2015, S. 88). Nimmt man hinzu, dass der ggf. schuldunfähige, zumindest aber erheblich vermindert schuldfähige Untergebrachte mit der Hinnahme des allein an seiner (angenommenen) Gefährlichkeit anknüpfenden Freiheitsentzugs ein **„Sonderopfer" zugunsten der Allgemeinheit** erbringt (BVerfG, Beschl. v. 27.3.2012–2 BvR 2258/09, BVerfGE 130, 372, 390), so liegt es auf der Hand, dass eine Anordnung der Maßregel besonders sorgfältig abgewogen werden muss. Vor der Entscheidung muss gem. § 246a Abs. 1 StPO zwingend ein Sachverständiger angehört werden (▶ 1.12).

1.88 Wie lauten die Voraussetzungen des § 20 StGB?

Nach der dem Gesetz zugrunde liegenden Konzeption sind die Voraussetzungen des § 20 StGB in **zwei Schritten** zu prüfen (Rosenau 2021, S. 91):

- Zunächst ist festzustellen, ob bei dem Täter zum Tatzeitpunkt eine **psychische Störung** vorlag, die sich einem der in § 20 StGB abschließend aufgezählten **Eingangsmerkmale** zuordnen lässt.
- Sodann ist in einem zweiten Schritt danach zu fragen, ob der Täter aufgrund dieses psychopathologischen Zustands unfähig war, das Unrecht der Tat einzusehen oder nach dieser Einsicht zu handeln. Die auf der ersten Stufe festgestellte psychische Störung muss folglich die **fehlende Einsichts- oder Steuerungsfähigkeit** zur Folge gehabt haben.

Die Beurteilungsgrundlage für das Gericht und den Sachverständigen bildet das konkrete Tatgeschehen, das neben der Tatausführung auch den Anlass, das Motiv und das Nachtatverhalten umfasst (Fischer 2023, § 20 StGB, Rn. 47).

Die **Entscheidung** darüber, ob bei dem Täter die Einsichts- oder die Steuerungsfähigkeit fehlt, darf im Urteil **nicht offengelassen werden** (BGH, Beschl. v. 16.09.2022–1 StR 324/20, NStZ-RR 2021, 9, 10).

Info

Im Zweifel für den Angeklagten („in dubio pro reo")

Können nach Ausschöpfung sämtlicher Beweismittel bestehende Zweifel nicht ausgeräumt werden, muss eine vom Gericht zu treffende Entscheidung **zugunsten des Angeklagten** ausfallen. Dieser Grundsatz ist verfassungsrechtlich verbürgt und in jedem Stadium des Verfahrens zu beachten. Hinsichtlich der Schuldfähigkeit des Angeklagten bedeutet dies konkret, dass bei Zweifeln an der Art und dem Grad einer psychischen Störung bei der Feststellung der Strafbegründungsschuld zu seinen Gunsten von der schwersten Form ausgegangen werden muss. Auf die daraus folgende rechtliche Wertung, die der Annahme von Schuldunfähigkeit zugrunde liegt, kann der Zweifelssatz allerdings nicht angewendet werden (Fischer 2023, § 20 StGB, Rn. 67). Bei der Entscheidung über die Anordnung einer Maßregel gem. § 63 StGB wirkt der Zweifelssatz hingegen in die gegenläufige Richtung: Da sich hier die Beeinträchtigung der Schuldfähigkeit konstitutiv auswirkt, muss zumindest der Zustand erheblich verminderter Schuldfähigkeit (§ 21 StGB) positiv festgestellt werden, und im Zweifel ist von voller Schuldfähigkeit des Täters auszugehen (van Gemmeren in: MüKo 2020, § 63 StGB, Rn. 32). Generell gilt: Bei der Anwendung des Zweifelssatzes handelt es sich um einen **juristischen Wertungsakt,** zu dem psychiatrische und psychologische Sachverständige keine Stellung beziehen sollten (Konrad et al. 2019, S. 143).

1.89 Was versteht man unter einer krankhaften seelischen Störung i. S. d. § 20 StGB?

„Seelisch" meint die psychische Struktur einer Person, „krankhaft" die somatische Ursache (Fischer 2023, § 20 StGB, Rn. 8). In der vom Gesetzgeber zugrunde gelegten, inzwischen freilich überholten Terminologie sind hiervon sog. **exogene und endogene Krankheitsbilder** umfasst, wobei exogen die Rückführbarkeit auf eine bekannte körperliche Erkrankung oder identifizierbare äußere Einflüsse und endogen den bislang nicht nachgewiesenen, lediglich nach § 20 StGB postulierten Ursachenzusammenhang bezeichnet (Kaspar in: SSW, § 20 StGB, Rn. 29 ff.; Konrad et al. 2019, S. 130 f.). Gemeint sind demnach psychische Abweichungen, die auf körperlich-organischen Ursachen beruhen, solche, welche die charakteristische Symptomatik einer Psychose aufweisen, sowie Intoxikationspsychosen (Konrad et al. 2019, S. 144). Den endogenen Psychosen werden nach dieser Systematik Störungen aus dem Formenkreis der Schizophrenie und schwere affektive bzw. bipolare Störungen zugeordnet, den exogenen Psychosen Störungen mit einer hirnorganischen Ursache, wie beispielweise Psychosen nach Schädel-Hirn-Trauma, Infektionspsychosen, Alzheimer-Krankheit oder der Hirnabbau aufgrund chronischer Alkohol-, Drogen- oder Medikamentenabhängigkeit (Fischer 2023, § 20 StGB, Rn. 9 ff.). Die praktisch relevanteste Fallgruppe dürfte allerdings der **Alkohol- oder Drogenrausch** sein, der von der älteren Rechtsprechung noch als Bewusstseinsstörung eingeordnet wurde (Fischer 2023, § 20 StGB, Rn. 11; ▶ 1.98).

1.90 Was versteht man unter einer tiefgreifenden Bewusstseinsstörung i. S. d. § 20 StGB?

Eine Bewusstseinsstörung im Sinne des Gesetzes liegt vor bei einer nicht auf einem Organprozess beruhenden **Beeinträchtigung des Selbst- oder Außenbewusstseins,** welche die Fähigkeit zur Vergegenwärtigung des eigenen Erlebens und damit die Selbstbestimmung einschränkt (Schneider et al. 2020, S. 161). Intendiert war damit die Einbeziehung sog. normalpsychologischer Bewusstseinsstörungen, als deren Hauptanwendungsfall der im Rahmen von Streitigkeiten oder nach längerer (häufig partnerschaftlicher) Auseinandersetzung auftretende **Affekt** gilt (Konrad et al. 2019, S. 144 f.). Als **tiefgreifend** wird die Bewusstseinsstörung angesehen, wenn sie in ihrer Auswirkung eine Stärke aufweist, die mit der einer akuten Psychose vergleichbar ist (Rosenau 2021, S. 96). Dies ist anhand einer Gesamtwürdigung des Tatgeschehens zu ermitteln. Ansteigende chronische Affektspannungen, ambivalente Täter-Opfer-Beziehungen, ein abrupter Tatablauf ohne Tatvorbereitungen, eine schockartige Erschütterung nach der Tatbegehung oder auch Erinnerungsstörungen können für das Vorliegen einer tiefgreifenden Bewusstseinsstörung sprechen (Fischer 2023, § 20 StGB, Rn. 32). Bei der Beweiswirkung von Erinnerungslücken ist jedoch stets zu beachten, dass sie von Beschuldigten ohne Weiteres zu ihrem Schutz behauptet werden können (Schneider et al. 2020, S. 164).

1.91 Was versteht man unter einer Intelligenzminderung i. S. d. § 20 StGB?

Der Begriff der Intelligenzminderung wurde zum 1.1.2021 anstelle des (zu Recht) als herabsetzend verstandenen Begriffs **„Schwachsinn"** ins Gesetz eingeführt. Eine Intelligenzminderung i. S. d. § 20 StGB liegt nach dem Verständnis des Gesetzgebers bei angeborenen Intelligenzdefekten ohne nachweisbare Ursache vor; bei nachweisbarer Rückführbarkeit auf eine Hirnschädigung ist hingegen bereits das erste Eingangsmerkmal erfüllt (Kaspar in: SSW, § 20 StGB, Rn. 70).

Als Anhaltspunkt für die Bestimmung wird verbreitet der **Intelligenzquotient** herangezogen. Dabei deutet entsprechend der ICD-10 (die allerdings neben dem IQ auch auf phänomenologische Beschreibungen abstellt) ein IQ zwischen 50 und 69 auf eine leichte, ein IQ zwischen 35 und 49 auf eine mittelgradige, ein IQ zwischen 20 und 34 auf eine schwere und ein IQ unter 20 auf eine schwerste Intelligenzminderung hin. Das DSM-5 und die ICD-11 lösen sich bei der Schweregradeinteilung von der Orientierung am IQ; es kann jedoch ohnehin aus derartigen, primär diagnostischen Zwecken dienenden Kategorisierungen nicht unmittelbar auf das Vorliegen von Schuldunfähigkeit geschlossen werden (Lange 2020). Sie dienen vielmehr nur als grobe Faustregel; danach soll allerdings ein Ausschluss der Schuldfähigkeit in der Regel erst bei einem **IQ unter 50** in Betracht kommen (Fischer 2023, § 20 StGB, Rn. 35 f.).

1.92 Was versteht man unter einer schweren anderen seelischen Störung i. S. d. § 20 StGB?

Das Merkmal der schweren anderen seelischen Störung dient als **Auffangmerkmal** (Frister 2013, S. 1059). Es ersetzt seit dem 1.1.2021 den diskriminierenden Begriff der **„schweren anderen seelischen Abartigkeit".** Krankhafte seelische Störungen unterfallen ihm nicht (▶ 1.89); sie bilden jedoch den Referenzrahmen, was den Schweregrad und die Folgen angeht. Eine Störung in dem hier in Rede stehenden Sinn soll anzunehmen sein, wenn beim Vergleich mit einem „Durchschnittsbürger" eine **abweichende verfestigte Persönlichkeitsstruktur** festgestellt wird, die das Maß der Selbstkontrolle und der Emotionsregulation beeinflusst. Mit dem Begriff der „Schwere" wird kein Merkmal der Persönlichkeitsstörung beschrieben, sondern eine rechtliche Anforderung formuliert. Sie muss die prinzipielle Eignung aufweisen, die Einsichts- oder Steuerungsfähigkeit zu beeinträchtigen (Fischer 2023, § 20 StGB, Rn. 36 ff.).

Persönlichkeitsstörungen, Neurosen (darunter Angst- und Zwangsstörungen, somatoforme Störungen, Anpassungsstörungen und posttraumatische Belastungsstörungen) sowie sexuelle Deviationen kommen grundsätzlich als schwere andere seelische Störungen i. S. d. § 20 StGB in Betracht. Die mangelnde Fähigkeit, Beziehungen zu führen, und eine isolierte Lebensführung ohne ausgebaute soziale Umgebung können auf das Vorliegen einer schweren anderen seelischen Störung hindeuten (Habermann 2023, S. 41). Gegen eine die Schuldfähigkeit ausschließende Schwere der Störung können Tatvorbereitungen und ein planmäßiges Vorgehen bei der Tat sowie die Fähigkeit sprechen, vor oder während der Tatausführung zu warten (Schneider et al. 2020, S. 167 f.).

In der Praxis hat die Annahme einer schweren anderen seelischen Störung nur **selten Schuldunfähigkeit** zur Folge; mit der Bejahung einer erheblichen Einschränkung der Schuldfähigkeit i. S. d. **§ 21 StGB** wird hingegen **großzügiger** umgegangen (Fischer 2023, § 20 StGB, Rn. 42c). Vor allem bei den **Persönlichkeitsstörungen** wird ein vollständiger Ausschluss der Einsichts- oder Steuerungsfähigkeit nur selten angenommen (Habermann 2023, S. 42).

Beispiele Als schwere andere seelische Störungen i. S. des § 20 StGB werden z. B. angesehen (Fischer 2023, § 20 StGB, Rn. 41):

- Stoffgebundene oder nicht stoffgebundene Suchterkrankungen mit schweren Persönlichkeitsveränderungen
- Borderline-Persönlichkeitsstörung
- Dissoziale oder antisoziale Persönlichkeitsstörung
- Eifersuchtswahn
- Entwicklungs- und Reifestörungen
- Narzisstische Persönlichkeitsstörung
- Paranoide Persönlichkeitsstörung
- Posttraumatische Belastungsstörung im Zusammenwirken mit Depression
- Schizotype, schizoide oder schizoaffektive Persönlichkeitsstörung
- Sexuelle Triebstörungen
- Zwangsstörung

1.93 Was versteht man unter Einsichtsfähigkeit?

Die Fähigkeit, das Unrecht der Tat einzusehen (**Einsichtsfähigkeit**), liegt vor, wenn der Täter bei vollständigem Einsatz seiner zum Zeitpunkt der Tat vorhandenen intellektuellen Fähigkeiten sowie bei Berücksichtigung seiner Wertvorstellungen zu dem Schluss hätte kommen können, dass seine Tat unrechtmäßig war.

Dabei muss der Täter nicht in der Lage gewesen sein, eine rechtliche Beurteilung vorzunehmen und sein Verhalten unter einen strafrechtlichen Tatbestand zu subsumieren. Dass er lediglich die sittliche Missbilligung seines Verhaltens hätte einsehen können, genügt jedoch für sich genommen nicht. Die Einsichtsfähigkeit kann beispielweise bei kognitiven Defiziten oder inhaltlichen Denkstörungen fehlen (Schneider et al. 2020, S. 169). Es handelt sich um ein **normatives Merkmal,** das ausschließlich vom Gericht zu prüfen ist.

1.94 Was versteht man unter Steuerungsfähigkeit?

Die Steuerungsfähigkeit soll nach herkömmlichem Verständnis abzulehnen sein, wenn der Täter bei vollständigem Einsatz aller ihm zur Verfügung stehenden Widerstandskräfte nicht in der Lage war, sich gemäß seiner Unrechtseinsicht zu verhalten, sich also zu einem rechtskonformen Verhalten zu motivieren (Schneider et al. 2020, S. 171). Das Vorliegen der Steuerungsfähigkeit ist nach der Rechtsprechung nur zu prüfen, wenn der Täter das Unrecht seiner Tat tatsächlich eingesehen hat oder es hätte einsehen können (BGH, Beschl. v. 16.09.2022–1 StR 324/20, NStZ-RR 2021, 9). **Einsichts- und Steuerungsunfähigkeit** können somit **nicht gleichzeitig** vorliegen. Die Steuerungsfähigkeit kann beispielsweise fehlen, wenn der Täter mit hoher Impulsivität und ohne Tatplanung oder Risikoabsicherung gehandelt hat (Schneider et al. 2020, S. 171). Genau wie die Einsichtsfähigkeit ist auch die Steuerungsfähigkeit ausschließlich vom Gericht zu prüfen.

Info

Der Streit um die Feststellbarkeit der Steuerungsfähigkeit

Seit jeher wird heftig um die Frage gerungen, ob überhaupt Feststellungen zum Vorliegen der Steuerungsfähigkeit möglich sind, wenn man die Formulierung des Gesetzes und das eingangs (▶ 1.83) wiedergegebene BGH-Zitat ernst nimmt und ein (indeterministisch verstandenes) „Anders-wollen-Können“ des Täters verlangt

(Rosenau 2021, S. 103 f.). Tatsächlich erscheint eine solche Deutung aus erkenntnistheoretischer Perspektive fragwürdig; stellt sich doch jede menschliche Entscheidung letztlich als das Produkt aus den Eigenarten der Person und der Entscheidungssituation dar, mit der diese sich konfrontiert sieht (Lindemann 2021, Rn. 8). Ein Ausweg aus diesem Dilemma besteht darin, die Schuldfähigkeit im Anschluss an Frister (2013, S. 1060) als die Fähigkeit einer Person zu verstehen, sich auf hinreichend verständige Art und Weise für oder gegen die Beachtung der in Rede stehenden Norm zu entscheiden. Damit würde im Übrigen auch der Anschluss an die weiter oben (▶ 1.84) erwähnten positiven Ausprägungen rechtlicher Selbstverantwortlichkeit hergestellt, die sämtlich nach diesem Maßstab beurteilt werden. Mit dem Wortlaut der §§ 20, 21 StGB, § 3 JGG ist eine solche allein an der Rationalität der Entscheidungsfindung orientierte Auslegung allerdings – wie Frister selbst konzediert (2019, S. 1061) – kaum vereinbar. Im Vergleich zur Anwendung eines erkenntnistheoretisch fragwürdigen Maßstabs erscheint die hier favorisierte „Korrektur" gleichwohl als das kleinere Übel. Der Sachverständige sollte jedoch davon ausgehen, dass Staatsanwaltschaften und Gerichte der überkommenen Diktion folgen.

1.95 Wie wird das Eingangsmerkmal – die psychische Störung – festgestellt?

Liegen Anhaltspunkte für das Vorliegen von mindestens einem der in § 20 StGB genannten Merkmale vor, ist in der Regel ein **Sachverständiger** in Gestalt eines Psychiaters oder Psychologen hinzuzuziehen. Ein Anlass für eine Begutachtung kann u. a. gegeben sein, wenn kein nachvollziehbares Tatmotiv erkennbar ist oder wenn die Tat nicht zur Täterpersönlichkeit passt (BGH, Urt. v. 30.08.2007–5 StR 197/07, BeckRS 2007, 15279). Ferner wird die Einholung eines Schuldfähigkeitsgutachtens bei Tötungsdelikten in der Mehrzahl der Fälle für sachgerecht erachtet (BGH, Urt. v. 30.08.2007–5 StR 193/07, NStZ 2008, 644, 645).

Bei der Bestimmung der in § 20 StGB genannten psychischen Störungen wird von dem Sachverständigen inzwischen eine Orientierung an der Internationalen statistischen Klassifikation der Krankheiten und verwandter Gesundheitsprobleme der WHO (**ICD**) erwartet. Eine diesem **Klassifikationssystem entsprechende Diagnose** genügt **allein** allerdings **nicht für die Beurteilung der Schuldfähigkeit** (Kaspar in: SSW, § 20 StGB, Rn. 16). Vielmehr müssen konkrete Feststellungen zur Symptomatik, zum Ausmaß sowie zum Einfluss auf die soziale Anpassungsfähigkeit getroffen werden, bezogen auf die bestimmte Tat. Haben im konkreten Fall mehrere (ggf. verschiedenen Eingangsmerkmalen des § 20 StGB zuzuordnende) psychische Faktoren zusammengewirkt, so sind diese nicht isoliert, sondern im Wege einer umfassenden **Gesamtbetrachtung** abzuhandeln (BGH, Beschl. v. 30.09.2021–5 StR 325/21, NStZ-RR 2022, 7, 8).

Bei alledem hat das Sachverständigengutachten sich darauf zu beschränken, die **medizinischen und psychologischen Tatsachen** mitzuteilen; die rechtlichen Schlussfolgerungen obliegen dem Tatgericht (Fischer 2023, § 20 StGB, Rn. 62). Der Gutachter liefert demnach eine Diagnose samt zugrunde liegenden Anhaltspunkten, die dem Gericht eine Subsumtion unter die Rechtsbegriffe des § 20 StGB ermöglichen sollen. Schließt sich das Gericht den Ausführungen des Sachverständigen an, hat es die wesentlichen Befundtatsachen auf nachvollziehbare Art und Weise im Urteil darzulegen, um dem Revisionsgericht eine Überprüfung zu ermöglichen (Schneider et al. 2020, S. 154).

1

PRAXISTIPP

Nach den aus der Rechtspraxis entwickelten Indizienkatalogen liegt die Annahme von Schuldunfähigkeit näher bei hirnorganischen Störungen, endogenen Psychosen, einer Intelligenzminderung und extrem hoher Alkoholisierung. Fernliegender ist sie bei Affekten, einem mittelgradigen Rausch und Persönlichkeitsstörungen im Sinne einer schweren anderen seelischen Störung (Fischer 2023, § 20 StGB, Rn. 46).

Verminderte Schuldfähigkeit (§ 21 StGB)

1.96 Was wird in § 21 StGB geregelt?

§ 21 StGB sieht vor, dass die Strafe gem. § 49 Abs. 1 StGB gemildert werden kann, wenn *„die Fähigkeit des Täters, das Unrecht der Tat einzusehen oder nach dieser Einsicht zu handeln, aus einem der in § 20 bezeichneten Gründe bei Begehung der Tat erheblich vermindert“* war. § 21 StGB regelt damit Fälle **verminderter Schuldfähigkeit** und entspricht in seinem **zweistufigen Aufbau** der Struktur des § 20 StGB. So müssen ebenfalls mindestens eines der in § 20 StGB genannten Eingangsmerkmale sowie die darauf beruhende verminderte Einsichts- oder Steuerungsfähigkeit vorliegen. Es handelt sich nicht um eine selbstständige Kategorie der Schuld, denn auch der vermindert schuldfähige Täter ist schuldig im Sinne des Gesetzes. § 21 StGB fungiert einerseits als **Strafmilderungsgrund,** andererseits kann seine Annahme, genauso wie bei § 20 StGB, zu einer Unterbringung in einem psychiatrischen Krankenhaus gem. § 63 StGB führen (▶ 1.87).

Info

Die Häufigkeit, mit der die Unterbringung in einem psychiatrischen Krankenhaus gem. § 63 StGB (▶ 1.66) auf das Vorliegen verminderter Schuldfähigkeit gestützt wird, ist seit Jahren rückläufig. Gleichzeitig nehmen in diesem Rahmen Fälle der Schuldunfähigkeit und bei der Unterbringung in einer Entziehungsanstalt gem. § 64 StGB (▶ 1.67) solche der vollen Schuldfähigkeit zu. Der „Mittelweg“ der verminderten Schuldfähigkeit wird demnach in der Rechtspraxis immer seltener gewählt. Es wird vermutet, dass diese Entwicklung auf einen Einstellungswandel bei Gerichten und Sachverständigen zurückzuführen ist, der eine für geboten erachtete Neuordnung des Sanktionenrechts faktisch vorwegnimmt (Querengässer und Traub 2023, S. 92 ff.).

1.97 Wie lauten die Voraussetzungen des § 21 StGB?

Zunächst muss eines der in § 20 StGB beschriebenen **Eingangsmerkmale** vorliegen, woraus sodann eine **erhebliche Verminderung der Einsichts- oder Steuerungsfähigkeit** zum Zeitpunkt der Tat resultieren muss. Eine vollständige Aufhebung der Einsichts- oder Steuerungsfähigkeit würde hingegen zur Annahme des § 20 StGB führen. Bei der Frage der Erheblichkeit handelt es sich um eine Rechtsfrage; sie ist demnach vom Gericht zu entscheiden, dem hierfür ein Beurteilungs- und Wertungsspielraum zugebilligt wird. In einer Gesamtwürdigung sämtlicher Tatumstände, insbesondere der Motivation, des Tatverlaufs sowie eines möglichen Vorverschuldens, wird die Widerstandsfähigkeit des Täters mit der eines „Durchschnittsbürgers“ verglichen (Fischer 2023, § 21 StGB, Rn. 8). Die Anforderungen an die Erheblichkeit sind dabei umso höher, je schwerwiegender das jeweils verwirklichte Delikt ist (BGH, Urt. v. 21.12.2006–3 StR 436/06, NStZ-RR 2007, 105, 106). Bei Tötungsdelikten sind sie demnach besonders hoch.

Praktische Anwendung findet § 21 StGB insbesondere bei leichteren Psychosen oder hirnorganisch verursachten Störungen, leichteren und mittleren Intelligenzminderungen, Affektzuständen, Persönlichkeits- und Triebstörungen, akuten Intoxikationszuständen sowie bei Suchtdruck oder Entzugserscheinungen infolge von Alkohol-, Drogen- oder Medikamentenabhängigkeit. Ausprägungen der „Normalpersönlichkeit", wie beispielsweise Haltlosigkeit, Willensschwäche oder leichte Kränkbarkeit genügen zur Überschreitung der Erheblichkeitsschwelle hingegen nicht (Fischer 2023, § 21 StGB, Rn. 11 ff.).

1.98 Welche Konsequenzen folgen aus der Annahme des § 21 StGB?

Dem Gericht ist bei Annahme des § 21 StGB im Wege einer **Ermessensentscheidung** der Weg einer **Strafmilderung gem. § 49 Abs. 1 StGB** eröffnet. In der Regel wird diese angemessen sein, wenn keine entgegenstehenden Umstände vorliegen. Sollten bei der Gesamtwürdigung des Geschehens und der Täterpersönlichkeit jedoch bedeutende schulderhöhende Umstände offengelegt werden, kann dies ausnahmsweise zur Versagung der Strafrahmensenkung führen. Beispiele für derartige schulderhöhende Umstände sind eine besondere Brutalität oder Grausamkeit bei der Tatausführung, die Verletzung einer Mehrzahl von Menschen oder die Verwirklichung mehrerer Mordmerkmale (§ 211 StGB). Ein tatvorgelagertes Verschulden kann ebenfalls berücksichtigt werden, wenn der Täter die auf der psychischen Störung beruhende Verminderung der Einsichts- oder Steuerungsfähigkeit vorwerfbar verursacht hat oder wenn er damit hätte rechnen können, eine Straftat wie die in Rede stehende zu begehen. Bei besonders erschwerenden Gründen kann dem Täter sogar die Strafmilderung bei der Entscheidung über eine lebenslange Freiheitsstrafe versagt werden (Fischer 2023, § 21 StGB, Rn. 18 ff.). Bei der Versagung einer Strafmilderung muss allerdings stets das Doppelverwertungsverbot berücksichtigt werden. Das bedeutet, dass Umstände, die bereits bei der Prüfung und Annahme des § 21 StGB relevant waren, nicht gleichzeitig auf Strafzumessungsebene schulderhöhend verwertet werden dürfen. Beispielsweise darf die besondere Brutalität der Tatausführung nicht schulderhöhend wirken, wenn sie gerade Ausdruck eines vom Täter nicht verschuldeten psychischen Defekts ist (Streng in: MüKo 2020, § 21 StGB, Rn. 43).

Info

Schuldunfähigkeit und verminderte Schuldfähigkeit infolge akuter Alkoholintoxikation

Den praktisch wichtigsten Anwendungsfall der §§ 20, 21 StGB bildet die Trunkenheit nach dem **Konsum von Alkohol.** Sie ist entgegen der früheren Rechtsprechung, die sie als tiefgreifende Bewusstseinsstörung ansah, dem Eingangsmerkmal der **krankhaften seelischen Störung** zuzuordnen (▶ 1.89).

Bei der Beurteilung der ersten Stufe, also bei der Frage, ob eine krankhafte seelische Störung anzunehmen ist, bietet die **Blutalkoholkonzentration (BAK)** einen **wichtigen Anhaltspunkt:**

- Nach st. Rspr. liegt bei einer BAK von mehr als 3 ‰ die Annahme von Schuldunfähigkeit nahe.
- Für die verminderte Schuldfähigkeit liegt der Richtwert bei 2 ‰, bei Tötungsdelikten aufgrund zu überwindender höherer Hemmschwelle bei 2,2 ‰ (Kaspar in: SSW, § 20 StGB, Rn. 38).

1

Liegt dem Gericht das Ergebnis einer Blutprobe vor, kann es die Rückrechnung in der Regel unter Zugrundelegung des maximalen Abbauwertes selbstständig vornehmen. Wenn allerdings Wechselwirkungen verschiedener konsumierter Substanzen entstanden sein sollten oder die Alkoholisierung mit einer Persönlichkeitsstörung zusammentrifft, ist ein Sachverständiger hinzuzuziehen. Ohne Blutprobe muss die **BAK** anhand der konsumierten Alkoholmenge errechnet werden. Allerdings kann sie stets **nur als Richtwert** herangezogen werden. Daneben ist das sonstige Tatgeschehen einer **Gesamtbewertung** zu unterziehen (Fischer 2023, § 20 StGB, Rn. 12 ff.).

- Für einen die Schuldfähigkeit ausschließenden Rauschzustand sprechen beispielsweise Orientierungsstörungen, Gleichgewichts- und Gangstörungen, Bewusstseinsstörungen, Einschlafen oder illusionäre Verkennungen.
- Anzeichen für eine verminderte Schuldfähigkeit aufgrund einer Alkoholintoxikation können zunehmendes Geltungsbedürfnis bei Abnahme der Selbstkritik und eine deutliche Selbstüberschätzung, psychomotorische Störungen, eher emotional als kognitiv gesteuertes Denken, Sprachstörungen, explosive Reaktionsweisen sowie ein rascher Wechsel von Intentionen sein (Stollenwerk 2017, S. 989).

Einzubeziehen sind auch die Trinkgewohnheit und die Alkoholverträglichkeit des Täters. Bei hochgradig trinkgewohnten Tätern kann das äußere Erscheinungsbild erheblich vom tatsächlichen Hemmungsvermögen abweichen. Auffällige äußere Erscheinungen sind demnach ebenso wenig wie die BAK allein für die Bestimmung der Schuldfähigkeit maßgeblich und keineswegs zwingend oder auch nur regelmäßig bei einer konsumbedingten Beeinträchtigung der Schuldfähigkeit vorzufinden (Fischer 2023, § 20 StGB, Rn. 17a ff.). Jedoch können umgekehrt besonderes feinmotorisches Geschick oder eine präzise Erinnerung an das Tatgeschehen, logische und schlüssige Handlungssequenzen sowie ein umsichtiges Reagieren auf sich plötzlich ändernde Umstände durchaus gegen eine krankhafte seelische Störung sprechen (Schneider et al. 2020, S. 159).

Auf der zweiten Stufe der Prüfung muss die Alkoholintoxikation eine Einschränkung bzw. einen Ausschluss der Einsichts- oder Steuerungsfähigkeit zur Folge gehabt haben, wobei die Einsichtsfähigkeit allerdings in der Regel erhalten geblieben sein wird (Stollenwerk 2017, S. 991). Bei der Strafzumessung im Rahmen des § 21 StGB kann die verschuldete Trunkenheit unter Umständen auch schulderhöhend berücksichtigt werden, und zwar nach neuerer Rechtsprechung auch ohne einzelfallbezogene Feststellungen dazu, dass sich das Risiko einer Tatbegehung durch den Konsum vorhersehbar erhöht hatte (BGH, Beschl. v. 24.07.2017 – GSSt 3/17, NJW 2018, 1180, 1182).

Verantwortlichkeit bei Jugendlichen (§ 3 JGG)

1.99 Was wird in § 3 JGG geregelt?

Gemäß **§ 3 S. 1 JGG** ist ein Jugendlicher (nur dann) strafrechtlich verantwortlich, *„wenn er zur Zeit der Tat nach seiner sittlichen und geistigen Entwicklung reif genug ist, das Unrecht der Tat einzusehen und nach dieser Einsicht zu handeln."* Die **Verantwortlichkeit des Jugendlichen** muss somit im Gegensatz zur Schuldfähigkeit des Erwachsenen **positiv festgestellt** werden (▶ 1.84). Deshalb wird insoweit auch von einer **bedingten Schuldfähigkeit** gesprochen.

Jugendlicher im Sinne dieser Vorschrift ist, wer zur Zeit der Tat (nach Maßgabe von § 8 StGB, ▶ 1.85) **14, aber noch nicht 18 Jahre alt** war (§ 1 Abs. 2 JGG). Liegen die Voraussetzungen des § 3 JGG vor, kommt eine Sanktionierung des Jugendlichen nach dem JGG in Betracht. Ist seine **Verantwortlichkeit** hingegen zu **verneinen,** so können vom Gericht gem. § 3 S. 2 JGG **familien- und jugendhilferechtliche Maßnahmen** angeordnet werden.

1.100 Wie lauten die Voraussetzungen des § 3 JGG?

Damit Jugendliche strafrechtlich zur Verantwortung gezogen werden können, müssen sie gem. § 3 S. 1 JGG zur Tatzeit einen bestimmten, durch seine sittliche und geistige Entwicklung erlangten **Reifegrad** aufweisen und dadurch in der Lage gewesen sein, das Unrecht ihrer Tat einzusehen und nach dieser Einsicht zu handeln (zu den Voraussetzungen der Einsichts- und Steuerungsfähigkeit (▶ 1.93, ▶ 1.94).

Es wird somit genau wie in den §§ 20, 21 StGB zwischen den **psychischen Merkmalen der Eingangsstufe** (hier sittliche und geistige Reife; dort psychische Störung) und den **normativen Merkmalen auf der zweiten Stufe der Einsichts- und Steuerungsfähigkeit** unterschieden (▶ 1.88, ▶ 1.97). Da das Merkmal der Reife in der Praxis noch schwieriger als das der Krankheit feststellbar ist, kommt im Jugendstrafrecht der normativen Entscheidung des Gerichts über die Einsichts- und Steuerungsfähigkeit eine noch größere Bedeutung zu. Die Voraussetzungen müssen auch hier im Hinblick auf jeden Tatbestand und bezogen auf den Tatzeitpunkt (▶ 1.85) vorliegen. Die Beurteilung jugendstrafrechtlicher Verantwortlichkeit findet somit **tatbezogen** und nicht im Sinne einer entwicklungspsychologisch zu definierenden Allgemeinverfassung statt (Konrad et al. 2019, S. 150 f.).

1.101 Wie wird die Verantwortlichkeit bei Jugendlichen festgestellt?

Die Rechtsfrage der Verantwortlichkeit ist vom Gericht auf der Grundlage einer intensiven Auseinandersetzung mit der Persönlichkeit des Jugendlichen zu beantworten, in welche die Berichterstattung der **Jugendgerichtshilfe** (§§ 38, 43 JGG) und im Bedarfsfall auch die **Begutachtung durch einen entwicklungspsychologisch oder jugendpsychiatrisch erfahrenen Sachverständigen** Eingang finden. Anlass für eine Begutachtung können beispielsweise stark gestörte Familienverhältnisse, eine undurchsichtige oder persönlichkeitsuntypische Tatsituation, außergewöhnlich schwere Taten oder ein Alter knapp über der Strafmündigkeitsgrenze sein (Laue in: MüKo 2022, § 3 JGG, Rn. 9). Bei der Feststellung der sittlichen und geistigen Reife selbst ist das Alter der Jugendlichen allein nicht maßgeblich. Vielmehr muss anhand einer **Gesamtbetrachtung** der Tat, der Täterpersönlichkeit sowie der Lebensumstände ein Vergleich mit Jugendlichen gleichen Alters in ähnlichen Lebensverhältnissen angestellt werden. Relevant sind dabei u. a. der Gesundheitszustand, die Schulbildung bzw. der allgemeine Bildungsstand, die Art und Weise der Tatbegehung, das elterliche Erziehungsverhalten oder auch das Eingreifen öffentlicher Erziehungsinstitutionen sowie der soziale Umgang der Jugendlichen. Da Jugendliche nicht ausschließlich dem Einfluss eines einzigen sozialen Umfelds unterliegen, muss eine sorgfältige Abwägung sämtlicher Umstände vorgenommen werden. Eine besondere Schwierigkeit der Begutachtung liegt darin, dass die Voraussetzungen des § 3 S. 1 JGG **retrospektiv** für den **Tatzeitpunkt** (▶ 1.85) zu prüfen sind. Dabei ist eine mögliche Weiterentwicklung des Jugendlichen in der Zeitspanne zwischen der Tat und der gerichtlichen Entscheidung zu berücksichtigen (Laue in: MüKo 2022, § 3 JGG, Rn. 16).

1

PRAXISTIPP

Die Einsichts- und Steuerungsfähigkeit ist bei normal entwickelten Kindern im Allgemeinen bereits weit vor dem 15. Lebensjahr erreicht, sodass der reifebedingte Rückstand mehreren Jahren entsprechen müsste (Konrad et al. 2019, S. 151). Häufig werden derart schwere Entwicklungsverzögerungen dann gleichzeitig pathologisch sein und somit ebenfalls den §§ 20, 21 StGB unterfallen, die nach h. M. neben § 3 JGG anwendbar bleiben (s. dazu ▶ 1.102).

1.102 In welchem Verhältnis stehen § 3 JGG, § 20 StGB und § 63 StGB zueinander?

Gemäß §§ 5 Abs. 3, 7 Abs. 1 JGG kommt die Anordnung der **Unterbringung in einem psychiatrischen Krankenhaus** (▶ 1.87) auch bei Jugendlichen in Betracht. Denklogisch müssen somit auch die von § 63 StGB in Bezug genommenen §§ 20, 21 StGB Anwendung finden. Der Klärung bedarf daher das Verhältnis, in dem diese Bestimmungen zu § 3 JGG stehen (Dehne-Niemann 2018; Rosenau 2021, S. 108 f.). Richtigerweise wird man hier wie folgt zu differenzieren haben:

- Ist die Beeinträchtigung der Einsichts- oder Steuerungsfähigkeit **Folge eines noch nicht abgeschlossenen Entwicklungsprozesses,** so ist **§ 3 JGG** anzuwenden, und eine Unterbringung gem. § 63 StGB scheidet aus. In Betracht kommen dann lediglich familien- und jugendhilferechtliche Maßnahmen gem. § 3 S. 2 JGG.
- Ist hingegen die Beeinträchtigung der Einsichts- oder Steuerungsfähigkeit vom Entwicklungsprozess des Jugendlichen unabhängig und beruht stattdessen auf einer **psychopathologischen Ursache,** so eröffnen die **§§ 20, 21 StGB** den Weg zur **Unterbringung in einem psychiatrischen Krankenhaus.**

Problematisch und in ihrer Behandlung umstritten sind Fälle, in denen die Beeinträchtigung der Einsichts- oder Steuerungsfähigkeit auf einer pathologischen Ursache beruht, hinsichtlich derer im Fortgang der Entwicklung des Jugendlichen ein Ausgleich zu erwarten ist, oder bei denen sich sowohl eine Reifeverzögerung als auch eine entwicklungsunabhängige Störung ausgewirkt haben (Eisenberg und Kölbel 2023, § 3, Rn. 49 ff.). Die wohl h. M. wendet auch hier nur §§ 20, 21 StGB an und zieht damit eine Unterbringung nach § 63 StGB in Betracht, wenn nicht ausnahmsweise die Erfolgsaussichten der Unterbringung zweifelhaft erscheinen. Eine Literaturauffassung will dem Tatgericht demgegenüber eine Auswahl der Rechtsfolge nach Zweckmäßigkeitsgesichtspunkten zugestehen. Vorzugswürdig erscheint jedoch eine dritte Ansicht, die von einem **Anwendungsvorrang des § 3 S. 1 JGG** ausgeht und zur Begründung auf die erheblichen stigmatisierenden Konsequenzen einer Maßregelanordnung sowie auf die angesichts geringer Fallzahlen häufig fehlenden jugendspezifischen Therapieangebote in Einrichtungen nach § 63 StGB hinweist. Einig ist man sich wiederum hinsichtlich der Behandlung von Fällen, in denen die Ursache für die Beeinträchtigung der Einsichts- oder Steuerungsfähigkeit nicht aufklärbar ist. Hier gebietet der Zweifelssatz die Anwendung des für den Jugendlichen günstigeren § 3 JGG (Rosenau 2021, S. 109).

Anwendung des Jugendstrafrechts auf Heranwachsende (§ 105 JGG)

1.103 Was wird in § 105 JGG geregelt?

Neben den Kindern, die gem. § 19 StGB als strafunmündig gelten (▶ 1.85), und den Jugendlichen, deren Verantwortlichkeit gem. § 3 S. 1 JGG stets im Einzelfall festgestellt werden muss (▶ 1.100), hat der Gesetzgeber in den §§ **1 Abs. 2, 105 ff. JGG** noch eine weitere Personengruppe identifiziert, deren strafrechtliche Inanspruchnahme besonderen Regeln folgt. **Heranwachsender** ist gem. § 1 Abs. 2 JGG, wer bei Begehung der Tat (▶ 1.85) **18, aber noch nicht 21 Jahre alt** ist. Zwar gilt der Heranwachsende mit dem Eintritt der Volljährigkeit grundsätzlich als schuldfähig und damit strafrechtlich verantwortlich (§ 19 StGB, § 3 JGG). Gemäß § 105 JGG sind jedoch beim Vorliegen bestimmter Voraussetzungen (Reifedefizit, Jugendverfehlung) die materiellen Vorschriften des **Jugendstrafrechts** (mit Ausnahme der bei einem Volljährigen unpassenden Hilfe zur Erziehung gem. §§ 9 Nr. 2, 12 JGG) auf ihn anzuwenden. Darüber hinaus wird das Höchstmaß der Jugendstrafe in § 105 Abs. 3 JGG auf 10 Jahre bzw. für den Fall eines Mordes, bei dem die besondere Schwere der Schuld festgestellt wird, auf 15 Jahre beschränkt; die §§ 107 ff. JGG erklären weite Teile des jugendspezifischen Verfahrensrechts für entsprechend anwendbar.

1.104 Wie lauten die Voraussetzungen des § 105 Abs. 1 Nr. 1 JGG?

Gemäß § 105 Abs. 1 Nr. 1 JGG ist Jugendstrafrecht auf einen Heranwachsenden anzuwenden, wenn *„die Gesamtwürdigung der Persönlichkeit des Täters bei Berücksichtigung auch der Umweltbedingungen ergibt, dass er zur Zeit der Tat nach seiner* **sittlichen und geistigen Entwicklung noch einem Jugendlichen gleichstand**". Die Frage nach der Anwendung von Jugendstrafrecht ist hier somit **persönlichkeitsorientiert** zu beantworten. Mit dem Jugendlichen, von dem in § 105 Abs. 1 Nr. 1 JGG die Rede ist, ist nicht die Person zwischen 14 und 18 Jahren gemäß der Definition des § 1 Abs. 2 JGG gemeint. Vielmehr handelt es sich bei der in Bezug genommenen Jugendphase um einen Entwicklungsabschnitt, der nicht durch starre Altersgrenzen bestimmt werden kann. Deshalb wird auf die **individuelle Reifeentwicklung** abgestellt. Nach der Rechtsprechung des BGH ist *„der noch ungefestigte, in der Entwicklung stehende, noch prägbare Heranwachsende, bei dem Entwicklungskräfte noch in größerem Umfang wirksam sind"* (BGH, Urt. v. 06.03.2003–4 StR 493/02, NStZ 2004, 294, 295) gemeint. Zur Bestimmung sind auch hier die Persönlichkeit, das soziale Umfeld und sonstige Lebensbedingungen einer Gesamtwürdigung zu unterziehen. Das Alter des Heranwachsenden kann dabei durchaus ein Indiz bei der Bestimmung des Reifegrades darstellen. Für eine Gleichstellung von Heranwachsenden mit Jugendlichen können darüber hinaus häufige Wechsel der Erziehungs- und Bezugspersonen, vermehrte Wohnortwechsel, Drogenabhängigkeiten, der vermehrte Konsum von Gewaltdarstellungen in den Medien, psychische Schwierigkeiten oder eine abgebrochene Schul- oder Berufsausbildung sprechen (Konrad et al. 2019, S. 156; Laue in: MüKo 2022, § 105 JGG, Rn. 22 f.).

1.105 Wie lauten die Voraussetzungen des § 105 Abs. 1 Nr. 2 JGG?

Gemäß § 105 Abs. 1 Nr. 2 JGG sind die in der Vorschrift aufgezählten Normen des materiellen Jugendstrafrechts auch dann anwendbar, wenn die Tat nach ihrer Art, den Umständen oder den Beweggründen eine **Jugendverfehlung** darstellt. Die „Verfehlung“ ist dabei als Synonym für eine rechtswidrige (Straf-)Tat zu verstehen. § 105 Abs. 1 Nr. 2 JGG orientiert sich grundsätzlich nicht an der Täterpersönlichkeit, sondern an der begangenen Tat. Es existiert jedoch keine einheitliche Definition, und keine Deliktskategorie kann von vornherein ausgeschlossen werden. Vielmehr muss die Tat **Ausdruck einer jugendlichen Entwicklungsphase** sein. Dies ist der Fall, wenn sie in der jugendlichen Subkultur moralisch und ethisch nicht weiter hinterfragt wird. Anzeichen hierfür sind beispielweise der sich in der Tatbegehung äußernde jugendliche Leichtsinn, ein besonders unüberlegtes Handeln aufgrund mangelnder Ausgeglichenheit und Besonnenheit, Abenteuerlust oder die Beteiligung an Mutproben (Laue in: MüKo 2022, § 105 JGG, Rn. 30 ff.). Ebenfalls für eine Jugendverfehlung spricht, wenn der Heranwachsende sich bei Begehung seiner Tat auffällig an seinem sozialen Umfeld orientiert und Gruppendruck nicht standhalten kann (Konrad et al. 2019, S. 155 f.).

Beispiele Als typische Jugendverfehlungen gelten:

- Sprühen von Graffiti, insbesondere wenn es aus dem Anreiz geschieht, etwas Verbotenes zu tun
- Betäubungsmittelstraftaten, insbesondere wenn das Motiv die Neugierde auf Drogen ist
- Sexualdelikte, wenn sie Aus- oder Nachwirkungen der Pubertät sind
- Ladendiebstähle, insbesondere wenn sie als Mutproben gestaltet sind
- Spazierfahren mit unerlaubt an sich gebrachten Kraftfahrzeugen

(Konrad et al. 2019, S. 155; Laue in: MüKo 2022, § 105 JGG, Rn. 34).

Info

Die erhebliche Unbestimmtheit der in § 105 JGG normierten Voraussetzungen begünstigt eine regional sehr unterschiedliche Anwendungspraxis. Generell tendieren die Gerichte insbesondere bei schwerwiegenden Deliktsvorwürfen in erheblichem Maße dazu, Jugendstrafrecht auf Heranwachsende anzuwenden (Eisenberg und Kölbel 2023, § 105, Rn. 7 ff.).

1.106 Wie wird die Anwendbarkeit von Jugendstrafrecht auf Heranwachsende gem. § 105 JGG geprüft?

Obwohl § 105 Abs. 1 Nr. 2 JGG auf die Tat abstellt, können die ihr zugrunde liegenden Beweggründe nicht ohne eine **Gesamtwürdigung der Persönlichkeit** festgestellt werden. Ferner ist ein Urteil über die Person notwendig, um die Rechtsfolgen bestimmen zu können. Aus diesem Grund muss in jedem Fall eine umfangreiche Auseinandersetzung mit der Person des Heranwachsenden angestellt werden, und zwar unabhängig von der in Rede stehenden Alternative des § 105 Abs. 1 JGG (Laue in: MüKo 2022, § 105 JGG, Rn. 11). Die 1954 entwickelten und in der Folge von Esser et. al. konkretisierten **Marburger Richtlinien** können in diesem Zusammenhang kaum weiterhelfen. Sie sind weder konkret genug noch zeitgemäß (Konrad et al. 2019, S. 155). Letztlich kommt dem Gericht bei der Gesamtwürdigung ein **weiter Beurteilungsspielraum** zu. Wenn die Jugendgerichtshilfe angehört und eine ausreichende Tatsachenbasis vorgetragen wurde, ist die Hinzuziehung eines Sachverständigen regelmäßig entbehrlich. Jedoch muss das Gericht die der Entscheidung zugrunde liegenden Tatsachen in den Urteilsgründen angeben. **Bestehen Zweifel** trotz Ausschöpfung sämtlicher Beweismittel, ist **in der Regel Jugendstrafrecht anzuwenden.** Allerdings muss stets im Einzelfall überprüft werden, ob die jeweilige Alternativsanktion im Erwachsenenstrafrecht den Heranwachsenden tatsächlich härter treffen würde. Beispielsweise ist dies – abhängig von den wirtschaftlichen Verhältnissen des Heranwachsenden – bei einem Vergleich der Geldstrafe des Erwachsenenstrafrechts mit der Arbeitsauflage oder dem Jugendarrest nicht stets der Fall (Eisenberg und Kölbel 2023, § 105, Rn. 47 f.).

Literatur

Dehne-Niemann J. Zur Psychiatrieunterbringung von Jugendlichen bei Zusammentreffen von Entwicklungsdefiziten und pathologischen Störungen der Bewusstseinstätigkeit. NStZ 2018: 374–379.

Eisenberg U, Kölbel R. Jugendgerichtsgesetz. 24. A. München: C.H. Beck 2023.

Erb V, Schäfer J. Münchener Kommentar zum StGB. Band 1. 4. A. München: C.H. Beck 2020.

Erb V, Schäfer J. Münchener Kommentar zum StGB. Band 2. 4. A. München: C.H. Beck 2020.

Erb V, Schäfer J. Münchener Kommentar zum StGB. Band 7. 4. A. München: C.H. Beck 2022.

Fischer T. Strafgesetzbuch mit Nebengesetzen. 71. A. München: C.H. Beck 2024.

Frister H. Der strafrechtsdogmatische Begriff der Schuld. JuS 2013: 1057–1065.

Habermann N. Die forensisch-psychologische Perspektive – Praktische Aspekte der Diagnostik, Begutachtung und Behandlung von Persönlichkeitsstörungen im forensischen Kontext. In: Nowara S, Spaniol M (Hrsg.): Die Grenze zwischen krank und kriminell. Zur Bedeutung der Persönlichkeitsstörungen im Strafverfahren. Stuttgart: Kohlhammer 2023; 13–56.

Konrad N, Huchzermeier C, Rasch W. Forensische Psychiatrie und Psychotherapie. Rechtsgrundlagen, Begutachtung und Praxis. 5. A. Stuttgart: Kohlhammer 2019.

Lange J. Intelligenzminderung und Schuldfähigkeit. FPPK 2020: 4109–429.

Lindemann M. Die Zweispurigkeit des deutschen Sanktionensystems. FS 2019: 99–105.

Lindemann M. Recht und Neurowissenschaften. In: Krüper J (Hrsg.): Grundlagen des Rechts. 4. A. Baden-Baden: Nomos 2021; 286–303.

Nedopil N. Schuldfähigkeit und Verantwortlichkeit aus der Perspektive der forensischen Psychiatrie. In: Sautermeister J (Hrsg.): Moralpsychologie. Transdisziplinäre Perspektiven. Stuttgart: Kohlhammer 2017; 86–102.

Querengässer J, Traub H. Auslaufmodell verminderter Schuldfähigkeit? Die Dichotomisierung der Neuanordnungen gem. §§ 63/64 Strafgesetzbuch. MSchrKrim 2023; 106(2): 90–99.

Rosenau H. Rechtliche Grundlagen der psychiatrischen Begutachtung. In: Dreßing H, Habermeyer E (Hrsg.): Venzlaff Foerster Dreßing Habermeyer. Psychiatrische Begutachtung. Ein praktisches Handbuch für Ärzte und Juristen. 7., neu bearb. u. erw. A. München: Elsevier Urban & Fischer 2021; 83–150.

Satzger H, Schluckebier W, Werner R. Kommentar zum Strafgesetzbuch. 6. A. Hürth: Wolters Kluwer 2024.

Schneider F, Frister H, Olzen D. Begutachtung psychischer Störungen. 4. A. Berlin, Heidelberg: Springer 2020.

Stollenwerk T. Alkohol und Schuldfähigkeit. JuS 2017: 988–991.

Walter F. Die Maßregel der Unterbringung in einem psychiatrischen Krankenhaus. JA 2015: 87–93.

Vernehmungs-, Verhandlungs- und Haftfähigkeit

Michael Lindemann und Jana Michna

Vernehmungsfähigkeit

1.107 Wann sind Beschuldigte vernehmungsfähig?

Bei seiner Vernehmung soll dem Beschuldigten gem. § 136 Abs. 2 StPO Gelegenheit gegeben werden, *„die gegen ihn vorliegenden Verdachtsgründe zu beseitigen und die zu seinen Gunsten sprechenden Tatsachen geltend zu machen"*; die Vernehmung soll mithin dazu dienen, den verfassungsrechtlich verbürgten **Anspruch auf rechtliches Gehör** (**Art. 103 Abs. 1 GG**) zu verwirklichen. Entsprechend anspruchsvoll sollte eine Definition des Begriffs **Vernehmungsfähigkeit** sein: Entgegen dem in dieser Hinsicht permissiveren Verständnis der Rechtsprechung sind Beschuldigte nur dann als vernehmungsfähig anzusehen, wenn sie die Bedeutung des Tatvorwurfs und des ihm zugrunde liegenden Verdachts erfassen, Fragen in der Vernehmungssituation verstehen, eine fundierte Abwägung bei der Entscheidung zwischen Aussage und Schweigen vornehmen und schließlich den Inhalt sowie die Tragweite der eigenen Einlassung ermessen können (Schneider et al. 2020, S. 213). Sie müssen die Fähigkeit besitzen, die eigenen Interessen zu erkennen und wahrzunehmen. Darüber hinaus darf die Vernehmung den Beschuldigten keinen erheblichen gesundheitlichen Risiken aussetzen (Schuhr in: MüKo 2023, § 136a StPO, Rn. 18).

1.108 Wann sind Zeugen und Sachverständige vernehmungsfähig?

Die Vernehmungsfähigkeit muss nicht nur bei Beschuldigten, sondern auch bei Sachverständigen und Zeugen eines Strafverfahrens gegeben sein. An die Vernehmungsfähigkeit von Zeugen und Sachverständigen sind dabei geringere Anforderungen zu stellen als an die des Beschuldigten (Schuhr in: MüKo 2023, § 136a StPO, Rn. 18); denn hier kommt der Vernehmung nicht die in ▶ 1.107 beschriebene herausgehobene grundrechtssichernde Bedeutung zu. Zeugen und Sachverständige müssen vielmehr (lediglich) **kommunikationsfähig** sein, d. h., sie müssen in der Lage sein, der Vernehmung zu folgen, die von der Ermittlungsperson an sie gerichteten Fragen zu verstehen und eigenverantwortlich verständliche Antworten und Erklärungen abzugeben (Schneider et al. 2020, S. 214 f.).

Beispiele Die Vernehmungsfähigkeit kann vorübergehend fehlen bei

- akuten Intoxikationen,
- Entzugssyndromen,
- psychotischen oder hirnorganischen Erkrankungen,
- schweren akuten Belastungsreaktionen.

Dauerhaft ausgeschlossen ist sie eher selten; dies kann aber gelegentlich der Fall sein bei

- chronischen Psychosen und
- schweren organischen Psychosyndromen (Schneider et al. 2020, S. 214).

1.109 Was sind die Konsequenzen einer Vernehmungsunfähigkeit?

Bei Vorliegen von Vernehmungsunfähigkeit darf die jeweilige Person nicht vernommen werden. Eine von einer vernehmungsunfähigen Person erlangte Aussage ist in jedem Fall **unverwertbar**, selbst wenn der die Vernehmungsunfähigkeit begründende Zustand nicht erkannt wurde (Schuhr in: MüKo 2023, § 136a StPO, Rn. 19). Wird gegen eine schuldunfähige Person in einem Sicherungsverfahren nach den §§ 413 ff. StPO über die Unterbringung in einem psychiatrischen Krankenhaus oder einer Entziehungsanstalt gem. §§ 63, 64 StGB entschieden, muss der Beschuldigte ausnahmsweise nicht vernehmungsfähig sein (Detter 2023, S. 207).

Verhandlungsfähigkeit

1.110 Wann sind Angeklagte verhandlungsfähig, bzw. -unfähig?

Die **Verhandlungsfähigkeit** von Angeklagten setzt zweierlei voraus:

- Zum einen müssen sie in der Lage sein, ihre Verteidigungsinteressen in und außerhalb der Verhandlung sinnvoll wahrzunehmen sowie Prozesserklärungen verständlich abzugeben und entgegenzunehmen (BVerfG NJW 1995, 1951). Insofern gilt das zur Vernehmungsfähigkeit Ausgeführte (▶ 1.107) entsprechend: Angeklagte müssen nicht nur dem Gang ihrer Vernehmung, sondern der gesamten Verhandlung folgen und die Bedeutung des Tatvorwurfs sowie einzelner Verfahrensakte erkennen können. Eine sinnvolle Verteidigung umfasst insbesondere die Wahl zwischen Einlassung und Schweigen. Lässt sich der Angeklagte ein, so muss er die Tragweite dieser Entscheidung erkennen können. **Beeinträchtigungen der Verhandlungsfähigkeit** können insbesondere bei psychotischen Erkrankungen, schweren organischen psychischen Störungen, höhergradiger Intelligenzminderung, Gedächtnisproblemen, vor allem Demenzerkrankungen, akuten Intoxikationen, Entzugssyndromen oder anderen psychischen Erkrankungen vorliegen (Konrad et al. 2019, S. 160; Schneider et al. 2020, S. 210).
- Zum anderen darf die Teilnahme an der Hauptverhandlung nicht mit **Lebensgefahr** oder der **Gefahr irreparabler schwerer Gesundheitsschäden** für den Angeklagten verbunden sein. Hieran sind jedoch strenge Anforderungen zu stellen (Schneider et al. 2020, S. 204).

PRAXISTIPP

Übt der Angeklagte zur Zeit der Verhandlung eine Vollzeitbeschäftigung aus oder hatte er kurz vor der Verhandlung noch leitende Funktionen in einem Arbeitsverhältnis inne, gilt eine Verhandlungsunfähigkeit als eher unwahrscheinlich (Konrad et al. 2019, S. 161).

1.111 Wie wird die Verhandlungs(un)fähigkeit ermittelt?

Die Verhandlungsfähigkeit muss stets für das **konkrete Verfahrensstadium** untersucht und bestimmt werden. Dabei ist die Hauptverhandlung naturgemäß besonders komplex und für den Angeklagten regelmäßig mit besonderen Herausforderungen verbunden. Ebenso wie die Schuldfähigkeit (▶ 1.88) sollte auch die Verhandlungsfähigkeit in **zwei Stufen** geprüft werden:

- Zunächst ist durch den **Sachverständigen** eine somatische oder psychiatrische Diagnose zu stellen.
- Darauf basierend müssen sodann die Auswirkungen der festgestellten Erkrankung auf die Fähigkeit zur Verfahrensteilhabe sowie mögliche Konsequenzen des Verfahrens für die Gesundheit des Angeklagten eruiert werden (Schneider et al. 2020, S. 212).

CAVE
Der Sachverständige, der bereits die **Schuldfähigkeit** des Angeklagten begutachtet, sollte zur Vermeidung eines drohenden Interessenkonflikts **nicht auch die Verhandlungsfähigkeit** beurteilen (Konrad et al. 2019, S. 160).

1.112 Was sind die Konsequenzen einer Verhandlungsunfähigkeit?

Unter anderem aus der Funktion der Hauptverhandlung in Strafsachen, dem Angeklagten rechtliches Gehör zu gewähren (Art. 103 Abs. 1 GG), folgt, dass sie gegen einen ausgebliebenen Angeklagten grundsätzlich nicht durchgeführt werden darf (§ 230 Abs. 1 StPO). Dasselbe gilt für den verhandlungsunfähigen Angeklagten (Laue 2010, S. 295). Kommt es zu einer länger andauernden Verhandlungsunfähigkeit des Angeklagten, so ist das Verfahren gem. **§ 205 StPO vorläufig einzustellen.** Handelt es sich bei der Verhandlungsunfähigkeit zweifelsfrei um einen **Dauerzustand,** der keine Besserung erwarten lässt, so ist das Verfahren gem. **§ 260 Abs. 3 StPO endgültig einzustellen.** Ist die Verhandlungsfähigkeit hingegen nur eingeschränkt, so können (und müssen) die Verhandlungsmodalitäten beispielsweise durch zeitliche Begrenzungen oder häufige Pausen an die Bedürfnisse des Angeklagten angepasst werden (Schneider et al. 2020, S. 204 ff.).

Versetzt sich der Angeklagte vorsätzlich und schuldhaft selbst in den seine Verhandlungsfähigkeit ausschließenden Zustand, kann die Hauptverhandlung unter den Bedingungen des **§ 231a StPO** dennoch fortgesetzt werden. Kann das Verfahren wegen Schuldunfähigkeit oder Verhandlungsunfähigkeit nicht durchgeführt werden und strebt die Staatsanwaltschaft die Anordnung einer Maßregel der Besserung und Sicherung an, so kann gem. § 71 StGB, §§ 413 ff. StPO ein sog. **Sicherungsverfahren** durchgeführt werden, in dem eine durchgängige Anwesenheit des Beschuldigten in der Hauptverhandlung in Abweichung von § 230 Abs. 1 StPO nicht erforderlich ist (§ 415 StPO). Die Rechte des Beschuldigten werden dann durch den ihm zwingend zu bestellenden Verteidiger (§ 140 Abs. 1 Nr. 7 StPO) wahrgenommen (BGH, Beschl. v. 7.5.1996–5 StR 169/96, NStZ 1996, 619).

Haftfähigkeit

1.113 Wann liegt Haftfähigkeit vor?

Damit Beschuldigte oder Verurteilte **haftfähig** sind, müssen sie für den Freiheitsentzug **psychisch und physisch geeignet** sein. Der Vollzug darf einerseits keine ernsthafte Gefahr für die Gesundheit oder das Leben des Betroffenen darstellen; andererseits muss dieser bei einer rechtskräftigen Verurteilung den Sinn und Zweck des Freiheitsentzugs verstehen können.

Gemäß **§ 455 Abs. 1 und 2 StPO** ist die **Vollstreckung einer Freiheitsstrafe aufzuschieben,** wenn der Verurteilte in **Geisteskrankheit** verfällt und wenn von der Vollstreckung eine **Lebensgefahr** ausgeht; nach § 455 Abs. 3 StPO kommt ein Strafausstand auch in Betracht, wenn der körperliche Zustand des Verurteilten die Vollstreckung in einer Justizvollzugsanstalt unmöglich macht.:

- Mit der **Geisteskrankheit** sind psychische Krankheitszustände gemeint, insbesondere akute Psychosen, schwere affektive Störungen und hirnorganische Psychosyndrome. Sie müssen nicht dem Krankheitsbegriff des § 20 StGB entsprechen, jedoch einen **gewissen Schweregrad** erreichen, der den Verurteilten für einen Behandlungsvollzug unerreichbar macht. Entgegen dem Eindruck, den der Wortlaut der Vorschrift („der Verurteilte … verfällt") erweckt, muss der Zustand nicht erst nach der Verurteilung eingetreten sein (Appl in: KK-StPO 2023, § 455 StPO, Rn. 6a). Er muss aber zur Folge haben, dass der Verurteilte die mit der Verbüßung seiner Freiheitsstrafe verknüpften Zwecke überhaupt nicht mehr erfassen kann.

- An die **Lebensgefahr** gem. § **455 Abs. 2 StPO** sind strenge Anforderungen in Form eines erhöhten Wahrscheinlichkeitsgrades zu stellen; die bloße Möglichkeit einer lebensbedrohlichen Verschlechterung wird nicht als ausreichend angesehen (Nestler in: MüKo 2019, § 455 StPO, Rn. 11 f.). Ferner muss die Gefährdung gerade aus dem Vollzug resultieren.

Gemäß § **455 Abs. 4 StPO** kann auch eine **bereits begonnene Strafvollstreckung** bei Geisteskrankheit oder naher Lebensgefahr **unterbrochen** werden; dasselbe gilt, wenn der Verurteilte schwer erkrankt und die Behandlung in der Vollzugsanstalt oder in einem Vollzugskrankenhaus nicht gewährleistet werden kann.

Auch beim Antritt der **Untersuchungshaft** muss der Beschuldigte haftfähig sein. Dies ist nicht der Fall, wenn die konkrete Gefahr einer schweren Gesundheitsschädigung oder eine konkrete Lebensgefahr entstünde. Gerade bei der Untersuchungshaft ist dabei an die Suizidgefahr zu denken, die allerdings unter Umständen auch durch präventive Maßnahmen innerhalb des Vollzugs abgewendet werden kann. Zu prüfen ist auch die Verlegung in ein Vollzugskrankenhaus oder in ein Krankenhaus außerhalb des Vollzugs; zudem gilt es zu bedenken, ob nicht die Erkrankung den Haftgrund (Flucht- oder Verdunkelungsgefahr, Wiederholungsgefahr) entfallen lässt (Graf in: KK-StPO 2023, § 112 StPO, Rn. 54; Schneider et al. 2020, S. 215 ff.).

1.114 Wie wird Haft(un)fähigkeit ermittelt?

Die Frage der Haftfähigkeit wird in der Regel im Wege einer **Begutachtung durch einen Amtsarzt oder eine Amtsärztin** bzw. nach Inhaftierung durch den jeweiligen **Anstaltsarzt oder die Anstaltsärztin** geklärt. Dabei ist stets eine individuelle Betrachtung des Beschuldigten bzw. Verurteilten vorzunehmen. Sollte davon ausgegangen werden, dass die Wiedererlangung von Freiheit aufgrund der gesundheitlichen Beschwerden ausgeschlossen erscheint, muss in der Regel Haftunfähigkeit angenommen werden. Hohes Lebensalter allein schließt den Strafvollzug jedoch nicht von vornherein aus (Graf in: KK-StPO 2023, § 112 StPO, Rn. 55; Schneider et al. 2020, S. 215 f.).

1.115 Was sind die Konsequenzen einer Haftunfähigkeit?

Bei der **Untersuchungshaft** kommt es bei der Feststellung von Haftunfähigkeit gem. **§ 116 StPO** zur **Außervollzugsetzung des Haftbefehls.** Gemäß § 455 Abs. 1 bis Abs. 3 StPO kann die **Vollstreckung der Freiheitsstrafe** nach rechtskräftiger Verurteilung, aber vor Antritt des Freiheitsentzugs, **aufgeschoben** werden. Nach Antritt des Freiheitsentzugs kann die Vollstreckung gem. § 455 Abs. 4 StPO **unterbrochen** werden. Liegen die Voraussetzungen des Abs. 1 oder Abs. 2 vor, so muss die Vollstreckung zwingend aufgeschoben werden. Die Anwendung von Abs. 3 und Abs. 4 hingegen liegt im Ermessen der Staatsanwaltschaft als Vollstreckungsbehörde.

Literatur

Barthe C, Gericke J. Karlsruher Kommentar zur Strafprozessordnung mit GVG, EGGVG und EMRK. 9. A. München: C.H. Beck 2023.
Detter K. Zum Maßregelrecht. NStZ 2023: 207–214.
Knauer C, Kudlich H, Schneider H. Münchener Kommentar zur StPO. Band 1. 2. A. München: C.H. Beck 2023.
Knauer C, Kudlich H, Schneider H. Münchener Kommentar zur StPO. Band 3. 1. A. München: C.H. Beck 2019.
Konrad N, Huchzermeier C, Rasch W. Forensische Psychiatrie und Psychotherapie. Rechtsgrundlagen, Begutachtung und Praxis. 5. A. Stuttgart: Kohlhammer 2019.
Laue C. Die Hauptverhandlung ohne den Angeklagten. JA 2010: 294–297.
Schneider F, Frister H, Olzen D. Begutachtung psychischer Störungen. 4. A. Berlin, Heidelberg: Springer 2020.

Prognose

Hauke Brettel

Allgemeines

1.116 Was ist mit Prognose gemeint?

Der aus dem Altgriechischen stammende Begriff „Prognose“ lässt sich mit „Vorwissen“ oder auch „Voraus-Kenntnis“ übersetzen und bezeichnet im deutschen Sprachgebrauch eine Voraussage bzw. Vorhersage. Verallgemeinert kann von Prognosen als **Vorhersage zukünftiger Ereignisse** gesprochen werden. Dieses Zukunftsereignis ist bei **Kriminalprognosen** eine Straffälligkeit als besonderer Form menschlichen Verhaltens, indem mit Kriminalprognose eine Einschätzung dazu gemeint ist, ob die Begehung künftiger rechtswidriger Taten im Sinne des Strafrechts (vgl. § 11 Nr. 5 StGB) zu erwarten ist.

MERKE

Allgemein sind Prognosen Zukunftsvorhersagen. Eine besondere Form ist die Kriminalprognose als Aussage darüber, ob eine Person in Zukunft Straftaten begehen wird oder nicht.

1.117 Welche Bedeutung haben Prognosen im Strafrecht?

Aussagen über Zukünftiges sind allgegenwärtig. Im Alltag begegnen sie uns beispielsweise als Wettervorhersagen oder Stauprognosen, und auch im Berufsleben sind sie nicht wegzudenken. Die Einschätzung des weiteren Krankheitsverlaufs etwa ist ein Basiselement ärztlichen Handelns, das nicht zuletzt die Intervention bestimmt. Dabei gründen selbst existenzielle Entscheidungen – wie etwa der Verzicht auf lebenserhaltende Maßnahmen – auf Einschätzungen der künftigen Weiterentwicklung. Auch **Verhaltensprognosen** sind selbstverständlicher Teil unseres Alltagslebens, richtet doch ein jeder das eigene Verhalten täglich an eigenen Erwartungen im Hinblick auf das Verhalten anderer aus. Das gesamte soziale Leben kann im Grunde nur dadurch funktionieren, dass mit einer gewissen Trefferwahrscheinlichkeit richtige Verhaltensprognosen erstellt werden. Entsprechend sind Vorhersagen ebenso Grundlage des Alltagshandelns wie der Wissenschaft, in der die Idee eines „Voraussehens, um zu können“ („prévoir pour pouvoir“) von den „Positivisten“ mit Begeisterung aufgenommen wurde.

Im **Strafrecht** spielen Aussagen über künftige Umstände, Ereignisse oder Entwicklungen eine besonders augenfällige Rolle. Insbesondere die Vorhersage von Straffälligkeit steht hier oft im Zentrum der Überlegungen. So wird ein (wenn nicht „der") Hauptzweck von strafrechtlichen Maßnahmen darin gesehen, Straftaten zu verhindern, und dieses **„Präventions"-Anliegen** führt unmittelbar zur Notwendigkeit von Vorhersagen. Denn wer Straftaten auf angemessene Weise verhindern will, muss insbesondere eine Vorstellung vom Verhinderungsbedarf haben. Ist aber zum Beispiel mit (erneuter) Straffälligkeit gar nicht zu rechnen, bedarf es auch keines Eingreifens zum Zweck der Straftatverhinderung. Was also im Dienst der Prävention zu geschehen hat, wird maßgeblich von der Erwartung künftiger Straftaten bestimmt. Entsprechend groß ist im Strafrecht die Bedeutung der – als **Kriminalprognose** bezeichneten – Vorhersage, ob die Begehung künftiger rechtswidriger Taten im Sinne des Strafrechts (vgl. § 11 Nr. 5 StGB) zu erwarten ist.

1.118 In welchen Phasen des Strafverfahrens spielen Kriminalprognosen eine Rolle?

Kriminalprognosen sind in **jeder Phase des Strafverfahrens** unverzichtbar. Darauf kommt es beispielsweise bei der Strafzumessung (§ 46 StGB), der Strafaussetzung zur Bewährung (§§ 56 ff. StGB), der Entscheidung über Vollzugslockerungen (z. B. Ausgänge) oder der Verhängung von Maßregeln der Besserung und Sicherung (vgl. §§ 61 ff. StGB) an. Ohne Kriminalprognosen ist eine sachgerechte **Kriminalprävention** durch den Einsatz von strafrechtlichen Maßnahmen nicht möglich.

1.119 Was ist der Unterschied zwischen Rückfall- und Frühprognosen?

Es hängt mit dem Wesen des Strafrechts zusammen, dass es hier nur um **Rückfallprognosen** als eine mögliche Form der Kriminalprognose geht. Denn strafrechtliche Maßnahmen sind Reaktionen auf verübte Straftaten. Im Zentrum der strafrechtlichen Praxis stehen deshalb Einschätzungen dazu, ob von Straffälligen die Begehung weiterer Delikte – also Rückfälle – zu erwarten sind. Hingegen beziehen sich sog. **Frühprognosen** auf Personen, die noch keine Straftaten begangen haben und die deshalb keine strafrechtlichen Konsequenzen fürchten müssen. Vorzugswürdig wäre zwar, Straftaten vorherzusehen und zu verhindern, bevor sie begangen werden, was lange als reines Wunschdenken galt. Der Science-Fiction-Thriller *Minority Report* beispielsweise verlegte diese Vision noch in das Jahr 2054 und behielt die Fähigkeit der Präkognition besonderen Personen, den „PreCogs", vor. Inzwischen unterstützt etwa die Prognosesoftware PRECOB („Pre Crime Observation System") die Polizei bei der „vorhersagenden Polizeiarbeit" (dem sog. **Predictive Policing**), d. h. der Berechnung von Straftatwahrscheinlichkeiten für den gezielten Einsatz von Polizeikräften im Dienst der Straftatverhinderung.

Auch die Rechtsordnung hat sich in den letzten Jahren vermehrt für Maßnahmen geöffnet, mit denen bereits die Begehung von Ersttaten verhindert werden soll. Strafrechtliche Maßnahmen setzen allerdings voraus, dass bereits eine Straftat verübt wurde (oder zumindest ein dahingehender Verdacht besteht). Ab dann aber kann es nur noch um Rückfälle gehen. Nur darauf beziehen sich deshalb auch die nachfolgenden Überlegungen.

1.120 Sind Kriminalprognosen ein rechtliches oder ein empirisches Problem?

Kriminalprognosen sind ebenso mit **Tatsachen- wie mit Rechtsfragen** verknüpft. Dabei ist eine Unterscheidung schon deshalb von Bedeutung, weil von Sachverständigen keine Rechtsfragen zu beantworten sind. Zugleich bereitet eine Zuordnung der Fragetypen nicht selten Schwierigkeiten, etwa, weil prognoserelevante Rechtsbegriffe Tatsachenelemente berücksichtigen oder empirische und normative Aspekte so ineinander verwoben sind, dass eine Trennlinie nicht mehr auszumachen ist. Ob beispielsweise der Zweck der Maßregel eine Unterbringung erfordert oder nicht (vgl. § 67c Abs. 1 S. 1 Nr. 1 StGB), hängt sowohl von Tatsachen (wie etwa dem Behandlungsbedarf) als auch von Wertungen (etwa zu den Zwecksetzungen einer Maßregel) ab (Boetticher u. a. NStZ 2006, 537, 540). Auch kann eine Tat nur unter Einbeziehung einer normativen Bewertung als „erheblich“ (s. § 67d Abs. 6 S. 2 StGB) eingeordnet werden, weil zunächst in einem interessengeleiteten Abwägungsprozess eine Erheblichkeitsschwelle definiert werden muss. Genauso kommen – nicht allein auf Tatsachen basierende – Wertungen ins Spiel, wenn Kriminalprognosen mit dem Attribut „günstig“ oder „ungünstig“ versehen werden, weil eine solche Einordnung von Interessen (etwa vom Sicherheitsinteresse der Allgemeinheit) abhängt. Zu den Tatsachenfragen gehört hingegen, unter welchen Bedingungen ein Rückfall zu erwarten ist.

Grundbedingungen der Kriminalprognostik

1.121 Gibt es einen Grundmechanismus bei der Erstellung von Prognosen?

Vorhersagen über zukünftige Ereignisse basieren – wie jede Form der folgerichtigen Erkenntnisgewinnung – auf Schlussfolgerungen aus gegebenen, als zuverlässig erkannten Aussagen. Entsprechend bilden Faktoren, die im Vorhersagezeitpunkt greifbar sind und auch als **Prädiktoren** oder **Indikatoren** bezeichnet werden, die **Basis einer Prognose.** Kriminalprognosen sind nur möglich, wenn in der Gegenwart feststellbare Umstände einen Schluss auf das Zukünftige zulassen. Dies ist beispielsweise der Fall, wenn ein Prädiktor in gesetzmäßiger Weise (über eine zwangsläufige Entwicklung) mit einem zukünftigen Ereignis verknüpft ist. Dann können die Auswirkungen des Prädiktors ohne Weiteres für die Zukunft vorhergesagt werden.

Um die entscheidende Verbindung zwischen gegenwärtig Vorfindbarem und Zukünftigem herzustellen, kommen außerhalb des Strafrechts in großem Umfang mathematisch-statistische Grundmethoden wie die Extrapolation oder die Hochrechnung zum Einsatz. Bei Kriminalprognosen ist dies hingegen keine Option, weil der **Vorhersagegegenstand** hier die Straffälligkeit und damit eine **besondere Verhaltensform** ist. Menschliches Verhalten folgt in sozialen Kontexten keinen bekannten Gesetzmäßigkeiten, und Einzelumstände (wie etwa eine Alkoholisierung oder eine erhöhte Impulsivität) erzwingen nur äußerst selten ein bestimmtes Verhalten. Vielmehr besteht in der Regel – jedenfalls bei gesunden Erwachsenen – die Möglichkeit unterschiedlicher (auch) erwartungswidriger Reaktionen. Diese können auch darin liegen, dass jemand sein Verhalten gerade aufgrund einer Vorhersage ändert und es deshalb zu einer „selbsterfüllenden Prophezeiung“ kommt.

Nicht zuletzt widerspricht die Annahme allgemeingültiger Verhaltensgesetze dem Konzept der **Willensfreiheit,** zu dem sich der Verfassungs- und Gesetzgeber ausdrücklich bekennt, wie etwa § 20 StGB zeigt, der die Schuld als Bestrafungsvoraussetzung von der Fähigkeit zur freien Entscheidung für das Unrecht abhängig macht. Verhalten ist nach diesem – weder belegten noch widerlegten – Vorstellungsbild nicht determiniert (▶ 1.42). Zuweilen wird deshalb der Einwand vorgebracht, dass Willensfreiheit Unberechenbarkeit bedeute und der Versuch einer Vorhersage menschlichen Verhaltens somit von vornherein zum Scheitern verurteilt sei. Eine Freiheit zu haben bedeutet allerdings nicht, von ihr in unvorhersehbarer Weise Gebrauch zu machen. Mit dem „Postulat der Willensfreiheit" ist ohne Weiteres vereinbar, dass Menschen beeinflussbar sind, kann doch ein Freiheitsgebrauch auch darin liegen, das eigene Verhalten von (zum Beispiel begünstigenden) Einflüssen abhängig zu machen.

1.122 Gibt es zuverlässige Prognosen?

Relevant ist das „Postulat der Willensfreiheit" für die Prognostik allerdings, weil es schon wegen der (unwiderlegten) Möglichkeit von freien und unberechenbaren Entscheidungen bei Kriminalprognosen **keine „vollkommene" Entscheidungsgrundlage** in dem Sinne gibt, dass die relevante Weiterentwicklung aus sicheren Anhaltspunkten absolut zuverlässig abgeleitet werden kann. Nahezu ausnahmslos müssen Kriminalprognosen vielmehr unter Inkaufnahme von **Unsicherheiten** abgegeben werden, etwa weil zumindest die Möglichkeit eines erwartungswidrigen Verhaltens nicht ausgeschlossen werden kann. Stets ist damit zu rechnen, dass das prognostizierte Ergebnis von dem tatsächlich eintretenden abweicht. Das Maß dieser Unsicherheit und damit des Risikos einer irreführenden Vorhersage variiert dabei in Abhängigkeit von verschiedenen Faktoren. Maßgeblich ist im Kern die Verlässlichkeit, mit der feststellbare Umstände den Schluss auf das relevante Zukunftsereignis zulassen. Darauf beziehen sich auch die Begriffe der „Voraussagbarkeit" oder „Vorhersagequalität" von Prognosegrundlagen. So ermöglicht das Wissen um Zwangsläufigkeiten zuverlässige Vorhersagen ohne Restunsicherheit, nicht aber bloße Erfahrung, eine Wahrscheinlichkeit oder gar der Zufall.

1.123 Was ist das Ziel kriminalprognostischer Einschätzungen im Strafrecht?

Auch mit Blick auf die bestehenden Unsicherheiten wird der Schwerpunkt kriminalprognostischer Einschätzungen im Strafrecht heute weniger in der Ausarbeitung einer Vorhersage als vielmehr in der individuellen Beschreibung gegenwärtig **bestehender Risiken** und **protektiven Faktoren** gesehen. Dies hat auch Auswirkungen auf die Begrifflichkeit, indem nicht selten statt von „Kriminalprognose" als Vorhersage künftiger Straftaten von einer **„Gefährlichkeitsbeurteilung"** oder **„Risikoeinschätzung"** gesprochen wird. An der **Zukunftsorientierung** der geforderten Einschätzungen ändert dies allerdings nichts. Denn auch Risikoeinschätzungen und Gefährlichkeitsbeurteilungen beziehen sich auf Zeiträume, die der Gegenwart nachfolgen. Stets nämlich ist eine Gefahr bzw. ein Risiko als „drohendes" – und damit (allenfalls) bevorstehendes, nicht gegenwärtiges – Unheil an Zukünftigem orientiert. Die Befassung mit der Zukunft ist also bei den prognoseorientierten Entscheidungen des Strafrechts unvermeidbar.

Beim Blick in die Zukunft wiederum sollten immer **konkrete Zukunftsszenarien** ausgearbeitet werden, für die ein künftiges Verhalten des Betroffenen vermutet wird. Denn das Verhalten einer Person wird von ihrer Persönlichkeit ebenso bestimmt wie von situativen Variablen, und alles drei vermag sich zudem wechselseitig zu beeinflussen (Göppinger 2008, § 14, Rn. 2.). Deshalb können Verhaltensprognosen nur für bestimmte Situationen Geltung beanspruchen, die möglichst genau zu beschreiben sind. Dafür müssen in der Regel unterschiedliche Optionen (wie zum Beispiel eine Haftentlassung mit oder ohne Auflagen) durchgespielt werden.

1.124 Welche Anforderungen müssen Kriminalprognosen im Strafrecht erfüllen?

Das Gesetz – als vorrangiger Auskunftsgeber im rechtlichen Kontext – enthält keine umfassende Anleitung für die Ausarbeitung von Kriminalprognosen, sondern begnügt sich mit einigen Hinweisen dazu. Beispielsweise werden in **§ 57 Abs. 1 S. 2 StGB** Aspekte genannt, die bei Prognosen im Zusammenhang mit der Entscheidung über eine Strafrestaussetzung zur Bewährung zu berücksichtigen sind, so *„namentlich die Persönlichkeit des Verurteilten, sein Vorleben, die Umstände seiner Tat, sein Verhalten im Vollzug, seine Lebensverhältnisse und die Wirkungen […], die von der Aussetzung für ihn zu erwarten sind“*. Auch ist zum Beispiel für bestimmte Konstellationen eine Berücksichtigung der **Behandlungsaussichten** vorgeschrieben (s. etwa **§ 246a StPO**) oder im Fall einer angeordneten oder vorbehaltenen Sicherungsverwahrung in der Zeit des (vorangehenden) Strafvollzugs eine adäquate Betreuung sicherzustellen sowie gutachterlich zu überprüfen (s. § 119a StVollzG).

Erheblich verändert wurden die gesetzlichen Vorgaben in den letzten Jahren für die Anforderungen bei **Prognosegutachten,** so zum Beispiel durch das Gesetz zur Neuordnung des Rechts der Sicherungsverwahrung und zu begleitenden Regelungen vom 22.12.2010 (BGBl. I 2300) oder durch das Gesetz zur Novellierung des Rechts der Unterbringung in einem psychiatrischen Krankenhaus gem. § 63 StGB und zur Änderung anderer Vorschriften vom 08.07.2016 (BGBl. I 1610). Diese Gesetzesänderungen orientierten sich insbesondere am **Grundsatz der Verhältnismäßigkeit,** wonach staatliche Maßnahmen (wie zum Beispiel strafrechtliche Sanktionen) angemessene Mittel zur Verfolgung eines legitimen Zwecks und deshalb insbesondere erforderlich und anlassgerecht sein müssen (s. etwa BVerfG, Beschl. v. 03.06.1992–2 BvR 1041/88, BVerfGE 86, 288, 347; BVerfG, Beschl. v. 09.03.1994–2 BvL 43/92 –, BVerfGE 90, 145–226, BVerfG 90, 145, 173; BVerfG, Beschl. v. 05.03.1968–1 BvR 579/67, BVerfG 23, 127, 133).

Von Belang ist dies nicht zuletzt für die **Tatsachengrundlage von Kriminalprognosen,** weil sich die Verhältnismäßigkeit einer Maßnahme nur bei differenzierter Erfassung von Maßnahmenanlass und -folgen sachgerecht beurteilen lässt. Deshalb haben die Gerichte (allen voran das Bundesverfassungsgericht) in den letzten Jahren wiederholt Aspekte benannt, die bei Kriminalprognosen zu berücksichtigen sind (s. bspw. BVerfG, Urt. v. 10.02.2004–2 BvR 834/02, 2 BvR 1588/02; BVerfG, Beschl. v. 08.10.1985–2 BvR 1150/80, 2 BvR 1504/82), so etwa die Art und Umstände eventuell drohender rechtswidriger Taten, protektive Faktoren oder Besserungs- bzw. Einwirkungsmöglichkeiten. Dabei steigen mit **zunehmender Dauer der Freiheitsentziehung** die Anforderungen an die Begründung von prognostischen Einschätzungen.

Indirekt können aus den Vorgaben der Verfassung und der Strafrechtsordnung noch weitere Anforderungen abgeleitet werden, denen Kriminalprognosen im Strafrecht genügen müssen. Dazu gehört die Orientierung an bestmöglicher **Objektivität,** weil Willkür und Subjektivität natürlich auch im Strafrecht – schon mit Rücksicht auf das Gebot der Gleichbehandlung nach Art. 3 GG – nicht in Entscheidungen einfließen sollen. Dieser Objektivitätsanspruch wiederum bedingt unterschiedliche Kriterien, die Kriminalprognosen zu erfüllen haben. Beispielsweise verlangt Objektivität eine sachliche Darstellung und damit die **Transparenz und Nachvollziehbarkeit** der Urteilsbildung. Entsprechend müssen etwa die eingesetzte(n) Methode(n) überprüfbar sein oder die (Rahmen-)Bedingungen für das postulierte Prognoseergebnis vollständig angegeben werden.

Weitere Anforderungen ergeben sich aus der schlichten Prämisse, dass personenbezogene Einschätzungen im Strafrecht – wie Kriminalprognosen – dem Einzelnen gerecht werden müssen. Stets geht es im Strafrecht um das Fehlverhalten, die Bestrafung, die Gefährlichkeit oder den Behandlungsbedarf einer ganz bestimmten Person (vgl. Streng 2012, Rn. 22). Auf sie wird eingewirkt, weshalb Maßnahmen auch im Hinblick auf sie geeignet, erforderlich und angemessen sein müssen. Überdies würden strafrechtliche Maßnahmen dem ersten Verfassungsgebot – der Achtung der Menschenwürde (s. Art. 1 GG) – widersprechen, wenn sie nicht den **konkreten Verhältnissen im Einzelfall** gerecht würden.

Entsprechend ist **Höchstpersönlichkeit** ein Kernelement der strafrechtlichen Intervention: Niemand darf allein wegen seiner Zugehörigkeit zu einer Gruppe – zum Beispiel von Merkmalsträgern mit einem bestimmten massenstatistisch ermittelten „Score“ – Maßnahmen unterworfen werden. Dies hat auch die höchstrichterliche Rechtsprechung in den letzten Jahren wiederholt betont. Insbesondere wies der Bundesgerichtshof mehrfach darauf hin, dass eine Kriminalprognose nicht allein aus statistischen Wahrscheinlichkeiten abgeleitet werden darf, sondern eine **individuelle Fallbetrachtung** unverzichtbar ist (s. etwa BGH, Beschl. v. 30.03.2010–3 StR 69/10, NStZ-RR 2010, 203; s. auch Boetticher et al. NStZ 2009, 478, 483).

Kriminalprognosen genügen in der forensischen Praxis somit nur dann (verfassungs-)rechtlichen Anforderungen, wenn sie die **relevanten Besonderheiten im Einzelfall** berücksichtigen. Dazu gehört nicht zuletzt die Berücksichtigung von individuellen Eigenarten, die das (künftige) Verhalten mitbestimmen. Deshalb reicht für die Erstellung von Kriminalprognosen beispielsweise nicht der Nachweis von Faktoren aus, die nach den Erfahrungen mit anderen als der beurteilten Person die Wahrscheinlichkeit einer Straftatbegehung erhöhen. Auf die Zuordnung zu einer Risikogruppe, auf statistisch ermittelte Summenscores oder auf andere Kollektivbezüge darf sich eine Kriminalprognose folglich nicht beschränken, zumal der Schluss vom Durchschnitts- auf den Einzelfall vor hinlänglich bekannten Problemen steht (s. dazu etwa Göppinger 2008, § 14, Rn. 36 ff.). Stets ist die Aussagekraft von verfügbaren Daten für den konkreten Beurteilungsfall zu hinterfragen und dabei insbesondere zu prüfen, inwieweit dieser Fall im Hinblick auf die wesentlichen Umstände dem bereits (statistisch) erfassten Kollektiv – zum Beispiel in Bezug auf Alter, kulturellen Kontext oder seelische Gesundheit – entspricht (Kröber u. a. NStZ 2019, 574, 577).

Erstellung von Prognosen

1.125 Gibt es Orientierungshilfen für die Erstellung einer Prognose?

Um die Erstellung und die Überprüfung von Kriminalprognosen zu erleichtern, hat eine interdisziplinäre Arbeitsgruppe im Jahr 2006 dafür Orientierungshilfen unter dem Titel *Mindestanforderungen für Prognosegutachten* vorgelegt (Boetticher u. a. NStZ 2006, 537 ff.). Eine aktualisierte Version davon (nunmehr mit *Empfehlungen für Prognosegutachten* betitelt) erschien Ende 2019 in zwei separaten Arbeiten zu erfahrungswissenschaftlichen und juristischen Aspekten (Boetticher u. a. NStZ 2019, 553 ff.; Kröber u a. NStZ 2019, 574 ff.). Rechtlich verbindlich sind diese Empfehlungen nicht, raten aber selbst zur Begründung von abweichenden Vorgehensweisen (Boetticher u. a. NStZ 2019, 553, 554). Unter anderem gehen die aktuellen *Empfehlungen für Prognosegutachten* auf methodische Aspekte wie etwa die Auswahl, Anwendung und Interpretation von (testpsychologischen, diagnostischen und kriminalprognostischen) Instrumenten sowie auf aktuelle Erkenntnisse der Desistance-Forschung ein. Auch greifen sie beispielsweise Erkenntnisse zur Umsetzung des strafrechtlichen Individualisierungsgebots auf.

PRAXISTIPP

Empfehlungen für Prognosegutachten

A. Empfehlungen für die Form von Prognosegutachten

A.1 Nennung von Auftraggeber und Fragestellung, ggf. Präzisierung
A.2 Darlegung von Ort, Zeit und Umfang der Untersuchung
A.3 Dokumentation der Aufklärung
A.4 Darlegung der Verwendung besonderer Untersuchungs- und Dokumentationsmethoden
A.5 Angabe der Erkenntnisquellen und getrennte Wiedergabe
A.6 Kenntlichmachung von interpretierenden und kommentierenden Äußerungen
A.7 Offenlegung von Unklarheiten und Schwierigkeiten und den daraus abzuleitenden Konsequenzen
A.8 Kenntlichmachung der Aufgaben- und Verantwortungsbereiche der beteiligten Gutachter und Mitarbeiter
A.9 Beachtung der üblichen Zitierpraxis bei Verweisen auf spezielle wissenschaftliche Erkenntnisse
A.10 Klare und übersichtliche Gliederung

B. Empfehlungen für die inhaltliche Gestaltung von Prognosegutachten

B.I.1 Umfassendes Aktenstudium
B.I.2 Adäquate Untersuchungsbedingungen
B.I.3 Angemessene Untersuchungsdauer
B.I.4 Haltung des Sachverständigen
B.I.5 Mehrdimensionale Untersuchung
B.I.6 Umfassende Erhebung
B.I.7 Beobachtung des Verhaltens, psychischer Befund und Persönlichkeitsbeschreibung
B.I.8 Indikationsgeleitete Durchführung bzw. Veranlassung testpsychologischer Diagnostik

B.I.9 Indikationsgeleitete Durchführung bzw. Veranlassung anderer Zusatzuntersuchungen
B.I.10 Überprüfung des Vorliegens empirisch gesicherter Risikovariablen und protektiver Faktoren
B.I.11 Fehlen von Informationen
B.II. Diagnose, ggf. Differenzialdiagnose und Komorbidität
B.III. Empfehlungen zur Erstellung der gutachterlichen Beurteilung
B.III.1 Grundzüge der Beurteilung
B.III.2 Konkretisierung der Gutachtensfrage aus sachverständiger Sicht
B.III.3 Mehrdimensionale Analyse der individuellen Delinquenz
B.III.4 Diskussion des aktuellen empirischen Wissensstands
B.III.5 Darstellung der Entwicklung des Probanden seit der Anlasstat (postdeliktischer Verlauf)
B.III.6 Übergangsmanagement, sozialer Empfangsraum und Nachsorge
B.III.7 Eingrenzung der Umstände, für welche die Prognose gelten kann
B.III.8 Auseinandersetzung mit Vorgutachten

1.126 Welche Informationen werden für eine Kriminalprognose benötigt?

Wie gezeigt, sind in der Kriminalprognostik die **besonderen Umstände des Einzelfalls** relevant. Insbesondere ist für den gebotenen Einzelfallbezug der individuelle Lebenskontext zu berücksichtigen (▶ 1.124). Er lässt sich nicht mit wenigen Items zutreffend beschreiben, sodass schon deshalb valide Kriminalprognosen auf eine **breite Tatsachenbasis** angewiesen sind. Dafür bedarf es einer **„mehrdimensionalen" Informationsgewinnung,** die insbesondere auf die Persönlichkeit und die sozialen Bezüge des Betroffenen zu erstrecken ist (Kröber u. a. NStZ 2019, 574, 575; s. auch BVerfG, Beschl. v. 11.01.2016–2 BvR 2961/12, Rn. 30; BVerfGE 70, 297, 310 f.; BVerfG, Beschl. v. 22.03.1998–2 BvR 77/97 -, NJW 1998, S. 2202, 2203). Dies kommt auch im Gesetz zum Ausdruck, zum Beispiel indem § 57 Abs. 2 StGB für prognostische Einschätzungen im Zusammenhang mit einer Reststrafaussetzung ausdrücklich die Berücksichtigung einer Faktorenmehrheit fordert (▶ 1.124).

- Generell zu erfassen und in ihrer prognostischen Bedeutung ausführlich zu beschreiben sind der **aktuelle Lebenskontext** und das **Sozialverhalten.** Dies schließt eine Analyse der verübten Straftaten und ihrer situativen Rahmenbedingungen ein, zu der beispielsweise eine Rekonstruktion von Tathintergründen und Tatablauf gehört.
- Des Weiteren müssen **personengebundene Faktoren** wie das Interaktionsverhalten, der Denkstil, die emotionalen Reaktions- und Selbstdarstellungsweisen oder eventuell vorliegende psychopathologische Phänomene umfassend berücksichtigt werden (Kröber u. a. NStZ 2019, 574, 576 ff.).
- Zudem ist der Verlauf einer eventuellen **Therapie,** zum Beispiel mit Blick auf die erzielten Fortschritte oder der Eignung durchgeführter Maßnahmen, zu beurteilen. Dabei kommt es maßgeblich darauf an, welche prognoserelevanten Faktoren durch die Behandlung beeinflusst wurden (Kröber u. a. NStZ 2019, 574, 578).
- Überdies bedarf es Einschätzungen zum weiteren Verlauf der Behandlung im Sinne einer **„Behandlungsprognose",** die zum Beispiel vom Behandlungsbedarf, den Behandlungsmöglichkeiten oder den bereits erzielten Behandlungsergeb-

nissen bestimmt wird (vgl. u. a. OLG Nürnberg, Beschl. v. 06.08.2015–1 Ws 167/15, NStZ-RR 2016, 127; KG, Beschl. v. 19.08.2015–2 Ws 154/15; OLG Koblenz, Beschl. v. 21.07.2016–2 Ws 79/16.).

Bei Prognosegutachten im Kontext von Entscheidungen über die Entlassung aus dem Strafvollzug oder einer Unterbringung ist überdies wichtig, inwieweit eine **Nachbetreuung** die weitere Entwicklung zu beeinflussen vermag. Die Analyse der künftigen Lebensperspektiven und des **sozialen Empfangsraums** (etwa im Hinblick auf die Aspekte Arbeit, Wohnen, Kontakte oder Freizeit) gehört hier zu den maßgeblichen Aufgaben bei der Prognoseerstellung (Kröber u. a. NStZ 2019, 574, 578). Zu erörtern sind in diesem Zusammenhang auch die Bedingungen und Szenarien, unter denen Rückfalltendenzen rechtzeitig erkannt und neutralisiert werden können (Kröber u. a. NStZ 2019, 574, 579).

Benötigt wird also eine Vielzahl von Informationen zur Vergangenheit, Gegenwart und Zukunft des Beurteilungsfalls. Um sie zu erlangen, empfiehlt sich neben einer aktuellen Zustandsbeschreibung und einer **Längsschnittbetrachtung** der Lebens- bzw. Delinquenzgeschichte sowie der Persönlichkeitsentwicklung (Kröber u. a. NStZ 2019, 574, 575 und 577) auch eine detaillierte **Querschnittsbetrachtung** besonders relevanter Phasen wie etwa der Lebenssituation, aus der heraus Straftaten begangen wurden. Dabei darf sich die Betrachtung nicht auf **Risiko- bzw. Negativfaktoren** oder kriminologisch relevante Schwächen beschränken, sondern ist auf **protektive Umstände,** Stärken und Positivkriterien zu erstrecken (Kröber u. a. NStZ 2019, 574, 578).

Dass somit erheblicher Aufwand zu betreiben ist, liegt auf der Linie des angesprochenen Verfassungsgebots der **Verhältnismäßigkeit** (▶ 1.124). Denn staatliche Eingriffe haben in angemessenem Verhältnis zu ihrem Anlass zu stehen. Deshalb muss es gewichtige Gründe für die massiven rechtlichen Konsequenzen (wie etwa einen mehrjährigen Freiheitsentzug) geben, zu denen Kriminalprognosen durch ihre Berücksichtigung bei der Rechtsanwendung Beiträge leisten. Dies wiederum verpflichtet zur möglichst sorgfältigen Erstellung von Kriminalprognosen, so etwa zur detaillierten Herleitung und Beschreibung vermuteter Risiken (s. dazu etwa BVerfG, Beschl. v. 08.10.1985–2 BvR 1150/80, BVerfGE 70, 297; BVerfG, Beschl. v. 20.07.2009–2 BvR 328/09, StraFo 2009, 413, 414).

Dazu ist beispielsweise darzulegen, unter welchen Umständen künftige Straftaten drohen und welcher Art sie sind, ob und ggf. wie eine Abwendung des Risikos zu erreichen ist oder auf welchen Zeitraum und welche Situation sich die Einschätzungen beziehen. Allgemein gehaltene Formulierungen (z. B. „hohe Gefahr der Begehung weiterer erheblicher Taten“) genügen hier nicht; erwartete Delikte sind vielmehr möglichst konkret zu beschreiben. Auch ist darzustellen, welche Faktoren eine Negativentwicklung hin zu einer Straftatbegehung (als Risikofaktoren) fördern und welche sie (als protektive Faktoren) hemmen (s. auch OLG München, Beschl. v. 24.02.2017–1 Ws 105/17). Dabei reichen die **Begründungserfordernisse** umso weiter, je schwerwiegender der prognoseabhängige Eingriff ist. Je länger eine Person beispielsweise untergebracht ist, desto höher sind die Begründungsanforderungen für prognostische Einschätzungen, von denen eine Entscheidung über die weitere Unterbringung abhängt (BVerfG, Beschl. v. 17.02.2014–2 BvR 1795/12; BVerfG, Beschl. v. 23.05.2018–2 BvR 1161/16).

Bei alledem darf nicht aus dem Blick geraten, dass der Informationsgewinnung und -verarbeitung (insbesondere im Rahmen von Prognosebegutachtungen) **rechtliche Grenzen** gesetzt sind (dazu Boetticher u. a. NStZ 2019, 553, 556 ff.). So ist die

Weitergabe von personenbezogenen Daten an Sachverständige grundsätzlich nur zulässig, wenn eine Offenbarungsbefugnis besteht, die sich aus einer Einwilligung bzw. Schweigepflichtentbindungserklärung des Begutachteten oder aus einer gesetzlichen Erlaubnisnorm ergeben kann. Solche Erlaubnisnormen gibt es beispielsweise für die Einsichtnahme in die Gefangenenpersonalakten des Strafvollzugs (§ 180 Abs. 2 Nr. 5, Abs. 4 StVollzG bzw. entsprechende Vorschriften der Landesgesetze) oder im Rahmen einer Überprüfung der Unterbringung nach § 63 StGB für die Einsicht in die Patientendaten des Krankenhauses über den Untergebrachten (§ 463 Abs 4 S. 6 StPO).

1.127 Wie (bzw. nach welcher Methode) sind die verfügbaren Informationen zu verarbeiten?

Deutlich haben empirische Studien gezeigt, dass ein planmäßiges, d. h. methodisch gesteuertes Vorgehen einer unsystematischen Herangehensweise bei der Informationsverarbeitung überlegen ist. Unübersichtlicher ist die Forschungslage im Hinblick auf die Frage, welche Methode zum Einsatz kommen sollte. Zur Auswahl stehen unterschiedliche Möglichkeiten, für die im Laufe der Zeit verschiedene Einteilungen vorgeschlagen worden sind. So wurde beispielsweise vor Jahrzehnten schon von einer **Methodentrias** mit den Varianten **intuitive, statistische** und **klinische Prognostik** gesprochen, während heute die Unterscheidung zwischen einem **nomothetischen,** einem **idiografischen** (auch klinisch-idiografischen) und einem **intuitiven** (bzw. klinisch-intuitiven) Vorgehen verbreitet ist:

- **Intuitiv** meint hierbei allerdings eine unstrukturierte Urteilsbildung auf der Basis von subjektiven Einschätzungen und Erfahrungen, also keine Methode im Sinne eines planmäßigen Vorgehens.
- Hingegen ist für die **idiografische Vorgehensweise** eine Strukturierung charakteristisch, die vor allem durch die systematische Vorgabe von Beurteilungskriterien erreicht wird. Ziel dabei ist die genaue Erfassung der individuellen Gegebenheiten durch eine vorrangige Orientierung an den **Umständen des Einzelfalls,** die – anders als beim intuitiven Vorgehen – von Regeln bzw. Vorgaben bestimmt wird. Vor allem sollen über eine Identifikation der relevanten Risiko- und Schutzfaktoren individuelle Verhaltensmuster erfasst werden, die eine erneute Straffälligkeit wahrscheinlich machen.
- Beim **nomothetischen Ansatz** werden dagegen im Rahmen eines (ebenfalls) regelgeleiteten Vorgehens – zumeist unter Rückgriff auf standardisierte Instrumente – Bezüge zwischen dem Beurteilungsfall einerseits und empirischen Erkenntnissen (wie etwa Erfahrungssätzen, „Basisraten" oder anderen statistischen Befunden) andererseits hergestellt (Kröber u a. NStZ 2019, 574, 577). Nomothetische Konzepte wollen vor allem systematische Ableitungen aus verfügbarem Erfahrungswissen ermöglichen. Im Vordergrund steht hier der Abgleich mit empirischen Befunden, nicht die Orientierung an den Umständen des Einzelfalls.

Für die Strategie der nomothetischen Prognoseerstellung steht inzwischen eine Vielzahl von **Prognoseinstrumenten** zur Verfügung, die verschiedenen „Generationen" zugeordnet werden (vgl. Bonta und Andrews 2017). Zur sog. **zweiten Generation** (nach der intuitiven bzw. intuitiv-klinischen Prognose als erster Generation) zählen dabei solche Instrumente, die auf Umstände Bezug nehmen, für die ein gruppenstatistisch ermittelter Zusammenhang zur Rückfallwahrscheinlichkeit bestimmt wurde. Solche – zum Beispiel tat- oder täterbezogenen – **„Risikofak-**

toren" sind bei Anwendung eines Prognoseinstruments der zweiten Generation im Einzelfall festzustellen und die dabei erzielten Ergebnisse dann (quantitativ) weiterzuverarbeiten. Überwiegend ist dabei ein Risikoscore entweder durch schlichte Aufsummierung (so z. B. beim Verfahren *Risk Matrix 2000;* Thornton et al. 2003) oder durch gewichtete Verrechnung (wie z. B. beim *Violence Risk Appraisal Guide* (VRAG; Harris et al. 1993; dt. Version: Rossegger et al. 2009; s. auch Rettenberger et al. 2017) der festgestellten Faktoren zu bestimmen, um daraus dann in Orientierung an Referenzgruppen mit bekannten Rückfallquoten zu prognostischen Einschätzungen zu gelangen. Einige Verfahren der zweiten Generation sehen auch die direkte Ableitung von Aussagen zur Rückfallwahrscheinlichkeit vor, so z. B. die *Offender Group Reconviction Scale Version 3* (OGRS3; dt. Version: Breiling et al. 2022; Howard et al. 2009). Soweit Faktoren dabei zu einer quantifizierten Risikoeinschätzung verrechnet werden, ist – in Anlehnung an die Aktuare in der Versicherungs- und Wirtschaftsmathematik – auch von **aktuarischen Risikoeinschätzungen** die Rede.

Instrumente der **dritten Generation** wiederum berücksichtigen im Vergleich mit dem Stand der zweiten Generation stärker die Kumulation von Risikofaktoren, das Vorliegen von Schutzfaktoren und dynamische (d. h. veränderbare) Risiko- und Schutzfaktoren, so etwa das *Level of Service Inventory - Revised* (LSI-R; Andrews und Bonta 1995; dt. Version: Dahle et al. 2012).

Die strukturierte Fallanalyse durch die systematische Vorgabe von Beurteilungskriterien wird auch unter der Bezeichnung **„strukturiert-professionelle Risikobeurteilung"** („structured professional judgement", SPJ) diskutiert (Hart und Logan 2011). Instrumente aus diesem Bereich sind in der Regel mehr oder weniger umfangreiche Sammlungen empirisch belegter Risiko- und Schutzfaktoren, für die meist keine Verrechnung zu einer quantifizierten Risikoeinschätzung vorgesehen ist. Die Vorgaben sollen dazu genutzt werden, die im Einzelfall wichtigsten Risiko- und Schutzfaktoren zu identifizieren und jeweils zu gewichten. Insofern erhebt der SPJ-Ansatz den Anspruch, eine Brücke zwischen dem nomothetischen und einem einzelfallbezogenen Ansatz zu schlagen. Bei Aufsummierung der festgestellten Risiko- und Schutzfaktoren zu einem Gesamtscore nähern sich diese Verfahren allerdings den statistisch-nomothetischen Methoden an. Den SPJ-Instrumenten wird beispielsweise das *Historical-Clinical-Risk Management-20 Scheme* (HCR-20; Webster et al. 1997; Douglas 2014; Douglas et al. 2014; dt. Version: Müller-Isberner et al. 1998) zur Vorhersage zukünftiger Gewalttaten zugerechnet.

Die Vielfalt der Strategien bringt nicht zuletzt mit sich, dass Risikoeinschätzungen in der Praxis auf ganz Unterschiedlichem basieren. Subjektive Erfahrungen und Überzeugungen gehören ebenso dazu wie eine Verrechnung von ausgewählten (Risiko-)Faktoren oder ein individuelles Risikoprofil. Dabei kann schon die Bestimmung der für maßgeblich gehaltenen Prädiktoren bzw. Indikatoren intuitiv oder systematisch erfolgen.

MERKE

Vorgehensweisen bei der Kriminalprognose

- Nomothetisches Vorgehen
- Idiografisches (auch klinisch-idiografisches) Vorgehen
- Intuitives (bzw. klinisch-intuitives) Vorgehen

1.128 Welchen Anforderungen muss die eingesetzte Prognosemethode genügen?

Methodischen Freiheiten werden Grenzen durch das **rechtliche Anforderungsprofil** gesetzt, dem Prognosen gerecht werden müssen (▶ 1.124) und das von den Geboten der **Objektivität** und des **Einzelfallbezugs** bestimmt wird. Zwar wird seit vielen Jahren lebhaft darüber diskutiert, welchen Anforderungen die eingesetzte Prognosemethode im Einzelnen zu genügen hat, wobei das Gesetz auch dazu nur wenige Anhaltspunkte gibt. Dass darin allerdings kein Freibrief für methodische Beliebigkeit zu sehen ist, hängt insbesondere mit den beschriebenen Erfordernissen einer ebenso objektiven wie individuellen Prognosebeurteilung (▶ 1.126) zusammen.

Deshalb muss die eingesetzte Methode insbesondere **dem Einzelfall gerecht** werden, so beispielsweise beim Rückgriff auf standardisierte Instrumente zur Risikoeinschätzung, zu denen etwa das HCR-20-Schema, der VRAG-R oder der LSI-R (▶ 1.127) gehören. Solche Instrumente ermöglichen ein **standardisiertes Vorgehen,** das dabei helfen kann, die Vollständigkeit der Erhebungen abzusichern oder die Nachvollziehbarkeit der Einschätzungen zu verbessern. Ein Rückgriff darauf darf allerdings von vornherein **nur im empirisch gesicherten Einsatzbereich** des jeweiligen Instruments erfolgen, also nur ein indiziertes (weil passendes) Verfahren eingesetzt werden. Insbesondere muss der Beurteilungsfall in seinen wesentlichen Merkmalen den Konstellationen entsprechen, für die eine Aussagekraft des eingesetzten Instruments empirisch belegt ist. Der Beurteilungsfall darf also von den Eigenschaften der Eichstichproben nicht wesentlich abweichen.

Aus dem **Individualisierungsgebot** folgt zudem die Notwendigkeit, dass die im Strafrecht eingesetzte Prognosemethode eine Berücksichtigung des individuellen Lebenskontexts ermöglichen, d. h. **kontextsensitiv** sein muss. Denn dem Einzelfall kann eine prognostische Einschätzung von vornherein nur dann gerecht werden, wenn darin die relevanten Einzelfallumstände vollständig eingeflossen sind. Die eingesetzte Methode hat insbesondere die Feststellung zu ermöglichen, ob Umstände, die erfahrungsgemäß das Risiko einer Straftatbegehung erhöhen, auch im Einzelfall eine risikoerhöhende Wirkung haben. Denn was sich zum Beispiel gruppenstatistisch als Risikofaktor erwiesen hat, kann im Einzelfall bedeutungslos sein. Eine Schwerstabhängigkeit zum Beispiel kostet viel und erhöht deshalb erfahrungsgemäß die Bereitschaft, Straftaten zur Finanzierung der Abhängigkeit zu begehen. Diese Gefahr einer „Beschaffungskriminalität" besteht hingegen nicht, wenn ausreichende finanzielle Mittel vorhanden sind, sodass Schwerstabhängigkeit dann kein entsprechender Risikofaktor ist. Selbst wenn ein Umstand die Wahrscheinlichkeit künftiger Straffälligkeit drastisch erhöht, bleibt im Fall seines Nachweises die Möglichkeit, dass sich der Betroffene erwartungswidrig verhält und trotz entsprechender Gefährdung rechtstreu bleibt.

Die eingesetzte Methode hat zudem **veränderungssensitiv** zu sein. Denn nicht zuletzt die Entwicklungskriminologie lieferte Belege dafür, dass Veränderungen einer Biografie auch im Hinblick auf die Begehung von Straftaten die Regel sind (s. etwa Stelly und Thomas 2001; Farrington et al. 2006; Moffit 1993; Sampson und Laub 1993). Davon geht offensichtlich auch der Gesetzgeber aus, indem er beispielsweise dazu auffordert, die Möglichkeit des Ausstiegs aus einer kriminellen Karriere zu prüfen (s. bspw. § 67d StGB). Ein solcher Karriereabbruch aber wäre ohne Veränderlichkeit der maßgeblichen Umstände undenkbar. Auch verlangt das Gesetz beispielsweise die Ergreifung von Präventionsmaßnahmen, um Straffällige zu einem

Leben ohne die Begehung von Straftaten – und damit zu einer Verhaltensänderung – zu befähigen (vgl. etwa § 2 StVollzG und entsprechende Zielvorgaben in den Justizvollzugsgesetzen der Länder). Offenkundig setzt der Gesetzgeber also darauf, dass Menschen sich – ebenso wie die Umstände – ändern können. Ein Augenmerk für Veränderungsprozesse bei der Prognoseerstellung ist damit unverzichtbar. Sichergestellt sein muss die Aktualität der Vorstellungen von veränderlichen Faktoren, wie sie zum Beispiel in Akten oder bisherigen Stellungnahmen dokumentiert sind.

1.129 Entsprechen verfügbare Methoden den maßgeblichen Anforderungen?

Weil Prognosen ebenso objektiv wie individuell zu sein haben, steht die Methodenfrage in einem **Spannungsfeld.** So ermöglicht ein **nomothetisches Konzept** systematische Bezugnahmen auf empirisches Erfahrungswissen bei einem hohen Grad der Standardisierung und Nachvollziehbarkeit, was der **Objektivität** zugutekommt. Individuelle Besonderheiten und Eigenheiten werden hingegen nicht in der gebotenen Weise berücksichtigt. Den rechtlich gebotenen Einzelfallbezug vermag eine rein „nomothetische" Methodik nicht herzustellen. Insbesondere ist das Ergebnis einer „aktuarischen" Risikoeinschätzung die Zuordnung des Einzelnen zu einer Risikogruppe, über die es empirische Daten gibt. Die konkrete Wahrscheinlichkeit eines Rückfalls im Einzelfall lässt sich auf diese Art hingegen nicht bestimmen.

Der **idiografische Ansatz** wiederum wird eher dem rechtlichen Gebot einer **Einzelfallorientierung** gerecht, ist aber zugleich mit einem sehr komplexen und anspruchsvollen Beurteilungsprozess sowie mit Wertungsspielräumen verbunden.

In diesem Spannungsfeld zwischen den Geboten der Objektivität und des Einzelfallbezugs werden Auswege u. a. über eine **Kombination beider Herangehensweisen** gesucht, mit der die Stärken der jeweiligen Strategien genutzt und die Schwächen reduziert werden sollen (Dahle 2005). Dabei wird die Reihenfolge der Arbeitsschritte – zunächst der Datenabgleich und dann die Analyse der individuellen Gegebenheiten oder umgekehrt – für unerheblich gehalten. Als ein gangbarer Weg dieser Art wird beispielsweise unter der Bezeichnung **„clinical override"** die nachträgliche, am Einzelfall orientierte Anpassung von Risikoleveln diskutiert, die mit einem standardisierten Prognoseinstrument ermittelt wurden. Soweit diese Anpassung allerdings intuitiv erfolgt, führt dies zu keiner Verbesserung, sondern eher zu einer Verschlechterung der Prognosegüte (dazu etwa Hanson und Morton-Bourgon 2009; Orton et al. 2021).

Schon deshalb, aber zum Beispiel auch, weil Prognoseinstrumente inzwischen in großer und ständig wachsender Zahl zur Verfügung stehen, erscheint die allgemeine Empfehlung eines bestimmten Verfahrens nicht sinnvoll (s. auch Kröber u. a. NStZ 2019, 574, 576). Vielmehr setzt der Rückgriff auf ein Instrument die Erfüllung eines Anforderungsprofils voraus, zu dem neben der Indikation (▶ 1.128) eine **transparente Informationsverarbeitung** oder – bei statistisch-nomothetischen Instrumenten mit Bezug auf Normwerte – die **Verfügbarkeit angemessener Normverteilungen** für den deutschsprachigen Raum gehören.

In einem Zusammenhang mit dem „methodischen Patt" steht auch die Entwicklung einer **individuellen Hypothese zur Delinquenzgenese:** Auf Grundlage der relevanten Tatsachen bietet es sich an, zunächst im Einklang mit dem gesicherten Erfahrungswissen (Kröber u. a. NStZ 2019, 574, 577) ein individuelles Modell des Bedingungsgefüges der bisherigen Delinquenz (eine „individuelle Delinquenzhypothese") zu formulieren. Daraus kann anschließend dann eine Einschätzung der künftigen Weiterentwicklung abgeleitet werden (Kröber u. a. NStZ 2019, 574, 574), indem vor allem geprüft wird, welche Anteile des deliktswirksamen Bedingungsgefüges im Beurteilungszeitpunkt noch fortbestehen und wie mit verbliebenen Risiken umzugehen ist (Kröber u. a. NStZ 2019, 574, 578).

1.130 Wer hat die Qualifikation für die Erstellung von Prognosen?

Verhaltensprognosen sind weder alleinige Sache des Rechts noch einer bestimmten Fachdisziplin. Wer beispielsweise auf die Verschwiegenheit eines anderen oder auf die Rückerlangung von verliehenem Geld vertraut, fühlt sich dabei in der Regel nicht an rechtliche oder fachliche Vorgaben gebunden. Im Gegenteil wird Vertrauen gerade als persönliche Angelegenheit angesehen. Dies gilt auch im Hinblick auf kriminelle Verhaltensweisen, zum Beispiel wenn Gefährdungen durch Mitmenschen im öffentlichen Nahverkehr oder im Fußballstadion im Raum stehen. Oft sind Kriminalprognosen also das Ergebnis einer Strategie, die ohne Recht und Gesetz oder eine besondere Fachkompetenz auskommt.

Auch der **Gesetzgeber** geht davon aus, dass **Kriminalprognosen ohne besondere Sachkunde** erstellt werden können, da Prognosen im Strafverfahren in großer Zahl ohne die Beteiligung von Sachverständigen auszuarbeiten sind. So zählt beispielsweise die Verhängung von Strafen zu den zentralen Themen des Strafprozesses. Ohne kriminalprognostische Einschätzungen aber können Strafen nicht sachgerecht festgesetzt werden. Denn dabei sind nach **§ 46 Abs. 1 S. 2 StGB** zum Beispiel die Wirkungen zu berücksichtigen, die von der Strafe für das künftige Leben des Täters zu erwarten sind. Zugleich gehört die Vermittlung von prognostischem Sonderwissen nicht zum Pflichtprogramm der juristischen Ausbildung und kann somit auch nicht Grundvoraussetzung für die Erstellung einer Kriminalprognose im Kontext der Strafverhängung sein. Auch in anderen Zusammenhängen – wie etwa der Strafrestaussetzung zur Bewährung – fordert das Gesetz Kriminalprognosen **ohne die Hinzuziehung von Sachverständigen** ein. Die Erstellung von Kriminalprognosen sieht das Gesetz somit ganz offensichtlich nicht als eine Aufgabe an, die von vornherein nur eine Person mit spezieller Qualifikation erfüllen kann.

In bestimmten Konstellationen allerdings behält der Gesetzgeber die Erstellung von Kriminalprognosen Sachverständigen – also den Inhabern einer besonderen Sachkunde – vor:

MERKE

Obligatorisch ist die **Einholung eines kriminalprognostischen Gutachtens** zum Beispiel bei der Entscheidung darüber, ob die Vollstreckung des Restes einer lebenslangen Freiheitsstrafe (vgl. **§ 454 Abs. 2 StPO**) oder einer freiheitsentziehenden Maßregel (s. **§§ 463 Abs. 3 S. 3, 67d StGB**) ausgesetzt werden kann.

Über welche Qualifikationen Prognosesachverständige konkret verfügen müssen, ist im Gesetz (wie bei anderen Formen der Begutachtung) nicht detailliert geregelt. Auch eine bestimmte fachliche Herkunft gibt das Gesetz im Bereich der Kriminalprognostik in der Regel nicht vor. Lediglich bei der Überprüfung einer Unterbringung im psychiatrischen Maßregelvollzug nach § 63 StGB ist die Gutachterauswahl – nach einer am 1.8.2018 in Kraft getretenen Änderung des § 463 StPO – auf

externe Sachverständige beschränkt, die **Ärzte oder Psychologen mit forensisch-psychiatrischer Sachkunde und Erfahrung** sein „sollen" (s. **§ 463 Abs. 4 S. 5 StPO**).

Im Übrigen steht die Auswahl von Prognosesachverständigen grundsätzlich im freien **Ermessen des Auftraggebers** (s. für Gerichte etwa **§ 73 Abs. 1 StPO**), wobei auch Kriminolog*innen, Sozialpädagog*innen, Psychotherapeut*innen oder Suchttherapeut*innen als Inhaber*innen der erforderlichen Sachkunde in Betracht kommen. Allerdings obliegt die Beurteilung medizinischer Sachverhalte allein Ärztinnen und Ärzten (Boetticher u. a. NStZ 2019, 553, 555), was vor allem bei Prognosen im Bereich der Maßregeln (s. dazu ▶ 5.2) eine Rolle spielt. Dort gibt es – insbesondere bei der Unterbringung in einem psychiatrischen Krankenhaus (§ 63 StGB) oder in einer Entziehungsanstalt (§ 64 StGB) – direkte Bezüge zu medizinischen Fragestellungen. Hingegen steht die Mehrheit der Kriminalprognosen im Strafrecht nicht mit Maßregeln in Zusammenhang und wird von medizinischen Belangen nicht beeinflusst. Insbesondere ist Voraussetzung für eine Bestrafung (die weitaus häufiger als die Verhängung von Maßregeln ist), dass der oder die davon Betroffene schuldhaft – und damit unbeeinflusst von einer Gesundheitsstörung – gehandelt hat.

Allgemein wird zu den Qualifikationsvoraussetzungen für die Erstellung von kriminalprognostischen Gutachten eine kriminologische Expertise, die Kompetenz im eigenen erfahrungswissenschaftlichen Fachgebiet sowie eine einschlägige Erfahrung in der Exploration von straffälligen Personen gezählt (Kröber u. a. NStZ 2019, 574, 574).

1.131 Was gilt im Hinblick auf die Qualität von Prognosen?

Der Begriff Qualität umschreibt allgemein die Eignung für den vorgesehenen Verwendungszweck, wonach bei Kriminalprognosen aus verschiedenen Perspektiven gefragt werden kann. Vor allem erscheint auf den ersten Blick naheliegend, den **Eintritt des Vorhergesagten** – wie etwa eine vorhergesagte zukünftige Straffälligkeit – als **Qualitätskriterium** anzusehen. Allerdings sind Kriminalprognosen im Strafrecht stets Teil des Bemühens, die Entwicklung der betroffenen Person möglichst günstig zu beeinflussen (Kröber u. a. NStZ 2019, 574, 579). Schon deshalb liefert die tatsächliche Weiterentwicklung keinen direkten Hinweis auf die Qualität oder Validität einer prognostischen Einschätzung. Beispielsweise veranlasst ein hohes Rückfallrisiko regelmäßig Maßnahmen, mit denen die ungünstige Weiterentwicklung in Richtung Rückfall vereitelt werden soll. Gelingt dies, liegt darin nicht gleichzeitig eine Widerlegung der vorherigen Risikobeurteilung.

Dabei ist das Ergreifen von Präventionsmaßnahmen aus Anlass eines Rückfallrisikos nur ein Beispiel dafür, dass Verläufe von zahlreichen Faktoren bestimmt werden, deren Auswirkungen zum Prognosezeitpunkt nicht einschätzbar sein müssen. Schon deshalb kann die weitere Entwicklung stets von den Ergebnissen abweichen, die bei fachgerechter bzw. fehlerfreier Kriminalprognostik erzielt wurden. Auch wegen der niemals ausschließbaren Möglichkeit einer erwartungswidrigen Weiterentwicklung (▶ 1.122) sind Prognosen als Wahrscheinlichkeitsaussagen stets mit Unsicherheiten verbunden und Rückfälle immer im Bereich des jedenfalls theoretisch Möglichen (s. auch BVerfG, Beschl. v. 11.01.2016–2 BvR 2961/12, Rn. 28; BVerfGE 117, 71, 98 f.; BVerfG, Beschl. v. 22. März 1998–2 BvR 77/97 -, NJW 1998, S. 2202, 2203).

Dabei ist eine **Kriminalprognose** ohnehin eine besonders **irrtumsanfällige Form der Vorhersage.** Zu ihren Herausforderungen gehört nicht zuletzt der vergleichsweise lange Vorhersagezeitraum, mit dessen Dauer die Unwägbarkeiten größer werden. So geht es bei Kriminalprognosen im Kontext von vorzeitigen Entlassungen aus Vollzug oder Unterbringung um Zeiträume von mehreren Jahren. Je länger aber der Vorhersagezeitraum ist, desto mehr gewinnen insbesondere schwer einschätzbare situative Faktoren an Bedeutung.

Weicht also die tatsächliche von der vorausgesagten Weiterentwicklung ab, dann ist das kein zuverlässiger Beleg für einen Qualitäts- oder Validitätsmangel der Vorhersage. Eine unzutreffende Prognose geht zwar fehl, muss jedoch nicht auf einem Fehler beruhen. Zu differenzieren ist vielmehr zwischen **Prognosefehlern** und **Prognoseirrtümern,** denn auch eine falsche Vorhersage kann fehlerfrei sein. Eher bietet sich an, die Qualität oder Validität von Prognosen auf die Frage zu beziehen, ob prognostiziert wird, was prognostiziert werden soll. Auch kann die Qualität einer Prognose an den Anforderungen der Prognoseerstellung gemessen werden, so etwa an der Vollständigkeit der Tatsachengrundlage oder dem Einsatz einer kontext- und veränderungssensitiven Methode. Bei Abweichungen vom Anforderungsprofil erscheint dann angebracht, von Prognosefehlern zu sprechen. Sie haben in der Praxis vielfältige Ursachen, zum Beispiel dass neu auftretende oder besondere Umstände überbewertet oder erwartungswidrige Aspekte – etwa bei Auftreten des Bestätigungsfehlers – vernachlässigt werden.

Literatur

Andrews DA, Bonta J. The Level of Service Inventory - Revised. Toronto: Multi-Health Systems 1995.

Boetticher A, Kröber H-L, Müller-Isberner R, Böhm KM. Mindestanforderungen für Prognosegutachten. NStZ 2006; 537.

Bonta J, Andrews DA. The Psychology of Criminal Conduct. New York: Routledge 2017.

Breiling L, Dahle K-P, Oberlader V, Rettenberger M. Die deutsche Version der Offender Group Reconviction Scale, Version 3 (OGRS 3). BM-Online, Band 30. Kriminologische Zentralstelle (KrimZ) 2022; https://krimpub.krimz.de/frontdoor/deliver/index/docId/223/file/bm-online30.pdf (letzter Zugriff: 10.5.2024).

Dahle K-P. Psychologische Kriminalprognose. Wege zu einer integrativen Methodik für die Beurteilung der Rückfallwahrscheinlichkeit bei Strafgefangenen. Freiburg i. Br.: Centaurus 2005.

Dahle K-P, Harwardt F, Schneider-Njepel V. LSI-R Inventar zur Einschätzung des Rückfallrisikos und des Betreuungs- und Behandlungsbedarfs von Straftätern. Deutsche Version des Level of Service Inventory – Revised nach Don Andrews und James Bonta. Göttingen: Hogrefe 2012.

Douglas KS, Hart SD, Webster CD, Belfrage H, Guy LS, Wilson CM. Historical-Clinical-Risk Management-20, Version 3 (HCR-20v3): Development and overview. Int J Forens Ment Health 2014; 13(2): 93–108.

Farrington DP, Coid JW, Harnett LM, Jolliffe D, Soteriou N, Turner RE, West DJ. Criminal careers up to age 50 and life success up to age 48: New findings from Cambridge Study in Delinquent Development. 2nd ed. Home Office Research Study 299. London: Great Britain Home Office Research Development and Statistics Directorate 2006; https://www.ojp.gov/ncjrs/virtual-library/abstracts/criminal-careers-age-50-and-life-success-age-48-new-findings (letzter Zugriff: 10.5.2024).

Göppinger H. Kriminologie. 6. A. München: C.H. Beck 2008.

1

Hanson RK, Morton-Bourgon KE. The accuracy of recidivism risk assessments for sexual offenders: A meta-analysis of 118 prediction studies. Psychol Assess 2009; 21(1): 1–21.

Harris GT, Rice ME, Quinsey VL. Violent recidivism of mentally disordered offenders: The development of a statistical prediction instrument. Crim Justice Behav 1993; 20 (4):315–335.

Hart SD, Logan C. Formulation of violence risk using evidence-based assessments: The structured professional judgement approach. In: Sturmey P, McMurran M (eds.): Forensic Case Formulation. Chichester: Wiley-Blackwell 2011; 83–126.

Howard P, Francis B, Keit Soothill K, Humphreys L. OGRS 3: The revised offender group reconviction scale. Research summary 7/09. Ministry of Justice 2009; https://core.ac.uk/download/pdf/1556521.pdf (letzter Zugriff: 10.5.2024).

Kröber H-L. Empfehlungen für Prognosegutachten, NStZ 2019.

Moffitt TE. Adolescence-limited and life-course persistent antisocial behavior: A developmental taxonomy. Psychol Rev 1993; 100(4): 674–701.

Morgenstern C, Wischka B. 2. Kapitel – Aufnahme, Planung und Unterbringung, A.-C. In: Schwind H-D, Böhm A, Jehle J-M, Laubenthal K (Hrsg.): Strafvollzugsgesetze – Bund und Länder, 7., neu bearb. u. erw. A. Berlin: de Gruyter 2020; 76–136.

Müller-Isberner R, Jöckei D, Gonzales Cabeza J. Die Vorhersage von Gewalttaten mit dem HCR-20 (Version 2-D1). Haina: Institut für Forensische Psychiatrie 1998.

Orton LC, Hogan NR, Wormith JS. An examination of the professional override of the Level of Service Inventory – Ontario Revision. Crim Justice Behav 2021; 48(4): 421–441.

Rettenberger M, Gregório Hertz P, Eher R. Die deutsche Version des Violence Risk Appraisal Guide-Revised (VRAG-R). Wiesbaden: Kriminologische Zentralstelle e. V. 2017; https://nbn-resolving.org/urn:nbn:de:0168-ssoar-51580-8.

Rossegger A, Urbaniok F, Danielsson C, Endrass J. Der Violence Risk Appraisal Guide (VRAG) – ein Instrument zur Kriminalprognose bei Gewaltstraftätern. Fortschr Neurol Psychiatr 2009; 77(10): 577–584.

Sampson RJ, Laub JH. Crime in the Making: Pathways and turning points through life. Boston: Harvard University Press 1993.

Stelly W, Thomas J. Einmal Verbrecher – immer Verbrecher? Junge Widerholungstäter im Visier. Wiesbaden: Stringer Fachmedien 2001.

Streng F. Strafrechtliche Sanktionen. Die Strafzumessung und ihre Grundlagen. 3 A. Stuttgart: Kohlhammer 2012.

Thornton D, Mann R, Webster S, Blud L, Travers R, Friendship C, Erikson M. Distinguishing and combining risks for sexual and violent recidivism. Ann N Y Acad Sci 2003; 989: 225–235.

Webster CD, Douglas KS, Eaves D, Hart SD. HCR-20. Assessing the risk of violence. Version 2. Burnaby: Simon Fraser University and Forensic Psychiatric Services Commission of British Columbia 1997.

2 Zivilrecht

Allgemeine materiellrechtliche und prozessuale Fragen des Zivilrechts

Johannes Kaspar und Nicolas Cypher

2.1 Was ist die Aufgabe des Zivilrechts?

Das Zivilrecht dient der Regelung der Rechtsbeziehungen der Bürger und juristischen Personen untereinander. Seiner Grundidee nach soll es für die Gesamtheit der Bürgerinnen und Bürger eine rechtseinheitliche Ordnung mit geringstmöglicher direkter Einflussnahme durch den Staat bieten. Man spricht insoweit von einer **Privatrechtsgesellschaft** (Neuner 2023, S. 2).

Darin besteht auch der wesentliche Unterschied zum Öffentlichen Recht und zum Strafrecht, in deren Regelungen es um ein Über- und Unterordnungsverhältnis zwischen Bürgerinnen bzw. Bürgern und Staat geht.

2.2 Nach welchen Prinzipien funktioniert das Zivilrecht?

Eine Kernaufgabe des Zivilrechts ist es, die freie und gleiche Teilnahme aller am Rechtsgeschäftsverkehr abzusichern (Säcker et al. 2022, Rn. 38).

Erstes Kernprinzip ist dabei die aus dem Grundrecht auf allgemeine Handlungsfreiheit gem. **Art. 2 I GG** abgeleitete **Privatautonomie** der Bürgerinnen und Bürger. Im Rahmen ihrer Selbstbestimmungsfähigkeit soll es jeder Person möglich sein, sich gegenüber anderen Personen rechtlich zu verpflichten, selbst wenn die konkrete rechtliche Verpflichtung aus objektiver Sicht grob unvernünftig ist.

Hier kommt aber das zweite Kernprinzip zum Tragen, das **Sozialprinzip.** Um eine gleiche Teilhabe am Rechtsverkehr sichern zu können, müssen Schutzmechanismen für besonders schwache oder strukturell unterlegene Personen gegeben sein. Dies gilt insbesondere für Kinder, Personen in wirtschaftlichen Notlagen oder geistig beeinträchtigte Menschen.

2.3 Welche Bereiche umfasst das Zivilrecht?

Das Zivilrecht kann in das Allgemeine Privatrecht, das **Bürgerliche Recht** des BGB und das **Sonderprivatrecht** aufgeteilt werden.

Das im Bürgerlichen Gesetzbuch (BGB) geregelte Bürgerliche Recht stellt den Eckpfeiler des Zivilrechts dar und regelt die allgemeinen Rechtsbeziehungen sämtlicher Bürgerinnen und Bürger. Dabei lässt sich der Regelungsgegenstand des BGB weiter in seine fünf Bücher unterteilen.

Info

Die fünf Bücher des BGB:

- Allgemeiner Teil des Bürgerlichen Rechts
- Schuldrecht
- Sachenrecht
- Familienrecht
- Erbrecht

Das **Sonderprivatrecht** hingegen regelt nur die rechtlichen Beziehungen von Beteiligten in besonderen Rechtsstellungen oder Rechtsbeziehungen zueinander. Wichtige Bereiche des Sonderprivatrechts sind das Handelsrecht, das Arbeitsrecht, das Urheberrecht und das Wettbewerbsrecht; daneben gibt es aber noch eine ganze Reihe anderer Sonderrechtsbeziehungen, die gesondert geregelt werden.

Bereits die Titel der verschiedenen Bücher des BGB zeigen, dass das Zivilrecht nicht nur geschäftliche oder vertragliche Beziehungen regelt, sondern auch das Verhältnis von Personen untereinander, von Familien zueinander, von Personen zu Sachen und die Erbfolge. Diese Regelungen binden alle an der konkreten rechtlichen Beziehung beteiligten Personen dergestalt, dass diese im Wege eines zivilrechtlichen **Anspruchs** voneinander die Einhaltung des korrekten Ablaufs oder Inhalts der konkreten rechtlichen Beziehung verlangen können.

2.4 Wie kann ein zivilrechtlicher Anspruch durchgesetzt werden?

Das Allgemeine sowie das Sonderprivatrecht regeln zwar eine große Menge von Rechten, Pflichten und möglichen Ansprüchen, aber sie bieten keinen unmittelbaren Weg an, diese Ansprüche auch tatsächlich durchzusetzen. An dieser Stelle kommt das in der Zivilprozessordnung (ZPO) geregelte **Zivilprozessrecht** ins Spiel. Die ZPO bestimmt die Voraussetzungen und Abläufe des zivilrechtlichen **Erkenntnisverfahrens** sowie des **Vollstreckungsverfahrens.** Sie regelt damit die gerichtliche Bewertung der Entstehung eines Anspruchs, seine gerichtliche Feststellung bis hin zu seiner zwangsweisen Durchsetzung.

Nur in engen gesetzlich bestimmten Ausnahmefällen (etwa §§ 227, 859, 904, 962 BGB) steht dem Bürger die eigenmächtige Durchsetzung seiner Ansprüche zu, ansonsten ist diese Befugnis auf den Staat übertragen. Wenn aber nur der Staat berechtigt ist, zivilrechtliche Ansprüche durchzusetzen, dann erwächst aus dem **Rechtsstaatsprinzip** des **Art. 20 III GG** auch die Pflicht des Staates, dem Bürger bzw. der Bürgerin diese Durchsetzung zu ermöglichen. Die ZPO ist somit die praktische Konsequenz des **Gewaltmonopols** des Staates und des daraus (als Kehrseite) resultierenden **Justizgewährungsanspruchs** aus Art. 20 III GG (Saenger 2019, S. 46).

2.5 Welche Voraussetzungen muss eine Person erfüllen, um einen Zivilprozess zu führen?

Um eine Klage vor einem Zivilgericht erheben zu können, muss sowohl die betroffene Person als auch ihre Klage selbst alle **Prozessvoraussetzungen** der ZPO erfüllen. Dabei ist zwischen prozessbezogenen, gerichtsbezogenen, streitgegenstandsbezogenen und parteibezogenen Voraussetzungen zu differenzieren.

Die parteibezogenen, also an die klagende Person gebundenen Prozessvoraussetzungen sind die **Parteifähigkeit** gem. **§ 50 ZPO** und die **Prozessfähigkeit** gem. **§§ 51 ff. ZPO** (▶ 2.6).

2.6 Wie unterscheidet sich die Prozessfähigkeit von der Parteifähigkeit?

Die zivilrechtliche Prozessfähigkeit ist in **§ 51 ZPO** geregelt und beschreibt die Fähigkeit einer Person, vor Gericht selbst oder ggf. durch einen Vertreter **Prozesshandlungen vor- und entgegennehmen** zu können. Ihr Erfordernis soll die betroffene Person von den negativen Folgen unzulänglicher oder unsachgemäßer Prozessführung schützen (Lindacher/Hau, Münchener Kommentar zur Zivilprozessordnung, § 51 Rn. 2).

Die Prozessfähigkeit darf dabei nicht mit der **Parteifähigkeit** verwechselt werden, womit die Fähigkeit beschrieben wird, Partei in einem Gerichtsprozess zu sein. Dies ist bei natürlichen Personen nur nach der angeborenen Rechtsfähigkeit zu bewerten und kann daher, unabhängig von jedweder (psychischer) Beeinträchtigung, nicht verloren gehen. **Juristischen Personen** wird die Rechtsfähigkeit durch das Gesetz verliehen (bei BGB-Gesellschaften z. B. § 705 Abs. 2 BGB).

2.7 Wann ist eine Person prozessfähig?

Die Prozessfähigkeit einer Person wird gem. **§ 52 ZPO** nach ihrer Fähigkeit bestimmt, sich durch Verträge verpflichten zu können, also allgemeiner gesprochen nach ihrer **Geschäftsfähigkeit.** Daher ist die Prozessfähigkeit zusammen mit der Geschäftsfähigkeit immer dann ausgeschlossen, wenn die betroffene Person gem. **§ 104 BGB** das 7. Lebensjahr nicht vollendet hat oder sich in einem Zustand krankhafter Störung der Geistestätigkeit befand (▶ 2.14).

Anders als im materiellen Recht gibt es auf prozessualer Ebene aber **keine beschränkte Prozessfähigkeit.** Bei nicht vollständig vorliegender Geschäftsfähigkeit entfällt die Prozessfähigkeit insgesamt. Beschränkt Geschäftsfähige (insbesondere Minderjährige) können sich ohne die Zustimmung der Eltern nicht vertraglich verpflichten und sind somit (außer im Bereich der eng gefassten Ausnahmen der §§ 112, 113 BGB) auch nicht prozessfähig.

2.8 Muss zur Annahme von Prozessunfähigkeit eine umfassende krankhafte Störung der Geistestätigkeit vorliegen?

Nach st. Rspr. des Bundesgerichtshofes kann die Prozessfähigkeit in besonders gelagerten Fällen auch nur für beschränkte Angelegenheiten entfallen. Man spricht dabei von einer **partiellen Prozessfähigkeit** (BGH NJW 1955, 1714). Hiermit sind Fälle gemeint, in denen ein Zustand krankhafter Störung der Geistestätigkeit oder eine geistige Krankheit nur mit einem **konkreten Schlüsselerlebnis** zusammenhängt, das im Gerichtsprozess zentral ist. Für diese Fälle soll die betroffene Person für genau diesen Prozess vor unüberlegten Prozesshandlungen geschützt werden und ist als prozessunfähig anzusehen. Bekannte Beispiele sind etwa krankhafter Eifersuchtswahn oder Realitätsverlust in einem Scheidungsprozess oder der sog. Querulantenwahn (Müller und Nedopil 2017, S. 68; Schneider et al. 2020, S. 295). Für die von der spezifischen Störung nicht betroffenen Prozesse ist die Person hingegen in vollem Umfang prozessfähig.

2.9 Welche Besonderheiten gelten bei betreuten Personen?

Gemäß **§ 53 Abs. 1 ZPO** ist eine Person in Betreuung zunächst weiterhin voll geschäftsfähig und damit prozessfähig. Tritt der Betreuer aber im Prozess für die betreute Person auf oder ist die Führung des Prozesses dem Aufgabenbereich des Betreuers zugewiesen, wird die betreute Person nach **§ 53 Abs. 2 ZPO** prozessunfähig (Schneider et al. 2020, S. 291). An ihre Stelle tritt der nunmehr prozessfähige Betreuer (Kröber et al. 2009, S. 18).

2.10 Welche Bedeutung hat die Prozessfähigkeit im Zivilprozess?

Die Prozessfähigkeit ist für den Zivilprozess sowohl **Prozessvoraussetzung** als auch **Prozesshandlungsvoraussetzung:**

- Ihre Stellung als Prozessvoraussetzung bedeutet, dass bei ihrem Nichtvorliegen spätestens zum Zeitpunkt der letzten mündlichen Verhandlung die Klage als unzulässig im Wege des Prozessurteils abgewiesen werden muss (BGHZ 86, 186).
- Darüber hinaus bedarf es der Prozessfähigkeit zur Vornahme von **Prozesshandlungen,** insbesondere der Klageerhebung, bei Beweisanträgen oder der Erteilung einer Vollmacht.

MERKE
Insgesamt ist es einer nicht prozessfähigen Prozesspartei faktisch unmöglich, einen zivilrechtlichen Anspruch selbst gerichtlich durchzusetzen.

2.11 Wie läuft die Begutachtung der Prozessfähigkeit durch einen Sachverständigen ab?

Da die Begutachtung der Prozessfähigkeit eine Begutachtung der Geschäftsfähigkeit beinhaltet, gelten bei der Feststellung zum Ausschluss der Prozessfähigkeit wegen psychischer Störungen die gleichen Grundsätze wie bei der Geschäftsfähigkeit (Taupitz 2021, S. 522). Insoweit ist für die Begutachtung auf ▶ 2.17 und ▶ 2.18 zu verweisen.

2.12 Wann wird ein Sachverständiger zur Klärung der Prozessfähigkeit hinzugezogen?

Eine Überprüfung eventuell fehlender Prozessfähigkeit hat gem. **§ 56 ZPO** durch das Gericht **von Amts wegen** stattzufinden. Das heißt, dass das Gericht in jedem Verfahrensstadium von sich aus auf die Prozessfähigkeit der beteiligten Parteien achten muss. Dieser Grundsatz wird jedoch nach der Rechtsprechung insoweit eingeschränkt, als eine (durch einen psychiatrischen Sachverständigen durchzuführende) Prüfung der Prozessfähigkeit nur dann erfolgt, wenn **Anhaltspunkte für Zweifel** am Bestehen der Prozessfähigkeit vorliegen. Ansonsten ist nach st. Rspr. generell davon auszugehen, dass eine die Geschäfts- und damit die Prozessfähigkeit ausschließende Störung der Geistestätigkeit einen **Ausnahmefall** darstellt und das

Gericht nicht ohne Verdacht teure Sachverständigengutachten einholen muss (BGHZ 18, 189 f.; BGHZ 86, 189).

Literatur

Adolphsen J. Zivilprozessrecht. 8. A. Baden-Baden: Nomos 2023.
Brox H, Walker W-D. Allgemeiner Teil des BGB. 47. A. München: Vahlen 2023.
Häßler F, Nedopil N, Dudeck M. Praxishandbuch Forensische Psychiatrie. 3. A. Berlin: Medizinisch Wissenschaftliche Verlagsgesellschaft 2022.
Kröber H-L, Dölling D, Leygraf N, Sass H. Handbuch der forensischen Psychiatrie Band 5. Darmstadt: Steinkopff 2009.
Lindacher/Hau in: Rauscher/Krüger. Münchener Kommentar zur Zivilprozessordnung. 6. A. München: C.H. Beck 2020; § 51 ZPO.
Müller JL, Nedopil N. Forensische Psychiatrie. 5. A. Stuttgart: Thieme 2017.
Neuner J. Allgemeiner Teil des Bürgerlichen Rechts. 13. A. München: C.H. Beck 2023.
Rauscher T, Krüger W. Münchener Kommentar zur Zivilprozessordnung mit Gerichtsverfassungsgesetz und Nebengesetzen Band 1. 6. A. München: C.H. Beck 2022.
Säcker FJ, Rixecker R, Oetker H, Limperg B. Münchener Kommentar zum Bürgerlichen Gesetzbuch Band 1. 8. A. München: C.H. Beck 2022.
Saenger I. Zivilprozessordnung. 8. A. Baden-Baden: Nomos 2019.
Schneider F, Frister H, Olzen D. Begutachtung psychischer Störungen. 4. A. Berlin, Heidelberg: Springer 2020.
Stadler A. Allgemeiner Teil des BGB. 21. A. München: C.H. Beck 2022.
Taupitz J. Juristische Grundlagen. In: Dreßing H, Habermeyer E (Hrsg.): Venzlaff Foerster Dreßing Habermeyer. Psychiatrische Begutachtung. Ein praktisches Handbuch für Ärzte und Juristen. 7., neu bearb. u. erw. A. München: Elsevier Urban & Fischer 2021; 490–532.

Geschäftsfähigkeit

Mathias Schmoeckel

2.13 Welche Bedeutung kommt der Geschäftsfähigkeit zu?

Um wirksam eine Handlung im Rechtsverkehr vornehmen zu können, muss der Handelnde **geschäftsfähig** sein; zur eigenen Belastung muss die volle Geschäftsfähigkeit vorliegen. Solche Handlungen sind beispielsweise der Abschluss eines Kaufvertrags oder die Einigung darüber, dass eine Sache übereignet werden soll, wodurch sich das Eigentümerverhältnis an ihr ändert.

2.14 Welche Anforderungen werden an die Geschäftsfähigkeit einer volljährigen Person gestellt?

Gemäß **§ 104 Nr. 2 BGB** ist eine Person geschäftsunfähig, die sich in einem die freie Willensbestimmung ausschließenden Zustand krankhafter Störung der Geistestätigkeit befindet, sofern der Zustand seiner Natur nach nicht nur vorübergehend ist, wie beispielsweise bei Drogenkonsum. **§ 105 Abs. 2 BGB** erweitert diese Definition dadurch, dass auch der Zustand der Bewusstlosigkeit oder der vorübergehenden Störung der Geistestätigkeit die Geschäftsfähigkeit ausschließt. Dabei kommt es auf den **Zeitpunkt der Abgabe der Willenserklärung,** also der auf das konkrete Rechtsgeschäft bezogenen Äußerung an. Dabei kann allgemein von der

Geschäftsfähigkeit anderer Menschen ausgegangen werden; wer die Geschäftsunfähigkeit einer Person behauptet, den trifft im Prozess dafür die Beweislast.

2.15 Was ist die Folge der Geschäftsunfähigkeit?

Grundsätzlich sind alle **Willenserklärungen** einer geschäftsunfähigen Person **nichtig,** s. §§ 104, 105 I BGB; sie können keine Rechtsfolgen auslösen. Beispielsweise kann kein Kaufvertrag geschlossen oder eine Sache nicht übereignet werden. Bei der Feststellung der Geschäftsfähigkeit oder -unfähigkeit stehen sich der Schutz der Person vor selbstschädigendem Verhalten und die Anerkennung der freien Entscheidungsfindung der Person gegenüber.

Gerade im Hinblick auf die **Demenz von älteren Personen** ist der Aspekt des würdigen Alterns ohne Diskriminierung zu beachten (Art. 21 I GRCh, Art. 3 GG). Auch bei **Kindern bzw. Heranwachsenden** gilt es, auf die beschränkte Geschäftsfähigkeit flexibel zu reagieren und die vorhandenen Fähigkeiten zu respektieren. Die noch nicht Erwachsenen sollen auf diese Weise Verantwortung lernen; bei den Älteren sollen Fähigkeiten möglichst erhalten bleiben. So bestimmt man den notwendigen Umfang der Betreuung durch Dritte, und die Rechtsfolge wird dem Maß der Geschäftsunfähigkeit angepasst.

2.16 Ist es einer geschäftsunfähigen Person also unmöglich, Rechtsgeschäfte vorzunehmen?

Der durch §§ 104, 105 I BGB dargestellte Eingriff wirkt sich in allen Lebensbereichen aus. Nach § 105a BGB kann allerdings eine volljährige geschäftsunfähige Person **Rechtsgeschäfte des täglichen Lebens** wirksam tätigen, sofern sie mit geringwertigen Mitteln bewirkt werden können. Beispielsweise ist der Kauf von grundlegenden Lebensmitteln und Pflegeprodukten oder ein Vertrag über körpernahe Dienstleistungen wie einen Friseurbesuch möglich. Dies erhält einen kleinen Bereich der **Privatautonomie** (Art. 2 I GG, ▶ 2.2).

Zum Schutz der geschäftsunfähigen Person trifft § 105a S. 2 BGB eine Rückausnahme, wenn das Geschäft eine erhebliche Gefahr für die geschäftsunfähige Person oder ihr Vermögen begründet. Diesbezüglich ist immer eine Abwägung zu treffen.

2.17 Wer entscheidet über die Geschäftsunfähigkeit?

Die Entscheidung darüber, ob eine Person geschäftsfähig oder -unfähig ist, steht allein den zuständigen Richterinnen und Richtern zu, denn es handelt sich um eine vom Gesetz verliehene vorgegebene und nach juristischen Kriterien zu beurteilende Entscheidung hinsichtlich der in §§ 104 ff. BGB genannten unbestimmten Rechtsbegriffe. Es ist zwar zulässig und sicherlich notwendig, dass **medizinische und psychiatrische Sachverständige** herangezogen werden, die den mentalen Zustand der Person aus ihrer fachlichen Perspektive beurteilen können, d.h. aus medizinischer und psychiatrischer Sicht. Letztlich bleibt diese Entscheidung jedoch eine **juristische Aufgabe,** sodass sich die Richterinnen und Richter auch entgegen den Ansichten medizinischer Fachpersonen entscheiden können.

2.18 Welche Kriterien sind ausschlaggebend?

Grundsätzlich ist jedes Symptom in die juristische Entscheidungsfindung einzubeziehen, das eine Beeinträchtigung oder gar einen Ausschluss der adäquaten Wahrnehmung und Verarbeitung von Umwelteindrücken darstellt. Dabei weisen insbesondere folgende Symptome auf einen Ausschluss hin, die nicht einzeln, sondern in der Gesamtschau beurteilt werden müssen:

- Affektivitätsstörungen (depressive/manische/bipolare Störungen)
- Veränderungen der Persönlichkeit durch Demenz oder Drogenabhängigkeit
- Störungen der Orientierung zu Personen oder einer konkreten Situation
- Kein Wissen um die Situation oder um die eigene Person
- Störungen der zeitlichen und/oder örtlichen Orientierung
- Formale Denkstörungen, beispielsweise Gedankenabrisse, Ideenflucht oder Zerfahrenheit
- Sich auf die freie Willensäußerung auswirkende Phobien oder Angstzustände

2.19 Welche Probleme ergeben sich bei der Feststellung der Geschäftsunfähigkeit einer an Demenz erkrankten Person?

Wurde die Geschäftsunfähigkeit festgestellt, können die wesentlichen Auswirkungen infolge einer Demenzerkrankung für die konkret betroffene Person ganz unterschiedlich ausfallen. Die Krankheiten entwickeln sich unterschiedlich schnell, und die Symptome einer Demenzerkrankung sind vielfältig. Dabei treten die gesundheitlichen Folgen nicht schlagartig auf, sondern entwickeln sich über einen längeren Zeitraum in unterschiedlicher Weise. Zu bestimmen ist, ab welchem Ausmaß der Erkrankung eine zumindest **begrenzte Geschäftsunfähigkeit** vorliegt.

Unter Beachtung der in ▶ 2.15 dargestellten umfangreichen Folgen im Hinblick auf die Einschränkungen der Person sind an die **Feststellung der Geschäftsunfähigkeit hohe Anforderungen** zu stellen. Hinzukommt, dass erkrankte Personen oftmals versuchen, ihre Erkrankung möglichst lange und weitgehend zu verbergen. Doch sind Intelligenz- und Wissensprüfungen durch das Gericht verfehlt, schon weil es darauf nicht ankommen kann. Darüber hinaus müssen generationsbedingte Sichtweisen und Einstellungen bedacht und respektiert werden. Eine der aktuellen Gesellschaft ggf. nicht mehr entsprechende Perspektive älterer Personen darf somit nicht als ein Symptom der Demenzerkrankung gedeutet werden. Allgemein ist die freie Willensbildung älterer Personen zu schützen.

Testierfähigkeit

Mathias Schmoeckel

2.20 Welche Anforderungen werden an die Testierfähigkeit gestellt?

§ 2229 Abs. 4 BGB nennt Oberbegriffe, welche die **Testierfähigkeit ausschließen:** die krankhafte Störung der Geistestätigkeit, die Geistesschwäche und die Bewusstseinsstörung. Durch diese darf die Person nicht mehr in der Lage sein, die Bedeutung einer von ihr abgegebenen Willenserklärung einzusehen und nach dieser Einsicht zu handeln. Die 1953 vorgenommene teilweise Angleichung zu § 104 BGB ist diesbezüglich klar erkennbar.

MERKE

Zusammengefasst muss die testierende Person konkret wissen:

- wer sie ist,
- dass sie etwas letztwillig übertragen will,
- wem sie etwas hinterlassen möchte,
- was wer konkret erhalten soll.

2.21 Auf welchen Zeitpunkt kommt es für die Testierfähigkeit an?

Die Testierfähigkeit muss im **Zeitpunkt der Äußerung des testamentarischen Willens** vorliegen. Bei der Erstellung eines öffentlichen Testaments (§§ 2231 Nr. 1, 2232 BGB) kommt den Notarinnen und Notaren die Aufgabe zu, die Testierfähigkeit der testierenden Person zu prüfen und als Voraussetzung des Testierakts festzustellen. Bei einem eigenhändigen Testament (§§ 2231 Nr. 2, 2247 ff. BGB) fehlt dagegen die notarielle Bestätigung der Testierfähigkeit, weshalb es leichter angegriffen werden kann.

MERKE

Der Umstand, dass zu einem späteren Zeitpunkt die Testierunfähigkeit eintritt, berührt die Wirksamkeit des Testaments nicht.

Die Feststellung der Testierfähigkeit ist trotz der **notwendigen Heranziehung medizinischer oder psychiatrischer Gutachten** wie dargelegt im Kern eine **juristische Aufgabe** des Gesetzes und somit letztlich der Richterinnen und Richter.

2.22 Welche Folge hat die Testierunfähigkeit?

Ein unter Testierunfähigkeit erstelltes Testament ist **nichtig** (**§ 2229 IV BGB**). Sofern nicht zuvor ein wirksames Testament erklärt wurde, greift die gesetzliche Erbfolge, die insbesondere auf die Verwandtschaftsverhältnisse und die Ehe (Lebenspartnerschaft) abstellt (§§ 1924 ff. BGB).

2.23 Wie ist bei Zweifeln zu entscheiden?

Grundsätzlich muss allen Menschen mit Blick auf Art. 14 GG die selbstbestimmte Gestaltung des eigenen Lebens durch Regelung des Nachlasses ermöglicht werden. Daraus folgt, dass im Zweifel eine **Vermutung für die Testierfähigkeit** vorliegt *(in dubio pro negotio)*. Dies gilt auch für die Notarinnen und Notare, die bei Verträgen und Testamenten die Geschäfts- bzw. Testierfähigkeit feststellen müssen. In der Praxis wird den Notarinnen und Notaren die maßgebliche Entscheidung zukommen. Missachten diese eine tatsächlich noch vorliegende Testierfähigkeit, riskieren sie, dafür zu haften: Der enttäuschte Testamentserbe kann von ihnen Schadensersatz in Höhe des entgangenen Erbes verlangen.

MERKE

Dass ein reiner Verdacht nicht genügen kann, begründet sich auch aus dem Aspekt der Rechtssicherheit. Daraus folgt, dass die Person, welche die Testierunfähigkeit behauptet, diese beweisen muss (Beweislast).

Dies wird insbesondere dann problematisch sein, wenn der Erblasser bereits verstorben ist und/oder die Erstellung des Testaments bereits einige Zeit zurückliegt, sodass medizinische und psychiatrische Gutachten in der Regel nur auf Hypothesen beruhen können. Hinsichtlich der für die Beurteilung der Testierfähigkeit ausschlaggebenden Kriterien kann auf ▶ 2.20 verwiesen werden.

Literatur

Bergmann in: Bergmann/Pauge/Steinmeyer. Gesamtes Medizinrecht. 4. A. Baden-Baden: Nomos 2023; §§ 104, 105, 105a BGB.

Dietz in: Heckschen/Herrler/Münch. Beck'sches Notar-Handbuch. 8. A. München: C.H. Beck 2021; § 17 Rn. 66 ff.

Kroiß in: Kroiß/Horn. Nomos-Kommentar Bürgerliches Gesetzbuch: Erbrecht. 6. A. Baden-Baden: Nomos 2022, § 2229 BGB.

Lauck in: Burandt/Rojahn. Erbrecht, 4. A. München: C.H. Beck 2022; § 2229 BGB.

Litzenburger in: Hau/Poseck. BeckOK BGB. 69. A. München: C.H. Beck 2024; § 2229 BGB.

Mansel in: Jauernig. Bürgerliches Gesetzbuch, 19. A. München: C.H. Beck 2023; §§ 104, 105, 105a BGB.

Schmoeckel M. Demenz und Recht. Baden-Baden: Nomos 2010.

Schmoeckel M. Die Geschäfts- und Testierfähigkeit von Demenzerkrankten. NJW 2016, 433.

Schmoeckel M. Erbrecht. 7. A. Baden-Baden: Nomos 2024; § 20 Rn. 4 ff.

Spickhoff in: Säcker/Rixecker/Oetker/Limperg. Münchener Kommentar zum BGB. 9. A. München: C.H. Beck 2021; §§ 104, 105, 105a BGB.

Spickhoff in: Spickhoff. Medizinrecht. 4. A. München: C.H. Beck 2022; § 105a BGB.

Sticherling in: Säcker/Rixecker/Oetker/Limperg. Münchener Kommentar zum BGB. 9. A. München: C.H. Beck 2022; § 2229 BGB.

Stürner in: Jauernig. Bürgerliches Gesetzbuch. 19. A. München: C.H. Beck 2023; § 2229 BGB.

Wendtland in: Hau/Poseck. BeckOK BGB. 69. A. München: C.H. Beck 2024; §§ 104, 105, 105a BGB.

Familienrecht

Johannes Kaspar und Nicolas Cypher

2.24 Was ist das Familienrecht?

Das Familienrecht behandelt die **rechtlichen Beziehungen innerhalb von Familien,** insbesondere das Verhältnis der Ehepartner zueinander und das Verhältnis zwischen Eltern und Kindern. Es findet seine Grundlage in **Art. 6 GG,** der nicht nur **Ehe und Familie** unter den besonderen Schutz der staatlichen Ordnung stellt, sondern auch das **Recht und die Pflicht zur Erziehung der Kinder** auf die Eltern überträgt.

2.25 Nach welchem Grundprinzip verlaufen Verfahren über das Verhältnis von Eltern und Kindern?

Das zentrale Leitprinzip familienrechtlicher Verfahren, an denen Eltern und Kinder beteiligt sind (allen voran sorge- und umgangsrechtliche Streitigkeiten) ist das **Kindeswohl.**

2

DEFINITION
Unter dem Begriff Kindeswohl versteht man die Summe der verfassungsmäßigen Rechte des Kindes, insbesondere seiner **Handlungs- und Entwicklungsfreiheit** und seiner **Gesundheit.**

Alle sich auf ein Kind und seine Eltern beziehenden familienrechtlichen Regelungen und Gerichtsverfahren zielen konzeptionell darauf ab, das Kindeswohl zu gewährleisten.

Den genauen Gehalt des Kindeswohls definiert das Gesetz allerdings nicht klar. Zwar wird es von mehreren Normen erwähnt (§§ 1626 Abs. 3, 1666 Abs. 1, 1697a BGB), in diesen jedoch nur umschrieben und nicht klar definiert. Allerdings lässt sich das Kindeswohl im Umkehrschluss zum Wortlaut des **§ 1697a BGB** phänomenologisch beschreiben. Danach ist solches Handeln als dem Kindeswohl dienlich zu sehen, das unter Berücksichtigung der tatsächlichen Gegebenheiten und Möglichkeiten den **berechtigten Interessen des Kindes** (insbesondere seiner körperlichen Integrität und Entwicklung sowie seines Vermögens) entspricht (s. auch ▶ 2.33).

2.26 Welche Bedeutung hat die psychiatrische Begutachtung im Familienrecht?

Die Begutachtung durch psychiatrische Sachverständige spielt in familienrechtlichen Verfahren je nach konkretem Verfahrensgegenstand eine ganz erhebliche Rolle. Anders als in allgemeinen zivilrechtlichen Streitigkeiten gilt in Familiensachen grundsätzlich gem. **§ 26 FamFG** der **Amtsermittlungsgrundsatz.** Das Gericht hat daher alle entscheidungserheblichen Tatsachen **von Amts wegen** zu **untersuchen** und zu ermitteln, also auch ggf. ein Sachverständigengutachten bezüglich psychischer Störungen der betroffenen Parteien einzuholen. Eines Parteiantrags gem. § 404 Abs. 5 ZPO wie im Allgemeinen Zivilrecht bedarf es nicht. Dies gilt gem. §§ 112, 113 FamFG nicht für Familienstreitsachen und Ehesachen, in denen weiterhin der allgemeine Parteiprozess herrscht (Schneider et al. 2020, S. 26). In diesem Sinne sind auch psychiatrische Begutachtungen in diesen Prozessen, abgesehen von der Klärung der **Ehefähigkeit** (▶ 2.47), eher selten.

Anders gestaltet sich die Situation in familienrechtlichen Verfahren über die Beziehung zwischen Eltern und Kind. Bei Streitigkeiten um die elterliche Sorge, das Umgangsrecht oder die Kindesherausgabe gilt gem. **§ 163 Abs. 1 FamFG** eine ausdrückliche Pflicht zur Einholung eines Gutachtens. Genau diese auf das Verhältnis zwischen Kindern und Eltern bezogenen Begutachtungen stellen in der familienrechtlichen Praxis den **wichtigsten Bereich der Sachverständigentätigkeit** dar.

Sorgerecht

2.27 Was genau ist der Gegenstand des Sorgerechts?

Das Sorgerecht regelt die Rechte und Pflichten von Eltern gegenüber ihren Kindern und umgekehrt und ist damit im Sinne des **§ 1626 BGB** das Recht der **„elterlichen Sorge“.** Diese elterliche Sorge entspringt **Art. 6 Abs. 2 GG,** der das Recht, aber auch die Pflicht der Kindessorge den Eltern zuweist.

Die elterliche Sorge gem. § 1626 BGB umfasst konkret sowohl die Personensorge als auch die Vermögenssorge des Kindes.

RECHTSLAGE

Inhalt der elterlichen Sorge:

- **Personensorge:** Pflicht und Recht, das Kind zu pflegen, zu erziehen, zu beaufsichtigen und seinen Aufenthalt und Umgang zu bestimmen
- **Vermögenssorge:** die Pflicht zur Erhaltung, Vermehrung und zweckmäßigen Verwendung des Vermögens im Kindesinteresse

Das Sorgerecht bestimmt neben dem konkreten Inhalt der elterlichen Sorge auch, von wem diese auszuüben ist.

2.28 Kann die elterliche Sorge beschränkt werden?

Das elterliche Sorgerecht für das eigene Kind ist als **Verfassungsrecht** gem. **Art. 6 Abs. 2 GG** besonders geschützt und kann im Grundsatz nur aufgrund anderer Rechte von Verfassungsrang beschränkt werden. Als solches kommen vor allem die verfassungsmäßigen Rechte des Kindes, also das bereits erwähnte **Kindeswohl,** in Betracht.

Trotz dieses besonderen verfassungsrechtlichen Schutzes des elterlichen Sorgerechts gilt dieses nicht unbegrenzt. Gemäß **Art. 6 Abs. 2 S. 2 GG** ist der Staat berechtigt, über die Einhaltung des Kindeswohls bei der Betätigung der elterlichen Sorge **„zu wachen".**

Dabei ist aber zu berücksichtigen, dass das Recht der Kindessorge auch zu einem gewissen Grad ein **Recht zur Konkretisierung des Kindeswohls** umfasst, ansonsten könnte der Staat durch die Vorgabe konkreter Erziehungsmethoden oder -stile das Erziehungs- und Sorgerecht der Eltern untergraben (Schwab 2022, S. 350).

In jedem Fall darf der Staat aber Mindeststandards und -prinzipien der **kindeswohlgerechten Erziehung** vorgeben und Erziehungsmethoden verbieten, die dem Kindeswohl erheblich zuwiderlaufen (man denke etwa an das Grundprinzip der gewaltfreien Erziehung, s. § 1631 Abs. 2 BGB).

2.29 Wann kommt es zu einer Begutachtung in Sorgerechtsstreitigkeiten?

Sorgerechtsstreitigkeiten, in deren Rahmen eine psychiatrische Begutachtung erforderlich wird, entstehen häufig im Nachgang **streitiger Scheidungen** der Eltern. In diesen Fällen muss ein Familiengericht klären, wie das Sorgerecht nach der Trennung auszuüben ist, und hat zu diesem Zweck einen Sachverständigen heranzuziehen. Häufig wird dabei die Frage des Sorgerechtsentzugs zu klären sein, wobei die zentralen Begutachtungspunkte das **Kindeswohl** und die **Erziehungsfähigkeit** der Eltern sind.

Es ist nicht nur unüblich, sondern dem Verfahren auch abträglich, in einer Sorgerechtsstreitigkeit mittels eines Privatgutachtens tätig zu werden. Der Sachverständige sollte daher zur Wahrung eines neutralen Verfahrensablaufs und seiner Reputation seine **Begutachtung nur im Auftrag der Familiengerichte** durchführen (Häßler/Nedopil/Dudeck, S. 726).

2

2.30 Was ist mit der Erziehungsfähigkeit der Eltern gemeint?

Der Begriff **Erziehungsfähigkeit** bezeichnet die Fähigkeit der Eltern, die elterliche Sorge dem Alter und den Besonderheiten des Kindes angemessen auszuüben. In der Praxis haben sich gewisse Merkmale etabliert, anhand derer die Erziehungsfähigkeit festzustellen ist.

MERKE

Maßgebliche Merkmale (s. Häßler/Nedopil/Dudeck, S. 736):
- Körperliche, emotionale und psychische Gesundheit der Eltern
- Emotionale Verfügbarkeit und Bindungsfähigkeit
- Fähigkeit, den individuellen Bedürfnissen des Kindes gerecht zu werden
- Fähigkeit, das Kind in einer stabilen Umgebung in seiner Entwicklung zu fördern

Liegen dabei besonders schwere Defizite vor, kann die Erziehungsfähigkeit ausgeschlossen sein (etwa bei schweren psychischen Krankheiten, ▶ 2.31).

2.31 Ist die Erziehungsfähigkeit im Falle einer psychischen Krankheit stets ausgeschlossen?

Eine schwere psychische Krankheit, beispielsweise eine starke Psychose oder Suchtmittelabhängigkeit, stellt zunächst ein **erhebliches Indiz** gegen die Erziehungsfähigkeit eines Elternteils dar. Jedoch gebietet die besondere verfassungsrechtliche Stellung des Elternrechts, auch hier besonders **hohe Anforderungen** an den Entzug der Sorge zu stellen. Im Ergebnis muss die psychische Krankheit eine **konkrete Gefahr** für das **Wohl des Kindes** in nicht unerheblicher Art darstellen, um den Elternteil vom Sorgerecht auszuschließen.

Dabei ist zu beachten, dass die Bewertung der Erziehungsunfähigkeit wegen psychischer Krankheit nicht permanent ist und grundsätzlich in regelmäßigen Abständen neu zu evaluieren ist.

2.32 In welcher Form wird das Sorgerecht im Scheidungsfall zugewiesen?

Grundsätzlich ist im Scheidungsfall die elterliche Sorge **beiden Eltern gemeinsam** zu übertragen, solange dies nicht dem Kindeswohl widerspricht. Dies gilt im Grundsatz auch dann noch, wenn die Eltern persönlich zerstritten sind und nur noch in Belangen des Kindes kommunizieren oder interagieren. Damit wird sowohl der Wertung des **§ 1626 Abs. 3 BGB** Rechnung getragen, dass der **Umgang mit beiden Eltern** dem Kindeswohl in der Regel dient, als auch der Regelung in **§ 1627 BGB**, wonach die Eltern ihre Sorge gemeinsam auszuüben und sich bei Meinungsverschiedenheiten zu einigen haben.

Problematisch wird dies jedoch dann, wenn das Verhältnis der beiden Eltern zueinander derart zerrüttet ist, dass nicht mehr von einer **Kooperationsfähigkeit** bei der gemeinsamen elterlichen Sorge ausgegangen werden kann (insbesondere in streitigen Scheidungsfällen). In solchen Fällen ist das Aufrechterhalten der gemeinsamen Ausübung des Sorgerechts regelmäßig geeignet, das Kindeswohl zu gefährden.

In diesem Fall kann auf Antrag eines Elternteils eine gerichtliche Entscheidung auf **alleinige Erteilung des Sorgerechts** gem. **§ 1671 BGB** angestrebt werden. Die Entscheidung, ob diesem Parteiantrag stattgegeben wird, trifft das Gericht autonom am Maßstab des Kindeswohls. Die psychiatrische Begutachtung im Rahmen dieser Entscheidung ist das Kerngebiet der Sachverständigentätigkeit in Sorgerechtsverfahren.

Möglich und nicht unüblich ist es in solchen Fällen, das Sorgerecht nur **in Teilen** einem Elternteil allein zuzuweisen. So kann etwa das Aufenthaltsbestimmungsrecht einem Elternteil allein zugewiesen sein, die sonstige elterliche Sorge aber gemeinsam ausgeübt werden. Diese Praxis trägt dem Grundsatz der gemeinsamen elterlichen Sorge gem. § 1627 BGB Rechnung, die im Interesse des Kindeswohls so weit wie möglich erhalten bleiben soll.

2.33 Wonach ist zu beurteilen, welchem Elternteil das Sorgerecht zu übertragen ist?

Die Bewertung, wem das Sorgerecht zu übertragen ist, richtet sich danach, welcher Elternteil laut Einschätzung des Sachverständigen besser geeignet ist, das Kindeswohl zu gewährleisten. Zur Beurteilung dieser Frage hat der Sachverständige die **Erziehungsfähigkeit** beider Eltern und die Bedürfnisse des Kindes selbst zu untersuchen und daraufhin eine Prognose hinsichtlich des Kindeswohls zu treffen.

Das Gesetz schweigt zu den konkreten entscheidungswesentlichen Kriterien zur Einschätzung der Dienlichkeit für das Kindeswohl. In diesem Zuge hat die **Rechtsprechung** den Umfang des Begriffs Kindeswohl in vier Kernbereiche **konkretisiert.**

RECHTSLAGE

Von der Rechtsprechung entwickelte maßgebliche Entscheidungskriterien (OLG Brandenburg, Beschl. v. 30. April 2003–10 UF 5/03, NJW-RR 2003, 1446; OLG Brandenburg, Beschl. v. 9. Mai 2016–10 UF 117/15):

- **Förderungsgrundsatz:** die Eignung, Bereitschaft und Möglichkeit des Elternteils zur Übernahme der für das Kindeswohl maßgeblichen Erziehung und Betreuung
- **Bindung des Kindes:** die Tiefe der Bindung des Kindes an die beiden Elternteile und etwaige Geschwister, die beim jeweiligen Elternteil leben
- **Wille des Kindes:** der vom Kind geäußerte Wille, insoweit es nach Alter und Reife zur natürlichen Willensbildung in der Lage ist und dieser nicht dem Kindeswohl widerspricht
- **Kontinuitätsgrundsatz:** die Möglichkeit der Wahrung der Stetigkeit der Entwicklung und der Lebensumstände des Kindes

Diese Kriterien ähneln denen der Erziehungsfähigkeit und sind (ohne eine Rangfolge in ihrer Gewichtung) zwingend zu erörtern und gegeneinander abzuwägen, wobei bei **teilweisen Sorgerechtsstreitigkeiten** (etwa nur über das Aufenthaltsbestimmungsrecht) einzelne Kriterien im Ergebnis schwerer wiegen können als andere.

Erscheint eine teilweise Zuweisung des Sorgerechts im Rahmen der Begutachtung als angezeigt, so ist diese als milderes Mittel explizit durch den Gutachter zu empfehlen.

2.34 Kann die elterliche Sorge auch beiden Elternteilen entzogen werden?

Bei Gefährdungen des körperlichen, geistigen oder seelischen Wohles des Kindes oder seines Vermögens, bei denen die Eltern zur Verhinderung **nicht fähig oder willens** (oder sogar der Grund für diese Gefahr) sind, kann gem. **§ 1666 Abs. 1 BGB** das Familiengericht diejenigen Maßnahmen treffen, die zur Abwendung dieser Gefahr notwendig sind. Dies umfasst explizit neben zeitweisen Sorgerechtsbeschränkungen auch die vollständige Entziehung der elterlichen Sorge gem. **§ 1666 Abs. 3 Nr. 6 BGB.**

Zu einer vollständigen Entziehung der elterlichen Sorge darf es i. S. d. § 1666a BGB aber nur dann kommen, wenn andere Maßnahmen erfolglos geblieben sind oder voraussichtlich nicht zur Abwendung der Gefahr reichen. Aufgrund des beispiellosen Eingriffs in sowohl die elterliche Bindung zum Kind als auch die Entwicklung des Kindes muss ferner eine erhebliche Gefahr zu befürchten sein.

Umgangsrecht

2.35 Was versteht man unter dem Umgangsrecht?

Unter dem Umgangsrecht versteht man zunächst das einforderbare **Recht des Kindes** selbst, Kontakt mit seinen **Bezugspersonen,** insbesondere beiden Elternteilen, haben zu können und zu dürfen. Gleichermaßen erwächst den Eltern aus ihrem natürlichen Elternrecht ein **Umgangsrecht,** aber auch eine **Umgangspflicht** mit ihrem Kind.

Es stellt in gewisser Weise eine **Schranke des Umgangsbestimmungsrechts** des Sorgeberechtigten im Zuge seiner elterlichen Sorge für das Kind dar, dass er Personen, denen ein gesetzliches Umgangsrecht zukommt, nicht vom Umgang mit dem Kind ausschließen darf.

Der Begriff des Umgangs ist weit zu verstehen; er umfasst nicht nur Gespräche oder persönliche Treffen, sondern jede Form des gängigen Kontakts, insbesondere auch Telefonate und Chat-Kontakte.

2.36 Wem kann ein solches gesetzliches Umgangsrecht zukommen?

Ein Umgangsrecht kann nur aus dem Gesetz abgeleitet werden und ist in **§ 1684 BGB** (für die Eltern), **§ 1685 BGB** (für andere Bezugspersonen) und in **§ 1686a BGB** (für den leiblichen, aber nicht rechtlichen Kindesvater) geregelt.

Mit Bezug auf die Wertung des § 1626 Abs. 3 BGB, nach der es in der Regel dem Wohl des Kindes entspricht, Umgang mit beiden Elternteilen zu haben, regelt § 1684 BGB den Umgang der Eltern mit ihrem Kind.

§ 1685 regelt den Umgang **anderer Bezugspersonen** mit dem Kind, insbesondere der Großeltern, Geschwister und solcher Bezugspersonen, die gem. § 1685 Abs. 2 BGB mit dem Kind in einer besonderen sozial-familiären Beziehung stehen. Anders als bei § 1684 BGB haben diese Personen aber nur ein Recht auf Umgang, wenn die Dienlichkeit des Umgangs für das Kindeswohl positiv festgestellt wird, und nicht bereits aus einem natürlichen Status heraus (Schneider et al. 2020, S. 535).

2.37 Kann ein gesetzliches Umgangsrecht ausgeschlossen sein?

Da das Umgangsrecht sowohl mit dem anderen Elternteil als auch zu anderen Bezugspersonen dem Kindeswohl dienen soll, kommt ein Ausschluss des Umgangs nur im Falle einer **Kindeswohlgefährdung** in Betracht.

Sofern eine solche angenommen wird, kann das Familiengericht gem. **§ 1684 Abs. 4 BGB** das Umgangsrecht **beschränken** oder bei Gefährdung des Kindeswohls dieses sogar vollständig **ausschließen.** Dabei kann der Umgang auch dergestalt beschränkt werden, dass er nur in Anwesenheit eines Dritten (regelmäßig der Großeltern, des sorgeberechtigten Ehepartners oder eines Betreuers) stattfinden darf.

2.38 Wann droht durch den Umgang mit einer Bindungsperson eine Kindeswohlgefährdung?

Eine Kindeswohlgefährdung kann aus einer Vielzahl von Gründen sowohl in der Person des Sorgeberechtigten, der umgangswilligen Bezugsperson als auch des Kindes selbst bestehen.

Info

Häufigste Gründe für den Ausschluss des Umgangsrechts (nach Günter 2021, S. 694):

- Kindeswille
- Spannungsverhältnis zwischen den Eltern
- Verstoß gegen kindeswohlgerechtes Verhalten
- (Sexueller) Missbrauch, Vernachlässigung

Eine der praktisch häufigsten und psychisch belastendsten Gefahren ist ein schweres **andauerndes Konfliktverhältnis** zwischen den Eltern, insbesondere wenn dieses gegenüber dem Kind offengelegt oder gar das Kind im Rahmen eines solchen Konflikts gegen das andere Elternteil aufgehetzt oder anders **instrumentalisiert** wird. Dies kann explizit durch Anschuldigungen eines Elternteils, aber auch implizit durch negativ bestärkendes Verhalten gegenüber dem Kind nach Äußerungen über den jeweils anderen Elternteil geschehen. Solche Situationen können zu tiefen Trennungs- und Verlustängsten, Depressionen, Schuldgefühlen und Loyalitätskonflikten führen. Häufig drücken sich diese Emotionen beim Kind in verschiedenen **Verhaltensstörungen** wie schulischen Problemen, Aggressionen, Panik oder Schlafstörungen aus (Häßler/Nedopil/Dudeck, S. 753).

2.39 Was ist bei der psychiatrischen Begutachtung in Situationen elterlicher Konflikte besonders zu beachten?

Im Regelfall kommt es zur psychiatrischen Begutachtung in Umgangsrechtsstreitigkeiten, bei denen der sorgeberechtigte Elternteil dem anderen kein oder nur ein geringfügiges Umgangsrecht einräumen will.

In diesen Fällen gestaltet sich die **Exploration des Kindeswillen** aus mehreren Perspektiven als äußerst schwierig. Denn aufgrund schwieriger emotionaler Situationen für das Kind, insbesondere tiefen Schuldgefühlen oder der Instrumentalisierung durch ein Elternteil, können beim Kind der nach außen mitgeteilte und der tatsächliche Wille auseinanderfallen. Dies gilt umso mehr bei **jüngeren Kindern,** welche die Konflikte zwischen ihren Eltern noch nicht vollumfänglich verstehen und nur die Reaktionen der Eltern aufeinander wahrnehmen.

Jedoch darf ein ehrlicher und überlegt **gefestigter Wille des Kindes** gegen ein Umgangsrecht nicht missachtet werden, auch wenn dieser maßgeblich auf der Beeinflussung durch einen Elternteil beruht. Ein gegen einen solchen Willen aufgezwungener Kontakt ist weder dem Kindeswohl noch der Bindung zum umgangssuchenden Elternteil dienlich und kann im schlimmsten Fall Entfremdungseffekte noch verstärken.

Dies mag im Einzelfall aus Gesichtspunkten der „Gerechtigkeit" zu unbefriedigenden Ergebnissen führen, jedoch muss dies im Sinne des **Leitziels des Kindeswohls** in Kauf genommen werden (Günter 2021, S. 694).

MERKE

Maßgeblich ist letzten Endes die Feststellung des **tatsächlichen Kindeswillens**, auch wenn dieser nicht mit dem zunächst kommunizierten Willen übereinstimmt.

Vormundschaft

2.40 Was versteht man unter Vormundschaft?

Als Vormundschaft bezeichnet man die durch Gerichte beaufsichtigte **Fürsorge und Vertretung Minderjähriger,** die nicht unter elterlicher Fürsorge stehen. Für diese besonders schutzbedürftigen Minderjährigen, auch als **Mündel** bezeichnet, treten das Gericht, staatliche Institutionen und durch sie bestimmte Personen an die vakante Stelle der Eltern und handeln für den Minderjährigen als **Vormund.**

Die rechtlichen Rahmenbedingungen der Vormundschaft sind in den §§ **1773–1888 BGB** und in §§ **151–168a FamFG** geregelt.

2.41 Wann wird eine Vormundschaft begründet?

Im Regelfall wird eine Vormundschaft gem. § **1773 Abs. 1 BGB,** § **151 Nr. 4 FamFG** auf Anordnung des Familiengerichts begründet. Diese gerichtliche Anordnung erfolgt nach § 1773 Abs. 1 BGB immer dann, wenn der Minderjährige nicht unter **elterlicher Sorge** steht, seinen Eltern ihr **Sorgerecht entzogen** oder sein Familienstand nicht zu ermitteln ist.

Daneben besteht die Möglichkeit einer gesetzlichen Amtsvormundschaft nach den §§ 1786, 1787 BGB, bei denen das **Jugendamt** beim Fehlen eines sorgeberechtigten Elternteils oder bei einer vertraulichen Geburt bereits zum Zeitpunkt der Geburt des Kindes zu dessen Vormund wird.

2.42 Wie verläuft das Verfahren der Vormundschaftserteilung?

Das Verfahren zur Vormundschaftserteilung beginnt regelmäßig durch eine Meldung des Jugendamtes an das Familiengericht. Die personale Auswahl des Vormunds erfolgt gem. § **1782 BGB** durch die Eltern in letztwilliger Verfügung oder aber durch Auswahl des Familiengerichts gem. § **1778 BGB.** Daraufhin werden alle Bezugspersonen des Mündels sowie der Mündel selbst zur Person des Vormunds angehört.

Sollten sich im Laufe des Verfahrens keine Zweifel an der Person des designierten Vormunds ergeben haben, so wird dieser durch das Familiengericht bestellt.

2.43 Welche Rechte und Pflichten hat der Vormund in seiner Funktion?

Gemäß **§ 1789 Abs. 1 BGB** hat der Vormund das Recht und die Pflicht, für die Person und das Vermögen des Mündels zu sorgen; er übt gem. **§ 1789 Abs. 2 S. 2 BGB** die gesetzliche Vertretungsmacht für ihn aus. Sein Handeln hat er dabei nach **§ 1790 BGB** im Interesse und zum Wohl des Mündels zu führen und dabei dessen individuelle Entwicklung zu berücksichtigen. Hierbei ist auf die vorherigen Ausführungen zum Gegenstand der elterlichen Sorge und des Kindeswohls zu verweisen (▶ 2.25, ▶ 2.27), die gem. **§ 1795 BGB** materiell weitgehend gleich im Vormundschaftsrecht gelten.

2.44 Inwieweit unterscheiden sich elterliche und vormundschaftliche Sorge?

Grundsätzlich gelten für die elterliche und vormundschaftliche Sorge die gleichen Grundprinzipien. Beide orientieren sich fundamental am **Leitprinzip des Kindeswohls** und sind rechtlich vergleichbar ausgestaltet. Dennoch bestehen wesentliche rechtliche und praktische Unterschiede:

- Aus rechtlicher Perspektive ist insbesondere zu beachten, dass sich die Tätigkeit des Vormunds nicht auf die verfassungsrechtlich geschützten Elternrechte des **Art. 6 Abs. 2 GG** stützt. Damit gilt der durch die Verfassung gewährleistete Schutz vor staatlicher Kontrolle und Einschränkung der Kindssorge für einen Vormund nicht (Schwab 2022, S. 496).
- Im Hinblick auf die Praxis besteht eine ganze Reihe an Unterschieden, die dem Umstand Rechnung tragen, dass der Vormund nicht unbedingt die von Eltern erwartete **Bindung zum Mündel** hat oder diese zumindest erst aufbauen muss. Beispielsweise kann ein Mündel im Haushalt seines Vormunds leben, kann jedoch auch (was in der Praxis außerhalb von verwandten Vormunden gängig ist) in einem Pflegeheim oder bei Pflegeeltern untergebracht sein. Der Vormund kümmert sich in diesem Fall um die Erziehung und Lebensumstände des Mündels losgelöst vom Zusammenleben.

2.45 Welche Rechte hat der Mündel gegenüber dem Vormund?

Die Rechte des Mündels sind in **§ 1788 BGB** normiert und umfassen sowohl **allgemeine Kindesrechte** als auch für das Vormundschaftsverhältnis spezielle Rechte, allen voran das **Recht auf persönlichen Kontakt mit dem Vormund** nach § 1788 Nr. 3 BGB.

RECHTSLAGE

Allgemeine Kindesrechte des Mündels gem. § 1788 BGB:

- Förderung seiner Entwicklung und Erziehung zu einer eigenverantwortlichen und gemeinschaftsfähigen Persönlichkeit
- Pflege und Erziehung unter Ausschluss von Gewalt, körperlichen Bestrafungen, seelischen Verletzungen und anderen entwürdigenden Maßnahmen
- Achtung seines Willens, seiner persönlichen Bindungen, seines religiösen Bekenntnisses und kulturellen Hintergrunds
- Beteiligung an ihn betreffenden Angelegenheiten, soweit es nach seinem Entwicklungsstand angezeigt ist

Das Recht des Mündels auf persönlichen Kontakt mit dem Vormund dient nicht nur der Förderung einer Bindung zwischen Vormund und Mündel, sondern soll auch gewährleisten, dass die Vormundschaft ordnungsgemäß ausgeübt wird. Denn die amtsgemäße Regelung der Lebensumstände des Mündels kann nur durch persönlichen Kontakt und nicht nach reiner Aktenlage ausgestaltet werden (Schwab 2022, S. 540). Um diesen persönlichen Kontakt gesetzlich abzusichern, hat der Gesetzgeber in **§ 1790 Abs. 3 BGB** normiert, dass der Vormund den nicht in seinem Haushalt lebenden Mündel im Regelfall **einmal im Monat** in dessen üblicher Umgebung aufzusuchen hat.

2.46 Welche Aufgaben kommen dem psychiatrischen Sachverständigen im Vormundschaftsprozess zu?

In Kindschaftssachen der elterlichen Sorge, des Umgangsrechts oder der Kindesherausgabe besteht gem. **§ 163 Abs. 1 FamFG** eine Pflicht zur Einholung eines Sachverständigengutachtens, jedoch explizit nicht in Fragen der Vormundschaft. Entsprechend nimmt die psychiatrische Begutachtung auch regelmäßig eine untergeordnete Rolle im Vormundschaftsverfahren ein. Im Rahmen dieses Verfahrens ist dem Mündel jedoch gem. **§ 158 FamFG** ein fachlich und persönlich geeigneter **Verfahrensbeistand** zu stellen, was neben einem Verwandten, einer Rechtsanwältin oder einem Sozialarbeiter je nach persönlichen Umständen und etwaigen psychischen Krankheiten des Mündels auch ein **Kinderpsychologe oder eine Kinderpsychiaterin** sein kann (Häßler et al. 2022, S. 744). Dieser Verfahrensbeistand betreut den Mündel über den Lauf des Verfahrens hinweg und ist daher auch vor der Bestellung eines Vormunds anzuhören. Damit dient er der Absicherung, dass die Auswahl des Vormunds den psychischen Besonderheiten des Mündels soweit möglich angepasst ist.

Ehefähigkeit

2.47 Was bedeutet „Ehefähigkeit"?

Die in **§§ 1303, 1304 BGB** geregelte Ehefähigkeit beschreibt die tatsächliche Fähigkeit einer Person, eigenverantwortlich eine rechtsverbindliche Ehe zu schließen. Eine Stellvertretung gesetzlicher oder gewillkürter Natur ist bei der Ehe als **höchstpersönliches Geschäft** ausgeschlossen.

Die Voraussetzungen der Ehefähigkeit werden vom Gesetz in **§§ 1303, 1304 BGB** negativ festgesetzt. Danach kann eine Ehe nicht von **Geschäftsunfähigen** gem. §§ 104, 105 Abs. 1 BGB oder von Personen vor dem Eintritt ihrer Volljährigkeit eingegangen werden. Darüber hinaus bestehen keine Beschränkungen der Ehefähigkeit.

Seit der Reform durch das **Gesetz zur Bekämpfung von Kinderehen** vom 17. Juli 2017 kann die Befreiung von diesem Erfordernis nach Vollendung des 16. Lebensjahres nicht mehr beantragt werden (Schwab 2022, S. 37).

2.48 Inwiefern kann eine psychische Erkrankung die Ehefähigkeit beeinträchtigen?

Gemäß § 1304 BGB ist die Ehefähigkeit einer Person dann **ausgeschlossen,** wenn sie **nicht geschäftsfähig** i. S. d. §§ 104, 105 BGB ist. Damit greift die Wertung des § 104

Nr. 2 BGB, nach dem die Geschäftsfähigkeit und damit die Ehefähigkeit im Falle eines **die freie Willensbestimmung ausschließenden Zustands krankhafter Störung** nicht gegeben sind.

Zur Bewertung und Begutachtung, wann dies der Fall ist, ist insoweit grundsätzlich auf die Ausführungen zur Geschäftsfähigkeit (▶ 2.14) zu verweisen.

2.49 Gibt es Unterschiede bei der Begutachtung von Geschäftsfähigkeit und Ehefähigkeit?

Die Ehefähigkeit ist aufgrund des **verfassungsrechtlichen Schutzes** der **Eheschließungsfreiheit** gem. **Art. 6 Abs. 1 GG** ein besonders geschütztes Recht im Zivilrecht, weswegen sie nur in erheblichen Fällen eingeschränkt werden darf.

Daher sind an einen Ausschluss der Ehefähigkeit **höhere Anforderungen** zu stellen, als dies nach allgemeinen Grundsätzen bei der Geschäftsfähigkeit der Fall wäre. Selbst bei weitgehendem Ausschluss oder Zweifeln an der allgemeinen Geschäftsfähigkeit kann eine Geschäftsfähigkeit im Hinblick auf die Eheschließung gegeben sein. Die begutachtete Person muss aber zumindest im Rahmen ihrer geistigen Fähigkeiten das **Wesen der Ehe** verstehen, und die Eingehung der Ehe muss auf ihrem **freien Willensentschluss** beruhen.

Die im Vertragsrecht umstrittene **partielle Geschäftsfähigkeit** ist daher für den Bereich der Eheschließung einhellig anerkannt (Muscheler 2017, S. 127; BVerfG FamRZ 2003, 360).

2.50 Was sind die Folgen fehlender Ehefähigkeit?

Sollte eine Ehe trotz fehlender Ehefähigkeit geschlossen werden, ist diese **nicht** wie bei allgemeinen Rechtsgeschäften unmittelbar von Anfang an **nichtig** gem. **§ 105 Abs. 1 BGB.** Vielmehr ist die Ehe zunächst **wirksam,** kann aber gem. § 1313 BGB in den in **§ 1314 Abs. 1 und 2 BGB** genannten Fällen durch richterliches Urteil **aufgehoben** werden. Nur in den Fällen der Eheschließung vor Vollendung des 16. Lebensjahres ist die Ehe unmittelbar nichtig.

2.51 Wie läuft die Aufhebung einer Ehe wegen fehlender Ehefähigkeit ab?

Eine aufhebbare Ehe wird nur **auf Antrag** einer der in **§ 1316 BGB** benannten Antragsberechtigten aufgehoben. Praktisch wichtig sind hierbei vor allem Anträge durch einen der Ehegatten, eines gesetzlichen Vertreters eines der Ehegatten oder der über § 1316 Abs. 1 S. 2 BGB zuständigen Verwaltungsbehörde.

Nach einem zulässigen Antrag entscheidet ein Gericht über die Aufhebung der Ehe, wobei zur Klärung des Aufhebungsgrundes regelmäßig ein **psychiatrisches Sachverständigengutachten** notwendig ist (Taupitz 2021, S. 526).

Literatur

Günter M. Begutachtung im Familienrecht: Sorgerecht, Umgangsrecht, Sorgerechtsentzug, geschlossene Unterbringung. In: Dreßing H, Habermeyer E (Hrsg.): Venzlaff Foerster Dreßing Habermeyer. Psychiatrische Begutachtung. Ein praktisches Handbuch für Ärzte und Juristen. 7., neu bearb. u. erw. A. München: Elsevier Urban & Fischer 2021; 671–701.

Häßler F, Nedopil N, Dudeck M. Praxishandbuch Forensische Psychiatrie, 3. A. Berlin: Medizinisch Wissenschaftliche Verlagsgesellschaft 2022.
Kröber H-L, Dölling D, Leygraf N, Sass H. Handbuch der forensischen Psychiatrie Band 5. Darmstadt: Steinkopff 2009.
Lettmaier S. Familienrecht. München: Vahlen 2022.
Müller JL, Nedopil N. Forensische Psychiatrie. 5. A. Stuttgart: Thieme 2017.
Muscheller K. Familienrecht. 4. A. Baden-Baden: Nomos 2017.
Oberloskamp H, Dürbeck W. Vormundschaft, Pflegschaft und Beistandschaft für Minderjährige. 5. A. München: C.H. Beck 2023.
Saenger I. Zivilprozessordnung. 8. A. Baden-Baden: Nomos 2019.
Schneider F, Frister H, Olzen D. Begutachtung psychischer Störungen. 4. A. Berlin, Heidelberg: Springer 2020.
Schwab D. Familienrecht. 30. A. München: C.H. Beck 2022.
Taupitz J. Juristische Grundlagen. In: Dreßing H, Habermeyer E (Hrsg.): Venzlaff Foerster Dreßing Habermeyer. Psychiatrische Begutachtung. Ein praktisches Handbuch für Ärzte und Juristen. 7., neu bearb. u. erw. A. München: Elsevier Urban & Fischer 2021; 490–532.
von Oefele K. Forensische Psychiatrie. 2. A. Berlin, Heidelberg: Springer 2019.
Wellenhofer M. Familienrecht. 5. A. München: C.H. Beck 2019.

Deliktsrecht

Johannes Kaspar und Nicolas Cypher

2.52 Worum geht es beim zivilrechtlichen Deliktsrecht?

Das zivile Deliktsrecht befasst sich in **§§ 823 ff. BGB** mit der Verpflichtung zu Schadensausgleichszahlungen bei der vorsätzlichen oder fahrlässigen Schädigung der Rechtsgüter Leben, Gesundheit, körperliche Unversehrtheit, Freiheit, Eigentum oder sonstiger Rechte einer anderen Person. Eine Haftung für diese Schäden ist nach **§ 827 BGB** ausgeschlossen, wenn sich die den Schaden verursachende Person zum relevanten Zeitpunkt der Handlung in einem **Zustand der Bewusstlosigkeit** oder in einem die **freie Willensbildung ausschließenden Zustand krankhafter Störung der Geistestätigkeit** befunden hat. Man spricht in solchen Fällen von einem Fehlen der **Deliktsfähigkeit** oder auch der Verschuldens- oder Zurechnungsfähigkeit. Je nach Altersstufe und dem Grad der Reife und Einsicht haften außerdem auch **Kinder und Jugendliche** unter 18 Jahren nach Maßgabe von **§ 828 BGB** nur eingeschränkt bzw. gar nicht für deliktische Handlungen.

2.53 Warum ist die Deliktsfähigkeit für eine Haftung notwendig?

Das Deliktsrecht geht mit dem Erfordernis von Vorsatz oder Fahrlässigkeit vom **Grundgedanken der Verantwortlichkeitshaftung** aus (Ahrens und Spickhoff 2022, S. 105). Sie verknüpft den Schaden mit dem für eine Verantwortlichkeit erforderlichen Wissen und Willen (Vorsatz) oder einer mangelnden Sorgfalt (Fahrlässigkeit) des Schädigers. Darüber hinaus ist aber im Regelfall auch die **Deliktsfähigkeit** als Grundlage einer rechtlichen Verantwortlichkeit erforderlich. Eine **Haftung ohne Verschulden,** also auch ohne das Erfordernis der Deliktsfähigkeit, in Form einer reinen **Gefährdungshaftung** gibt es im Deliktsrecht auch, aber nur in engen Ausnahmefällen (etwa bei der Tierhalterhaftung gem. § 833 BGB). Letzteres unterscheidet das Deliktsrecht deutlich vom Strafrecht, wo aufgrund des verfassungsrechtlichen Schuldprinzips (▶ 1.41 ff.) für eine Verantwortlichkeit stets schuldhaftes Handeln erforderlich ist.

2.54 Wie ist die Deliktsfähigkeit einer Person zu beurteilen?

§ 827 BGB zählt abschließend die zwei für die psychiatrische Begutachtung relevanten **Ausschlussgründe** der Deliktsfähigkeit auf.

RECHTSLAGE

Mögliche Gründe des Ausschlusses der Deliktsfähigkeit:

- Bewusstlosigkeit
- Krankhafte Störung der Geistestätigkeit

Dies gilt allerdings nur, soweit sich der Schädiger nicht vorsätzlich durch „geistige Getränke" oder „ähnliche Mittel" in diesen Zustand versetzt hat! In diesem Fall greift gem. § 827 S. 2 BGB der Haftungsausschluss nicht. Anders als im Strafrecht hat der Gesetzgeber die Problematik der sog. Actio libera in causa im Zivilrecht also ausdrücklich geregelt.

Von **Bewusstlosigkeit** spricht man bei einem Zustand des Ausschlusses oder der schweren Beeinträchtigung der Wahrnehmungs- und Steuerungsmöglichkeit des betroffenen Schädigers (Ahrens und Spickhoff 2022, S. 122). Auf den genauen Grund der Bewusstlosigkeit (etwa Rausch, Schlaf, Hypnose oder einen schweren Schock) kommt es hingegen nicht an.

Eine **krankhafte Störung der Geistestätigkeit** liegt, parallel zu § 104 BGB, dann vor, wenn psychische, schizophrene oder affektive Störungen, Wahnzustände oder ganz erhebliche Intelligenzminderungen i. S. d. § 20 StGB vorhanden sind (Foerster et al. 2021, S. 554). Dabei kommt es nicht darauf an, ob dieser Zustand dauerhaft oder vorübergehend vorliegt. Ein Vorliegen zum Zeitpunkt der Schädigungshandlung genügt für den Ausschluss der Deliktsfähigkeit.

2.55 Wer trägt die Beweislast für die Feststellung der Deliktsfähigkeit?

Nach allgemeinen zivilrechtlichen Grundsätzen trägt der Schädiger die **Beweislast** bezüglich ihm günstiger Tatsachen, hier also des Vorliegens etwaiger Ausschlussgründe (zur parallelen Frage bezüglich der Geschäftsfähigkeit ▶ 2.14).

2.56 Gibt es eine „verminderte" Deliktsfähigkeit?

Nein. Die Voraussetzungen des § 827 BGB führen nur bei vollständigem Vorliegen zu einem Ausschluss der Haftung. Das Deliktsrecht kennt an dieser Stelle **keine verminderte Deliktsfähigkeit** (und damit Haftung), es gilt das **„Alles- oder Nichts"-Prinzip** (Wagner 2021, § 827 Rn. 2). Hier unterscheidet sich das Deliktsrecht vom Strafrecht, wo als Zwischenkategorie die „verminderte Schuldfähigkeit" gem. § 21 StGB existiert.

2.57 Wann ist ein Minderjähriger deliktsfähig?

Grundsätzlich sind Minderjährige ab der **Vollendung des 7. Lebensjahres** (bzw. bei vorsatzlos verursachten Schäden im Straßenverkehr ab der Vollendung des 10. Lebensjahres) gem. **§ 828 Abs. 1, Abs. 2 BGB** potenziell deliktsfähig. Man spricht hierbei von **eingeschränkter Deliktsfähigkeit.** In dieser Phase hängt die Deliktsfähigkeit und damit die Haftung von Minderjährigen nach § 828 Abs. 3 BGB von ihrer

individuellen Einsichtsfähigkeit und damit dem **Entwicklungsstand** ab (Müller und Nedopil 2017, S. 78). Für eine Haftung müssen Minderjährige sowohl das Unrecht ihrer Handlung erkennen als auch die Pflicht, für die Folgen ihres Tuns einstehen zu müssen (BGH JR 2005, 421; Kröber et al. 2009, S. 22). Dabei sind bei steigender Komplexität des Sachverhalts parallel höhere Anforderungen an die Einsichtsfähigkeit der Minderjährigen zu stellen (Müller und Nedopil 2017, S. 79).

Literatur

Ahrens H-J, Spickhoff A. Deliktsrecht. München: C.H. Beck 2022.

Foerster K, Passow D, Habermeyer. Begutachtung bei zivilrechtlichen Fragen. In: Dreßing H, Habermeyer E (Hrsg.). Venzlaff Foerster Dreßing Habermeyer. Psychiatrische Begutachtung. Ein praktisches Handbuch für Ärzte und Juristen. 7., neu bearb. u. erw. A. München: Elsevier Urban & Fischer 2021; 534–557.

Fuchs M, Baumgärtner A, Pauker W. Delikts- und Schadensersatzrecht. 9. A. Berlin, Heidelberg: Springer 2017.

Kröber H-L, Dölling D, Leygraf N, Sass H. Handbuch der forensischen Psychiatrie. Band 5. Darmstadt: Steinkopff 2009.

Müller JL, Nedopil N. Forensische Psychiatrie. 5. A. Stuttgart: Thieme 2017.

Säcker FJ, Rixecker R, Oetker H, Limperg B. Münchener Kommentar zum Bürgerlichen Gesetzbuch Band 7. 8. A. München: C.H. Beck 2022.

Wagner G. Deliktsrecht. 14. A. München: Vahlen 2021.

3 Sozialrecht, Unterbringungsrecht und Verkehrsrecht

Sozialrecht

Johannes Kaspar und Nicolas Cypher

3.1 Was ist Gegenstand des Sozialrechts?

Das Sozialrecht umfasst eine ganze Reihe an Regelungsbereichen, die gem. **§ 1 Abs. 1 SGB I** alle der Verwirklichung **sozialer Gerechtigkeit und sozialer Sicherheit** dienen. Das Sozialgesetzbuch dient damit der **Umsetzung des Sozialstaatsprinzips aus Art. 20 GG** und ist in dessen Sinne zu verstehen und auszulegen (Knickrehm et al. 2023, SGB I § 1–10 Rn. 1 f.). Umfasst sind insbesondere das Recht der Grundsicherung für Arbeitssuchende, der gesetzlichen Kranken- und Rentenversicherung, der gesetzlichen Pflegeversicherung und das Recht der Rehabilitation und Teilhabe von Menschen mit Behinderung.

3.2 Welchen Zweck verfolgt das Schwerbehindertenrecht?

Das Schwerbehindertenrecht bzw. das Recht der Rehabilitation und Teilhabe von Menschen mit Behinderung befasst sich mit allen Menschen, die nach Maßgabe des **§ 2 Abs. 1 SGB IX** behindert oder von einer Behinderung bedroht sind.

RECHTSLAGE

Begriff der Behinderung gem. § 2 Abs. 1 S. 1 SGB IX:

„Menschen mit Behinderungen sind Menschen, die körperliche, seelische, geistige oder Sinnesbeeinträchtigungen haben, die sie in Wechselwirkung mit einstellungs- und umweltbedingten Barrieren an der gleichberechtigten Teilhabe an der Gesellschaft mit hoher Wahrscheinlichkeit länger als sechs Monate hindern können."

Die Aufgabe des Schwerbehindertenrechts besteht gem. **§ 1 SGB IX** in der Förderung der vollen, wirksamen und gleichberechtigten Teilhabe von Menschen mit Behinderung am gesellschaftlichen Leben. Dieses Ziel wird über verschiedene, an die Schwere und Form der Behinderung angepasste **Nachteilsausgleiche** verfolgt, insb. in Form von Sozialleistungen und arbeitsrechtlichen Schutzansprüchen (Kröber et al. 2009, S. 238).

Welche konkreten Nachteilsausgleiche der behinderten Person zukommen, bemisst sich nach dem für die psychiatrische Begutachtung zentralen **Grad der Behinderung** (▶ 3.4).

3.3 Wie sind mehrere verschiedenartige Behinderungen bei der Ermittlung des Grades der Behinderung (GdB) zu berücksichtigen?

Sollten mehrere unterschiedliche Behinderungen gleichzeitig vorliegen, darf der **Gesamt-GdB** nicht durch ein bloßes Zusammenrechnen der einzelnen GdB festgestellt werden (Kröber et al. 2009, S. 238). Vielmehr muss auf Basis der schwersten Beeinträchtigung eine Bewertung der Beeinträchtigung in ihrer Gesamtheit unter Berücksichtigung der besonderen **wechselseitigen Beziehung** zu den anderen Beeinträchtigungen erfolgen (BSGE 81, 50; Häßler et al. 2022, S. 693).

3.4 Wie ist der Grad der Behinderung gutachterlich zu ermitteln?

Der **Grad der Behinderung (GdB)** wird anhand einer reinen Zustandsbegutachtung in 10er-Stufen von 20 bis 100 ohne die Berücksichtigung konkreter beruflicher oder privater Umstände festgestellt (Grüner 2021, S. 603). Eine **schwere Behinderung** liegt dabei gem. **§ 2 Abs. 2 SGB IX** bei einem GdB von wenigstens 50 vor.

Die rechtliche Grundlage der Festlegung des GdB ist die **Anlage der Versorgungsmedizin-Verordnung (VersMedV)**, die auch den Grad der Schädigungsfolgen im sozialen Entschädigungsrecht regelt. Anders als im Entschädigungsrecht ist der GdB jedoch final, also unabhängig von der Ursache zu bewerten (Häßler et al. 2022, S. 692). Die Anlage zur VersMedV enthält eine **Tabelle** für die Zuordnung einer Beeinträchtigung zu einem konkreten GdB, wobei im Einzelfall ein gewisser Spielraum je nach Schwere der Beeinträchtigung zur Verfügung steht.

Eine Abweichung von den Vorgaben der VersMedV für die Bewertung der jeweiligen Behinderung ist, auch aufgrund der schon enthaltenen Spielräume, nur in wenigen begründeten Einzelfällen angezeigt (Grüner 2021, S. 603).

3.5 Worin besteht die Aufgabe der gesetzlichen Pflegeversicherung?

Die Aufgabe der gesetzlichen Pflegeversicherung besteht gem. § 1 Abs. 4 SGB XI darin, denjenigen Hilfe zu leisten, die wegen der Schwere ihrer Pflegebedürftigkeit auf solidarische Unterstützung angewiesen sind. Der Umfang dieser Unterstützung bemisst sich proportional nach der Schwere der zugrunde liegenden **Pflegebedürftigkeit**, die gem. **§ 15 Abs. 1 S. 1 SGB XI** durch die Einstufung in einen **Pflegegrad** ausgedrückt wird.

3.6 Wann ist eine Person als pflegebedürftig einzuordnen?

Eine Person ist nach **§ 14 Abs. 1 S. 1 SGB XI** dann **pflegebedürftig**, wenn sie gesundheitlich bedingt **Beeinträchtigungen der Selbstständigkeit** oder ihrer Fähigkeiten aufweist und daher der Hilfe durch andere bedarf. Die zu dieser Einordnung maßgeblichen Kriterien, vom Gesetz Module genannt, werden dabei in **§ 14 Abs. 2 SGB XI** aufgezählt.

RECHTSLAGE

Die Pflegebedürftigkeit gem. § 14 Abs. 2 SGB XI wird anhand von sechs Modulen bewertet:

- Mobilität
- Kognitive und kommunikative Fähigkeiten
- Verhaltensweisen und psychische Problemlagen
- Selbstversorgung
- Bewältigung von und selbstständiger Umgang mit krankheits- oder therapiebedingten Anforderungen und Belastungen
- Gestaltung des Alltagslebens und sozialer Kontakte

3.7 Wie wird der Pflegegrad bestimmt?

Die Einordnung in einen konkreten Pflegegrad erfolgt einheitlich durch das in **§ 18a SGB XI** geregelte **„Neue Begutachtungsinstrument"**. Dabei werden die in **§ 14 Abs. 2 SGB XI und der Anlage 1 des SGB XI** festgelegten Einzelpunkte der sechs Module zur Bestimmung der Pflegebedürftigkeit mit einem Wert von 0–3 bewertet. Für zusätzliche Orientierung bei der Bewertung einzelner Modulunterpunkte können die **Richtlinien des Medizinischen Dienstes Bund** hinzugezogen werden.

Die so ermittelten Werte sind nun nach Maßgabe der **Anlage 2 des SGB XI** in eine **gewichtete Punktzahl** umzurechnen. Addiert man die gewichteten Werte der Module nach der Anlage 2 des SGB XI und § 15 Abs. 2 SGB XI (wobei aus den Modulen „Kognitive und kommunikative Fähigkeiten" und „Verhaltensweise und psychische Problemlagen" nur das Modul mit der jeweils höchsten Punktzahl gewertet wird) ergibt sich eine Gesamtpunktzahl zwischen 0 und 100, nach welcher der Pflegegrad gem. **§ 15 Abs. 3 S. 4 SGB XI** bestimmt wird (Grüner 2021, S. 583).

RECHTSLAGE

In § 15 Abs. 3 S. 4 SGB XI werden die fünf Pflegegrade mithilfe eines Punktesystems klassifiziert:

- Pflegegrad 1 (12,5 bis < 27 Punkte): geringe Beeinträchtigung der Selbstständigkeit oder der Fähigkeiten
- Pflegegrad 2 (27 bis < 47,5 Punkte): erhebliche Beeinträchtigung der Selbstständigkeit oder der Fähigkeiten
- Pflegegrad 3 (47,5 bis < 70 Punkte): schwere Beeinträchtigung der Selbstständigkeit oder der Fähigkeiten
- Pflegegrad 4 (70 bis < 90 Punkte): schwerste Beeinträchtigung der Selbstständigkeit oder der Fähigkeiten
- Pflegegrad 5 (90 bis < 100 Punkte): schwerste Beeinträchtigung der Selbstständigkeit oder der Fähigkeiten mit besonderen Anforderungen

Unterbringung im Öffentlichen Recht

Johannes Kaspar und Nicolas Cypher

3.8 Was versteht man unter öffentlich-rechtlicher Unterbringung?

Mit einer öffentlich-rechtlichen Unterbringung ist die **Aufnahme ohne oder gegen den Willen** der betroffenen Person in eine geschlossene Abteilung eines psychiatrischen (Fach-)Krankenhauses aufgrund einer durch eine psychische Störung bedingten Gefahr für sie selbst, für andere oder für die Allgemeinheit gemeint (Müller und Nedopil 2017, S. 92; Art. 5 I S. 1 BayPsychKHG). Anders als die zivil- oder strafrechtliche Unterbringung ist sie dem **Gefahrenabwehrrecht** zugeordnet und damit durch **Landesgesetze** geregelt, wobei die verschiedenen Psychisch-Kranken-Gesetze (PsychKGs) der Bundesländer im Kern weitgehende inhaltliche Ähnlichkeiten aufweisen (Häßler et al. 2022, S. 789). Jedoch bestehen auch nicht unerhebliche Abweichungen im Detail, etwa bei der Zulässigkeit gewisser Zwangsmittel.

3.9 Welchem Zweck dient eine öffentlich-rechtliche Unterbringung?

Der historisch zentrale Zweck der öffentlich-rechtlichen Unterbringung ist die **Sicherung der Allgemeinheit** vor Gefahren durch psychisch Kranke. Sie ist damit klassischerweise dem Recht der Gefahrenabwehr zuzuordnen (Gehring und Scherr 2021, S. 113). Dabei kommt es, anders als bei der strafrechtlichen Unterbringung nicht auf eine konkrete vorausgegangene Straftat und etwaige Wiederholungsgefahr an, sondern nur auf das **abstrakte Vorliegen** einer möglichen **Gefahrenlage.**

Aus dem Wortlaut der Normen der jeweiligen PsychKGs sowie aus dem Zweck der Regelungen geht hervor, dass die öffentlich-rechtliche Unterbringung daneben auch der **Heilung und dem Schutz der betroffenen Person** dient (s. etwa § 9 PsychKG Brandenburg; Art. 6 PsychKHG Bayern). Dies wird vor allem durch die praktische Häufigkeit der öffentlich-rechtlichen Unterbringung wegen **Suizidgefahr** (s. auch ▶ 3.14) illustriert, bei der kein Sicherheitsinteresse der Allgemeinheit berührt wird (Kröber et al. 2009, S. 174). Man spricht insoweit von einem Ausdruck des sozialstaatlichen **Fürsorgeprinzips.**

Info

Im Gegensatz zur zivilrechtlichen Unterbringung, die nur dem Wohl der betroffenen Person dient, trägt die öffentlich-rechtliche Unterbringung beiden Interessen Rechnung und erfüllt somit (ähnlich wie die strafrechtlichen Unterbringungsformen) eine **Doppelfunktion.**

3.10 Ergeben sich aus der öffentlich-rechtlichen Unterbringung verfassungsrechtliche Konflikte?

Der absolute Regelfall der öffentlich-rechtlichen Unterbringung ist die Unterbringung ohne oder gegen den Willen der betroffenen Person. Die mit der Unterbringung verfolgten Zwecke des Allgemeinwohls und der Fürsorge stehen damit im Konflikt mit dem verfassungsrechtlich garantierten **Freiheitsgrundrecht** aus **Art. 2 Abs. 2 S. 2 GG.** Dies gilt umso mehr, sofern im Rahmen der Behandlung gegen den Willen der betroffenen Person (medikamentöse) **Zwangsmaßnahmen** vorgenommen werden sollten.

Insbesondere scheint fraglich, inwieweit eine aufgezwungene Behandlung mit dem Fürsorgeprinzip in Einklang zu bringen ist. Denn es sind durchaus Fälle denkbar, in denen die betroffene Person es vorzieht, unter ihrer psychischen Beeinträchtigung anstatt unter den möglichen körperlichen Auswirkungen von Psychopharmaka zu leiden. Bei einer Zuwiderhandlung würde das vom Bundesverfassungsgericht betonte „**Recht auf die eigene Krankheit**" untergraben (BVerfG NJW 1998, 1774).

Die PsychKGs der Bundesländer und die Rechtsprechung des Bundesgerichtshofes (BGH) tragen diesem Konflikt insoweit Rechnung, als die Anordnung der öffentlich-rechtlichen Unterbringung unter **Richtervorbehalt** steht und nicht unerhebliche Zwangsmaßnahmen (insbesondere Fixierungen und Medikation) nur auf gerichtliche Anweisung erfolgen dürfen (BVerfG, Urt. v. 24.7.2018, 2 BvR 502/16; 2 BvR 309/15).

Weiter einschränkend ist die öffentlich-rechtliche Unterbringung als die **Ultima Ratio** der zu ergreifenden Maßnahmen konzipiert und darf nicht angeordnet werden, wenn noch andere deeskalierende Maßnahmen in Betracht kommen (Gehring und Scherr 2021, S. 113).

3.11 Wie läuft das Verfahren zur Anordnung der öffentlich-rechtlichen Unterbringung ab?

Das Verfahren der öffentlich-rechtlichen Unterbringung läuft gem. **§ 312 Nr. 4 FamFG** nach den Verfahrensnormen des Familienrechts und der freien Gerichtsbarkeit ab.

RECHTSLAGE

Regulärer Verfahrensablauf der öffentlich-rechtlichen Unterbringung:

- **Vorverfahren:** Die nach dem Landesgesetz zuständige Verwaltungsbehörde ermittelt nach Kenntniserlangung den Sachverhalt und stellt beim Vorliegen aller Voraussetzungen der Unterbringung einen Antrag beim zuständigen Gericht.
- **Anhörung:** Die betroffene Person nach § 319 FamFG selbst sowie die in § 315 FamFG genannten Bezugspersonen sind durch den Betreuungsrichter anzuhören. Dazu ist die Anfertigung eines Sachverständigengutachtens über die Voraussetzungen der Unterbringung zu veranlassen.
- **Gerichtliche Entscheidung:** Nach Anhörung aller Beteiligten und der Würdigung aller Beweise und des Sachverständigengutachtens entscheidet der zuständige Richter über die Anordnung der Unterbringung.
- **Vollstreckung der Entscheidung:** Die zuständige Verwaltungsbehörde vollstreckt den gerichtlichen Beschluss durch die (zwangsweise) Aufnahme der betroffenen Person in die entsprechende Anstalt.

Die komplexen Verfahrensregelungen haben sich für die Praxis als wenig tauglich erwiesen. Das gilt sowohl im Hinblick auf das durchzuführende Vorermittlungsverfahren als auch in Bezug auf die Anordnung der Unterbringung. Häufig besteht aufgrund einer akuten Notfallsymptomatik **Gefahr im Verzug,** die das Abwarten einer Anordnung durch einen Richter unmöglich macht. Die eigentlich als Ausnahme konzipierte Anordnung im **Eilverfahren** durch die Polizei oder die zuständige Ordnungsbehörde stellt daher in der Praxis den **Regelfall** der Anordnung der öffentlich-rechtlichen Unterbringung dar (Müller et al. 2021, S. 818; Häßler et al. 2022, S. 792).

3.12 Was sind die durch den Gutachter festzustellenden Voraussetzungen der öffentlich-rechtlichen Unterbringung?

Trotz leichter Unterscheidungen sind die Anforderungen aller Bundesländer an die öffentlich-rechtliche Verwahrung im Kern identisch: Es muss eine **psychische Störung bzw. Krankheit vorliegen,** von der betroffenen Person muss eine **Gefahr** ausgehen und diese Gefahr muss auch **kausal** auf dieser Störung beruhen.

RECHTSLAGE

Festzustellende Voraussetzungen der Unterbringung:

- Diagnostische Feststellung einer psychischen Störung und ihrer Schwere
- Gefährlichkeitsprognose
- Prüfung der Kausalbeziehung zwischen Störung und Gefahr

3.13 Was versteht man unter einer psychischen Krankheit bzw. Störung im Sinne des Unterbringungsrechts?

Alle Landesgesetze verlangen als zentrale Voraussetzung der Unterbringung das Vorliegen einer **psychischen Krankheit bzw. Störung.** Welcher Begriff genau durch die PsychKGs verwendet wird, hängt vom jeweiligen Bundesland ab, inhaltlich besteht jedoch kein Unterschied. Als eine solche Krankheit oder Störung, unabhängig von ihrer Ursache, bezeichnet man jede **geistige Abnormalität** oder **psychische Abweichung vom Normzustand,** insbesondere Psychosen, Persönlichkeitsstörungen oder Abhängigkeitserkrankungen (Kröber et al. 2009, S. 144).

Dabei sind zur Diagnostik die gängigen international etablierten Klassifikationssysteme psychiatrischer Störungsbilder anzuwenden, insbesondere **ICD-11** und **DSM-5.** Neben der Einordnung in ein Störungsbild ist auch Stellung zum **Schweregrad** der psychischen Erkrankung bzw. Störung zu nehmen. Welchen Schweregrad eine psychische Störung bzw. Krankheit haben muss und ob sogar schon Anzeichen einer schweren Beeinträchtigung zur Anordnung der öffentlich-rechtlichen Unterbringung ausreichen können, ist je nach Bundesland unterschiedlich geregelt (Müller et al. 2021, S. 816).

3.14 Wann gilt eine Person im Unterbringungsrecht als gefährlich?

Von der begutachteten Person muss eine **Gefahr** für sich selbst, die Rechtsgüter anderer Personen oder das Allgemeinwohl ausgehen. Aufgrund des Eingriffs in das Freiheitsrecht der betroffenen Person durch die Unterbringung, muss diese Gefahr sowohl im Hinblick auf gefährdete Rechtsgüter als auf das Ausmaß der Gefahr in besonderem Maße **erheblich** sein.

Von einer solchen erheblichen Gefährlichkeit ist insbesondere dann auszugehen, wenn das **Leben** oder die **körperliche Gesundheit** entweder **der Person selbst** oder **anderer Personen** von nicht unerheblichen Schäden bedroht sind. Auch **Gemeingefährdungen** mit erheblichem Gefahrenpotenzial sind umfasst, etwa Brandstiftungen oder Straßenverkehrsdelikte. Diese spielen jedoch in der Praxis der öffentlich-rechtlichen Unterbringung nur eine eingeschränkte Rolle. Der häufigste Anlass zur Anordnung einer öffentlich-rechtlichen Unterbringung sind autoaggressive Eigengefahren, insbesondere die Gefahr eines **Suizids** (Kröber et al. 2009, S. 174).

Über diese generell aus dem Verfassungsrecht abgeleiteten **Erheblichkeitsschwellen** hinaus stellen die PsychKGs einzelner Bundesländer besondere qualitative Anforderungen an die Gefahrensituation, etwa durch das Erfordernis einer „gegenwärtigen" Gefahr (so etwa in Bremen und Sachsen). Umstritten ist hingegen, ob auch schwere Gefährdungen von Sachwerten oder der öffentlichen Ordnung (so etwa in Brandenburg) als Anordnungsgrund ausreichen sollen, was im Hinblick auf den sehr grundrechtssensiblen Eingriff zweifelhaft erscheint (Müller et al. 2021, S. 816).

3.15 Wie konkret muss die Wahrscheinlichkeit des Gefahreintritts sein?

Jede **Gefährlichkeitsprognose** geht als reines Abschätzen zukünftigen Verhaltens mit einer gewissen Unsicherheit einher. Das gilt umso mehr in Fällen möglicher Gefahren für andere Menschen, da die geringe Häufigkeit fremdaggressiven Verhaltens im Zustand einer Psychose empirisch fundierte Prognosen erschwert (Kröber et al. 2009, S. 175).

Im Rahmen der Prognose müssen nach dem Grundsatz der **Verhältnismäßigkeit** das gefährdete Rechtsgut und der Eingriff in die Rechte der betroffenen Person abgewogen werden. Je größer das Ausmaß der erwarteten Schäden ist, umso mehr Unsicherheit ist i. S. der effektiven Gefahrenabwehr in Kauf zu nehmen (Gehring und Scherr 2021, S. 126). Wichtigstes Indiz bei einer möglichen Gefahr für Rechtsgüter anderer Menschen ist das vergangene Verhalten der betroffenen Person und ob sie in vergleichbaren Situationen fremdaggressives Verhalten gezeigt hat.

Literatur

Gehring CL, Scherr J. Umgang mit Zwangsmaßnahmen. 2. A. Stuttgart: Kohlhammer 2021.

Grüner B. Rechtliche Grundlagen. In: Dreßing H, Habermeyer E (Hrsg.): Venzlaff Foerster Dreßing Habermeyer. Psychiatrische Begutachtung. Ein praktisches Handbuch für Ärzte und Juristen. 7., neu bearb. u. erw. A. München: Elsevier Urban & Fischer 2021; 570–606.

Häßler F, Nedopil N, Dudeck M. Praxishandbuch Forensische Psychiatrie. 3. A. Berlin: Medizinisch Wissenschaftliche Verlagsgesellschaft 2022.

Knickrehm S, Roßbach G, Waltermann R. Kommentar zum Sozialrecht. 8. A. München: C.H. Beck 2023.

Kröber H-L, Dölling D, Leygraf N, Sass H. Handbuch der forensischen Psychiatrie Band 5. Darmstadt: Steinkopff 2009.

MDS (Medizinischer Dienst des Spitzenverbandes Bund der Krankenkasse e. V.). Richtlinien des GKV Verbandes zur Feststellung der Pflegebedürftigkeit. Dortmund: inpuncto Asmuth 2021.

Müller JL, Nedopil N. Forensische Psychiatrie. 5. A. Stuttgart: Thieme 2017.

Müller S, Heinz A, Dreßing H. In: Dreßing H, Habermeyer E (Hrsg.): Venzlaff Foerster Dreßing Habermeyer. Psychiatrische Begutachtung. Ein praktisches Handbuch für Ärzte und Juristen. 7., neu bearb. u. erw. A. München: Elsevier Urban & Fischer 2021; 812–820.

3

Verkehrsrecht

Jürgen Peitz

Begriffe und gesetzliche Grundlagen

3.16 Was versteht man unter der Fahreignung?

Der Begriff der Fahreignung hat zentrale Bedeutung im Recht der Erteilung und Entziehung der Fahrerlaubnis durch die Fahrerlaubnisbehörde im **Verwaltungsverfahren.** Er wird indes auch inhaltsgleich im **Strafverfahren** verwendet, wenn es um die strafrichterliche (in der Regel zeitweilige) **Entziehung der Fahrerlaubnis** aus Anlass einer Verkehrsstraftat (z. B. Alkoholfahrt) geht. Es liegt auf der Hand, dass dieser unbestimmte Rechtsbegriff für die Anwendungspraxis weiter konkretisiert werden muss.

DEFINITION

Unter **Fahreignung** versteht man die generelle, zeitlich nicht beschränkte und insbesondere stabile und aktuelle Situations- und Befindlichkeitsparameter überdauernde und hiervon unabhängige Fähigkeit zum Führen von Kraftfahrzeugen im Straßenverkehr im Sinne der körperlichen, geistigen und charakterlichen Eignung.

Da die Fahreignung danach überdauernde, in die Zukunft reichende Komponenten aufweist, enthält ihre Bewertung ein **prognostisches Element** (Peitz 2009).

3.17 Wie unterscheidet sich die Fahreignung von der Fahrtüchtigkeit?

Für die Bewertung der **Fahrtüchtigkeit** (auch Fahrtauglichkeit genannt) kommt es anders als bei der Fahreignung auf den Zustand des Verkehrsteilnehmers in einer **konkreten Fahrsituation zu einem bestimmten Zeitpunkt** an. Die Fahrtüchtigkeit ist durch äußere Faktoren und auf die Person des Fahrers oder der Fahrerin bezogene Störungen beeinflussbar und kann sich daher auch rasch ändern. Für die Beurteilung der Fahrtüchtigkeit ist damit lediglich die akute physische und psychische Situation relevant sowie ggf. der in dieser Situation nachteilig beeinflussende konkrete Alkohol-, Drogen- und Medikamentenkonsum (Peitz 2009).

3.18 Welche gesetzlichen Regeln gibt es zur Fahreignung bzw. Fahrtüchtigkeit?

Das **Strafrecht** (§§ 315c, 316 StGB) und das **Ordnungswidrigkeitenrecht** (§§ 24, 24a StVG, § 49 OWiG i. V. m. Bußgeldkatalog-Verordnung [BKatV]) i. V. m. den Regeln der Straßenverkehrs-Ordnung (StVO) ahnden (repressiv) Verstöße gegen das verkehrsrechtliche Regelwerk. Neben Geld- und Freiheitsstrafen kommen auch die spezifischen Sanktionen der Maßregelder **Entziehung der Fahrerlaubnis** (**§ 69 StGB,** ▶ 3.33) bzw. der Nebenstrafe des **Fahrverbots** (**§ 44 StGB**) in Betracht. Geahndet wird insbesondere die durch Alkohol oder andere berauschende Mittel verursachte Ungeeignetheit (**§§ 316, 315c Abs. 1 Nr. a StGB**) und jene, die durch geistige oder körperliche Mängel verursacht wird (**§ 315c Abs. 1 Nr. b StGB**).

Nach den **Polizeigesetzen** (PolG) der Länder kann allerdings auch präventiv gehandelt werden, wenn z. B. bei Beeinflussung durch Alkohol oder sonstige berauschende Mittel eine Gefahr durch den Fahrerlaubnisinhaber fortwirkt. So kann rechtmäßig eine Beschlagnahme des Fahrzeugschlüssels erfolgen. Auch der Führerschein kann unter bestimmten Umständen sichergestellt und beschlagnahmt werden, nämlich bei Gefahr im Verzug (§§ 94, 98 StPO, 152 Gerichtsverfassungsgesetz [GVG] i. V. m. PolG).

Die **Fahrerlaubnisbehörde** ist auf der Grundlage von § 3 Abs. 1 S. 1 Straßenverkehrsgesetz (StVG) und der Fahrerlaubnis-Verordnung (FeV) zur **Entziehung der Fahrerlaubnis** befugt, wenn sich ihr Inhaber als ungeeignet oder nicht befähigt zum Führen von Kraftfahrzeugen erweist (▶ 3.33).

Führen eines Fahrzeugs trotz körperlicher oder geistiger Mängel

3.19 Wann liegen körperliche oder geistige Mängel im Sinne des Gesetzes vor?

Wer im Straßenverkehr ein Fahrzeug führt, obwohl er infolge **geistiger oder körperlicher Mängel** nicht in der Lage ist, das Fahrzeug sicher zu führen, wird bei Vorliegen der weiteren Voraussetzungen des Gesetzes gem. **§ 315c StGB** bestraft (zur Strafbarkeit wegen Fahruntüchtigkeit aufgrund von Alkohol oder Rauschmitteln und entsprechenden Grenzwerten für die Feststellung der Fahrtüchtigkeit ▶ 3.24). Der Begriff des geistigen oder körperlichen Mangels ist dabei umfassend zu verstehen und erfasst sämtliche psychopathologischen und körperlichen Defekte und Zustände, welche die Gefahr einer Aufhebung der Fahrtüchtigkeit mit sich bringen. Die Fahruntüchtigkeit muss die Folge solcher Mängel sein und nicht nur die Folge mangelnder technischer Beherrschung oder Ungeschicklichkeit (vgl. Kudlich in BeckOK StGB § 315c Rn. 36). Unerheblich ist dabei, ob der Mangel dauerhaft oder nur vorübergehend ist; auch akute Anfallsleiden sind von der Strafvorschrift erfasst (BGH, Urt. v. 12.9.2019–4 StR 146/19). Ein solcher Mangel muss aber stets als Ursache für eine Gefährdung nachgewiesen werden.

Allerweltserkrankungen (Erkältungen, Magen-Darm-Erkrankungen) beeinträchtigen die Fahrtüchtigkeit regelmäßig nicht. Ebenso wenig sind bei gesunden Menschen solche Ausfallerscheinungen relevant, die gewöhnlich vorkommen, so bspw. Kopfschmerzen (auch Migräne). Die sich hieraus ergebenden abstrakten und nur potenziellen Gefahren können daher nicht zur Begründung dafür herangezogen werden können, die Fahrtüchtigkeit sei in der konkreten Situation in sicherheitsrelevanter Weise beeinträchtigt gewesen.

3.20 Was gilt bei Auffälligkeiten mit neurologischen Erkrankungen (z. B. Demenz)?

Bei bloßen Auffälligkeiten im Straßenverkehr im Zusammenhang mit **neurologischen Erkrankungen,** seelischen Störungen (Manien, Schizophrenien) und häufig bei hirnorganischen Erkrankungen, z. B. auch bei Vorliegen einer **Alzheimer-Demenz,** neigen die Strafgerichte gelegentlich dazu, die Ungeeignetheit ungeprüft und ohne sachverständige Beratung zu bejahen und die Fahrerlaubnis auch im Strafverfahren zu entziehen. Diese Verfahrensweise ist rechtswidrig, sofern nämlich die Ursächlichkeit für die Ungeeignetheit zum Führen von Kraftfahrzeugen als Voraussetzung überhaupt für eine Strafbarkeit nicht festgestellt, sondern nur vermutet wird.

Eine Gefährdung des Straßenverkehrs infolge solcher Mängel und damit die Strafbarkeit setzen ohnehin eine gewisse **Erheblichkeit des Mangels** voraus. Fahrfehler kommen in allen Altersklassen häufig vor und lassen nicht den zwingenden Rückschluss darauf zu, dass eine solche Sorgfaltspflichtverletzung auf geistige oder körperliche Mängel des Fahrzeugführers zurückzuführen ist. Dies gilt auch bei einem 80-jährigen Fahrzeugführer (AG Ellwangen, Beschl. v. 18.08.2022–8 Cs 955 Js 25957/22).

Nach Anlage 4 der Fahrerlaubnis-Verordnung besteht dann keine Fahreignung mehr, wenn eine **Demenz** in Abhängigkeit zu ihrem konkreten Typus bereits fortgeschritten ist und zu **schweren Persönlichkeitsveränderungen** geführt hat. Alzheimer-, frontotemporale und vaskuläre Demenzen sind Erkrankungen mit einer gewissen Progredienz, sodass eine Verlaufskontrolle regelmäßig erforderlich ist. In der Frühphase können Leistungsdefizite z. T. auch hier durch Routine im Straßenverkehr kompensiert werden. Bei Fahrerlaubnisinhabern der Gruppe 2 (Lkw, Berufskraftfahrer, Personenbeförderung) schließt aber bereits eine leichte Demenz die Fahreignung generell aus (s. Anlage 4 zu § 11 FeV i. V. m. den Begutachtungsleitlinien zur Kraftfahreignung).

Die Prüfung der Ungeeignetheit mit der etwaigen Folge der Entziehung der Fahrerlaubnis ist dann, wenn das Strafgericht zur Fahreignung keine durch gutachterliche Feststellungen begründete Entscheidung trifft, der **Fahrerlaubnisbehörde** zu überlassen, der das Strafgericht zulässig allerdings eine **Mitteilung über das Strafverfahren** macht.

3.21 Welche Rolle spielt das hohe Alter?

Das bloße Erreichen eines **hohen Lebensalters allein** rechtfertigt nicht die Annahme fehlender Geeignetheit zum Führen von Kraftfahrzeugen (▶ 3.20). Ohnehin ist belegt, dass ältere Kraftfahrer schon weniger in Unfälle verwickelt werden als junge und insbesondere männliche Kraftfahrer. Ältere Kraftfahrer vermögen auch durchaus körperliche Defizite und ggf. auch Defizite ihrer geistigen Fähigkeiten (z. B. nachlassende Konzentrationsfähigkeit) durch ihre größere Erfahrung und Routine und im Bewusstsein ihrer Defizite durch vorausschauendes und vorsichtiges Fahren zu kompensieren. Überdies stehen häufig Prothesen und/oder technische Hilfseinrichtungen zur Verfügung, z. B. Lenkhilfen, sodass eine Fahrerlaubnis mit Auflagen oder unter Beschränkung auf derartig ausgerüstete Fahrzeuge erteilt werden kann.

Liegt aber ein **konkreter Hinweis** vor (z. B. nach einem amtsärztlichen Hinweis), kann die Anordnung eines Gutachtens möglich sein, sofern nämlich der Altersabbau so fortschreitet, dass **greifbare Ausfallerscheinungen von erheblichem Gewicht** festzustellen sind (▶ 3.22). Solche Ausfallerscheinungen müssen sich nicht zwingend in Verkehrsverstößen oder Unfallverursachung äußern. Liegen konkrete Anhaltspunkte für körperliche Mängel vor, so können verschiedene sich hieraus ergebende Defizite zur Annahme der Ungeeignetheit führen (z. B. die geforderte Sehschärfe wird nicht erreicht, die Dämmerungssehschärfe ist herabgesetzt).

3.22 Wie erfolgt der Nachweis körperlicher oder geistiger Mängel?

Die Erforderlichkeit eines **Nachweises der Fahruntüchtigkeit** stellt die Strafverfolgungsbehörden jedenfalls in den Fällen, in denen es nicht um alkoholbedingte Beeinträchtigungen geht (s. dazu ▶ 3.24), regelmäßig vor Probleme. Denn die Gefährdung des Straßenverkehrs infolge geistiger oder körperlicher Mängel setzt stets eine gewisse **Erheblichkeit des Mangels** und den Nachweis der **Ursächlichkeit für die Fahruntüchtigkeit** voraus. An der Möglichkeit des Nachweises wird die Strafverfolgung häufig scheitern, sofern eben nicht Alkoholkonsum in Rede steht.

Auch der Nachweis einer negativen Beeinflussung durch **Medikamente** (**Arzneimittel**) ist im Rahmen von Verkehrskontrollen regelmäßig schwierig. Die Überprüfung der Verkehrsteilnehmer mit Blick auf Medikamenteneinnahme steht in der Regel nicht im Fokus einer Polizeikontrolle. Der Verkehrsteilnehmer selbst hat aus nachvollziehbarem Grund keinen Anlass, von sich hierauf hinzuweisen. Die Dunkelziffer von Fahrten unter der negativen Beeinträchtigung von Medikamenten ist deshalb hoch bei hoher Relevanz der jeweiligen zentralnervösen Wirkung von Medikamenten.

Anspruchsvoll ist ein Nachweis auch bei geistigen oder körperlichen Mängeln, wie sie bei Fahrzeugführern in einem **hohen Lebensalter** typischerweise vorliegen (s. auch ▶ 3.21). Ein fehlerhaftes Fahrmanöver mit der Folge eines Verkehrsunfalls kommt nämlich regelmäßig in allen Altersklassen vor und lässt nicht den zwingenden Rückschluss darauf zu, dass eine solche Sorgfaltspflichtverletzung vorliegt, die gerade auf altersbedingte geistige oder körperliche Mängel des Fahrzeugführers zurückzuführen ist (Münchener Kommentar – StGB/Pegel 3. A. § 315c Rn. 32–43). Anderes kann aber dann gelten, wenn dem betroffenen Verkehrsteilnehmer bekannt war, dass ein die Fahrtüchtigkeit negativ beeinträchtigender Zustand vorliegt, dass sich ein hierin liegendes Risiko jederzeit realisieren kann und dadurch die Verkehrssicherheit beeinträchtigt wird. Dies gilt bspw. für **Schwächeanfälle infolge Unterzuckerung** und jedenfalls dann, wenn dem Kraftfahrer die typischen Symptome hierfür geläufig sind (LG Potsdam, Beschl. v. 7.7.2021–25 QS 42/21).

Um die (generelle) Ungeeignetheit in diesen Fällen festzustellen, kann die Fahrerlaubnisbehörde die **Untersuchung durch einen Facharzt für Psychiatrie oder Neurologie** veranlassen. Da gewisse Leistungsminderungen bei allen älteren Menschen zu erwarten sind, müssen im Rahmen der Untersuchung allerdings ausgeprägte Leistungsmängel und schwere Persönlichkeitsveränderungen nachgewiesen werden (OVG Schleswig-Holstein, Beschl. v. 22.07.2021, Az.: 5 MB 16/21), sinnvollerweise durch neuropsychologische Testuntersuchungen oder auch eine praktische Fahrverhaltensprobe.

Das OVG Schleswig-Holstein (a. a. O.) hatte den Fall zu entscheiden, in dem der ältere Führerscheininhaber sein Fahrzeug im Parkhaus nicht wiedergefunden hatte. Trotz demenzieller Erkrankung war die Entziehung der Fahrerlaubnis mit Anordnung des Sofortvollzugs durch die Fahrerlaubnisbehörde nach Auffassung des OVG Schleswig-Holstein offensichtlich rechtswidrig, weil die Führerscheinstelle die Ursachen lediglich vermutet, nicht aber beweiskräftig festgestellt hatte. Bloße Eignungszweifel genügen nämlich nicht (so auch BVerwG, Urt. v. 09.06.2005–3 C 25.04). Erforderlich ist die gutachterliche Befassung und Klärung mithilfe der Verfahrensvorschriften der Fahrerlaubnis-Verordnung (OVG Schleswig-Holstein a. a. O.).

3

MERKE

Ein nur einmaliges, situationsbedingtes Fehlverhalten eines älteren Fahrzeugführers, selbst bei tödlichen Unfallfolgen, kann einen Eignungsmangel nicht indizieren. Für die Annahme des mindestens fahrlässigen Verkennens eines Defizits muss der betroffene Fahrer zum Tatzeitpunkt vielmehr **hinreichende Anhaltspunkte** für die Annahme seiner eingeschränkten Leistungsfähigkeit haben (LG Oldenburg, Beschl. v. 22.4.2021–4 QS 167/21). Relevant sind etwa die Fälle des **Sekundenschlafs.** Für ein zumindest fahrlässiges Verkennen einer potenziellen Verkehrsgefährdung kann eine bestimmte körperliche Konstitution sprechen, die bereits häufig zu Schwindelanfällen und ggf. Ohnmachtszuständen geführt hat. Erforderlich ist die Vorhersehbarkeit für den Fahrer bei Zugrundelegung eines objektiven Maßstabs (vgl. Fischer StGB § 15 Rn. 17).
Für die Annahme einer Strafbarkeit ist stets ein konkretes und erhebliches Zurückbleiben hinter den durchschnittlichen Anforderungen an die verkehrsspezifische Gesamtleistungsfähigkeit erforderlich und weiter, dass der betroffene Kraftfahrer dies auch erkennen kann.

3.23 Besteht eine Überprüfungs- und Meldepflicht bei Vorliegen von Erkrankungen oder Mängeln?

Eine (Selbst-)**Überprüfungspflicht** besteht. Der Kraftfahrer muss sich stets vergewissern, ob er aufgrund seiner körperlichen und geistigen Fähigkeiten den Anforderungen, die der Straßenverkehr an ihn stellt, gewachsen ist (§ 2 Abs. 1 S. 2 FeV). Der BGH formuliert insoweit strenge Maßstäbe. Es reicht aus, wenn die Symptome und deren Auswirkungen auf die Fahrtüchtigkeit erkennbar sind; die Kenntnis der Ursachen für eine Beeinträchtigung sei nicht erforderlich. Der BGH verpflichtet den Kraftfahrer, solche Ausfälle zu registrieren, die Anlass zu Zweifeln an der Fahrtüchtigkeit geben. Selbst bei vorher nicht wahrnehmbaren und unangekündigten Ausfällen steht der Fahrer in der Verantwortung, wenn er Kenntnis von Mängeln seiner körperlichen oder geistigen Leistungsfähigkeit hat, die zu einem solchen Versagen führen können (BGH, VersR 1988, 388). Es drohen haftungsrechtliche Konsequenzen und auch eine Strafbarkeit (BGH NZV 1995, 157 für den Fall eines Epileptikers ohne Krankheitseinsicht). Damit ist klargestellt, dass der Kraftfahrer bei Krankheiten und auch bei fortgeschrittenem Lebensalter besonders kritisch mit sich umgehen muss, ohne dass eine gesetzliche oder richterliche Pflicht besteht, sich ab einem bestimmten Alter auf Fahrtüchtigkeit untersuchen zu lassen. Der BGH hält den Kraftfahrer für verpflichtet, sich bei konkreten Anhaltspunkten ärztlich beraten zu lassen, ob und wann sich eine Erkrankung auf die Fahrtüchtigkeit auswirken kann (BGH, VersR 1988, 388).

Eine **Meldepflicht** kennt das deutsche Recht indes nicht. Der Betroffene ist nicht zur „Selbstanzeige“ verpflichtet. Gleiches gilt für seine Angehörigen. Eine Meldepflicht gibt es auch nicht für sonstige Dritte, die Kenntnis von Erkrankungen oder Mängeln haben.

Führen eines Fahrzeugs trotz alkohol- oder sonstiger rauschmittelbedingter Fahruntüchtigkeit

3.24 Nach welchen Normen richtet sich die Verfolgung von Fahrten unter dem Einfluss von Alkohol oder sonstiger Rauschmittel?

Wer im Straßenverkehr ein Fahrzeug führt, obwohl er infolge des Genusses alkoholischer Getränke (oder anderer berauschender Mittel) nicht in der Lage ist, das Fahrzeug sicher zu führen, macht sich zunächst nach **§ 316 StGB** wegen **Trunkenheit im Verkehr** strafbar. Kommt es darüber hinaus zu einer konkreten Gefährdung von Personen oder Sachen von bedeutendem Wert, ist der Tatbestand der **Gefährdung des Straßenverkehrs gem. § 315c Abs. 1 Nr. 1a) StGB** erfüllt. Neben der Verurteilung zu einer Freiheits- oder Geldstrafe droht die zumindest zeitweise Entziehung der Fahrerlaubnis durch das Strafgericht als Maßregel (§ 69 StGB, ▶ 3.33) oder die Nebenstrafe des Fahrverbots (§ 44 StGB; ▶ 3.18). Die Strafbarkeit (wie auch die Verfolgung als **Ordnungswidrigkeit gem. § 24a StVG** ab einem Wert von 0,5 ‰) richtet sich bei Alkoholfahrten wesentlich nach der festgestellten **Blutalkoholkonzentrationen (BAK)**, auf deren Grundlage auch die Frage der absoluten oder zumindest relativen Fahruntüchtigkeit bewertet wird (▶ 3.25, ▶ 3.26). Wird aus Anlass einer Straftat im Zusammenhang mit dem Führen von Kraftfahrzeugen im Straßenverkehr eine Blutalkoholkonzentration von mindestens 1,6 ‰ oder eine Atemalkoholkonzentration von mindestens 0,8 mg/l festgestellt, kann ein solcher Umstand regelmäßig (zusätzlich zur Ahndung des Delikts im Strafverfahren) zur **Überprüfung der Fahreignung durch die Fahrerlaubnisbehörde** unter Anordnung der Beibringung eines Gutachtens führen (§ 13 Nr. 2c FeV).

3.25 Gibt es gesicherte Erfahrungswerte zur Festlegung von BAK-Grenzwerten?

Gesicherte Erfahrungswerte, die es erlauben würden, bei Blutwirkstoffkonzentrationen oberhalb eines bestimmten Grenzwertes ohne Weiteres auf eine alkohol- bzw. rauschmittelbedingte Fahrunsicherheit zuschließen, bestehen nach wie vor nicht. Vielmehr bedarf es weiterer **aussagekräftiger Beweisanzeichen**, die im konkreten Einzelfall belegen, dass die Gesamtleistungsfähigkeit des Kraftfahrzeugführers so weit herabgesetzt war, dass er nicht mehr fähig gewesen ist, sein Fahrzeug im Straßenverkehr eine längere Strecke, auch bei Eintritt schwieriger Verkehrslagen, zu steuern. Dies hat das Tatgericht anhand einer Gesamtwürdigung aller relevanten Umstände zu beurteilen (st. Rspr., vgl. BGH, Beschl. v. 27. April 2023–4 StR 9/23; Beschl. v. 31. Januar 2017–4 StR 597/16; Beschl. v. 2. Juni 2015–4 StR 111/15).

Info

Bei den jeweils für Alkohol und andere Rauschmittel von der Grenzwertkommission empfohlenen und von der Rechtsprechung festgelegten Grenzwerten handelt es sich mithin nicht um ein Tatbestandsmerkmal der §§ 315c, 316 StGB, sondern um eine aus einer Auswertung des naturwissenschaftlichen Erkenntnisstandes gewonnene **prozessuale Beweisregel.**

3.26 Wie lässt sich der Grad der Alkoholisierung feststellen?

Der genaue Grad der Alkoholisierung lässt sich durch einen einfachen **Bluttest** feststellen. Unabhängig davon vermag die sog. **Widmark-Formel** eine erste rechnerische Orientierung zu vermitteln, indem der Promillewert überschlägig aus der Menge des konsumierten Alkohols im Verhältnis zur Konstitution des Probanden errechnet wird. Der Anteil der Körperflüssigkeit ist indes bei Männern und Frauen unterschiedlich hoch. Für Männer gilt ein Wert von ca. 68 %, bei Frauen von ca. 55 %; vor diesem Hintergrund wirkt sich der Konsum von Alkohol unterschiedlich stark auf den Promillewert aus. Daher ist unbeschadet einer weiteren Beeinflussung des Rechenergebnisses, z. B. durch die Trinkgeschwindigkeit, die rechnerische Einschätzung mit Vorsicht zu behandeln.

$$\text{Promillewert} = \frac{\text{Alkoholmenge in Gramm}}{\text{Körpergewicht in Kilogramm} \times \text{Anteil Körperflüssigkeit}}$$

3.27 Was bedeutet „absolute Fahruntüchtigkeit“?

Absolute Fahruntüchtigkeit besteht bei **Kraftfahrern** ab einer BAK von **mindestens 1,1 ‰**. Die Annahme ist unwiderlegbar, d. h., es kommt nicht auf die Feststellung konkreter alkoholbedingter Beeinträchtigungen bzw. Ausfallerscheinungen an. Absolute Fahruntüchtigkeit führt zwangsläufig zur Annahme der Ungeeignetheit zum Führen von Kraftfahrzeugen im Straßenverkehr i. S. d. §§ 315c, 316 StGB; regelmäßig hat dies die Entziehung der Fahrerlaubnis gem. § 69 StGB zur Folge.

Einen absoluten Grenzwert gibt es für **Fahrradfahrer** nicht; jedoch wird in der Regel bei Fahrradfahrern eine Grenze von **1,6 ‰** für die Annahme absoluter Fahruntüchtigkeit zugrunde gelegt. Hat ein Fahrerlaubnisinhaber als Radfahrer mit einem Blutalkoholgehalt von 1,6 ‰ oder mehr am Straßenverkehr teilgenommen, darf ihm die Fahrerlaubnis entzogen werden, wenn zu erwarten ist, dass er künftig auch ein Kraftfahrzeug in fahruntüchtigem Zustand führen wird (s. BVerwG, Urt. v. 21.05.2008–3 C 32/07). Diese Rechtsprechung gilt entsprechend auch für **E-Scooter-Fahrer** (BGH, Beschl. v. 13.4.2023–4 StR 439/22; OLG Frankfurt, Beschl. v. 8.5.2023–1 Ss 276/22; OLG Braunschweig, Urt. v. 30.11.2023–1 ORs 33/23; OLG Frankfurt NJW 2023,2441).

3.28 Was bedeutet relative Fahruntüchtigkeit“?

Eine **Strafbarkeit** (**§§ 316, 315c StGB**) **aufgrund** relativer Fahruntüchtigkeit kommt schon bei einer **BAK von 0,3–1,09 ‰** in Betracht, sofern zusätzlich **Ausfallerscheinungen** festgestellt werden, also ein sichtbarer Zustand des Abweichens vom nicht berauschten Zustand. Es steht nach wissenschaftlichen Erkenntnissen fest, dass auch schon bei vermeintlich geringen Mengen Alkohol (0,3 ‰) die Risikobereitschaft steigt bei gleichzeitigem Nachlassen von Aufmerksamkeit, Konzentration und Reaktionsvermögen und mindestens leichter Verminderung auch der Sehleistung. Ab ca. 0,8 ‰ beginnen eine Enthemmung und eine Selbstüberschätzung mit Störung auch des Gleichgewichtssinns. Die Reaktionszeit ist um bis zu 50 % vermindert. Es zeigen sich eine ausgeprägte Konzentrationsschwäche und ein „Tunnelblick“.

3.29 Welche Besonderheiten gelten beim Konsum sonstiger Rauschmittel?

Beim Konsum sonstiger Rauschmittel greift die Rechtsprechung auf die von der Grenzwertkommission für die jeweiligen Substanzen entwickelten **analytischen Grenzwerte** zurück (s. dazu ▶ 3.28), ab denen drogenbedingte Ausfallerscheinungen zu erwarten sind und mithin der Betroffene merklich unter der Wirkung des Rauschmittels steht.

Die Teilnahme am Straßenverkehr im Zusammenhang mit dem Genuss von Rauschdrogen kann neben einer Strafbarkeit nach §§ 315c, 316 StGB auch den Tatbestand einer **Ordnungswidrigkeit** (**§ 24a Abs. 2 StVG**) erfüllen. Trotz der Formulierung im Gesetz, wonach der Kraftfahrzeugführer zur Tatzeit „unter der Wirkung" eines in der Anlage zu § 24a StVG genannten berauschenden Mittels stehen muss, ist eine konkrete **Beeinträchtigung der Fahrtüchtigkeit nicht erforderlich** (OLG Zweibrücken NJW 2005, 2167; OLG Bamberg NStZ-RR 2007, 186). Es genügt bereits der Nachweis einer der in der Anlage genannten Substanzen in einer Menge, die nach medizinischen Erfahrungssätzen die Möglichkeit einer Beeinträchtigung der Fahrtüchtigkeit indiziert.

Die Entziehung der Fahrerlaubnis wegen Missbrauchs von **Medizinal-Cannabis** ist möglich (VGH Mannheim NJW 2023, 465). Auch bei einer **Methadonsubstitution** handelt es sich um Betäubungsmittelkonsum i. S. d. Betäubungsmittelgesetzes. Bei Personen, die sich in einem Methadon-Programm befinden und fortlaufend Betäubungsmittel einnehmen, ist im Regelfall die Eignung zum Führen von Kraftfahrzeugen ausgeschlossen (s. Begutachtungsleitlinien zur Kraftfahrereignung, dort Ziff. 3.14.1).

Werden **psychoaktiv wirkende Arzneimittel** missbräuchlich eingenommen, nämlich regelmäßig und übermäßig, ist dies ebenfalls für die Fahreignung problematisch. Hier ist im Einzelfall zu überprüfen, ob es sich um eine Medikation zur Wiederherstellung der Gesundheit oder gar zur Wiederherstellung oder Erhaltung der Fahreignung handelt. Im Einzelfall ist der bestimmungsgemäße Gebrauch entsprechend ärztlicher Anweisung/Beipackzettel und davon ausgehend ein Missbrauch zu überprüfen. Gleiches gilt für **Tranquilizer.**

3.30 Wer legt die Grenzwerte für sonstige Rauschmittel fest?

Aufgabe der gemeinsamen Arbeitsgruppe für Grenzwertfragen und Qualitätskontrolle **Grenzwertkommission** ist es, den jeweils aktuellen wissenschaftlichen Standard von analytischen Grenzwerten sowie „Gefahrengrenzwerte" mit Blick auf die Toleranz (Vereinbarkeit bzw. Unvereinbarkeit) von Drogenkonsum mit der Teilnahme am Straßenverkehr zu erarbeiten. Die Kommission arbeitet fachübergreifend. Sie wurde von der Deutschen Gesellschaft für Rechtsmedizin, der Deutschen Gesellschaft für Verkehrsmedizin und der Gesellschaft für Toxikologische und Forensische Chemie gegründet. Neben Mitgliedern aus diesen Fachgesellschaften sind Vertreter der Bundesanstalt für Straßenwesen beteiligt. Hinzu kommen Vertreter des Bundesministeriums für Justiz und des Bundesministeriums für Verkehr.

3.31 Sind die erarbeiteten Grenzwerte für sonstige Rauschmittel verbindlich?

Während sich die nachteilige Wirkung und damit eine charakterisierbare Konzentration-Wirkungs-Beziehung von Alkohol auf die Fahrtüchtigkeit durch Grenzwerte zuverlässig beurteilen lässt und durch die Gerichte und die Fahreignungsbehörde regelmäßig auch beachtet wird, ist die Bewertung der Fahreignung und der Verkehrssicherheit bei Konsum sonstiger Rauschdrogen aufgrund ersichtlich pharmakokinetischer Besonderheiten anhand bloßer Gefahrengrenzwerte regelmäßig schwierig. Beim THC kann eine Dosis-Wirkung-Beziehung nicht nachvollziehbar dargestellt werden.

MERKE

Im Bereich sonstiger Rauschdrogen (außer Alkohol) ist regelmäßig eine **Bewertung der Gesamtumstände** vorzunehmen, weshalb die Ergebnisse der Grenzwertkommission für die Gerichte (nur) empfehlenden Charakter haben.

Die Empfehlungen der **Grenzwertkommission** für die Wirkstoffnachweise der einzelnen Betäubungsmittel lauten wie folgt:

Tetrahydrocannabinol (THC), Cannabis	3,5 ng/ml (Blut)
Morphin/Heroin	10 ng/ml
Kokain	25 ng/ml
Benzoylecgonin (BZE)	75 ng/ml
Methylendioxy-*N*-methylamphetamin (MDMA)	25 ng/ml
Methylendioxy-*N*-methylamphetamin (MDE) oder Methylendioxy-amphetamin (MDA)	25 ng/ml
Amphetamin	25 ng/ml
Methamphetamin	25 ng/ml

3.32 Was gilt für Cannabis nach Inkrafttreten des Cannabisgesetzes zur Legalisierung des Cannabiskonsum?

Das Cannabisgesetz (CanG) zur (teilweisen) Legalisierung des Cannabiskonsums wurde am 23.2.2024 verabschiedet und ist seit dem 1.4.2024 in Kraft (die Regelungen für den gemeinschaftlichen Eigenanbau sind am 1.7.2024 in Kraft getreten). Die Legalisierung ändert nichts daran, dass durch den Konsum von Cannabis die Fähigkeit zum Autofahren negativ beeinträchtigt wird. **Autofahren nach Konsum von Cannabis** bleibt gem. § 24a StVG **ausdrücklich verboten.** In der Anlage zu § 24a StVG bleibt Cannabis ebenfalls genannt. Die Straf- und Bußgeldgerichte richten sich nach den **Empfehlungen der Grenzwertkommission** (s. dazu Wagner/Müller 2022). Nach bisherigem Stand der Wissenschaft, dem auch die Rechtsprechung folgte, reichte die Feststellung eines Wirkungsgrenzwertes ab 1 ng/ml THC Blutserum (als untere Grenze für eine Verkehrsordnungswidrigkeit aus (BVerfG, Beschl. v. 23.12.2004–1 BvR 2652/03 OLG Karlsruhe Beschl. v. 22.9.2010–

3(7) SsBs 541/10). Im Zuge der aktuellen Reform hat die Grenzwertkommission diesen Wert auf **3,5 ng/ml** angehoben (entsprechend 0,2 ‰ bei Alkohol). Bei Erreichen dieses Wertes ist nach dem Stand der Wissenschaft das sichere Führen von Kraftfahrzeugen regelmäßig nicht mehr gewährleistet.

Entziehung der Fahrerlaubnis im Rahmen des Strafverfahrens (§ 69 StGB)

3.33 Was sind die Voraussetzungen einer Entziehung der Fahrerlaubnis gem. § 69 StGB?

Die Entziehung der Fahrerlaubnis setzt zunächst eine rechtswidrige Tat im Zusammenhang mit dem Führen eines Kraftfahrzeugs oder unter Verletzung der Pflichten eines Kraftfahrzeugführers voraus. Dabei ist es unerheblich, ob der Täter diesbezüglich verurteilt wurde oder wegen erwiesener oder nicht auszuschließender Schuldunfähigkeit (§ 20 StGB) nicht verurteilt wurde. Hinzukommen muss die sich aus der Tat ergebende **Ungeeignetheit zum Führen von Kraftfahrzeugen.** Bei bestimmten Verkehrsstraftaten wie §§ 315c, 316 StGB ist kraft der gesetzlichen Vermutung in § 69 Abs. 2 StGB „in der Regel" von fehlender Eignung auszugehen.

3.34 Wann erfolgt die Entziehung der Fahrerlaubnis durch die Fahrerlaubnisbehörde?

Werden hinreichend konkrete und auf Tatsachen gestützte Verdachtsmomente (BVerfG zfs 1993, 285; BVerwG zfs 2002, 47) bekannt, die **Bedenken** begründen, dass der Inhaber einer Fahrerlaubnis **zum Führen eines Kraftfahrzeugs ungeeignet oder bedingt geeignet** ist, finden die §§ 11–14 FeV entsprechend Anwendung. Bloße Vermutungen oder anonyme Anzeigen reichen nicht aus. Eine Untersuchung ins Blaue hinein widerspricht dem Verhältnismäßigkeitsgrundsatz und dem Persönlichkeitsrecht nach Art. 1 und 2 Abs. 1 GG (BVerfG a.a.O.; 2002, 454) und führt zur Rechtswidrigkeit des Einschreitens und zur Angreifbarkeit eines in einem Überprüfungsverfahren bei der Fahrerlaubnisbehörde erstellten Gutachtens. Nach § 11 Abs. 2 S. 1 FeV kann die Fahrerlaubnisbehörde die Beibringung eines **ärztlichen Gutachtens** (z.B. von einer amtlich anerkannten Begutachtungsstelle) anordnen. Ein typischer Anwendungsfall für die Annahme charakterlicher Ungeeignetheit ist das Führen eines Fahrzeugs unter dem Einfluss von **Alkohol oder sonstigen Rauschmitteln** (▶ 3.22). Auch unabhängig davon kann die Eignung bei erheblichen oder wiederholten **Verstößen gegen verkehrsrechtliche Vorschriften oder Straftaten** in Zweifel gezogen werden. Große Zurückhaltung ist dagegen (auch aus verfassungsrechtlichen Gründen) angebracht, wenn es um **persönliche oder charakterliche Mängel** ohne naheliegenden psychopathologischen Kontext geht. Eine Überprüfung der Fahreignung sollte hier nur im Zusammenhang mit erheblichen (auch in Zukunft zu erwartenden) Verkehrsverstößen erfolgen. Das bloße **Erreichen eines hohen Lebensalters** allein rechtfertigt nicht die Einleitung eines Verfahrens zur Überprüfung der Geeignetheit zum Führen von Kraftfahrzeugen (▶ 3.20). Liegt aber ein konkreter Hinweis auf Einschränkungen der Fahreignung vor (z.B. nach einem amtsärztlichen Hinweis), kann die Anordnung eines Gutachtens möglich sein.

MERKE

Wenn sich ein Kraftfahrer aufgrund körperlicher, geistiger oder charakterlicher Mängel als ungeeignet zum Führen von Kraftfahrzeugen erweist, so **muss** die Fahrerlaubnisbehörde ihm die Fahrerlaubnis entziehen (§ 3 Abs. 1 S. 1 StVG). Einen Ermessensspielraum hat sie nicht.

3.35 Kann sich der betroffene Fahrerlaubnisinhaber weigern, ein Gutachten beizubringen?

Der Betroffene ist nicht verpflichtet, der Untersuchungsanordnung zur Beseitigung von Bedenken nachzukommen. Weigert sich der Betroffene, sich untersuchen zu lassen, oder bringt er das geforderte Gutachten nicht fristgerecht bei, darf nach § 11 Abs. 8 S. 1 FeV aber auf die Nichteignung geschlossen werden. Voraussetzung ist insoweit, dass die Untersuchungsanordnung rechtmäßig ist und die Weigerung ohne ausreichenden Grund erfolgt (BVerwG, Urt. v. 9.6.2005–3 C 25/04 - DAR 2005, 581; BayVGH, Beschl. v. 25.6.2008–11 ZB 08.1123).

3.36 Was sind die Rechtsfolgen der Fahrerlaubnisentziehung?

Mit der (rechtskräftigen) Entziehung der Fahrerlaubnis ist diese **erloschen.** Das **Führen von Kraftfahrzeugen ist untersagt.** Der Führerschein ist unverzüglich bei der die Fahrerlaubnis entziehenden Behörde abzuliefern (§ 3 Abs. 2 StVG); geschieht dies nicht, kann die Behörde Zwangsmittel festsetzen. Fährt der Betroffene gleichwohl, macht er sich wegen **Fahrens ohne Fahrerlaubnis strafbar** (§ 21 StVG). Mit der Entziehung der Fahrerlaubnis werden alle bisher im Fahreignungsregister eingetragenen Punkte gelöscht.

Das Strafgericht ordnet mit der Entziehung zugleich eine **Sperre** für die Erteilung einer neuen Fahrerlaubnis an. Die Dauer dieser Sperre beträgt 6 Monate bis 5 Jahre. Reicht die Höchstfrist von 5 Jahren nach gesondert zu begründender Auffassung des Gerichts wegen der vom Täter ausgehenden Gefahr nicht aus, kann die Fahrerlaubnis auch auf Dauer entzogen werden (§ 69a StGB). Nach Ablauf der Sperre durch ein Strafgericht ist auf Antrag des Betroffenen hin von der Behörde eine Fahrerlaubnis dann zu erteilen, wenn die gesetzlichen Voraussetzungen (entsprechende Kenntnisse, Fähigkeiten und Eignung) vorliegen. Ein Ermessen der Behörde besteht bei Vorliegen der Voraussetzungen nicht. Die Neuerteilung der Fahrerlaubnis erfolgt nach § 20 FeV, so wie unter den Voraussetzungen des § 2 StVG für die Ersterteilung einer Fahrerlaubnis. Auf die Ablegung der praktischen Befähigungsprüfung (Fahrschule) wird in der Regel verzichtet, soweit nicht Anhaltspunkte dafür bestehen, dass der Antragsteller die erforderlichen Kenntnisse und Fähigkeiten nicht mehr besitzt.

3.37 Welche Rechtsmittel stehen gegen die Fahrerlaubnisentziehung und die Ablehnung des Antrags auf Erteilung zur Verfügung?

Grundsätzlich ist der **Widerspruch** zulässig. Der Widerspruch ist innerhalb eines Monats schriftlich oder zur Niederschrift der Fahrerlaubnisbehörde einzulegen. Er ist begründet, wenn ein Anspruch auf Neuerteilung besteht, also bei Vorliegen der Fahreignung.

Bleibt der Widerspruch erfolglos, ist in Bezug auf einen abgelehnten Antrag auf Neuerteilung die **Verpflichtungsklage** statthaft. Sie ist binnen Monatsfrist beim Verwaltungsgericht zu erheben und ist begründet, wenn ein Anspruch auf Neuerteilung besteht, also bei Vorliegen der Fahreignung. Gegen die Entziehung der Fahrerlaubnis kann binnen Monatsfrist beim zuständigen Verwaltungsgericht **Anfechtungsklage** erhoben werden.

Grundsätzlich kann der Antragsteller auch schon zuvor im Eilverfahren **einstweiligen Rechtsschutz** beantragen (§ 80 VwGO). Ein solcher Antrag muss aber hohe Hürden überwinden. Dass der Fahrerlaubnisbewerber auf die Fahrerlaubnis angewiesen ist (wie typischerweise in der mobilen Gesellschaft), reicht vor dem Hintergrund der gebotenen Klärung der Fahreignung nicht aus. Im Eilverfahren wird der Antragsteller allenfalls dann obsiegen können, wenn die Ablehnung des Antrags oder die Entziehung offensichtlich rechtswidrig ist.

Literatur

Fischer T. Strafgesetzbuch. 71. A. München: C.H. Beck 2024.
Kudlich, in BeckOK StGB, 60. A. 2024; § 315c.
Pegel, in Münchener Kommentar StGB, 4. A. 2022; § 315c.
Peitz J. Rechtliche Rahmenbedingungen. In: Laux G, Brunnauer A, Graw M (Hrsg.): Fahreignung bei psychischen Erkrankungen. Leitfaden für Verkehrsmedizin und Verkehrspsychologie. Bonn: Kirschbaum Verlag 2009; 20.
Wagner T, Müller D. Cannabis, Verkehrssicherheit und die Debatte um die Anhebung des THC-Grenzwertes – eine Betrachtung aus verkehrspsychologischer und verkehrsrechtlicher Sicht. Z f Verkehrssicherheit 2022; 68(3): 235–245.

II Begutachtung

4 Die Begutachtung im Strafrecht

Rechtliche Aspekte

Stephan Christoph

Inhalt und Methode der Begutachtung

4.1 Ist die Hinzuziehung von Sachverständigen im Strafverfahren die Regel?

Die Hinzuziehung von Sachverständigen entspricht nach der Grundvorstellung der Strafprozessordnung (StPO) nicht dem Regelfall. Das Gesetz geht davon aus, dass das Gericht selbst über die nötige Expertise verfügt, um einen Sachverhalt angemessen beurteilen zu können. Allerdings kann es die **gerichtliche Aufklärungspflicht** (**§ 244 Abs. 2 StPO**) gebieten, sich der Hilfe von Sachverständigen zu bedienen, sofern es um Fragen geht, für die es dem Gericht an der erforderlichen Sachkunde fehlt. Dies zu beurteilen liegt im richterlichen Ermessen. Bei schweren Straftaten, besonderen Umständen der Tatbegehung oder bei Auffälligkeiten in der Person der Täterin oder des Täters wird in der Praxis häufig auf eine forensische Begutachtung zurückgegriffen.

4.2 In welchen Fällen schreibt die Strafprozessordnung die Hinzuziehung von Sachverständigen vor?

Dies ist der Fall, wenn die Anordnung oder der Vorbehalt einer **Unterbringung** der oder des Beschuldigten bzw. Angeklagten in einem **psychiatrischen Krankenhaus** oder in der **Sicherungsverwahrung** in Betracht kommt oder wenn das Gericht erwägt, die Unterbringung in einer Entziehungsanstalt anzuordnen (§ **246a StPO**; s. auch § 275a Abs. 2 S. 1 StPO bezüglich der Entscheidung über die Anordnung einer im Urteil vorbehaltenen Sicherungsverwahrung).

Die Einbeziehung Sachverständiger kann darüber hinaus im sog. **Sicherungsverfahren** notwendig werden (§ 415 Abs. 2 S. 1, Abs. 5 S. 1).

Ein Sachverständigengutachten wird überdies verlangt bei Entscheidungen über die **Aussetzung lebenslanger Freiheitsstrafen,** die **Aussetzung zeitiger Freiheitsstrafen für schwere Straftaten** (§ **454 Abs. 2 S. 1 StPO;** vgl. für **Maßregeln der Besserung und Sicherung** § **463 Abs. 3 StPO**) sowie im Falle der Unterbringung von Beschuldigten in einem psychiatrischen Krankenhaus zur Vorbereitung eines Gutachtens über deren psychischen Zustand (§ 81 Abs. 1 StPO).

MERKE

Bei der Entscheidung über die nachträgliche Anordnung der Sicherungsverwahrung (§ 275a Abs. 4 S. 2 StPO) oder vor einer Therapieunterbringung (§ 9 Abs. 1 S. 1 ThUG) schreibt das Gesetz sogar eine Begutachtung durch zwei Sachverständige vor.

4.3 Welche gesetzlichen Anforderungen werden an Inhalt und Methode der Begutachtung gestellt?

Das Gesetz enthält nur **rudimentäre Anforderungen** an die Begutachtung. Genaue Regelungen über Methodik und Inhalt fehlen, was insoweit seine Berechtigung hat, als jeder Einzelfall die Sachverständigen vor andere Herausforderungen stellt. Art, Inhalt und Umfang des Beweisthemas bestimmen ebenfalls das notwendige Vorgehen. Beauftragte Personen können frei wählen, welche Methodik sie bei der Untersuchung anwenden möchten und welche Vorgehensweise ihnen am sinnvollsten erscheint.

Bevor Sachverständige einen Auftrag des Gerichts oder der Staatsanwaltschaft annehmen, sollten sie sorgfältig prüfen, ob sie für die Begutachtung überhaupt die **erforderliche Expertise** aufweisen und in der Lage sind, die Begutachtung in angemessener Zeit durchzuführen. Da strafrechtliche Sanktionen und Maßregeln erheblich in die Grundrechte von Beschuldigten bzw. Angeklagten eingreifen, ist von Sachverständigen bei der Exploration und der Erstellung des Gutachtens besondere Sorgfalt zu fordern. Die Arbeit muss eine hohe Qualität aufweisen und die gestellten Beweisfragen so gut wie möglich beantworten.

Genießen Sachverständige auch Freiheiten bei der Wahl des Vorgehens, so unterliegen sie zugleich der **Kontrolle durch das Gericht (vgl. § 78 StPO)**. Werden Defizite bei der Gutachtenerstellung oder der erforderlichen Sachkunde festgestellt oder wird den qualitativen Anforderungen nicht genügt, so kann eine Entbindung von der Beauftragung (§ 76 Abs. 1 S. 2 StPO) oder die Einholung eines erneuten Gutachtens (§ 83 Abs. 1 StPO) in Betracht kommen.

4.4 Gibt es Handlungsleitlinien außerhalb des Gesetzes?

Rechtsprechung und Literatur haben versucht, **Mindestanforderungen und Empfehlungen** für die Praxis zu formulieren. So fordert die Rechtsprechung, dass sich Sachverständige bei der forensischen Begutachtung methodischer Mittel zu bedienen haben, die dem jeweils aktuellen wissenschaftlichen Kenntnisstand gerecht werden müssen. Außerdem haben sie in ihrem Gutachten getreu den Geboten der Nachvollziehbarkeit und der Transparenz für alle Verfahrensbeteiligten darzulegen, aufgrund welcher Anknüpfungstatsachen und auf welchem Weg sie zu den gefundenen Ergebnissen gelangt sind.

Detailliertere **Empfehlungen für Prognosegutachten** im strafrechtlichen Bereich finden sich darüber hinaus bei Boetticher et al. (2006; 2019) sowie bei Kröber et al. (2019). Diese sind rechtlich nicht bindend, werden aber von der Rechtsprechung immer häufiger als Vergleichsmaßstab für die Überprüfung der Qualität forensischer Gutachten herangezogen.

4.5 Welche Informationspflichten können Sachverständige treffen?

Sachverständige sollten die Probandinnen und Probanden über den Zweck der Begutachtung, deren Verlauf und die zur Anwendung kommenden Untersuchungsmethoden **aufklären.**

Umstritten ist, ob Sachverständige bei der Exploration der Beschuldigten bzw. Angeklagten **Belehrungspflichten** über Schweige- und Zeugnisverweigerungsrechte treffen. Den Beschuldigten bzw. Angeklagten wird häufig nicht klar sein, welche Befugnisse Gutachterinnen und Gutachter haben, welche Stellung sie gegenüber dem Gericht einnehmen und welche Rechte den Sachverständigen ihnen gegenüber zustehen. Daher sollte den Betroffenen kommuniziert werden, dass sie nicht zu einer Kooperation mit dem Gutachter oder der Gutachterin verpflichtet sind und welche Konsequenzen eine Verweigerung ggf. haben bzw. nicht haben kann. Es sollte deutlich gemacht werden, dass Sachverständige den zu Untersuchenden als „Gehilfen des Gerichts" gegenübertreten, dass im Falle einer Zusammenarbeit die Ergebnisse der Untersuchung (jedenfalls soweit es sich um sog. Befundtatsachen handelt) nicht unter die berufliche Schweigepflicht fallen und Sachverständige zu einer Aussage vor Gericht verpflichtet sind (s. auch ▶ 4.29).

4.6 Inwiefern sind Sachverständige zu eigenen Ermittlungen befugt?

Stellen Sachverständige fest, dass für die Begutachtung notwendige Informationen fehlen, so fragt sich, inwiefern sie sich diese durch **eigene Ermittlungstätigkeiten** selbst verschaffen können (z. B. durch Befragungen von Zeuginnen und Zeugen oder Angehörigen, durch Beiziehung von Akten, Einsichtnahme in Urkunden etc.). Aus **§ 80 StPO** ergibt sich, dass die diesbezüglichen Möglichkeiten von Gutachterinnen und Gutachtern begrenzt sind. In der Regel müssen sie den indirekten Weg über ihre Auftraggeber beschreiten. Zu **eigenständigen Vernehmungen** der Beschuldigten bzw. Angeklagten oder anderer Auskunftspersonen sind Sachverständige **nicht befugt.** Vielmehr müssen sie auf eine förmliche Vernehmung durch das Gericht hinwirken, an der sie gem. § 80 Abs. 2 StPO teilnehmen und bei der sie Fragen an den Probanden oder die Probandin stellen können. Nach Ansicht der Rechtsprechung soll § 80 StPO der Exploration der Beschuldigten durch Sachverständige nicht entgegenstehen. Dabei soll es den Sachverständigen auch erlaubt sein, die zu untersuchende Person zum Tatgeschehen selbst zu befragen.

Wie und in welchem Umfang den Sachverständigen durch Vernehmungen, die Gewährung von **Akteneinsicht** oder auf sonstige Art Zugang zu weiteren Informationen verschafft wird, liegt im Ermessen des Gerichts.

4.7 Gibt es zeitliche Fristen für die Gutachtenerstellung?

Erhalten Sachverständige den Auftrag zur Begutachtung, so haben sie zu prüfen, ob sie imstande sind, das Gutachten innerhalb einer angemessenen Frist anzufertigen. Durch eine vorherige Kontaktaufnahme mit den Sachverständigen sollten die **zeitlichen Vorgaben** im Vorhinein abgestimmt werden (vgl. **§ 73 Abs. 1 S. 2 StPO**). Für die Bestimmung der Angemessenheit einer Frist sind die Umstände des Einzelfalls zu bewerten, etwa dessen Schwierigkeit oder Umfang. Besondere Eile kann wegen des Beschleunigungsgrundsatzes bei freiheitsentziehenden Maßnahmen geboten sein. Fristverlängerungen sind möglich, allerdings nur beim Vorliegen erheblicher Gründe. Damit eine gründliche und vollständige Untersuchung gewährleistet werden kann, sieht **§ 80a StPO** vor, dass Sachverständigen bereits im **Vorverfahren** Gelegenheit zur Vorbereitung des in der Hauptverhandlung zu erstattenden Gutachtens gegeben werden soll (wobei das „soll" nach verbreiteter Auffassung als „muss" zu lesen ist). Dies gilt in Fällen, in denen damit zu rechnen ist, dass eine Unterbringung in einem psychiatrischen Krankenhaus, einer Entziehungsanstalt oder in der Sicherungsverwahrung angeordnet werden wird.

4.8 Wie ist das Gutachten vor Gericht zu erstatten?

Der prozessuale **Grundsatz der Unmittelbarkeit** verlangt, dass das erkennende Gericht die entscheidungsrelevanten Beweise selbst wahrnehmen muss, die Beweisaufnahme also nicht etwa anderen Personen überlassen darf. Zudem muss sich das Gericht prinzipiell der unmittelbaren, originären Beweismittel bedienen und kann diese nicht einfach durch sog. Beweissurrogate ersetzen.

Das **Mündlichkeitsprinzip** besagt, dass Entscheidungsgrundlage nur sein kann, was in der Hauptverhandlung mündlich vorgetragen und erörtert wurde. Hieraus folgt, dass Sachverständige ihr **Gutachten in der Hauptverhandlung mündlich vortragen** müssen. Mit einem bloßen Schriftsatz, der bei Gericht eingereicht wird, ist es ggf. nicht getan.

Etwas anderes gilt im **Vorverfahren,** wo gem. § 82 StPO auch eine schriftliche Erstattung des Gutachtens möglich ist, sofern das Gericht dies anordnet. Auch im **Strafvollstreckungsverfahren** kann für Entscheidungen nach § 454 Abs. 2, § 463 Abs. 3 StPO eine **schriftliche Begutachtung** genügen (vgl. § 454 Abs. 2 S. 3 StPO). Die Verlesung eines schriftlichen Gutachtens in der Hauptverhandlung unterliegt – außerhalb des Freibeweises – den Beschränkungen der §§ 251 und 256 StPO.

In der Hauptverhandlung wird nicht das gesamte schriftliche Gutachten mündlich vorgetragen; die Ausführungen beschränken sich auf **wesentliche Befunde und Erwägungen.** Abweichungen vom schriftlichen Gutachten sind transparent zu machen und zu begründen. Den Verfahrensbeteiligten wird nach dem Sachverständigenvortrag die Möglichkeit gegeben, Fragen zu stellen oder Kritik an der Begutachtung zu üben.

Sachverständige unterliegen **nicht** der ständigen **Anwesenheitspflicht** während der Hauptverhandlung. Wie lange sie an dieser teilzunehmen haben, liegt im Ermessen des Gerichts.

Auswahl der Sachverständigen

4.9 Wer ist für die Auswahl zuständig?

Für das gerichtliche Verfahren bestimmt **§ 73 Abs. 1 S. 1 StPO,** dass die Zuständigkeit für die Auswahl von Sachverständigen beim **Gericht** liegt. Im Zwischenverfahren ist dies das Gericht, bei dem die Anklage erhoben wurde, nach Eröffnung des Hauptverfahrens das erkennende Gericht. Im **Ermittlungsverfahren** ist in der Regel die **Staatsanwaltschaft** (§ 161a Abs. 1 S. 2 StPO) oder auch die Polizei (§ 163 Abs. 1 S. 2, Abs. 6 S. 1 StPO) für die Auswahl zuständig.

4.10 Wie werden Sachverständige ausgewählt?

Hierfür gibt das Gesetz nur wenige Auswahlkriterien vor. Grundsätzlich liegt die Wahl daher in der Eigenverantwortung und im pflichtgemäßen **Ermessen des Gerichts** bzw. der Strafverfolgungsbehörden. Ein Anspruch der Verfahrensbeteiligten auf Hinzuziehung bestimmter Sachverständiger besteht nicht.

Mit Blick auf den Beschleunigungsgrundsatz sollte zur Begutachtung bestellt werden, wer imstande ist, das **Gutachten zeitnah** zu erstellen. Wichtig ist, dass die beauftragte Person für die Beantwortung der jeweiligen Beweisfrage die erforderliche **Sachkunde** und **persönliche Eignung** besitzt. Letztere liegt vor, wenn die Sachverständigen erwarten lassen, dass das Gutachten zuverlässig, nach bestem Wissen und Gewissen und unter Wahrung der gebotenen Neutralität und Unparteilichkeit erstellt werden wird. Auch darf **kein Ablehnungsgrund nach § 74 StPO** gegeben sein. Sind für gewisse Arten von Gutachten Sachverständige **öffentlich bestellt,** so bestimmt **§ 73 Abs. 2 StPO,** dass andere Personen nur dann zur Begutachtung ausgewählt werden sollen, wenn besondere Umstände dies fordern (bspw., wenn der oder die öffentlich bestellte Sachverständige verhindert ist oder die infrage kommende andere Person über eine noch größere Sachkunde verfügt). Die öffentliche Bestellung gilt als Indiz für eine besondere Eignung der betreffenden Person.

Manche Vorschriften stellen **spezielle Anforderungen** an die Sachverständigen und geben dem Gericht gewisse Leitlinien für die Auswahlentscheidung vor, vgl. u. a. §§ 81f Abs. 2 S. 1 (für molekulargenetische Untersuchungen), 87 Abs. 2 S. 2, 3 (für Leichenöffnungen), 91 Abs. 1 (Untersuchung einer Leiche bei Vergiftungsverdacht), 275a Abs. 4 S. 3 (für Entscheidungen über die Sicherungsverwahrung) und 463 Abs. 4 S. 3 ff. StPO (Überprüfung der Unterbringung in einem psychiatrischen Krankenhaus nach § 67e StGB; s. dazu auch ▶ 4.12).

4.11 Welchen Einfluss haben der Beschuldigte bzw. Angeklagte und seine Strafverteidiger auf die Auswahl von Sachverständigen?

Beschuldigte/Angeklagte und Verteidigung haben auf die Auswahl von Sachverständigen grundsätzlich **keinen Einfluss.** Auch eine Beschwerde gegen die Auswahl des Gerichts ist nicht möglich (vgl. § 305 StPO). Ebenso wenig besteht ein Anfechtungsrecht gegen Entscheidungen der Staatsanwaltschaft oder der Polizei. Es verbleiben das Ablehnungsrecht nach § 74 StPO (▶ 4.13), der Versuch, das Gericht von der Einholung eines zusätzlichen Gutachtens zu überzeugen, oder die Option, ein eigenes **Gegengutachten (Parteigutachten)** vorzulegen. Im Rahmen der **Revision** kann die Auswahlentscheidung als solche ebenfalls nicht gerügt werden. Allenfalls kann das Urteil insgesamt im Wege der **Aufklärungs- oder Sachrüge** angegriffen werden, sofern sich die Ungeeignetheit der Sachverständigen aus dem Urteil selbst ergibt.

Während des **Ermittlungsverfahrens** muss die Staatsanwaltschaft der Verteidigung gem. **Ziff. 70 Abs. 1 RiStBV** allerdings Gelegenheit geben, zur Auswahl **Stellung zu nehmen.** Hiervon kann abgesehen werden, wenn der Gegenstand der Untersuchung ein häufig wiederkehrender, tatsächlich gleichartiger Sachverhalt ist (z. B. Blutalkoholgutachten) oder eine Gefährdung des Untersuchungszwecks oder eine Verzögerung des Verfahrens zu besorgen ist. Auch dem **Gericht** ist eine entsprechende Anhörung der Verfahrensbeteiligten nicht verwehrt. Eine **Anhörungspflicht** besteht indes **nicht.**

4.12 Welche Anforderungen werden an die Person und die Qualifikation der Sachverständigen gestellt?

Das Gesetz enthält nur wenige Anforderungen. Aus § 74 i. V. m. § 24 StPO lässt sich herauslesen, dass Sachverständige neben **Sachkunde** und **persönlicher Eignung** insbesondere auch **Unparteilichkeit und Objektivität** bei ihrem Vorgehen gewährleisten müssen (s. dazu auch ▶ 4.10). § **463 Abs. 4 S. 5 StPO** regelt für die Überprüfung der Unterbringung in einem psychiatrischen Krankenhaus, dass mit der Begutachtung nur **ärztliche oder psychologische Sachverständige** beauftragt werden sollen, die auch über die erforderliche forensisch-psychiatrische Sachkunde und Erfahrung verfügen. § 9 Abs. 1 ThUG sieht vor, dass vor der Therapieunterbringung eine förmliche Beweisaufnahme durch Einholung von zwei Gutachten durchzuführen ist, wobei als Sachverständige lediglich Ärztinnen oder Ärzte für Psychiatrie oder wenigstens Ärztinnen und Ärzte mit Erfahrung auf dem Gebiet der Psychiatrie ausgewählt werden dürfen.

Besondere gesetzliche Anforderungen an die Expertise der Sachverständigen existieren nicht. Um dennoch einen gewissen Standard im Bereich der Forensik zu garantieren, hat bspw. die Deutsche Gesellschaft für Psychiatrie, Psychotherapie, Psychosomatik und Nervenheilkunde (**DGPPN**) ein **Zertifikat** entwickelt, mit dem eine Qualifikation auf dem Gebiet der Forensischen Psychiatrie nachgewiesen werden kann und das dem Gericht oder der beauftragenden Strafverfolgungsbehörde Anhaltspunkte für die Beurteilung der Eignung liefert.

4.13 Können gerichtlich bestellte Sachverständige abgelehnt werden?

Gemäß § **74 StPO** ist eine Ablehnung aus denselben Gründen möglich, die zur Ablehnung eines Richters oder einer Richterin berechtigen. Dies ist der Fall, wenn Sachverständige entsprechend § 22 Nr. 1 StPO durch die Straftat selbst verletzt sind oder zu Verletzten oder Beschuldigten in einem Näheverhältnis i. S. d. § 22 Nr. 2, 3 StPO stehen. Eine Ablehnung ist auch wegen **Besorgnis der Befangenheit** möglich (§§ 74 Abs. 1, 24 Abs. 1, 2 StPO). Hierbei genügt nach § 24 Abs. 2 StPO, dass Gründe vorliegen, die geeignet sind, Misstrauen gegen die Unparteilichkeit einer oder eines Sachverständigen zu rechtfertigen.

Ablehnungsberechtigt sind Staatsanwaltschaft, Privatklägerinnen und -kläger, Beschuldigte (§ 74 Abs. 2 S. 1 StPO), Nebenklägerinnen und -kläger (§ 397 Abs. 1 S. 3 StPO), Einziehungsbeteiligte (§ 427 Abs. 1 S. 1), gesetzliche Vertreterinnen und Vertreter sowie Erziehungsberechtigte (§ 67 JGG). Die Verteidigung kann ein Ablehnungsrecht nur im Namen der Beschuldigten ausüben.

Stellung der Sachverständigen

4.14 Was sind Aufgaben der Sachverständigen im Strafverfahren?

Der Aufgabenkreis der Sachverständigen im Strafverfahren kann sich auf die Vornahme bestimmter Verrichtungen (z. B. Entnahme einer Blutprobe) beschränken. Möglich ist überdies die Mitteilung von **Erfahrungssätzen und Fachwissen** an das Gericht, um diesem ein gewisses Grundlagenwissen zu vermitteln. Des Weiteren kommt die **Feststellung von Tatsachen** in Betracht, soweit es hierfür besonderer Fachkenntnisse bedarf (z. B. Blutalkoholkonzentration). Zur bedeutendsten Aufgabe der Sachverständigen zählt die gutachterliche **Beurteilung von Tatsachen aufgrund besonderer Sachkunde.** Im psychiatrischen und psychologischen Bereich geht es häufig um die Erhebung psychopathologischer Befunde, die Erstellung von Diagnosen oder die Erklärung innerpsychischer Zusammenhänge (Eschelbach 2024, § 20 Rn. 109).

4.15 Welche Pflichten obliegen Sachverständigen?

Zentrale Pflicht ist die **Erstattung des Gutachtens** selbst (vgl. **§ 75 StPO**) und die Erbringung der hierfür notwendigen Vorarbeiten, sofern dies zumutbar ist und **kein Gutachtenverweigerungsrecht** i. S. d. **§ 76 StPO** besteht. Hinweise auf weitere Pflichten liefert die Vorschrift des § 407a ZPO, dessen Inhalte auf den Strafprozess übertragbar sind, sofern sie nicht Besonderheiten des zivilrechtlichen Parteiprozesses betreffen.

Es gilt die **Höchstpersönlichkeit** der Gutachtenerstellung. Sachverständige müssen das Gutachten selbst erstatten; sie können diese Aufgabe nicht an Dritte delegieren. Hilfspersonen (in engen Grenzen auch Hilfssachverständige) dürfen eingeschaltet werden, die Hauptverantwortung für das Gutachten und dessen Ergebnisse hat dabei aber bei den bestellten Sachverständigen zu verbleiben (Eschelbach 2024, § 20 Rn. 112). Gegebenenfalls muss gegenüber dem Gericht transparent gemacht werden, welche weiteren Personen in welchem Umfang in die Gutachtenerstellung involviert waren. Die **Delegation** der Exploration ist **unzulässig.**

Sachverständige haben unverzüglich nach ihrer Bestellung zu prüfen, ob der Auftrag in ihr Fachgebiet fällt, ohne die Hinzuziehung weiterer Sachverständiger erledigt und die gerichtlich gesetzte Frist eingehalten werden kann. Sollte dem nicht so sein, ist das Gericht hierüber unverzüglich in Kenntnis zu setzen. Bei **Zweifeln an Inhalt und Umfang des Auftrags** ist eine Klärung durch das Gericht herbeizuführen. Darüber hinaus muss geprüft werden, ob Befangenheitsgründe vorliegen könnten (▶ 4.13). Schließlich ist das Gutachten unparteiisch und nach bestem Wissen und Gewissen zu erstatten (vgl. § 79 Abs. 2 StPO).

4.16 Darf eine Gutachtenerstattung verweigert werden?

§ 76 Abs. 1 S. 1 StPO sieht vor, dass aus Gründen, die Zeugen berechtigen, das Zeugnis zu verweigern, auch Sachverständige zur **Gutachtenverweigerung** berechtigt sind. Relevant sind hier die Rechte aus §§ 52–53a StPO sowie (allerdings über § 72 StPO) aus § 55 StPO. Ein Gutachtenverweigerungsrecht kann im Falle einer Angehörigenstellung zu den Beschuldigten oder aus Gründen des Schutzes bestimmter Vertrauensverhältnisse infrage kommen. Eine Verweigerung ist möglich, wenn Sachverständige oder deren Angehörige Gefahr liefen, im Falle einer Gutachtenerstattung selbst wegen einer Straftat oder Ordnungswidrigkeit belangt zu werden. Zu beachten ist, dass ärztlichen Sachverständigen hinsichtlich sog. Befundtatsachen **kein Schweigerecht** i. S. d. § 53 Abs. 1 Nr. 3 StPO zusteht (▶ 4.5).

Für Angehörige des öffentlichen Dienstes, die als Sachverständige vernommen werden, gelten die besonderen beamtenrechtlichen Vorschriften des Bundes oder des jeweiligen Landes (§ 77 Abs. 2 StPO).

4.17 In welchen Fällen können Sachverständige von ihrer Verpflichtung entbunden werden?

Unabhängig von einem bestehenden Gutachtenverweigerungsrecht können Sachverständige durch das Gericht von der Erstattung des Gutachtens **entbunden** werden (**§ 76 Abs. 1 S. 2 StPO**). Die Entscheidung kann auf Antrag oder von Amts wegen erfolgen und liegt im Ermessen des Gerichts. Mögliche Gründe für eine Entbindung können sein:

- Die Gutachtenerstattung bedeutet eine unzumutbare Härte für den Sachverständigen oder die Sachverständige (wegen hohen Alters, Krankheit, beruflicher Überlastung).
- Die Ungeeignetheit und die mangelnde Sachkunde sind erwiesen.
- Ein Befangenheitsgrund liegt evident vor.
- Die oder der Sachverständige ist zur fristgerechten Gutachtenerstattung nicht fähig.

4.18 Was passiert, wenn ein Gutachten nicht oder nicht fristgerecht erstattet wird?

Für den Fall des Nichterscheinens (trotz ordnungsgemäßer Ladung) oder der Weigerung (trotz Zumutbarkeit) zur Erstattung des Gutachtens sieht § 77 **Abs. 1 StPO** vor, dass von Sachverständigen die dadurch verursachten **Kosten zu ersetzen** sind. Des Weiteren kann ein **Ordnungsgeld** festgesetzt werden (Art. 6 Abs. 1 EGStGB: 5–1.000 EUR). Die Festsetzung von Ordnungshaft ist unzulässig. Eine Weigerung i. S. d. Vorschrift soll bereits vorliegen, wenn eine erforderliche oder angeordnete Untersuchung nicht durchgeführt wird oder wenn einzelne Fragen des Gerichts ohne Grund nicht beantwortet werden. Gleiches gilt, wenn ein Eid nach § 79 StPO nicht geleistet wird.

Die Festsetzung eines Ordnungsgeldes kommt nach § 77 Abs. 2 StPO auch im Falle der Verweigerung einer Fristabsprache (trotz Zumutbarkeit) in Betracht oder wenn die abgesprochene Frist (schuldhaft) versäumt wird. Der Festsetzung muss – außer im Falle der Verweigerung – allerdings eine Androhung unter Setzung einer Nachfrist vorausgehen.

Über § 72 StPO finden, soweit keine Sonderregeln für Sachverständige gelten, ergänzend die **für Zeugen geltenden Vorschriften** Anwendung, bspw. § 51 Abs. 2 und 3 zum rechtzeitig entschuldigten Ausbleiben.

§ 77 StPO gilt für durch das Gericht oder die Staatsanwaltschaft bestellte Sachverständige, **nicht** jedoch im Falle der **Beiziehung durch die Polizei** (vgl. zur Anwendbarkeit bei Privatgutachten Trück 2023, § 77 Rn. 3).

4.19 Wie unterscheiden sich Sachverständige von Zeugen?

Der Begriff des **Sachverständigen** wird in der StPO **nicht legaldefiniert.** Gleiches gilt für den **Zeugenbegriff.** Die Unterscheidung ist indes wichtig, weil je nach Einordnung der Beweisperson **unterschiedliche gesetzliche Regelungen** greifen können. Ganz vereinfacht könnte man sagen, dass Sachverständige oder Sachverständiger ist, wer von einem Gericht (oder ggf. der Staatsanwaltschaft oder Polizei) beauftragt wurde und auf Grundlage besonderer Sachkunde Erfahrungssätze mitteilen oder Auskunft über Befundtatsachen und deren Bewertung geben soll. **Befundtatsachen** sind Feststellungen, die Sachverständige aufgrund ihrer besonderen Sachkunde getroffen haben. Sie sind von **Anknüpfungstatsachen** zu unterscheiden, von denen Sachverständige bei der Gutachtenerstellung auszugehen haben und die somit die Grundlage für ihre Schlussfolgerungen bilden. **Zusatztatsachen** wiederum sind solche, die vom Gericht (der Staatsanwaltschaft oder der Polizei) auch ohne besondere Fachkunde festgestellt werden könnten. Sie unterfallen nicht dem Sachverständigenbeweis.

Zeuginnen und Zeugen sollen hingegen „lediglich" über eigene Wahrnehmungen in Bezug auf äußere oder innere Tatsachen berichten. Wer über Wahrnehmungen aussagt, die er zwar mit besonderer Sachkunde, aber ohne behördlichen Auftrag, gemacht hat, ist **sachverständiger Zeuge** oder sachverständige Zeugin (**§ 85 StPO**).

Kompetenzverteilung zwischen Sachverständigen und Gericht

4.20 Welche Rolle nehmen Sachverständige gegenüber dem Gericht ein?

Mitunter wird Sachverständigen die Rolle von **„Gehilfen des Richters"** zugeschrieben. Gleichwohl kommt ihnen gegenüber anderen Beweismitteln keine herausgehobene Sonderposition zu. Sachverständige haben (in verständlicher und nachvollziehbarer Weise) dem Gericht den Tatsachenstoff zu unterbreiten, der nur aufgrund ihrer sachkundigen Beobachtungen wahrgenommen und beurteilt werden kann, und haben diesem das wissenschaftliche Rüstzeug für eine sachgemäße Feststellung und Bewertung der Tatsachen zu vermitteln.

4.21 Ist das Gericht an die Einschätzung von Sachverständigen gebunden?

Die Rolle des Sachverständigen entbindet Richterinnen und Richter freilich nicht von einer **eigenständigen Überzeugungsbildung** im Rahmen der freien Beweiswürdigung (§ 261 StPO). Es besteht **keine Bindungswirkung,** sodass auch von den Wertungen und Schlussfolgerungen im Gutachten abgewichen werden kann. Das Gericht und nicht der oder die Sachverständige trägt die Verantwortung für die Feststellungen, die dem späteren Urteil zugrunde gelegt werden, und insbesondere für deren rechtliche Bewertung. Es darf daher den Ausführungen Sachverständiger nicht blind folgen, sondern hat die Überzeugungskraft eines Gutachtens selbst kritisch zu prüfen. Das Maß dieser Prüfung hängt vom Einzelfall (und auch von der begutachtenden Person) ab.

4.22 Wie übt das Gericht seine Leitungsfunktion aus?

Gemäß **§ 78 StPO** hat das Gericht die Tätigkeit der Sachverständigen zu leiten, soweit dies erforderlich erscheint. Konkrete Vorgaben zu Art und Weise sowie zur Form der Kontrolle und Durchsetzung der erforderlichen Qualitätsstandards bei der Begutachtung trifft das Gesetz nicht. Es geht vor allem darum, was Sachverständige konkret untersuchen sollen, was wiederum eine eindeutige und möglichst **präzise Beschreibung des Beweisthemas** durch das Gericht (bzw. die Staatsanwaltschaft oder Polizei) sowie eine Mitteilung der relevanten Anknüpfungstatsachen voraussetzt. Auch kann es angezeigt sein, den Beauftragten mitzuteilen, von welchem Sachverhalt sie bei der Begutachtung auszugehen haben. Darüber hinaus gehört zur Leitungsfunktion auch, Sachverständigen mit Blick auf den Auftrag relevante Rechtsbegriffe (z. B. die Tatbestände der §§ 20, 21 StGB) zu erläutern und über zu beachtende verfahrensrechtliche Vorschriften aufzuklären.

Bei der Leitung durch das Gericht geht es nicht so sehr darum, wie Sachverständige zu ihren Erkenntnissen zu gelangen haben (Hadamitzky 2023, § 78 Rn. 1). Die Vorschrift belässt Begutachtenden die Freiheit, nach eigenem Ermessen zu bestimmen, welche Herangehensweisen und Maßnahmen bei der Gutachtenerstellung angebracht erscheinen, solange das Vorgehen **wissenschaftlichen Mindeststandards** entspricht (auf deren Einhaltung das Gericht allerdings zu achten hat).

Zivilrechtliche und strafrechtliche Haftung

4.23 Können gerichtlich oder staatsanwaltschaftlich beauftragte Sachverständige zivilrechtlich haftbar gemacht werden?

Erstatten Sachverständige ein **unrichtiges Gutachten,** so sind sie gem. **§ 839a Abs. 1 BGB** zum **Ersatz des Schadens** verpflichtet, der Verfahrensbeteiligten durch eine gerichtliche Entscheidung entsteht, die auf diesem Gutachten beruht. Eine Unrichtigkeit des Gutachtens kommt in Betracht, wenn es nicht der objektiven Sachlage entspricht, etwa weil die festgestellten Tatsachen nicht der Wahrheit entsprechen. Dies gilt auch, wenn Sachverständige bei der Begutachtung Erfahrungssätze zugrunde legen, die nicht bestehen oder nicht allgemein anerkannt sind, oder wenn unrichtige oder unvertretbare Schlussfolgerungen gezogen werden (Dörr 2023, § 839a Rn. 26 f.). Das unrichtige Gutachten muss (mit-)ursächlich für den Inhalt der gerichtlichen Entscheidung geworden sein. Durch diese muss wiederum der eingetretene Schaden kausal herbeigeführt worden sein. Die Sachverständigen müssen **vorsätzlich,** also wissentlich und willentlich, oder **grob fahrlässig** hinsichtlich der Erstattung des unrichtigen Gutachtens gehandelt haben. Dabei ist von grober Fahrlässigkeit auszugehen, wenn in schwerwiegender und unentschuldbarer Weise Sorgfaltsanforderungen außer Acht gelassen werden, die jeder sachkundigen Person einleuchten müssten.

Gemäß **§§ 839a, 839 Abs. 2 BGB** ist eine **Haftung ausgeschlossen,** wenn die oder der Verletzte es vorsätzlich oder fahrlässig unterlassen hat, den Schaden durch Gebrauch eines Rechtsmittels abzuwenden. Es gilt der Grundsatz des **Vorrangs des Primärrechtsschutzes.** Geschädigte haben somit zunächst die fehlerhafte Entscheidung anzugreifen, bevor Ansprüche gegen Sachverständige geltend gemacht werden können (vgl. zur Haftung bei Privatgutachten Renner 2023; Roeßner 2015).

4.24 Welche strafrechtlichen Risiken bestehen für Sachverständige?

Sachverständige stehen unter **Wahrheitspflicht** und können gem. **§ 79 StPO** sogar **vereidigt** werden. Werden bewusst falsche Angaben gemacht oder wird ein Gutachten nicht lege artis und mit größtmöglicher Sorgfalt erstattet, so können diverse **Aussagedelikte** eine Strafbarkeit begründen. Bei einer vorsätzlichen Falschaussage vor Gericht kommt eine Bestrafung aus § 153 StGB in Betracht. Im Falle einer Vereidigung machen sich Sachverständige sogar gem. § 154 StGB des Meineids schuldig (im Falle eines fahrlässigen Falscheids greift § 161 StGB). Falsch ist eine Aussage, wenn ihr Inhalt objektiv nicht der Wahrheit entspricht. Dies ist der Fall, wenn Tatsachen unrichtig dargestellt oder wenn wesentliche Fakten verschwiegen werden. Ebenso kann sich die Falschheit einer Aussage daraus ergeben, dass Sachverständige Wertungen und Schlussfolgerungen entgegen ihrer inneren Überzeugung mitteilen, dass ein Gutachten nicht methodengerecht erstellt oder als eigenes ausgegeben wurde, obwohl es von Mitarbeitenden angefertigt worden ist.

Je nach Einzelfall – insbesondere im Falle eines vorsätzlich unlauteren Verhaltens Sachverständiger – kommen **weitere Straftatbestände** in Betracht (vgl. Ulsenheimer 2019, § 154 Rn. 11 ff.).

Literatur

Bayerlein W. Die Haftung des Sachverständigen als Gerichtsgutachter und als Prüfer im sicherheitstechnischen Bereich. In: Bayerlein W, Bleutge K, Roeßner W (Hrsg.): Praxishandbuch Sachverständigenrecht. 6. A. München: C.H. Beck 2021; 633–653.

Boetticher A, Kröber H-L, Müller-Isberner R, Böhm KM, Müller-Metz R, Wolf T. Mindestanforderungen für Prognosegutachten, NStZ 2006; 26(10): 537–544.

Boetticher A, Koller M, Böhm KM, Brettel H, Dölling D, Höffler K et al. Empfehlungen für Prognosegutachten: Rechtliche Rahmenbedingungen für Prognosen im Strafverfahren, NStZ 2019; 39(10): 553–573.

Dörr C. § 839a BGB. In: Gsell B, Krüger W, Lorenz S, Reymann C (Hrsg.): beck-online. Großkommentar Zivilrecht. München: C.H. Beck; Stand: 1.4.2023.

Eschelbach R. § 20 StGB. In: von Heinschel-Heinegg B, Kudlich H (Hrsg.): Beck'scher Online-Kommentar StGB. 60. Ed. München: C.H. Beck; Stand: 1.2.2024.

Hadamitzky A. Vorbemerkungen zu § 72 ff. StPO und §§ 72 ff. StPO. In: Barthe C, Gericke J (Hrsg.): Karlsruher Kommentar zur Strafprozessordnung. 9. A. München: C.H. Beck 2023.

Kaspar J, Stübner S. A German Perspective. In: van der Wolf M (ed.): Safeguarding the Quality of Forensic Assessment in Sentencing. New York, London: Routledge 2022; 146–174.

Kröber H-L, Brettel H, Rettenberger M, Stübner S. Empfehlungen für Prognosegutachten: Erfahrungswissenschaftliche Empfehlungen für kriminalprognostische Gutachten. NStZ 2019; 39(10): 574–579.

Renner T. Haftung von Sachverständigen. In: Dohrenbusch R (Hrsg.): Psychologische Begutachtung: Leitlinien und Empfehlungen für die Praxis. Berlin, Heidelberg: Springer 2023; 1–12.

Rosenau H. Der Sachverständige im Verfahren und in der Hauptverhandlung. In: Dreßing H, Habermeyer E (Hrsg.): Venzlaff Foerster Dreßing Habermeyer. Psychiatrische Begutachtung. 7. A. München: Elsevier Urban & Fischer 2020; 151–162.

Rössner D. Strafprozessrecht. In: Kröber H-L, Dölling D, Leygraf N, Sass H (Hrsg.): Handbuch der Forensischen Psychiatrie. Band 1. Darmstadt: Steinkopff 2007; 379–423.

Roeßner W. Privat beauftragte Sachverständige. In: Bayerlein W, Bleutge K, Roeßner W (Hrsg.): Praxishandbuch Sachverständigenrecht. 6. A. München: C.H. Beck 2021; 613–632.

Trück T. §§ 72 ff. In: Knauer C, Kudlich H, Schneider H (Hrsg.): Münchener Kommentar zur StPO. Band 1. 2. A. München: C.H. Beck 2023.

Ulsenheimer K. Strafrechtliche Haftung des medizinischen Sachverständigen. In: Laufs A, Kern B-R, Rehborn M (Hrsg.): Handbuch des Arztrechts. 5. A. München: C.H. Beck 2019; 2031–2036.

Ethische Aspekte

Tanya Kochuparackal und Karin Schilling

Die sachverständige Person unterstützt mit ihrem Fachwissen die nicht sachkundigen Justizbehörden bei der Entscheidungsfindung. Die Sachverständigenrolle unterscheidet sich von der kurativen Tätigkeit auf grundsätzliche Art und Weise.

Die Auseinandersetzung mit dieser Rollenthematik und die Entwicklung einer Haltung ist nicht nur aus rechtlicher, sondern auch aus ethischer Sicht Pflicht.

4.25 Welches ethische Bezugssystem gilt für sachverständige Personen?

Die gutachterliche Tätigkeit ist der fach- und sachgerechten Erfüllung des legitimen Auftrags der Rechtsprechung verpflichtet. Sachverständige sind weder Fürsprecher der begutachteten Personen noch obliegt ihnen die rechtliche oder moralische Würdigung der zugrunde liegenden Sachverhalte. Die kritische Reflexion dieser Rolle und des eigenen Handelns erfolgt auf der Basis standesethischer Prinzipien.

MERKE

Die Rolle der sachverständigen Person beinhaltet in erster Linie, der beauftragenden Behörde Fachwissen zu vermitteln.

4.26 Was ist vor der Annahme eines Gutachtenauftrags zu beachten?

Gutachterliche Aufträge dürfen nur dann angenommen werden, wenn ausreichende Fachkompetenz für die zu beantwortenden Fragestellungen vorhanden ist (▶ 4.3 sowie ▶ 4.10). Andernfalls kann dies zur Unbrauchbarkeit eines Gutachtens führen. Wird ein Begutachtungsauftrag trotz Vorliegen von Ablehnungsgründen angenommen und resultiert daraus die Notwendigkeit der Anfertigung einer weiteren Expertise, führt dies zu vermeidbaren Mehrbelastungen der Person, die begutachtet wird. Ebenso können weitere Personen, die in das juristische Verfahren involviert sind, von den Konsequenzen betroffen sein.

CAVE

Bestand jemals ein Behandlungsverhältnis, führt dies aufgrund der unterschiedlichen juristischen Rahmenbedingungen dazu, dass ein Gutachtenauftrag nicht bearbeitet werden kann. Eine Legitimation kann auch durch eine nachträgliche Aufklärung nicht erreicht werden, da diese vorgängig zu erfolgen hat. Nur so kann verhindert werden, dass Informationen, die im Rahmen einer Behandlung erlangt wurden und der beruflichen Geheimhaltungspflicht unterliegen, willentlich oder unwillentlich in die Begutachtung einfließen.

4.27 Welche Grundsätze sind bei der Bearbeitung zu berücksichtigen?

Die gutachterliche Tätigkeit richtet sich in allen Arbeitsschritten an den Grundsätzen der **Unabhängigkeit, Neutralität, Objektivität** und **Ergebnisoffenheit** aus. Das Ergebnis einer Begutachtung kann aus der Sicht der unterschiedlichen am juristischen Verfahren beteiligten Instanzen (z. B. die Staatsanwaltschaft) und Personen (z. B. die beschuldigte Person; die Eltern, die sich um das Sorgerecht für das Kind streiten; die fraglich geschädigte Person eines Sexualdelikts, deren Aussage einer Glaubhaftigkeitsprüfung unterzogen wird) als mehr oder weniger annehmbar erlebt werden. Aufseiten der sachverständigen Person sollte ein besonderes Augenmerk darauf gelegt werden, dass eine potenzielle Empfänglichkeit für die Übernahme von **Erwartungshaltungen** bestehen kann. Derartige Einflüsse können zu Wahrnehmungsverzerrungen und Rollendiffusion führen. Sie müssen reflektiert und ggf. korrigiert werden. Wenn infolge regionaler und institutioneller Gegebenheiten und Gewohnheiten häufig mit denselben Auftraggebern zusammengearbeitet wird, muss besonders darauf geachtet werden, dass allfällige Interessenkonflikte vermieden werden.

MERKE
Ein Begutachtungsprozess ist durch ein großes Machtgefälle geprägt.

4.28 Welche Formen des Missbrauchs sind zu beachten?

Die Definition von Missbrauch als das Verlassen der Therapeutenrolle, um eigene Bedürfnislagen zu befriedigen (Franke 2018) lässt sich analog auf die Sachverständigenrolle übertragen. Insbesondere narzisstische, ideologische und ökonomische Missbrauchsformen können hier von Relevanz sein und die Objektivität der gutachterlichen Beurteilung beeinträchtigen. Neben bewussten Übertretungen fachlicher Normen ist dabei auch an Übertragungs- und Gegenübertragungsphänomene zu denken, die nicht nur im therapeutischen Rahmen, sondern auch unter gutachterlichen Bedingungen auftreten können. Über die Einhaltung technisch-methodischer Standards hinaus ist die kritische Reflexion solcher Aspekte deshalb unerlässlich.

MERKE
Eine Begutachtung ist immer ergebnisoffen durchzuführen. Dafür ist die fortlaufende kritische Reflexion des gutachterlichen Handelns notwendig.

4.29 Was ist bei der Aufklärung der zu begutachtenden Person zu beachten?

Die zu begutachtende Person ist vor Beginn der Begutachtung zwingend über den Sinn und Zweck der Begutachtung aufzuklären. Sie muss wissen, dass alle für die Fragestellung relevanten Angaben dem Auftraggeber gegenüber nicht der beruflichen Schweigepflicht unterliegen. Die zu begutachtende Person muss bezüglich der Einwilligung urteilsfähig sein. Erteilt die betreffende Person ihr Einverständnis, legitimiert dies die sachverständige Person, persönliche und private Daten im Gutachten zu verarbeiten und an den Auftraggeber weiterzugeben. Falls im Verlauf des Explorationsgespräches Zweifel entstehen, ob die zu begutachtende Person sich über diese Rahmenbedingungen noch ausreichend im Klaren ist, ist die Aufklärung ggf. zu wiederholen.

PRAXISTIPP
Vor Beginn einer Begutachtung ist die zu begutachtende Person zwingend über die Unterschiede zwischen einer Behandlung und einer Begutachtung aufzuklären. Die gutachterliche Untersuchung setzt eine rechtswirksame Aufklärung und Einwilligung der zu begutachtenden Person voraus. Idealerweise erfolgen Aufklärung und Einwilligung schriftlich.

4

4.30 Was ist bei der Kommunikation der gutachterlichen Befunde zu beachten?

Jedes forensisch-psychiatrische/-psychologische Gutachten stellt jenseits der Fragenbeantwortung immer auch eine Intervention dar. Die von der Begutachtung betroffenen Personen haben über den Auftraggeber grundsätzlich die Möglichkeit, Einblick in das Gutachten zu nehmen. Dass unsachliche, die Person in ihrer Würde herabsetzende Formulierungen fehl am Platz sind, muss nicht weiter ausgeführt werden. Die Verantwortung der sachverständigen Person geht jedoch darüber hinaus. Soweit die grundsätzlichen Anforderungen an Transparenz und Nachvollziehbarkeit gutachterlicher Schlussfolgerungen es zulassen, ist in der Ausarbeitung und Kommunikation der Ergebnisse stets die **potenzielle Auswirkung auf die unmittelbar Betroffenen und das jeweilige Bezugssystem** mit zu berücksichtigen. Die Abwägung von potenziellem Nutzen (z. B. Aktivierung von Ressourcen im familienrechtlichen Verfahren) und Schaden (z. B. die Verschärfung von Konflikten) ist individuell vorzunehmen und bedingt eine sorgfältige, am Einzelfall ausgerichtete Vorgehensweise. Abgesehen von methodischen Erläuterungen ist die Verwendung von Textbausteinen ohnehin abzulehnen.

MERKE

Jedes Gutachten stellt eine Intervention dar, was bei der Kommunikation der Ergebnisse mit zu berücksichtigen ist.

Sowohl die gutachterlichen Untersuchungen als auch die Darstellung der Befunde haben sich auf die Beantwortung der gestellten Fragen zu beziehen und zu beschränken. Dabei ist ggf. klar zu markieren, welche Aussagen mit der jeweiligen wissenschaftlichen Methodik getroffen werden können und welche nicht. Fragen, die außerhalb des eigenen Fachgebiets liegen (z. B. Rechtsfragen), sind am besten bereits im Rahmen der Auftragserteilung als solche zurückzuweisen.

Literatur

Beauchamp TL, Childress JF. Principles of Biomedical Ethics. 4th ed. New York, Oxford: Oxford University Press 2001.

Franke I. Missbrauch in der Forensischen Psychotherapie. In: Dudeck M, Steger F (Hrsg.): Ethik in der Forensischen Psychiatrie und Psychotherapie. Berlin: Medizinisch Wissenschaftliche Verlagsgesellschaft 2018; 225–231.

Helmchen H. Die Entwicklung des Konzepts der Einwilligung nach Aufklärung in der psychiatrischen Forschung. Ethik Med 2019; 31: 207–220.

European Federation of Psychologists' Association. Meta-Code of Ethics; www.efpa.eu.

WPA (World Psychiatric Association/Weltverband für Psychiatrie). Madrid Declaration on Ethical Standards for Psychiatric Practice. Madrid 1996; https://www.wpanet.org/current-madrid-declaration?lang=de (letzter Zugriff: 10.5.2024).

Rechtspsychologie: Glaubhaftigkeit von Zeugen

Sabine Nowara

4.31 Was ist ein aussagepsychologisches Gutachten, und wann wird es in Auftrag gegeben?

Insbesondere in einer Konstellation „Aussage gegen Aussage", wenn keine objektiven Beweismittel vorliegen, werden durch Gerichte/Staatsanwaltschaften aussagepsychologische Gutachten in Auftrag gegeben, wenn die Juristen nicht über die ausreichende eigene Sachkunde verfügen, um beurteilen zu können, ob eine Aussage erlebnisfundiert ist. Grundsätzlich wird davon ausgegangen, dass das Gericht eigenständig in der Lage ist, eine Aussage zu prüfen. Liegen allerdings besondere Umstände in der Persönlichkeit des Zeugen vor, z. B. intellektuelle Beeinträchtigungen, eine psychische Erkrankung oder Suchtmitteleinfluss, werden Sachverständige hinzugezogen. Mithilfe des Gutachtens soll geklärt werden, ob es Hinweise dafür gibt, dass die Aussage beeinflusst ist.

4.32 Was ist die Nullhypothese?

Die Anwendung der Nullhypothese im Rahmen der Begutachtung ist die konsequente Umsetzung des In-dubio-pro-reo-Prinzips im deutschen Strafrecht. Der Sachverständige nimmt an, dass die Aussage unwahr ist. Der zu überprüfende Sachverhalt – die Glaubhaftigkeit einer spezifischen Aussage – wird so lange negiert, bis diese Negation mit den gesammelten Fakten nicht mehr vereinbar ist. Ist die Unwahrhypothese mit den erhobenen Fakten nicht mehr in Übereinstimmung zu bringen, so wird diese verworfen, und es gilt die Alternativhypothese, dass es sich um eine wahre/erlebnisfundierte Aussage handelt.

4.33 Warum ist zunächst die Aussagetüchtigkeit zu prüfen?

DEFINITION

Unter **Aussagetüchtigkeit** wird die Fähigkeit eines Zeugen verstanden, einen Sachverhalt zuverlässig wahrzunehmen, ihn in der Zeit zwischen dem in Rede stehenden Ereignis und der (späteren) Befragung dazu im Gedächtnis zu behalten und ihn bei einer Befragung nachvollziehbar wiederzugeben, ohne diesen mit anderweitig im Gedächtnis gespeicherten Informationen zu vermischen.

Die Prüfung der Aussagetüchtigkeit bezieht sich auf den Zeitpunkt der Begutachtung, aber auch auf den Zeitpunkt der Wahrnehmung des in Rede stehenden Ereignisses und die Zeit zwischen diesem Ereignis und dem Aussagezeitpunkt. Wenn die Aussagetüchtigkeit einer Person nicht festgestellt werden kann, ist der Prüfungsprozess abzubrechen.

4.34 Was kann die Aussagetüchtigkeit beeinträchtigen?

Sehr junge Kinder haben zwar bereits Erinnerungen an spezifische Ereignisse, können diese aber ohne spezifische Hinweisreize durch Erwachsene noch nicht formulieren. Ab dem Alter von 3 bis 3½ Jahren sind Kindern nachvollziehbare Angaben möglich, jedoch ist ein selbstständiger Abruf der Erinnerungen noch schwierig. Für die Aussagetüchtigkeit von Kindern ist es von Bedeutung, dass sie sich nicht nur an etwas erinnern können, sondern dies auch weitgehend selbstständig abrufen können. Zudem müssen sie zwischen tatsächlichen Ereignissen und Fantasien unterscheiden können.

Bei älteren Kindern, Jugendlichen und Erwachsenen ist zu prüfen, ob psychopathologische Auffälligkeiten vorliegen, welche die Aussagetüchtigkeit beeinträchtigen können. Hier ist zu unterscheiden zwischen **dauerhaft aufgehobener Aussagetüchtigkeit,** wenn bspw. zum Zeitpunkt der Wahrnehmung einer Situation ein akut psychotischer Zustand vorgelegen hat, und **vorübergehend aufgehobener Aussagetüchtigkeit,** wenn sich eine Person zum Zeitpunkt der Begutachtung in einem akut psychotischen Zustand befindet. Nach Remission der akuten Symptomatik kann die Aussagetüchtigkeit vollständig wiederhergestellt sein.

Bei Vorliegen einer Persönlichkeitsstörung ist nicht von einer Aufhebung der Aussagetüchtigkeit auszugehen, jedoch können bestimmte Akzentuierungen zu Besonderheiten in der Wahrnehmung und/oder Interpretation einer Situation führen oder aber zur Ausbildung von Pseudoerinnerungen. Letztgenannte können aber auch ohne das Vorliegen einer Persönlichkeitsstörung auftreten.

4.35 Was ist eine Pseudoerinnerung?

Pseudoerinnerungen können auf der Basis suggestiver Prozesse entstehen, wie sie meist ungewollt durch Befragende aufgrund mehrfacher, unprofessioneller Befragungen eines Zeugen zustande kommen. Auch im Rahmen therapeutischer Maßnahmen (z. B. durch sog. Aufdeckungsarbeit), insbesondere dann, wenn die fragende Person vom Zutreffen bestimmter Vorwürfe selbst überzeugt ist (konfirmatorische Hypothesentestung), können sie entstehen. Pseudoerinnerungen können aber auch durch autosuggestive Prozesse entstehen, wobei in diesen Fällen meist Besonderheiten im Erleben oder Verhalten der betreffenden Person vorliegen.

4.36 Wie wird die Glaubhaftigkeit einer Aussage geprüft?

Ist eine Aussage anders als durch einen tatsächlichen Erlebnishintergrund zustande gekommen, so kann diese auf einer absichtlichen Falschdarstellung (**Lügenhypothese**) basieren oder darauf, dass es sich um eine sog. Pseudoerinnerung handelt (**Suggestionshypothese**).

Bei einer absichtlichen Falschaussage besteht üblicherweise ein Motiv, und die aussagende Person muss über die entsprechenden Fähigkeiten zur Täuschung sowie über entsprechendes Wissen über den Tatbestand verfügen, z. B. über notwendiges Sexualwissen bei einer Sexualstraftat. Eine Person, die absichtlich falsche Angaben macht, weiß darum.

Im Falle einer suggerierten Erinnerung müssen die suggestiven Bedingungen in der Entstehung und im weiteren Verlauf der Aussage identifiziert werden. Eine Person, die Angaben aufgrund suggestiver Prozesse macht, ist wahrscheinlich vom Wahrheitsgehalt der Angaben überzeugt. Es kann aber – vielleicht auch zeitweise – sein, dass die Person weiß, dass der Bericht nicht zutreffend ist.

Bei der inhaltlichen Analyse von Aussagen wird auf der Grundlage der sog. **Undeutsch-Hypothese** davon ausgegangen, dass erlebnisbegründete Angaben häufig ein höheres Maß an Detailliertheit aufweisen als erfundene. Nicht erlebnisbasierte

Aussagen beruhen auf allgemeinen Schemata, und die Wahrscheinlichkeit des Berichts, z. B. von nebensächlichen Details, ist deutlich geringer.

Daneben muss eine falsch aussagende Person darauf achten, beim Adressaten einen möglichst glaubhaften Eindruck zu hinterlassen, sodass sie wahrscheinlich keine Angaben macht, die dem Alltagsverständnis von wahren Aussagen widersprechen.

Als Erste haben Steller und Köhnken, später auch Niehaus merkmalorientierte Kriterienkataloge zusammengestellt, um eine Aussage zu überprüfen. Diese beziehen sich auf allgemeine Merkmale, spezielle Inhalte, inhaltliche Besonderheiten, motivationsbezogene Inhalte und deliktspezifische Inhalte, die hinsichtlich der konkreten Aussageelemente noch in nicht-motivationale Merkmale und motivationsbezogene Merkmale unterschieden werden können.

4.37 Warum ist die Kompetenz eines Zeugen im Rahmen der Begutachtung zu berücksichtigen?

Die kognitiven Leistungen und die gedanklich-kreativen Leistungen von Zeugen sind unterschiedlich hoch, d. h., die Beurteilung der Qualität einer Aussage muss in Relation zu den allgemeinen diesbezüglichen Fähigkeiten der Person gesetzt werden. Je höher diese allgemeinen Fähigkeiten sind, umso höher sind die Anforderungen an die Qualität des Berichts.

4.38 Was ist eine Konstanzanalyse?

Da in vielen Fällen die Tatvorwürfe erst nach einer gewissen Zeit zur Anzeige kommen, finden sich bereits im Vorfeld der Begutachtung mehrere Zeitpunkte, zu denen mit anderen Personen über diese Vorwürfe gesprochen wird, bzw. es werden zu mehreren Zeitpunkten „offizielle" Angaben gemacht, z. B. bei der Polizei, manchmal in mehreren Vernehmungen, beim Ermittlungsrichter, im Rahmen der aussagepsychologischen Begutachtung und schließlich vor Gericht.

Im Rahmen der Konstanzprüfung werden die Angaben im Hinblick auf Übereinstimmungen, Ergänzungen, Auslassungen und Widersprüche geprüft. Sie werden zunächst beschrieben, im nächsten Schritt bewertet und auf ihre Bedeutsamkeit geprüft. Zum Beispiel ist festzustellen, ob Aussagen erweitert werden (z. B. die Anzahl der Vorwürfe) oder ob es zu weniger berichteten Details kommt, was durch Erinnerungsunsicherheiten oder Vergessensprozesse erklärt werden kann.

4.39 Welche allgemeinen Fehlerquellen sind zu berücksichtigen?

Die Fehlerquellen bzw. -möglichkeiten in aussagepsychologischen Gutachten sind sehr vielfältig. Sie können bereits im diagnostischen Prozess geschehen (z. B. bei der Generierung von Hypothesen, der Auswahl von diagnostischen Verfahren, der Befunderhebung etc.). Problematisch ist es vor allem, wenn grundsätzlich ungeeignete Methoden angewendet werden, wie der Hinweis auf körperliche Symptome oder allgemeine Verhaltensauffälligkeiten. Auch die falsche Anwendung grundsätzlich geeigneter Methoden, die eine unkritische Verwendung des Aussagematerials oder die Nichtberücksichtigung möglicher Konfundierungen im Aussagematerial oder die fehlerhafte Kodierung der Realkennzeichen sowie deren mechanistische Anwendung beinhalten, können zu fehlerhaften Bewertungen führen.

Häufig werden aber auch die Grenzen der Aussageanalyse nicht beachtet. Wenn kein oder kein ausreichendes Aussagematerial vorhanden ist, bspw. bei geistig beeinträchtigten oder traumatisierten Zeugen, muss auf eine Aussageanalyse verzichtet werden, weil keine ausreichende Datenbasis vorhanden ist, was anderenfalls zu einem falschen Ergebnis führen würde.

Zu prüfen ist außerdem, ob der Zeuge möglicherweise mit der Analysetechnik vertraut ist, weil er sich eventuell im Vorfeld über realkennzeichenrelevante Äußerungen „kundig" gemacht hat, oder aber auch über eine hohe Fähigkeit zur Selbstpräsentation verfügt, der Aussagende also aufgrund seiner intellektuellen, verbalen und kreativen Fähigkeiten besonders überzeugend wirkt.

Aufseiten des Sachverständigen kann außerdem ein rigides Festhalten am Ergebnis des schriftlichen Gutachtens ein Problem darstellen, wenn im Ermittlungs- oder Zwischenverfahren erstellte und damit vorläufige Gutachten spätere Erkenntnisse aus der Hauptverhandlung nicht oder nur unzureichend berücksichtigen.

Literatur

Aymans M. Begutachtung der Glaubhaftigkeit. In: Kury H, Obergfell-Fuchs J (Hrsg.): Rechtspsychologie. Forensische Grundlagen und Begutachtung. Ein Lehrbuch für Studium und Praxis. Stuttgart: Kohlhammer 2012; 151–173.

Bundesgerichtshof. Urteil 1 StR 618/98: Wissenschaftliche Anforderungen an aussagepsychologische Begutachtungen (Glaubhaftigkeitsgutachten). Praxis der Rechtspsychologie 1999; 9(2): 113–125.

Köhnken G. Fehlerquellen in aussagepsychologischen Gutachten. In: Deckers R, Köhnken G (Hrsg.): Die Erhebung und Bewertung von Zeugenaussagen im Strafprozess. Juristische, aussagepsychologische und psychiatrische Aspekte. Berlin: BWV 2014; 1–42.

Niehaus S. Merkmalsorientierte Inhaltsanalyse. In: Volbert R, Steller M (Hrsg.): Handbuch der Rechtspsychologie. Göttingen: Hogrefe 2008; 311–321.

Schemm K, von Dreger B, Köhnken G. Suggestion und konfirmatorisches Testen sozialer Hypothesen in Befragungssituationen. Forens Psychiatr Psychol Kriminol 2008; 2: 20–27.

Steller M, Köhnken G. Criteria-based statement analysis. Credibility assessment of children's statements in sexual abuse. In: Raskin DC (ed.): Psychological Methods for Investigation and Evidence. New York: Springer 1989; 217–245.

Volbert R. Aussagepsychologische Begutachtung. In: Volbert R, Dahle KP (Hrsg.): Forensisch-psychologische Diagnostik im Strafverfahren. Göttingen: Hogrefe 2010; 18–66.

Volbert R, Steller M (Hrsg.). Handbuch der Rechtspsychologie. Göttingen: Hogrefe 2008.

Die Anwendung von Prognoseinstrumenten

Martin Rettenberger

Einleitung

4.40 Warum Kriminal(rückfall)prognosen?

Einschätzungen über das Risiko zukünftiger Straffälligkeit bei bereits einmal in Erscheinung getretenen Personen sind eine zentrale Aufgabe forensischer und juristischer Entscheidungsträgerinnen und -träger (▶ 1.117). Eine Reihe (straf-)rechtlicher Entscheidungsprozesse verlangt implizit oder explizit die Berücksichtigung kriminalprognostischer Einschätzungen. Insbesondere bei Personen, die aufgrund schwerwiegender Sexual- oder Gewaltdelikte verurteilt wurden, besitzen Kriminalprognosen aus naheliegenden Gründen eine hohe Wichtigkeit.

MERKE

Die Entwicklung und wissenschaftliche Untersuchung von Instrumenten und Methoden, anhand derer kriminalprognostische Einschätzungen – Einschätzungen über das Risiko, dass eine bereits einmal straffällig gewordene Person erneut (schwere) Straftaten begehen wird – vorgenommen werden können, war ein entscheidender Fortschritt unseres Arbeitsfeldes.

4.41 Welche Methoden der Kriminalprognose können wir unterscheiden?

Versucht man die heute zur Verfügung stehenden kriminalprognostischen Methoden in idealtypische Kategorien einzuordnen, können wir fünf methodische Gruppen unterscheiden (Rettenberger 2018):

- Die **intuitive Kriminalprognose** (auch erste Generation der Kriminalprognose), die ausschließlich oder überwiegend auf subjektiven Erfahrungswerten des Prognostikers bzw. der Prognostikerin beruht.
- **Aktuarische** (oder statistische, seltener auch nomothetische oder mechanische) **Prognoseinstrumente der zweiten Generation,** womit standardisierte Instrumente gemeint sind, die streng empirisch ausgerichtet aus einer festgelegten Anzahl meist statischer Risikofaktoren bestehen (z. B. die Anzahl der Vorstrafen). Eines der international am häufigsten eingesetzten Verfahren dieser Instrumentengruppe ist der *Violence Risk Appraisal Guide - Revised* (VRAG-R; für die deutsche Version s. Rettenberger et al. 2017), ein aus 12 überwiegend statischen Risikofaktoren bestehendes aktuarisches Prognoseinstrument der zweiten Generation.
- **Aktuarische Prognoseinstrumente der dritten Generation,** die im Gegensatz zur vorherigen Generation dynamische (veränderbare) Risikofaktoren erfassen. Insbesondere für Personen, die aufgrund von sexuell motivierten Straftaten verurteilt wurden, liegen diesbezüglich mittlerweile verschiedene Instrumente dieser Gruppe vor, wobei die bekanntesten Vertreter der *Stable-2007* (z. B. Etzler et al. 2020) und der *Acute-2007* (z. B. Nitsche et al. 2022) sind.
- Strukturierte klinische Prognoseinstrumente, die meist unter den englischen Begriff **Structured Professional Judgement (SPJ)** subsumiert werden: Die vor ein paar Jahren in ihrer deutschen Übersetzung publizierte 3. Auflage des *Historical-Clinical-Risk Management-20 Violence Risk Assessment Scheme* (HCR-20^{V3}; Originalversion nach Douglas et al. 2014; dt. Übersetzung: B. Holzinger) zählt international und im deutschsprachigen Raum zu den am häufigsten eingesetzten SPJ-Instrumenten.
- Komplexe **klinisch-idiografische Prognosemodelle,** welche die Individuumszentrierung mit einer wissenschaftlich fundierten (standardisierten) Methodik zu verbinden versuchen. Ein aus wissenschaftlich-empirischer und konzeptionell-praktischer Sicht besonders empfehlenswertes Beispiel hierfür ist das Prozessmodell der klinisch-idiografischen Prognosebeurteilung von Klaus-Peter Dahle (s. bspw. Dahle und Lehmann 2013).

4.42 Warum (standardisierte) Prognoseinstrumente?

MERKE

Die Erkenntnis, dass standardisierte Prognosemethoden intuitiven und erfahrungsbasierten Verhaltensvorhersagen überlegen sind, zählt heute zu den am häufigsten replizierten Befunden humanwissenschaftlich-diagnostischer Forschung.

Während intuitive Verhaltensprognosen, selbst wenn sie von forensischen Expertinnen und Experten erstellt werden, in der Regel dem Zufallsniveau entsprechen (d. h., es macht keinen Unterschied, ob man eine Expertin bzw. einen Experten befragt oder eine Münze wirft), erreichen standardisierte Prognoseinstrumente in der Regel Effektstärken im moderaten bis hohen Bereich (Rettenberger und von Franqué 2013). Diese Überlegenheit, die bereits vor annähernd 100 Jahren empirisch belegt werden konnte (Rettenberger 2018), zeigte sich unverändert auch in aktuellen Studien, die (unterschiedliche) standardisierte Methoden der Kriminalprognose empirisch auf ihre prognostische Qualität und prädiktive Genauigkeit untersuchten (Wertz et al. 2023).

Auswahl und Anwendung von Prognoseinstrumenten

4.43 Woran erkenne ich, ob ein Prognoseinstrument die methodischen Voraussetzungen für eine Anwendung in der (forensischen) Einzelfallbewertung erfüllt?

Wie in der aktuellen Version der durch eine interdisziplinär zusammengesetzte Arbeitsgruppe in einem mehrjährigen Diskussionsprozess erarbeiteten „Empfehlungen für Prognosegutachten" (Kröber et al. 2019; die Nachfolgerinnen der zuvor formulierten „Mindeststandards") beschrieben, müssen die zur Anwendung im Einzelfall ausgewählten Verfahren die folgenden **methodischen Voraussetzungen** erfüllen:

- Standardisierung
- Vorliegen eines Manuals zur Erläuterung der Bewertung der Items (Risikofaktoren) und der Interpretation
- Überzeugende Daten zur Reliabilität (Zuverlässigkeit des Instruments) und zur (prädiktiven) Validität (Vorhersageleistung)
- Verfügbarkeit von Normwerten, die im deutschsprachigen Raum anwendbar sind (falls das Instrument eine Normwertverteilung benötigt)

CAVE

Anwenderinnen und Anwender haben zu prüfen, ob das ausgewählte Instrument die genannten methodischen Voraussetzungen erfüllt.

4.44 Wie wähle ich das passende Prognoseinstrument aus?

Das hängt zum einen von der Prüfung der in ▶ 4.43 aufgeführten methodischen Voraussetzungen ab, denn erst wenn diese Aspekte erfüllt sind, kann ein Prognoseinstrument als für die Einzelfallbewertung angemessen gelten. Zum anderen hängt es wesentlich davon ob, welche Merkmale die Probandin oder der Proband aufweist und welches Rückfallkriterium erfasst werden soll. So existieren Prognoseinstrumente für jugendliche vs. erwachsene Personen, für unterschiedliche Deliktgruppen (z. B. für sexuell vs. nicht sexuell motivierte Gewaltdelikte) und mit unterschiedlichen Zielsetzungen (z. B. Einschätzung der Ausgangswahrscheinlichkeit und Risikoklassifizierung zur Ressourcensteuerung vs. Therapieplanung und interventionsevaluierende Verlaufsmessung; Rettenberger und von Franqué 2013).

4.45 Wie wende ich ein Prognoseinstrument richtig an, und wie sollte es in einem Gutachten dargestellt sein?

Unter Rückgriff auf die genannten Empfehlungen für Prognosegutachten (Kröber et al. 2019) und die allgemeinen diagnostischen Qualitätsvorgaben (Westhoff und Kluck 2014) sollten bei der konkreten Anwendung im Einzelfall die folgenden Aspekte Berücksichtigung finden:

- Begründung der Auswahl → Warum wurde in diesem Fall dieses Prognoseinstrument eingesetzt?
- Kurze Darstellung der Belege, dass die in ▶ 4.43 aufgeführten methodischen Voraussetzungen erfüllt sind (idealerweise unter Verwendung der üblichen wissenschaftlichen Zitierweise).
- Die Bewertung der einzelnen Items (Risikofaktoren) und die abschließende Interpretation der Ergebnisse müssen transparent und für alle am Begutachtungsprozess beteiligten Personen und Parteien nachvollziehbar sein.
- Die Anwendung muss gemäß Manual erfolgen und setzt ein korrektes, den Operationalisierungen der Items entsprechendes Verständnis des Instruments voraus.
- Darüber hinaus muss die Anwenderin bzw. der Anwender Kenntnisse über die methodischen Möglichkeiten und Grenzen der Anwendung des betreffenden Instruments besitzen und im jeweiligen Fall angemessen in die (kritische) Diskussion der Ergebnisse integrieren können.
- Die Vorgaben und Voraussetzungen einer Anwendung im Einzelfall sind dabei zu berücksichtigen → Manche Instrumente setzen den Besuch eines Anwendungsworkshops voraus, andere richten sich ausschließlich an bestimmte Berufsgruppen – die jeweiligen Voraussetzungen sind in Erfahrung zu bringen und bei Bedarf nachzuweisen.

Fazit und Ausblick

4.46 Warum haben wir kein(e) Basisraten mehr nötig?

Die **Basisrate** beschreibt die Häufigkeit des Vorkommens eines Merkmals in der Grundgesamtheit und wird im klinischen Kontext häufiger unter dem Begriff der Prävalenz dargestellt und diskutiert. In der Vergangenheit wurde die Basisrate teilweise in Prognosegutachten oder kriminalprognostischen Stellungnahmen verwendet, um der klinisch-idiografischen Einzelfallbeurteilung einen empirisch ermittelten Rückfallwert voranzustellen – i. S. eines Basiswerts der Rückfallwahrscheinlichkeitsschätzung. Ein solches Vorgehen war und ist allerdings sehr fehleranfällig, wurde deshalb auch pointiert als „das Basisraten" beschrieben (Kröber 2011) und sollte nur dort umgesetzt werden, wo keine standardisierten Prognoseinstrumente zur Verfügung stehen (z. B., weil ein bestimmter Fall einer Deliktsubgruppe zuzuordnen ist, für die bislang noch keine Prognoseinstrumente entwickelt wurden).

Für die *„Verortung des Einzelfalls im kriminologischen Erfahrungsraum"* (Kröber et al. 2019, S. 340) wird die Basisrate aber mittlerweile nicht mehr benötigt (für eine kritische Diskussion hierzu s. Rettenberger 2022). Inzwischen liegen differenzierte **Ausgangswahrscheinlichkeiten** (Gretenkord 2013) vor, die anhand von aktuarischen Prognoseinstrumenten der zweiten Generation für bestimmte Deliktsubgruppen und spezifische Rückfallkriterien ermittelt werden können.

4.47 Wo liegen die Grenzen der Anwendung von Prognoseinstrumenten?

CAVE

Es versteht sich von selbst, dass standardisierte Prognoseinstrumente der zweiten und dritten Generation die klinisch-idiografische Prognosebeurteilung, d. h. *„die hermeneutische oder hypothesengeleitete Individualprognose"* (Kröber et al. 2019, S. 338), nicht ersetzen können.

Um die durch die gesetzlichen Vorgaben verpflichtende **Individuumszentrierung** der forensischen Sachverständigentätigkeit zu erfüllen, müssen zwingend über die Verwendung standardisierter (aktuarischer) Prognoseinstrumente der zweiten und dritten Generation hinaus klinisch-idiografische Methoden und Modelle eingesetzt werden (Brettel et al. 2018). Diese klinisch-idiografische, streng am Einzelfall ausgerichtete Bewertung sollte jedoch auch nicht intuitiv, sondern mittels standardisierter Methoden erfolgen, die den akademischen Anspruch an die Methodenauswahl bei Kriminalprognosen, welche durch forensische Fachkräfte erstellt werden, erfüllen (Rettenberger 2018; Rettenberger und von Franqué 2013).

4.48 Wie sieht die (nahe und ferne) Zukunft von Prognoseinstrumenten aus?

Als forensische Prognostikerin bzw. forensischer Prognostiker darf man auch über die Prognoseinstrumente selbst Prognosen erstellen. Das geschieht idealerweise, indem man die in ▶ 4.41 skizzierte Methodik auch auf diese Frage anwendet – die Vergangenheit verstehen und erfassen und in die Zukunft fortschreiben. Nimmt man die beeindruckenden Fortschritte der vergangenen drei Dekaden zum Ausgangspunkt, kann davon ausgegangen werden, dass auch in den kommenden Jahren regelmäßig Fortschritte im Bereich der empirischen und theoretisch-konzeptionellen Kriminalprognoseforschung und -praxis erzielt werden können, weshalb Anwenderinnen und Anwender kriminalprognostischen Wissens einerseits (Vor-)Freude auf weitere Differenzierungsmöglichkeiten hinsichtlich der Anwendung standardisierter Prognoseinstrumente empfinden dürfen, sich andererseits mit hoher Wahrscheinlichkeit aber auch über die aktuellen Entwicklungen fortlaufend werden informieren müssen, um den jeweils aktuellen empirischen Erkenntnisstand in der Einzelbearbeitung entsprechend abzubilden.

Literatur

Brettel H, Rettenberger M, Retz W. Prognosebegutachtung als Einzelfallbetrachtung. Recht & Psychiatrie 2018; 36(3): 154–157.

Dahle K-P, Lehmann RJB. Klinisch-idiografische Kriminalprognose. In: Rettenberger M und von Franqué F (Hrsg.): Handbuch kriminalprognostischer Verfahren. Göttingen: Hogrefe 2013; 347–356.

Douglas KS, Hart SD, Webster CD, Belfrage H. Die Vorhersage von Gewalttaten mit dem HCR-20V3 (deutsche Übersetzung nach B. Holzinger). Haina: Institut für Forensische Psychiatrie Haina e. V. 2014.

Etzler S, Eher R, Rettenberger M. Dynamic risk assessment of sexual offenders: Validity and dimensional structure of the Stable-2007. Assessment 2020; 27(4): 822–839.

Gretenkord L. Warum Prognoseinstrumente? In: Rettenberger M und von Franqué F (Hrsg.): Handbuch kriminalprognostischer Verfahren. Göttingen: Hogrefe 2013; 19–36.

Kröber H-L. Das Basisraten. Forens Psychiatr Psychol Kriminol 2011; 5(2): 121–122.

Kröber H-L, Brettel H, Rettenberger M, Stübner S. Empfehlungen für Prognosegutachten: Erfahrungswissenschaftliche Empfehlungen für kriminalprognostische Gutachten. Forens Psychiatr Psychol Kriminol 2019; 13(4): 334–342.

Nitsche K, Etzler S, Balas J, Eher R, Rettenberger M. A field study of acute dynamic risk assessment in individuals convicted of sexual offenses. Psychol Assess 2022; 34(6): 583–594.

Rettenberger M. Intuitive, klinisch-idiographische und statistische Kriminalprognosen im Vergleich – die Überlegenheit wissenschaftlich strukturierten Vorgehens. Forens Psychiatr Psychol Kriminol 2018; 12(1): 28–36.

Rettenberger M. Vom Ende des Basisratens oder über die methodische Ästhetik der Verortung im kriminologischen Erfahrungsraum. In: Lammel M, Lau S, Rückert S, Voß T, Wendt F (Hrsg.): Forensische Psychiatrie: Erfahrungswissenschaft und Menschenkunde – Festschrift für Hans-Ludwig Kröber. Berlin: Medizinisch Wissenschaftliche Verlagsgesellschaft 2022; 347–362.

Rettenberger und Franqué 2013 Rettenberger M, von Franqué F. Handbuch kriminalprognostischer Verfahren. Göttingen: Hogrefe 2013.

Rettenberger M, Gregório Hertz P, Eher R. Die deutsche Version des Violence Risk Appraisal Guide-Revised (VRAG-R). BM-Online, Band 8. Wiesbaden: Kriminologische Zentralstelle (KrimZ) 2017; http://www.krimz.de/fileadmin/dateiablage/E-Publikationen/BM-Online/bm-online8.pdf (letzter Zugriff: 10.5.2024).

Wertz M, Schobel S, Schiltz K, Rettenberger M. A comparison of the predictive accuracy of structured and unstructured risk assessment methods for the prediction of recidivism in individuals convicted of sexual and violent offense. Psychol Assess 2023; 35(2): 152–164.

Westhoff K, Kluck M-L. Psychologische Gutachten schreiben und beurteilen. Berlin, Heidelberg: Springer 2014.

4

5 Die Begutachtung im Zivilrecht

Johannes Kaspar und Nicolas Cypher

5.1 Welche Bedeutung kommt psychiatrischen Gutachten im Zivilprozess zu?

Das Vorliegen einer **psychischen Störung** hat weitreichende Folgen für eine ganze Reihe zivilrechtlicher Fragen, u. a. für die Geschäftsfähigkeit, Testierfähigkeit, Deliktsfähigkeit, Prozessfähigkeit oder bei familienrechtlichen Angelegenheiten (▶ Kap. 2). Im Zivilprozess sind die strittigen, d. h. die sich widersprechenden Tatsachen aus dem Vortrag beider Parteien durch das Gericht zu klären. Damit muss das Vorliegen einer psychischen Störung, die für die Entscheidung erheblich ist, zur korrekten Bewertung eines Sachverhalts durch das Gericht festgestellt werden.

Gerichten bzw. Juristinnen und Juristen allgemein fehlt jedoch regelmäßig die notwendige Fachkenntnis, um das Vorliegen einer relevanten psychischen Störung zu beurteilen. Das Gericht hat daher entweder aufgrund expliziter **gesetzlicher Pflicht** (z. B. **§ 280 Abs. 1 FamFG**) oder im Zuge seines **pflichtgemäßen Ermessens** nach **§§ 144 Abs. 1, 404 Abs. 1 ZPO** ein psychiatrisches Gutachten zur Bewertung psychischer Störungen einzuholen.

Im Wesentlichen bestehen nur geringfügige Unterschiede zur Begutachtung in einem strafrechtlichen Verfahren, jedoch sind die Fragestellungen des Zivilverfahrens oft enger und direkter mit den erhebbaren psychiatrischen Befunden verbunden (Konrad et al. 2019, S. 127).

Gutachter als Sachverständige

5.2 Wie werden Gutachten Teil des Zivilprozesses?

Ein psychiatrisches Gutachten wird entweder durch Antrag einer der Streitparteien oder auf Anordnung des Gerichts eingeholt. Trotz des im Zivilrecht geltenden Parteiprozesses darf der Richter gem. **§§ 144 Abs. 1, 287 Abs. 1 S. 2 ZPO** auch **ohne Parteiantrag** ein solches Sachverständigengutachten in Auftrag geben. Daneben kann eine Partei vorab ein **Privatgutachten** einholen, um dieses im Rahmen ihres Parteivortrags vorzubringen.

Die Auswahl des konkreten Sachverständigen erfolgt entweder durch Einigung der Parteien auf eine Person oder durch Auswahl des Gerichts nach pflichtgemäßem Ermessen. Wichtige Faktoren bei der Auswahl sind dabei die **persönliche Eignung** sowie die notwendige **Fachkompetenz** im Hinblick auf die zu untersuchende Frage (Taupitz 2021, S. 493).

5.3 Was ist die Aufgabe der psychiatrischen Sachverständigen?

Die **Pflichten** der psychiatrischen Sachverständigen sind in **§§ 407, 407a ZPO** geregelt. Dabei regelt § 407 ZPO die grundsätzliche Pflicht, die Begutachtung vorzunehmen, und § 407a ZPO die Pflichten, die im Rahmen der Begutachtung zu beachten sind.

Bei der Anfertigung des Gutachtens stehen die Sachverständigen gem. **§ 404a ZPO** unter der Leitung des Gerichts (▶ 4.22). Sie treten somit nach der Konzeption des § 404a ZPO als **„Gehilfe des Gerichts"** auf (Siebert, HK-ZPO § 404a Rn. 1). Das Gericht darf jedoch keinen Einfluss auf inhaltliche Aspekte des Gutachtens oder der Begutachtung nehmen.

MERKE

Wichtigster Teil der Leitung ist die Festlegung des Begutachtungsumfangs der konkreten Untersuchungsfrage durch das Gericht. Die Gutachter sind nicht befugt, über die Untersuchungsfrage hinauszugehen und vom Gericht nicht aufgeworfene Punkte in das Gutachten aufzunehmen. Bei einer Zuwiderhandlung kommt eine Ablehnung der Gutachter wegen Befangenheit in Betracht (Kröber et al. 2009, S. 44).

5.4 Können psychiatrische Gutachter vom Gericht abgelehnt werden?

Nach § 406 Abs. 1 ZPO gelten für die Ablehnung von Sachverständigen (▶ 4.17) die gleichen Gründe wie für die Ablehnung eines Richters. Daher richtet sich die Ablehnung eines Sachverständigen nach §§ 41, 42 ZPO, wobei der praktisch wichtigste Ablehnungsgrund die **Besorgnis der Befangenheit** gem. **§ 42 Abs. 2 ZPO** ist.

DEFINITION

Befangenheit

Ein Sachverständiger gilt dann als befangen, wenn Zweifel an seiner Unparteilichkeit bestehen, etwa weil er in verwandtschaftlichen Beziehungen oder Freundschaften zu einer Partei steht oder diese zuvor schon, z. B. als Arzt oder Psychologe, behandelt hat (Schneider et al. 2020, S. 11; VGH München NJW 2004, 90).

Die notwendige **Unbefangenheit** des Sachverständigen ist sowohl vonseiten des Gerichts als auch vonseiten der Sachverständigen selbst zu prüfen. Dabei ist zu beachten, dass im Zivilprozess die Unbefangenheit **gegenüber beiden Parteien** gegeben sein muss. Sollten die Gutachter Zweifel an ihrer eigenen Unbefangenheit haben, müssen diese gem. § 407a Abs. 2 ZPO dem Gericht mitgeteilt werden. Bei Unterlassen dieser Mitteilung droht ein **Ordnungsgeld.**

Im Rahmen der Anfertigung des Gutachtens ist ferner zu beachten, dass sich eine Befangenheit bereits aus dem **Wortlaut des Gutachtens** ergeben kann. Dies ist insbesondere dann der Fall, wenn im Rahmen des Gutachtens eine Partei beleidigt wird, an ihr überzogene Kritik geübt wird oder schon durch **moralische Wertungen im Wortlaut** zum Ausdruck gebracht wird, dass man sich deutlich für die Darstellung einer der beiden Parteien entschieden hat (z. B.: „Leidensweg der Patientin", OLG München, Urt. v. 04.07.2005–1 W 1010/05). Rein inhaltliche Mängel des Gutachtens begründen hingegen keine Befangenheit.

5.5 Treten die psychiatrischen Gutachter immer als Sachverständige im Zivilprozess auf?

Psychiaterinnen und Psychiater treten im Zivilverfahren in aller Regel in der Funktion von **Sachverständigen** auf, sie können aber auch als Zeugen oder sachverständige Zeugen Teil des Verfahrens werden.

Eine **Zeugeneigenschaft** liegt immer dann vor, wenn die Person nur zu ihren eigenen Wahrnehmungen eines Realvorgangs aussagen soll (z. B. wenn ein beobachteter Unfallhergang geschildert werden soll). Soll ein Zeuge Umstände schildern, die er nur aufgrund besonderer Sachkunde überhaupt wahrnehmen konnte, so ist er **sachverständiger Zeuge** gem. **§ 414 ZPO,** auf den aber die regulären Zeugenvorschriften Anwendung finden.

Befragt das Gericht einen sachverständigen Zeugen hingegen darüber hinaus i. S. einer fachlichen Bewertung seiner Wahrnehmungen, so wird er dadurch zum **Sachverständigen** im laufenden Prozess (Siebert in HK-ZPO, § 414 Rn. 3).

5.6 Welche Unterschiede bestehen zwischen Sachverständigen und sachverständigen Zeugen?

Die Unterscheidung zwischen Sachverständigen und (sachverständigen) Zeugen ist von erheblicher praktischer Bedeutung. Nicht nur bestimmt sie den Umfang der Vergütung, da Sachverständige eine **Vergütung** nach § 8 Justizvergütungs- und -entschädigungsgesetz (JVEG) erhalten, Zeugen hingegen nur den Ersatz von Fahrtkosten und eine Aufwandsentschädigung nach §§ 5 ff. JVEG. Da sachverständige Zeugen gem. § 414 ZPO wie reguläre Zeugen zu behandeln sind, treffen sie darüber hinaus die einschränkenden Normen für Sachverständige nicht. Von besonderer Relevanz ist dabei der **Ausschluss der Vorschriften über die Befangenheit** von Sachverständigen. Die Aussage von (sachverständigen) Zeugen kann somit nicht wegen Befangenheit abgelehnt werden.

5.7 Welche rechtlichen Kenntnisse und Bewertungen werden vom Gutachter erwartet?

Gutachterinnen und Gutachter sollten die Grundzüge und Voraussetzungen der für die Begutachtungsfrage entscheidenden **rechtlichen Konstruktionen** (etwa Geschäftsfähigkeit oder Ehefähigkeit) nachvollziehen können (Konrad et al. 2019, S. 211). Daneben sollte ein gewisses Bewusstsein für die Tragweite solcher Begutachtungen vorhanden sein, da sich psychiatrische Gutachten nicht nur auf den konkreten Fall auswirken können, sondern auch darüber hinaus weitreichende Konsequenzen für das Leben der begutachteten Person haben können.

Rechtliche Bewertungen hingegen sind von psychiatrischen Gutachterinnen und Gutachtern nicht anzustellen. Sie agieren, wie bereits in ▶ 5.3 dargestellt, im Zivilprozess als **„Helfer des Gerichts"**; damit obliegt ihnen die Beantwortung fachlicher psychiatrischer, aber gerade nicht die Beantwortung juristischer Fragen (Kröber et al. 2009, S. 46). Eine klassische juristische Subsumtion von Merkmalen unter einen Tatbestand ist somit nicht nur nicht notwendig, sondern widerspricht sogar der Rollenverteilung zwischen Gutachter und Gericht. Denn gem. **Art. 92, 97 GG** liegt die Entscheidung in einem Rechtsstreit allein beim Richter, der im Rahmen seiner **freien Beweiswürdigung** gem. § **286 Abs. 1 ZPO** den Schlussfolgerungen der Gutachterinnen und Gutachter folgen oder davon abweichen kann.

5.8 Was müssen Gutachter tun, wenn ihnen die notwendige Sachkunde für die konkrete Begutachtung fehlt?

Gemäß § **407a Abs. 1 ZPO** müssen Sachverständige unverzüglich nach Beauftragung durch das Gericht überprüfen, ob sie über die zur Anfertigung des Gutachtens notwendige **Kompetenz** und fachliche Sachkunde verfügen.

Sollte der Gutachter davon ausgehen, nicht kompetent für die konkret angefragte Begutachtung zu sein, so hat er gem. § **407a Abs. 1 ZPO** unverzüglich das Gericht zu verständigen, dem allein eine Neuübertragung der Begutachtung obliegt. In keinem Fall darf der Auftrag eigenmächtig ganz oder teilweise auf andere geeignete Psychiater bzw. Psychiaterinnen übertragen werden (▶ 5.10).

5

Das psychiatrische Gutachten im Zivilprozess

5.9 Wie ist ein psychiatrisches Gutachten für den Zivilprozess anzufertigen?

Gesetzliche Vorgaben zum genauen Inhalt und Aufbau eines psychiatrischen Sachverständigengutachtens gibt es **nicht.** Allerdings haben sich gängige Aufbauweisen und inhaltliche **Mindeststandards** herauskristallisiert.

In jedem Fall sind von der begutachtenden Person nicht nur die Ergebnisse und Diagnosen darzustellen, sondern auch umfassend die Hintergründe, Tatsachen und Erfahrungen, auf denen diese beruhen. Dies sichert die Überprüfungsmöglichkeit des Gerichts bezüglich des wissenschaftlich fundierten und logischen Vorgehens bei der Begutachtung und Gutachtenerstellung.

RECHTSLAGE

Standardmäßiger Aufbau eines Gutachtens

- Einleitung mit Personalien der untersuchten Person, Aktenzeichen, Fragestellung und Grundlagen des Gutachtens
- Feststellung einer psychischen Krankheit und Behandlungsmöglichkeiten
- Prognose über den Krankheitsverlauf
- Einschätzung, inwieweit die Selbstständigkeit der Person durch Gesamtschau von psychischer Krankheit und gängigem Krankheitsverlauf vorhanden ist
- Benennung der am Gutachten Mitwirkenden mit genauer Aufschlüsselung von deren Tätigkeit
- Übernahme der vollen Verantwortung zum Ende des Gutachtens für den gesamten Inhalt

Das Gutachten ist zudem neutral und objektiv zu verfassen. Wird gegen diese **Neutralitätspflicht** verstoßen, kann sich daraus ein Grund zur Ablehnung wegen der **Besorgnis der Befangenheit** ergeben.

5.10 Können die Gutachter Hilfspersonen zur Begutachtung heranziehen?

Die Tätigkeit von sachverständigen Gutachtern ist grundsätzlich **höchstpersönlich** und damit **nicht übertragbar.** Dies ergibt sich aus dem Recht des Gerichts nach **§ 404 Abs. 1 ZPO,** Sachverständige selbst zu benennen. Dieses **gerichtliche Auswahlrecht** würde durch die Möglichkeit einer eigenmächtigen Übertragung durch die Gutachter untergraben. Daher ist es der begutachtenden Person untersagt, einer anderen Person den Begutachtungsauftrag vollständig oder überwiegend zu überlassen. Insbesondere die **persönliche Untersuchung** der begutachteten Person darf bei einem psychiatrischen Gutachten nicht unterbleiben (Taupitz 2021, S. 496).

Grundsätzlich zulässig ist es hingegen, sich **Hilfskräften** zu bedienen, jedoch treffen die Gutachter dann besondere Dokumentations- und Deklarationspflichten gegenüber dem Gericht. Auch ein **fachlicher Austausch** unter Kolleginnen und Kollegen verletzt nach st. Rspr. diesen Grundsatz nicht (OLG Jena, Urt. v. 20.05.2015–4 U 137/14).

5

5.11 Wie ist mit Unklarheiten im Sachverhalt bei der Begutachtung umzugehen?

Gemäß **§ 407a Abs. 4 S. 1 ZPO** muss die begutachtende Person Zweifel mit Bezug auf Inhalt und Umfang des Auftrags unverzüglich dem Gericht anzeigen. Solche Zweifel können sich sowohl aus einem unklaren oder strittigen Sachverhalt als auch aus Lücken oder Ungereimtheiten aufgrund eines verfehlten Beweisbeschlusses des Gerichts ergeben.

Das Gericht hat im Zuge seiner Anleitungsbefugnis den Gutachtern auf Nachfrage gem. **§ 404a Abs. 3 ZPO** mitzuteilen, welcher Sachverhalt der Begutachtung zugrunde zu legen ist. Eine eigenmächtige Auslegung durch die Sachverständigen darf in keinem Fall erfolgen.

Für den Fall, dass das Gericht die Unklarheiten nicht bereinigt, ist das Gutachten zunächst unter Zuhilfenahme von **Alternativformulierungen** anzufertigen (Kröber et al. 2009, S. 44).

5.12 Welche Konsequenzen kann eine fehlerhafte bzw. trotz fehlender Sachkunde durchgeführte Begutachtung haben?

Für solche Fälle hat der Gesetzgeber mit **§ 839a BGB** einen eigenen **deliktischen Haftungstatbestand** geschaffen. **§ 839a Abs. 1 BGB** stellt nach der Intention des Gesetzgebers eine **abschließende Sonderregelung** für die zivilrechtliche Haftung gerichtlicher Sachverständiger dar (BT-Drs. 14/7752, S. 28). Danach haftet ein gerichtlicher Sachverständiger für die Schäden, die durch das **vorsätzliche** oder **grob fahrlässige** Erstatten eines **unrichtigen Gutachtens** entstanden sind, sofern das Gutachten zur **Entscheidungsgrundlage** des Urteils geworden ist (s. näher ▶ 4.26). Einfache Fahrlässigkeit bzw. leicht fahrlässige Fehler hingegen reichen nicht für eine Haftung aus. Dies gilt gleichermaßen, wenn ein Gutachten trotz fehlender Sachkunde für die konkrete Begutachtung durchgeführt wurde (Schneider et al. 2020, S. 15).

Im Rahmen eines **Privatgutachtens** besteht die Möglichkeit, im Voraus einen Haftungsausschluss zu vereinbaren; die Haftung nach § 839a Abs. 1 BGB kann jedoch als allgemeiner deliktischer Anspruch nicht abbedungen werden.

Literatur

Häßler F, Nedopil N, Dudeck M. Praxishandbuch Forensische Psychiatrie. 3. A. Berlin: Medizinisch Wissenschaftliche Verlagsgesellschaft 2022.

Konrad N, Huchzermeier C, Rasch W. Forensische Psychiatrie und Psychotherapie. 5. A. Stuttgart: Kohlhammer 2019.

Kröber H-L, Dölling D, Leygraf N, Sass H. Handbuch der forensischen Psychiatrie Band 5. Darmstadt: Steinkopff 2009.

Müller JL, Nedopil N. Forensische Psychiatrie. 5. A. Stuttgart: Thieme 2017.

Saenger I. Zivilprozessordnung. 8. A. Baden-Baden: Nomos 2019.

Schneider F, Frister H, Olzen D. Begutachtung psychischer Störungen. 4. A. Berlin, Heidelberg: Springer 2020.

Taupitz J. Juristische Grundlagen. In: Dreßing H, Habermeyer E (Hrsg.): Venzlaff Foerster Dreßing Habermeyer. Psychiatrische Begutachtung. Ein praktisches Handbuch für Ärzte und Juristen. 7., neu bearb. u. erw. A. München: Elsevier Urban & Fischer 2021; 490–532.

von Oefele K. Forensische Psychiatrie. 2. A. Berlin, Heidelberg: Springer 2019.

6 Die Begutachtung im Sozialrecht und im Verkehrsrecht

Sozialrecht

Ralf Dohrenbusch

Rechtlicher Rahmen

6.1 Welchem Zweck dienen die Bestimmungen des Sozialgesetzbuchs

Laut § 1 SGB I soll das Recht des Sozialgesetzbuchs zur **Verwirklichung sozialer Gerechtigkeit** und sozialer Sicherheit beitragen und Sozialleistungen einschließlich sozialer und erzieherischer Hilfen gestalten. Es soll helfen, ein menschenwürdiges Dasein zu sichern, gleiche Voraussetzungen für die freie Entfaltung der Persönlichkeit zu schaffen, die Familie zu schützen und zu fördern, den Erwerb des Lebensunterhalts durch eine frei gewählte Tätigkeit zu ermöglichen und besondere Belastungen des Lebens, auch durch Hilfe zur Selbsthilfe, abzuwenden oder auszugleichen.

6.2 Welche Bücher des Sozialgesetzbuchs knüpfen einzelfallbezogene sozialrechtliche Entscheidungsprozesse an den wissenschaftlichen Erkenntnisstand?

Wesentliche Grundlage sozialgesetzlicher Bestimmungen ist das **Sozialgesetzbuch (SGB)**. Die meisten **Einzelbücher des SGB** enthalten rechtliche Bestimmungen, deren Umsetzung fachliche (z. B. medizinische, psychologische, pflegerische, pädagogische) Einschätzungen erfordert. Von Bedeutung sind insbesondere die in ▶ Tab. 6.1 genannten Rechtsbereiche.

6.3 Was regelt die Versorgungsmedizinverordnung?

Die **Versorgungsmedizinverordnung** (VmedV; BMAS 2023) ist eine Rechtsverordnung des Sozialministeriums, die dazu beitragen soll, die rechtliche Beurteilung von Schädigungsfolgen im Rechtsbereich des sozialen Entschädigungsrechts (SGB XIV) und des Grades der Behinderung im Bereich des Schwerbehindertenrechts (SGB IX, Rehabilitation und Teilhabe behinderter Menschen) nach einheitlichen Maßstäben vorzunehmen.

Die darin enthaltenen **„Versorgungsmedizinischen Grundsätze“** umfassen die vom unabhängigen Ärztlichen Sachverständigenbeirat Versorgungsmedizin gefassten Beschlüsse und Empfehlungen und spiegeln den aktuellen medizinisch-wissenschaftlichen Stand der Versorgungsmedizin wider. Konkret handelt es sich dabei um:

A) Grundsätze zur versorgungsmedizinischen Bewertung von Schädigungsfolgen bzw. zur Feststellung des Grades der Schädigungsfolgen (GdS)
B) Grundsätze für die Anerkennung einer Gesundheitsstörung nach § 1 Abs. 3 Bundesversorgungsgesetz (BVG)
C) Kriterien für die Bewertung der Hilflosigkeit und der Stufen der Pflegezulage nach § 35 Abs. 1 BVG
D) Grundsätze zur medizinischen Bewertung des Grades der Behinderung (GdB) und Kriterien zur Ermittlung des Gesamt-GdS
E) Nachteilsausgleiche nach Teil 3 SGB IX

Durch die Verordnung wird sichergestellt, dass eine Fortentwicklung und Anpassung der „Versorgungsmedizinischen Grundsätze" allein aus medizinisch-wissenschaftlichen Gründen erfolgt (Gelhausen und Weiner 2021). Die Anpassung erfolgt vor allem durch Beschlüsse des Ärztlichen Sachverständigenbeirats Versorgungsmedizin beim Bundesministerium für Arbeit und Soziales. Dieser Beirat greift wissenschaftliche Entwicklungen auf und integriert sie in Empfehlungen für Entscheidungsträger und Sachverständige. Eine Aufbereitung der VmedV, ergänzt um Beschlüsse des Sachverständigenbeirats bis 2012, haben Nieder et al. (2012) vorgelegt.

6

Tab. 6.1 Rechtsbereiche mit erhöhtem Bedarf an sachverständiger Begutachtung

Buch	Bezeichnung	Leistungen
SGB V	**Gesetzliche Krankenversicherung**	Versicherungspflicht und Leistungen der gesetzlichen Krankenkassen sowie deren Rechtsbeziehungen zu Leistungserbringern (Ärzt*innen, Zahnärzt*innen, Apotheker*innen, Psychotherapeut*innen etc.)
SGB VI	**Gesetzliche Rentenversicherung**	Leistungen der Träger der Deutschen Rentenversicherung (Renten wegen Alters, Rente wegen Erwerbsminderung und Hinterbliebenenrenten; Leistungen zur medizinischen, beruflichen und sonstigen Rehabilitation)
SGB VII	**Gesetzliche Unfallversicherung**	Versicherungspflicht und Leistungen der Berufsgenossenschaften, der Unfallkassen der öffentlichen Hand bei Arbeitsunfall, Wegeunfall und Berufskrankheit
SGB VIII	**Kinder- und Jugendhilfe**	Angebote und Leistungen der Träger der öffentlichen Jugendhilfe (insb. Jugendämter) an hilfebedürftige Kinder und Jugendliche sowie deren Eltern und junge Erwachsene
SGB IX	**Rehabilitation und Teilhabe behinderter Menschen**	Hilfen zur Förderung der Selbstbestimmung und gleichberechtigten Teilhabe am Leben in der Gesellschaft für Menschen mit einer Behinderung und von Behinderung bedrohte Menschen
SGB XI	**Soziale Pflegeversicherung**	Leistungen für pflegebedürftige Personen
SGB XIV	**Soziale Entschädigung**	Leistungen für Personen, die einen Gesundheitsschaden erlitten haben, für den die staatliche Gemeinschaft einsteht (z. B. Opfer von Gewalttaten, Wehr- und Zivildienstbeschädigte, Opfer des Unrechts in der DDR, Impfgeschädigte und deren Hinterbliebene)

6.4 Welche Bedeutung hat die Versorgungsmedizinverordnung für Sachverständige im Sozialrecht?

Die VmedV ist ein **Instrument zur rechtlichen Entscheidungsfindung;** die darin enthaltenen Bestimmungen gelten für die **rechtlichen Entscheidungsträger** (Sachbearbeiter*innen, Richter*innen). Für Sachverständige ist die VmedV insofern relevant, als sie ihre Fragen, ihr diagnostisches Vorgehen und teilweise auch ihre Urteilsbildung auf Empfehlungen für rechtliche Sachverhalte abstimmen müssen, um nachvollziehbare Entscheidungshilfen liefern zu können. Wenn Sachverständige allerdings in ihrer beratenden Funktion rechtliche Bewertungen gemäß der VmedV vornehmen, riskieren sie den Vorwurf des Nichtbeachtens der fachlichen Grenzen (Befangenheit). Fordern Auftraggeber dennoch Vorschläge für die rechtliche Bewertung (bspw. des Grades der Schädigungsfolgen) ein, kann der Hinweis sinnvoll sein, dass die rechtliche Bewertung nicht mit Bezug auf wissenschaftliche Expertise vorgenommen werden kann.

Gesellschaftlicher Rahmen

6.5 Welche Bedeutung haben psychische Störungen für die Anerkennung sozialrechtlicher Leistungen?

Die Bedeutung psychischer Störungen für die rechtliche Anerkennung sozialrechtlicher Behandlungs-, Unterstützungs-, Rehabilitations-, Versorgungs- oder Teilhabeleistungen nimmt seit Jahrzehnten zu. Der Trend spiegelt sich in Statistiken fast aller sozialrechtlichen Teilbereiche. Dabei ist die Häufigkeit (Prävalenz) psychischer Störungen in der Bevölkerung nicht in gleicher Weise angestiegen. Zugenommen hat aber die Neigung, **psychische Störungen** und Beeinträchtigungen als **Begründung für die Inanspruchnahme von Hilfeleistungen** geltend zu machen. So stieg z. B. der Krankenstand wegen psychischer Störungen in den letzten 40 Jahren von 2 auf 16,6 % (Knieps und Pfaff 2019). Die durch psychische Störungen begründeten Krankheitstage haben sich seitdem verfünffacht. Psychische Störungen sind im Vergleich zu anderen Erkrankungsgruppen aktuell die zweithäufigste Begründung für Arbeitsunfähigkeit und die häufigste Ursache für krankheitsbedingte Erwerbsminderung. Derzeit wird fast jede zweite Frührente aufgrund psychischer Störungen gewährt (DRV Bund 2022).

6.6 Wie hat sich die Relevanz psychischer Störungen bei sozialrechtlichen Einzelfallentscheidungen auf gutachterliche Tätigkeiten ausgewirkt?

Die Zunahme psychischer Störungen als Begründung für rechtlich anerkannte Funktions-, Leistungs- oder Teilhabebeeinträchtigungen oder andere Leistungen zur Teilhabe hat die **Bedeutung körperlicher Erkrankungen** in sozialrechtlichen Entscheidungsprozessen **relativiert.** Zugleich ist deutlich geworden, dass auch für die Beurteilung von Krankheitsfolgen weniger die Krankheit (bzw. Diagnose) selbst als vielmehr deren Auswirkungen auf das arbeits- bzw. erwerbsbezogene Funktions- und Leistungsniveau maßgeblich sind. Da Merkmale des **Funktions- und Leistungsniveaus** und der Teilhabe am Leben in der Gemeinschaft zentrale Zielgrößen der rechtlichen Bewertung von Krankheitsursachen und Krankheitsfolgen sind, sind Konzepte zur Funktions- und Leistungsbeurteilung für die Einzelfallbewertung erkennbar wichtiger geworden. Damit ist auch die testdiagnostisch gestützte Beurteilung von Funktions- und Leistungsstörungen maßgeblich. Da psychische Störungen meist schwieriger zu objektivieren sind als körperliche Schäden oder Erkrankungen, hat die Entwicklung stärkere Anforderungen an psychologische Befundsicherung und Validierung mit sich gebracht.

6.7 Welche Begutachtungsschwerpunkte liegen bei ärztlichen, welche bei psychologischen Sachverständigen?

Im Sozialrecht sind drei Themenkomplexe bevorzugter Gegenstand rechtlicher Würdigung und damit auch gutachterlicher Analyse und Bewertung:

A) Art und Ausmaß von Gesundheitsschäden (z. B. Welche körperlichen Krankheiten, psychischen Störungen, Schädigungen oder Verletzungen liegen vor?)

B) Auswirkungen von Gesundheitsschäden auf Funktions- oder Leistungsmerkmale oder auf Merkmale der Teilhabe am Leben in der Gemeinschaft

C) Ursachen von Gesundheitsschäden oder Schädigungsfolgen

Schwerpunkte *medizinischer Gutachtertätigkeit* liegen auf der Erkennung und medizinischen Beurteilung von Krankheiten, psychischen Störungen und gesundheitlichen Schädigungen oder Verletzungen. Dies schließt die Analyse von Ursachen, die Beurteilung der Pathogenese/des Krankheitsverlaufs und die Bewertung von Behandlungen ein.

Die **Schwerpunkte *psychologischer Sachverständigentätigkeit*** liegen auf der Erfassung bzw. Messung und Validierung (Sicherung) krankheits-, störungs- oder schädigungsbedingter Funktions-, Leistungs- und Teilhabeeinschränkungen. Je nach Fragestellung erfordert dies besondere Kompetenzen in psychologischer Diagnostik, Biopsychologie, allgemeiner und differenzieller Psychologie, klinischer Psychologie sowie Arbeits- und Organisationspsychologie.

Praxis der Begutachtung

6.8 Welche Arten von Gutachten gibt es im Sozialrecht?

Den verschiedenen Varianten gutachterlicher Bewertungen ist gemeinsam, dass es sich um wissenschaftlich-fachliche (medizinische, psychologische u. a.) Einzelfallbewertungen handelt, die zur Begründung von Rechtsentscheidungen genutzt werden (Schiltenwolf und Schwarz 2013). Zu unterscheiden sind Atteste, Formulargutachten, Gutachten nach Aktenlage und freie Gutachten (als Haupt- oder Zusatzgutachten):

- Bei einem **Attest** handelt es sich um eine kurze Bescheinigung einer Diagnose oder medizinischer Befunde auf Wunsch des Patienten oder auf Anforderung von Behörden einschließlich einer Bewertung von Krankheitsmerkmalen im Hinblick auf rechtlich-normative Vorgaben. Beispiel: Arbeitsunfähigkeitsbescheinigung.
- Als **Formulargutachten** werden Gutachten bezeichnet, bei denen zur Beantwortung einer bestimmten rechtlichen Fragestellung ein bestimmtes Prozedere oder eine bestimmte inhaltliche Gliederung vom Auftraggeber vorgegeben sind (z. B. Gliederungspunkte im Rahmen der Begutachtung psychotherapeutischen Behandlungsbedarfs gemäß den Vorgaben der Kassenärztlichen Vereinigungen).
- **Gutachten nach Aktenlage** bezeichnen Gutachten auf der Grundlage der vom Auftraggeber vorgegebenen Informationen ohne eigene Untersuchung bzw. Erhebung neuer Daten.

- Als **Gutachten** werden umfangreichere fachliche Stellungnahmen im Auftrag von Gerichten, Behörden oder Betroffenen bezeichnet, die auf bereits vorliegende und selbst erhobene Informationen gestützt sind.
- **Zusatzgutachten** sind Gutachten, die einen Sachverhalt klären sollen, der für die Beantwortung der Fragestellung relevant ist, für den der Hauptgutachter aber nicht kompetent ist.

6.9 Welche Funktion haben Begutachtungsleitlinien?

Begutachtungsleitlinien dienen als **fachwissenschaftliche Orientierungshilfe** für Sachverständige. Sie spiegeln den wissenschaftlichen Kenntnisstand und geben Entscheidungshilfen für die Beurteilung des Einzelfalls. Sie sind – sofern ihre Einhaltung vom Auftraggeber nicht ausdrücklich gefordert wird – für die Sachverständigen **nicht rechtlich bindend.** Sachverständige können sich daran orientieren, sie können sich aber – insbesondere bei freien Gutachten und in begründeten Fällen – von den darin formulierten Empfehlungen lösen (AWMF 2013).

6.10 Welche Empfehlungen, Leitlinien oder Qualitätsstandards gelten für Sachverständige im Sozialrecht?

Medizinische und psychologische Begutachtungen im Sozialrecht zu Fragen der Ursachen oder Auswirkungen von Gesundheitsproblemen stützen sich häufig auf **Monografien** oder **Sammelbände.** Deren Steuerungswirkung im Begutachtungskontext kann so weit gehen, dass Verweise auf die entsprechenden Beiträge als Belege für die Richtigkeit einer fachlichen Analyse oder schlussfolgernden Bewertung angeführt und auch akzeptiert werden. Dies gilt z. B. für Publikationen wie *Arbeitsunfall und Berufskrankheit* (Schönberger et al. 2017), *Die ärztliche Begutachtung* (Fritze und Mehrhoff 2012), *Medizinische Gutachten* (Dörfler et al. 2015). Neben solchen Übersichten über den Stand der Wissenschaft existieren weitere Werke mit Empfehlungen für fachspezifische Begutachtungen (Neurologie, Augenheilkunde usw.). Orientierungshilfen für die Begutachtung psychischer Störungen liefern diverse Sammelbände (z. B. Schneider et al. 2015, 2016; Dreßing und Habermeyer 2021).

Darüber hinaus liefern **Leitlinien** Empfehlungen für einzelfallbezogene Urteils- und Entscheidungsprozesse, die entweder auf der Grundlage empirischer Evidenz und wissenschaftlicher Studien oder aufgrund von Expertenkonsens festgelegt wurden. Die aktuellen Leitlinien zur Praxis der Begutachtung (AWMF 2023) stützen sich ausnahmslos auf **Konsensusentscheidungen** (sog. **S2k-Leitlinien**). Für medizinische und psychologische Sachverständige im Sozialrecht sind die im Kasten Praxistipp aufgeführten Leitlinien relevant.

Für psychologische Gutachten generell gelten die „Qualitätsstandards für psychologische Gutachten" der Föderation deutscher Psychologenvereinigungen sowie „Qualitätsstandards für die psychologische Begutachtung im Sozialrecht".

6

PRAXISTIPP

- S2k-Leitlinie Allgemeine Grundlagen der medizinischen Begutachtung, AWMF-Registernummer 094-001: https://www.awmf.org/service/awmf-aktuell/allgemeine-grundlagen-der-medizinischen-begutachtung
- Begutachtung psychischer und psychosomatischer Störungen. AWMF-Registernummer 051-029: https://register.awmf.org/de/leitlinien/detail/051-029
- S2k-Leitlinie Ärztliche Begutachtung von Menschen mit chronischen Schmerzen („Leitlinie Schmerzbegutachtung"). AWMF-Registernummer 187-006; https://register.awmf.org/de/leitlinien/detail/187-006
- Leitlinie Begutachtung nach gedecktem Schädel-Hirntrauma im Erwachsenenalter. AWMF-Registernummer 094-002: https://register.awmf.org/de/leitlinien/detail/094-002
- Leitlinie „Neuropsychologische Begutachtung" der Gesellschaft für Neuropsychologie (in: Z Neuropsychol 2015; 26(4); https://doi.org/10.1024/1016-264X/a000165)
- Diverse Leitlinien zur Begutachtung von Berufskrankheiten (z. B. asbestbedingt, Quarzstaublunge)

6.11 Welche Begutachtungsleitlinien oder Standards gelten für Teilbereiche des Sozialrechts?

Die folgenden Leitlinien und Standards gelten nur für ausgewählte Rechtsbereiche:

- Im Bereich der **Gesetzlichen Krankenkassen** (SGB V) hat der Spitzenverband der gesetzlichen Krankenkassen (GKV) die „Begutachtungsanleitung Vorsorge und Rehabilitation" als Richtlinie nach § 282 SGB V herausgegeben. Sie enthält u. a. Mindestanforderungen für Gutachten zwecks Bewilligung von Maßnahmen zur Prävention und medizinischen Rehabilitation.

- Die **Deutsche Rentenversicherung** (DRV) hat Leitlinien für die sozialmedizinische Begutachtung zu Fragen der Rehabilitation und Erwerbsminderung im Bereich der gesetzlichen Rentenversicherung (SGB VI) herausgegeben, differenziert nach Krankheiten (neurologische Erkrankungen, gastrointestinale Erkrankungen u. a.) und psychischen Störungsgruppen (Abhängigkeitserkrankungen, psychische Erkrankungen).
- Der Spitzenverband der **Gesetzlichen Unfallversicherung** (DGUV) hat Begutachtungsempfehlungen zu verschiedenen Berufskrankheiten (BK) herausgegeben, die Gutachter und Sachbearbeiter der Unfallversicherungsträger (Berufsgenossenschaften und Unfallkassen) befähigen sollen, einheitliche Grundlagen für die Begutachtung zu schaffen.
- Die **Bundesarbeitsgemeinschaft Rehabilitation** (BAR) hat eine gemeinsame Empfehlung „Begutachtung" mit trägerübergreifenden Grundsätzen für sozialmedizinische Begutachtungen vorgelegt. Sie dient als Grundlage für die Bewilligung sämtlicher Leistungen zur Rehabilitation und Teilhabe und bezieht sich auf alle Leistungsgruppen und Leistungsträger.

6.12 Wie unterscheiden sich medizinische und psychologische Sachverständige in der Befundsicherung?

Maßgeblich dafür, ob der Nachweis für eine anspruchsbegründende Tatsache erbracht wurde, ist die **Überzeugung des Gerichts.** Im Sozialgerichtsverfahren ist, sofern nichts anderes bestimmt ist, für sämtliche anspruchsbegründenden Tatsachen der **Vollbeweis** erforderlich, der beim Gericht eine an Gewissheit grenzende Wahrscheinlichkeit erfordert. Sofern sich die Gewissheit des Gerichts an der Argumentation der Sachverständigen orientiert, sollten diese ihre unterschiedlichen Formen der Befundsicherung im Gutachten deutlich machen.

So erfolgt die **Validierung von Beschwerden und Beeinträchtigungen** durch medizinische Sachverständige primär durch die Zuordnung von Beschwerden oder auffälligen Befunden zu definierten Erkrankungen oder psychischen Störungen. Befundliche Sicherung stützt sich hier vorwiegend auf die nosologische Einordnung, also die Integration des Beschwerdebildes in ein wissenschaftlich etabliertes System von Krankheiten.

Demgegenüber stützt sich die **Sicherung psychologischer Befunde** stärker auf mess- und testtheoretische Prinzipien wie z. B. die Abgrenzung von Beobachtungen, Äußerungen oder Testergebnissen von Zufällen, situativen Einflüssen, willentlich verzerrten Angaben oder psychologisch nicht plausiblen Reaktionsmustern.

Medizinische und psychologische Befunde werden insofern gegen andere Alternativerklärungen (für Beschwerden, Beeinträchtigungen, Fähigkeitsdefizite usw.) gesichert und können daher auch zu anderen Ergebnissen führen (Dohrenbusch et al. 2021). Eine **validierungsintensive psychologische Begutachtung** kann die Schwelle für den gesicherten Nachweis von Gesundheitsschäden erhöhen, zugleich aber auch die Zuordnungssicherheit für den Nachweis anspruchsbegründender Tatsachen verbessern.

Gutachterliche Fragestellungen

6.13 Welche Fragestellungen sind im Sozialrecht gängig?

Je nach Rechtsbereich und Ausgestaltung des Problems (z. B. Begründung der Notwendigkeit von sozialen oder finanziellen Hilfen, Nachteilsausgleichen, Hilfsmitteln, therapeutischen oder rehabilitativen Maßnahmen, Entschädigungsleistungen, Rentenleistungen) werden Sachverständige mit unterschiedlichen Fragenkomplexen konfrontiert. ▶ Tab. 6.2 informiert über **Auftraggeber** und **Beispielfragen.**

Tab. 6.2 Auftraggeber und Beispielfragen in SGB-Rechtsbereichen

Gesetzlicher Rahmen	Auftraggeber	Fragestellungen (Beispiele)
Gesetzliche Krankenversicherung SGB V	Sozialgerichte, Versicherungsträger/Krankenkassen, Medizinische Dienste der Krankenkassen, Bundesagentur für Arbeit	Ist der Versicherte aufgrund von Krankheit oder psychischen Störungen in seiner Arbeitsfähigkeit eingeschränkt? Konnte die zuletzt ausgeübte Tätigkeiten aufgrund von Gesundheitsstörungen im letzten Jahr dauerhaft nicht ausgeübt werden? Liegt Arbeitsunfähigkeit auch dann vor, wenn die Fortsetzung der bisherigen Tätigkeit nur auf die Gefahr hin möglich ist, dass sich der Gesundheitszustand dadurch verschlechtern würde? Ist eine psychotherapeutische Behandlung oder medizinische Rehabilitation notwendig?
Gesetzliche Rentenversicherung SGB VI	Sozialgerichte, Versicherungsträger/DRV/Knappschaften	In welchem zeitlichen Umfang ist der Versicherte aufgrund gesundheitlicher Beeinträchtigungen eingeschränkt, einer Erwerbstätigkeit auf dem allgemeinen Arbeitsmarkt nachzugehen? Inwiefern ist die Fähigkeit zu leichter, mittelschwerer oder schwerer Tätigkeit/zu Tätigkeiten mit besonderen Anforderungen an die geistige Leistungsfähigkeit/im Schichtbetrieb/mit besonderer Verantwortung usw. eingeschränkt? Ist eine berufliche Reha-Maßnahme indiziert?
Gesetzliche Unfallversicherung SGB VII	Sozialgerichte, Berufsgenossenschaften/Unfallkassen des Bundes, der Länder, der Gemeinden, des Landes- und Kommunalbereichs	Welche Gesundheitsstörungen liegen vor? Sind die Gesundheitsstörungen als mittelbare oder unmittelbare Folgen einer Schädigung zu bewerten, die während einer versicherten Tätigkeit erfolgt ist? Welche Maßnahmen zur Behandlung der Unfallfolgen hat die versicherte Person bisher mit welchem Erfolg ergriffen? Wie hoch ist die Minderung der Erwerbsfähigkeit zu veranschlagen? Welche konkurrierenden Kausalfaktoren für die eingetretene Schädigung können gesichert werden?
Kinder und Jugendhilfe SGB VIII	Sozialgerichte, Jugendämter	Ist das Kind/der Jugendliche in seiner körperlichen oder psychosozialen Entwicklung gefährdet? Sind besondere Schutzmaßnahmen notwendig? Ist ein Erziehungsbeistand oder Betreuungshelfer erforderlich, um das Kind/den Jugendlichen bei der Bewältigung von Entwicklungsproblemen [...] zu unterstützen?

Tab. 6.2 Auftraggeber und Beispielfragen in SGB-Rechtsbereichen *(Forts.)*

Gesetzlicher Rahmen	Auftraggeber	Fragestellungen (Beispiele)
Rehabilitation und Teilhabe behinderter Menschen SGB IX	Sozialgerichte, Versorgungsämter	Welche Gesundheitsstörung liegt vor? Inwiefern ist durch die Gesundheitsstörung die Teilhabe der versicherten Person am Leben in der Gemeinschaft beeinträchtigt? Welcher Grad der Behinderung (GdB) liegt vor? Erfüllt die versicherte Person die Voraussetzungen für die Zuerkennung des Merkzeichens B (Notwendigkeit ständiger Begleitung)?
Soziale Pflegeversicherung SGB XI	Sozialgerichte, Pflegekassen, Krankenkassen	Bedarf die versicherte Person wegen einer körperlichen, geistigen oder seelischen Krankheit oder Behinderung für die gewöhnlichen und wiederkehrenden Verrichtungen im Ablauf des täglichen Lebens auf Dauer, voraussichtlich für wenigstens 6 Monate, in erheblichem oder höherem Maße der Hilfe? Ist die zuerkannte Pflegestufe zutreffend?
Soziales Entschädigungsrecht SGB XIV	Sozialgerichte, Versorgungsämter bzw. für die Durchführung des Bundesversorgungsgesetzes zuständige Verwaltung	Welchen körperlichen oder seelischen Gesundheitsschaden hat die versicherte Person im Rahmen der Ausübung ihrer Tätigkeit als Soldat*in oder Zivildienstleistender/durch Inhaftierung aus politischen und nach freiheitlich demokratischer Auffassung nicht zu vertretenden Gründen/als Opfer einer Straftat/aufgrund einer durchgeführten Schutzimpfung u. a. erlitten? Welche Auswirkungen hat der Gesundheitsschaden auf die Teilhabe am Leben in der Gemeinschaft?

6.14 Wie bestimmt die rechtliche Zielgröße das gutachterliche Vorgehen? Beispiel „Arbeitsunfähigkeit"

Das gutachterliche Vorgehen ist eng auf die Bedeutung der rechtlichen Zielgrößen abzustimmen. Zum Beispiel ist eine sog. **Krankschreibung** durch behandelnde Ärztinnen und Ärzte, die auch eine Form der Begutachtung darstellt, auf den in SGB V festgelegten Rechtsbegriff der **Arbeitsunfähigkeit** auszurichten, demzufolge ein Arbeitnehmer *wegen Krankheit seine zuletzt ausgeübten Arbeitsaufgaben nicht mehr oder nur unter der Gefahr der Verschlimmerung der Erkrankung ausführen kann.*

Häufig wird diese gutachterliche Bewertung in der Versorgungspraxis von den behandelnden Ärztinnen und Ärzten aufgrund einer klinischen Einschätzung des Krankheitsbildes und einer orientierenden prognostischen Bewertung vorgenommen. Anders sieht es bei einer umfassenden gutachterlichen Beurteilung der Arbeits(un)fähigkeit nach längerer Arbeitsunfähigkeit aus. In diesen Fällen ist zu prüfen,

A) inwiefern die Erkrankung bzw. psychische Störung validiert und befundlich gesichert werden kann,
B) wie sich die Krankheit oder psychische Störung konkret auf das Leistungsprofil unter den Anforderungsbedingungen des aktuellen Arbeitsplatzes auswirkt und

C) mit welcher Wahrscheinlichkeit bei Fortsetzung der beruflichen Tätigkeit tatsächlich eine Verschlechterung des Gesundheitszustands erwartet werden kann.

Dies erfordert eine umfassende klinische Diagnostik, die Überprüfung der für die berufliche Tätigkeit erforderlichen körperlichen, kognitiven und sozialen Fähigkeiten, eine einzelfallbezogene Validierung dieser Fähigkeiten und eine medizinisch-psychologisch plausible Prognose der zu erwartenden Leistungsfähigkeit am Arbeitsplatz.

In Abgrenzung von diesem Vorgehen stellt sich die Beurteilung etwa der **Erwerbsminderung** in der gesetzlichen Krankenversicherung oder der Minderung der Erwerbsfähigkeit in der gesetzlichen Unfallversicherung anders dar, weil die Zielgröße hier die *Einsatzfähigkeit auf dem allgemeinen Arbeitsmarkt* ist. Leistungsanforderungen sind hier nicht durch den konkreten Arbeitsplatz des oder der Versicherten bestimmt, sondern durch die Bedingungen des allgemeinen Arbeitsmarktes mit seinen zeitlichen, rechtlichen und sozialen Bestimmungen.

6.15 Was unterscheidet „Krankheit" von „Krankheitsfolge"?

Die Unterscheidung von Krankheiten (bzw. krankheitswertigen psychischen Störungen) und Krankheitsfolgen ist für die sozialrechtliche Bewertung maßgeblich. Denn die sozialrechtliche Frage zielt meist nicht auf die Beurteilung der Krankheit selbst, sondern ihrer Auswirkungen auf Funktions-, Leistungs- oder Teilhabemerkmale.

Krankheit – rechtlich ein „regelwidriger Gesundheitszustand" – ist medizinisch bestimmt durch die (nosologische) Einordnung eines Krankheitsbildes, das gekennzeichnet ist durch ein typisches Erscheinungsbild, Merkmale der Pathogenese und ursächliche (ätiologische) Faktoren, in ein medizinisches Krankheitssystem. In der Regel wird in der Rechtsprechung der gesicherte Nachweis der Erkrankung bzw. Schädigung in Form einer **ICD-Diagnose** (WHO 2014) für die rechtliche Anerkennung von Krankheitsfolgen vorausgesetzt.

Die Beurteilung von **Krankheitsfolgen** kann jedoch weitgehend von der nosologischen Einordnung gelöst sein, da nicht Krankheiten, sondern Funktions-, Fähigkeits-, Leistungs- und Teilhabemerkmale zu bewerten sind. Diese können auf der physiologischen/körperlichen, motorischen, kognitiven, emotionalen, motivational-handlungsbezogenen und sozialen Verhaltensebene beschrieben werden. Hilfen zur begrifflichen und operationalen Bestimmung liefert die Internationale Klassifikation der Funktionsfähigkeit, Behinderung und Gesundheit (ICF; DIMDI 2010) sowie die in ▶ 6.10 aufgeführten Leitlinien zur Begutachtung.

6.16 Wie unterscheiden sich finale und kausale Fragestellungen?

In der Versorgungsmedizinverordnung (VmedV) wird zwischen finalen und kausalen Fragenstellungen bei der Definition des **Grades der Schädigungsfolgen (GdS)** und des **Grades der Behinderung (GdB)** unterschieden. GdB und GdS werden nach gleichen Grundsätzen bemessen, die Begriffe unterscheiden sich lediglich dadurch, dass der GdS nur auf die Schädigungsfolgen (also kausal) und der GdB auf alle Gesundheitsstörungen unabhängig von ihrer Ursache (also final) bezogen ist.

Fragen zur Kausalität setzen ein gesichertes potenzielles Schädigungsereignis voraus und betreffen den Zusammenhang zwischen Schädigungen, dem zu sichernden Primärschaden und den sekundären Krankheitsfolgen. **Finale Fragestellungen** sparen den Bezug des Gesundheitsproblems zu einem potenziell schädigenden, kausal wirksamen Ereignis (z.B. Unfall, spezifische gesundheitliche Risiken bei Berufskrankheit) aus.

Die Begriffe haben – im Schwerbehindertenrecht und im sozialen Entschädigungsrecht – die *Auswirkungen von Funktionsbeeinträchtigungen in allen Lebensbereichen und nicht nur die Einschränkungen im allgemeinen Erwerbsleben zum Inhalt.* Es sind Maße für die körperlichen, geistigen, seelischen und sozialen **Auswirkungen einer Funktionsbeeinträchtigung** aufgrund eines Gesundheitsschadens. **Fragen zur Kausalität** werden vor allem in den Rechtsbereichen der gesetzlichen Unfallversicherung und des sozialen Entschädigungsrechts, **finale Fragestellungen** zu Art und Ausprägung individueller Funktions-, Leistungs- oder Teilhabebeeinträchtigungen praktisch in allen Bereichen des Sozialrechts gestellt.

Die Übereinstimmungen zwischen kausalen und finalen Fragestellungen (Fragen zu GdB und GdS) werden in folgenden weiteren Bestimmungen deutlich:

- GdB und GdS sind unabhängig vom ausgeübten oder angestrebten Beruf zu beurteilen.
- Sie setzen stets eine Regelwidrigkeit gegenüber dem für das Lebensalter typischen Zustand voraus.
- Die in der GdS-Tabelle aufgeführten Werte stellen alters- und trainingsunabhängige Mittelwerte dar.
- Der GdS setzt eine über einen Zeitraum von mehr als 6 Monaten sich erstreckende Gesundheitsstörung voraus.
- Bei der Beurteilung des GdS sind auch seelische Begleiterscheinungen und Schmerzen zu beachten.

6.17 Welche rechtlichen Definitionen einer geminderten beruflichen Leistungsfähigkeit gibt es?

Je nach Rechtsbereich sind die gesetzlichen Bestimmungen zur Beurteilung einer **geminderten beruflichen Leistungsfähigkeit** unterschiedlich gefasst. Daraus ergeben sich unterschiedliche gutachterliche Fragestellungen, z.B. wird danach unterschieden, ob das aktuelle arbeitsplatzbezogene Anforderungsprofil, die individuelle berufliche Qualifikation oder die Bedingungen des allgemeinen Arbeitsmarktes berücksichtigt werden müssen. Zu unterscheiden sind:

- **Arbeitsunfähigkeit** (AU) liegt laut SGB V vor, wenn ein Arbeitnehmer wegen Krankheit die zuletzt ausgeübten Arbeitsaufgaben nicht mehr oder nur unter der Gefahr der Verschlimmerung der Erkrankung ausführen kann. Maßgeblich ist die Einsatzfähigkeit am aktuellen bzw. zuletzt eingenommenen Arbeitsplatz.
- **Erwerbsminderung** (EM) i.S.d. SGB VI (gesetzliche Rentenversicherung) liegt vor, wenn eine Person aufgrund gesundheitlicher Schädigungen oder Einschränkungen weniger als 6 Stunden pro Tag einer gewinnbringenden beruflichen Tätigkeit nachgehen kann. Zu unterscheiden sind volle (weniger als 3 Stunden) und teilweise (3 bis unter 6 Stunden täglich) Erwerbsminderung. Erwerbsminderung bezieht sich auf jede beliebige Tätigkeit auf dem allgemeinen Arbeitsmarkt.
- **Minderung der Erwerbsfähigkeit** (MdE) bezeichnet im Rechtsbereich des SGB VII (bis zum 21.12.2007 auch im sozialen Entschädigungsrecht) in 10er-Graden das Ausmaß, in dem die Fähigkeit zur Erzielung von Erwerbseinkommen auf

dem allgemeinen Arbeitsmarkt infolge eines Arbeits- oder Wegeunfalls oder einer Berufskrankheit gemindert ist.
- **Berufsunfähigkeit** ist eine aktuell im Sozialrecht kaum noch relevante Bezeichnung dafür, dass der oder die Betroffene aus gesundheitlichen Gründen weder im erlernten noch in einem zumutbaren Beruf halb so viel leisten und verdienen kann wie andere Berufstätige mit ähnlicher Ausbildung, gleichwertigen Kenntnissen und Fähigkeiten. Seit dem 1.1.2001 können keine neuen Ansprüche auf Rente wegen Berufsunfähigkeit entstehen.
- **Dienstunfähigkeit** bei Beamten liegt vor, wenn die Person wegen ihres körperlichen Zustands oder aus gesundheitlichen Gründen dauernd unfähig ist, ihre Dienstpflichten zu erfüllen. Als dienstunfähig kann auch angesehen werden, wer infolge Erkrankung innerhalb von 6 Monaten mehr als 3 Monate keinen Dienst getan hat und keine Aussicht besteht, dass innerhalb weiterer 6 Monate die Dienstfähigkeit voll wiederhergestellt werden kann (§ 44 Abs. 1 Bundesbeamtengesetz und § 26 Abs. 1 Beamtenstatusgesetz).

Gutachterliches Vorgehen

6.18 Welche Datenquellen medizinischer Begutachtung können unterschieden werden?

Im Fokus medizinischer Begutachtung stehen bei Fragen zu Krankheitsfolgen oder Funktionsbeeinträchtigungen Funktionsprüfungen und klinische Diagnostik mithilfe geeigneter medizinischer Verfahren. Die **Datenerhebung** schließt in der Regel ein:
- Aktenanalyse bzw. Aufnahme der für die Beantwortung der Fragestellungen relevanten vorliegenden Informationen
- Anamnese bzw. Erhebung der Krankengeschichte
- Klinische körperliche Untersuchung
- Allgemeine Funktionsprüfungen, d. h. Durchführung von Leistungsprüfungen bezogen auf bestimmte Organsysteme oder Funktionskreise wie Atmung, Herz-Kreislauf-System, Nieren, Verdauungssystem
- Labordiagnostik
- Klinische Funktionsdiagnostik zur Sicherung von Funktionsstörungen (z. B. im Bereich Neurologie: Elektroenzephalografie (EEG), Elektromyografie (EMG), Elektroneurografie (ENG), Messung evozierter Potenziale, Sonografie, Prüfung vegetativer Funktionen)
- Ggf. neuropsychologische Diagnostik

Weitere Hinweise zu Schwerpunkten medizinischer Befunderstellung und Begutachtung geben Fritze und Mehrhoff (2012) sowie Dörfler et al. (2015). Vertiefende Angaben zur nervenärztlichen Begutachtung (Psychiatrie, Psychosomatik) machen Schneider et al. (2015) sowie Dreßing und Habermeyer (2021).

6.19 Welche Datenquellen psychologischer Begutachtung können unterschieden werden?

Im Fokus psychologischer Begutachtung bei sozialrechtlichen Fragestellungen stehen der Abgleich medizinischer Vorbefunde mit eigenen klinischen Befunden zu psychischen Störungen sowie die Analyse von Zusammenhängen validierter Funktions- und Leistungseinschränkungen mit Merkmalen der Krankheit oder psychischen Störung. Die **Datenerhebung** schließt in der Regel ein:

- Aktenanalyse bzw. Auswahl und Bewertung der für die Beantwortung der Fragestellung relevanten medizinischen und sonstigen Informationen
- Exploration (der biografischen Bedingungen, der körperlichen, kognitiven, emotionalen, motivationalen und sozialen Entwicklung)
- Verhaltensbeobachtung
- Bei psychischen Störungen: klinischer, ggf. psychopathologischer Befund
- Fragebogendiagnostik
- Leistungsdiagnostik (Leistungstests zur kognitiven und motorischen Leistungsfähigkeit)
- Validierungsdiagnostik (Kontrollskalen und Validierungstests zur Kontrolle der Gültigkeit von Aussagen oder Testverhalten)
- Ggf. psychophysiologische Diagnostik

Weitere Hinweise zum psychologischen Vorgehen und zur Methodenauswahl bei Begutachtungen im Sozialrecht vermitteln Westhoff und Kluck (2014), Wilhelm und Roschmann (2007) sowie Dohrenbusch (2015).

6.20 Nach welchen Kriterien können krankheitsbedingte Funktionseinschränkungen beurteilt werden?

Eine verbindliche Nomenklatur und Systematik für die fachliche (wissenschaftliche) Bewertung krankheitsbedingter Funktionsstörungen existiert bislang nicht. Die obigen **Empfehlungen und Leitlinien** zur Begutachtung (▶ 6.10) tragen aber dazu bei, die rechtliche Bewertung von körperlichen Erkrankungen, Schädigungen, psychischen Störungen sowie Krankheits- und Schädigungsfolgen zu vereinheitlichen. Den verschiedenen Empfehlungen zufolge sind folgende Aspekte näher zu prüfen:

A) Inwiefern können die beklagten Beschwerden und Beeinträchtigungen befundlich hinreichend gesichert werden?

B) Inwiefern können die gesicherten (klinischen) Befunde in Bewältigungs- bzw. Anpassungsprozesse integriert werden (Schneider et al. 2016)?

Die Beantwortung dieser Fragen kann sich an folgenden Leitfragen orientieren:

- Können die gesundheitlichen Beschwerden und Beeinträchtigungen in ein medizinisches Krankheitssystem integriert und einer Diagnose zugeordnet werden?
- Können unabhängig von der klinischen Befundsicherung auch Funktions- und Leistungsmerkmale durch geeignete (medizinische und psychologische) Maßnahmen befundlich gesichert werden?
- Kann das Gesundheitsproblem medizinisch und psychologisch plausibel auf der Ebene der körperlichen und psychischen Funktionsstörungen, der Ebene der Krankheitsverarbeitung und der Ebene der Funktions- und Leistungsminderung beschrieben und erklärt werden?
- Nimmt die Beurteilung des individuellen Funktions- und Leistungsniveaus (bzw. etwaiger Leistungsminderung) Bezug auf die konkreten individuellen Lebens- und Anforderungsbedingungen?
- Werden intakte Funktionen bzw. Merkmale von Gesundheit, die Nutzung von Hilfsmitteln oder anderen Kompensationsmöglichkeiten in die Beurteilung des individuellen Funktionsniveaus integriert?

6.21 Welche Bedeutung haben Validierungen in Begutachtungen zu sozialrechtlichen Fragestellungen?

Die **Validierung erhobener Informationen** ist eine zentrale und unverzichtbare Aufgabe für medizinische und psychologische Sachverständige. Es wird geschätzt, dass 30–50 % der in sozialrechtlichen Begutachtungen erhobenen Selbstberichte und der anstrengungsabhängigen Leistungstestergebnisse durch willentliche Einflüsse verzerrt sind (Merten und Dettenborn 2009). Daher kann nicht davon ausgegangen werden, dass die erhobenen Angaben oder Testleistungen der Untersuchten regelmäßig die tatsächlichen Beschwerden-, Funktions- und Leistungsverhältnisse abbilden. Die **Prävalenzzahlen für mutmaßlich verzerrte Angaben** im Begutachtungskontext sind ein starkes Argument dafür, insbesondere in der Funktions- und Leistungsdiagnostik gesonderte Validierungen mittels evaluierter psychodiagnostischer Verfahren und geeigneter Validierungsprinzipien vorzunehmen (Rogers und Bender 2020).

6

6.22 Wie können Beschwerden und Klagen über Beeinträchtigungen befundlich gesichert werden?

Validierungsdiagnostik richtet sich auf die Frage, inwiefern Befragungs- oder Testergebnisse durch die Untersuchungsbedingungen oder durch intentionale Antwort- oder Reaktionsverzerrungen beeinträchtigt sein können.

Zu prüfen ist bei einem erhöhten **Risiko negativ verzerrter Angaben oder Testergebnisse,** inwiefern Klagen über Beschwerden oder Beeinträchtigungen übertrieben oder i.S. eines z.B. unzutreffend stärkeren, längeren, belastenderen oder intensiveren Leidens oder stärkerer Beeinträchtigungen *negativ verzerrt oder verfälscht* dargestellt werden.

Der Abgleich von Beschwerden oder Einträgen oder Beeinträchtigungen mit Krankheitsmerkmalen oder Diagnosekriterien (z.B. ICD-Kriterien) kann zur Sicherung des Beschwerdebildes genutzt werden. Der klinische Bezug allein ist aber für die Validierung von Krankheitsfolgen meist unzureichend.

Nach Möglichkeit sollten Antworten oder Reaktionsmuster in einer Begutachtung daher immer

- gegen Zufälle bzw. zufälliges, unsystematisches Verhalten und
- gegen willentliche (auf das gewünschte Ergebnis abgestimmte) systematische Verzerrungen gesichert werden.

Belege für systematische Verzerrungen im Antwort- oder Reaktionsverhalten können dann mit höherer Wahrscheinlichkeit als Hinweise auf „willentliche Antwortverzerrungen“ i.S. von **Aggravation oder Simulation** (s. Kasten) interpretiert werden.

DEFINITION

Antwortverzerrungen

- **(Minder schwere) Verdeutlichungstendenz:** Übertreibung oder Überhöhung der Beschwerdendarstellung mit dem Ziel, den Untersucher oder die Untersucherin von der Schwere der gesundheitlichen Probleme zu überzeugen. Trotz dieser Einschränkung können valide Befunde erhoben werden.
- **Aggravation:** bewusste Übertreibung oder Ausweitung von Klagen über gesundheitliche Beschwerden oder Beeinträchtigungen.
- **Simulation:** absichtliches Vortäuschen tatsächlich nicht vorhandener Beschwerden oder Beeinträchtigungen.

6.23 Auf welche Instrumente und Verfahrensweisen stützt sich eine professionelle psychologische Validierungsdiagnostik?

Validierungsdiagnostik stützt sich u. a. auf die folgenden **Prinzipien und Methoden:**

- **Konsistenzprüfungen:** Diese können anhand der Übereinstimmung von Kennwerten, Beobachtungen oder Aussagen aus Aktenmaterial, Fragebögen, Leistungstests, Verhaltensbeobachtungen oder psychophysiologischen Messungen vorgenommen werden. Besonders geeignet sind intraindividuelle Wertevergleiche standardisierter und normierter klinischer, funktions- oder persönlichkeitsdiagnostischer Tests/Fragebögen.
- **Plausibilitätsprüfungen:** Testergebnisse sind plausibel, wenn die erhobenen Informationen (Kennwerte, Beobachtungen oder Aussagen) mit psychologischen Modellen oder theoretischen Annahmen vereinbar sind.
- **Kontrollskalen zur Überprüfung von Antwortverzerrungen:** Diese können zur Abschätzung formaler und inhaltlicher Tendenzen in der Selbstbeschreibung (Dohrenbusch 2019) und zur Kontrolle der individuellen Bezugssysteme bei der Fragenbeantwortung genutzt werden. Hilfreich sind mehrdimensionale Persönlichkeitstests mit integrierten Kontrollskalen.
- **Performanzvalidierungstests** („performance validity tests", PVT) zur Überprüfung der Anstrengungsbereitschaft in kognitiven und motorischen Leistungstests: Dies sind meist dichotome Zwangswahltests, bei denen der Proband jeweils eine Lösung angeben muss, sodass in Abwesenheit jeglicher Kenntnis der jeweils richtigen Lösungen etwa die Hälfte aller richtigen Reaktionen durch Raten (zufälliges Antworten) erzielt werden kann.

6

6.24 Welche Schritte können bei der Validierung im Rahmen einer gutachterlichen Untersuchung unterschieden werden?

Grundsätzlich kann die Validierung von Selbstauskünften (Angaben über Defizite und Beschwerden) und von Testergebnissen unterschieden werden (vgl. ▶ Abb. 6.1). Die diagnostische Prüfung kann – wie in ▶ Abb. 6.1 skizziert - schrittweise erfolgen:

- Zunächst muss geprüft werden, ob die Testperson auf vorgegebene Fragen oder Anforderungen zufällig bzw. ohne erkennbaren inhaltlichen Bezug zu den Fragen oder Testaufgaben reagiert hat. Bei Hinweisen auf ein zufälliges Reaktionsmuster sollten die Erhebungen nicht inhaltlich interpretiert werden („Testergebnis fraglich valide").
- Wenn gezeigt werden kann, dass die Person die Fragen oder Aufgaben gelesen und verstanden und nicht beliebig/zufällig geantwortet hat, ist zu prüfen, inwiefern das Antwortmuster willentlich bzw. intentional verzerrt ist.
- Bei **Selbstauskünften** kann die Wahrscheinlichkeit intentional verzerrter Angaben erhöht sein, wenn die Person in ihrem Antwortverhalten auffällig dazu neigte, a) generell sehr unwahrscheinliche Angaben zu machen, b) das Krankheitsbild untypisch bzw. nicht erfahrungsbasiert darzustellen und c) ihre Antworten forciert auf das gewünschte Untersuchungsergebnis bzw. den Untersuchungskontext auszurichten.
- Bei **Leistungstests** kann die Wahrscheinlichkeit willentlich verzerrter Angaben erhöht sein, wenn die Testperson in Performanzvalidierungstests so schwache Leistungen erzielte, dass diese weder durch zufälliges Antworten noch durch Merkmale einer Krankheit erklärt werden können.

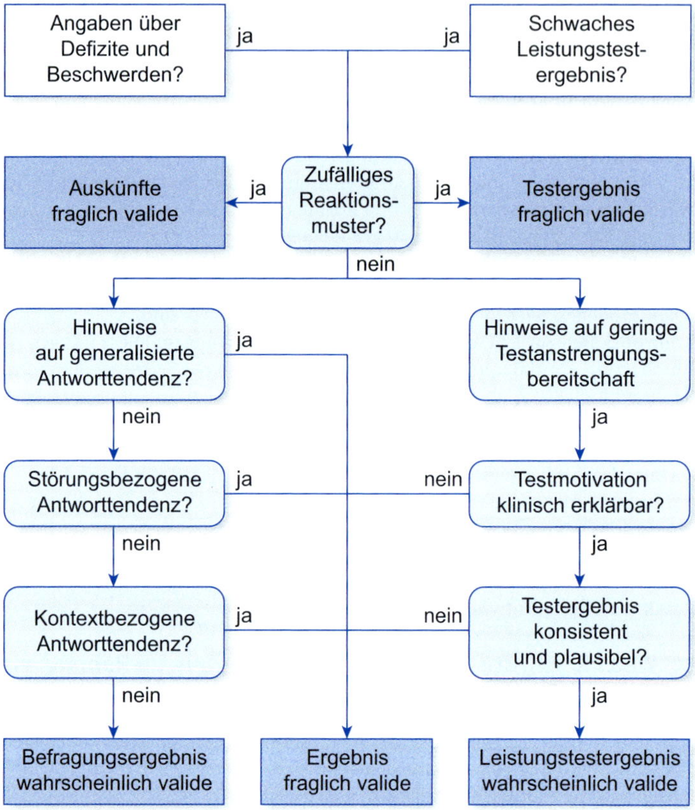

Abb. 6.1 Schritte psychologischer Beschwerdenvalidierung [L231/P1449]

6.25 Welche Bedeutung hat die ICF für die Begutachtung im Sozialrecht?

Die Nomenklatur der **Internationalen Klassifikation der Funktionsfähigkeit, Behinderung und Gesundheit** (**ICF;** DIMDI 2010) trägt dazu bei, Aussagen über störungs-, krankheits- oder schädigungsbedingte Minderungen der Funktions- und Leistungsfähigkeit nach einheitlichen Begriffen zu beschreiben. Ihre Bedeutung ist auch nach aktueller Rechtsprechung für die Beantwortung sozialrechtlicher Fragestellungen erwiesen (Gelhausen und Weiner 2021).

Die Klassifikation setzt das Vorliegen eines Gesundheitsproblems im Einzelfall voraus. Dabei ist ein Gesundheitsproblem nicht gleichzusetzen mit einer Erkrankung oder psychischen Störung, weil es z. B. auch durch Erwartungen oder Einstellungen der sozialen Umwelt entstehen kann.

Die Begrifflichkeiten und das der Klassifikation zugrunde liegende **biopsychosoziale Modell** (▶ 6.26) können genutzt werden, um Komponenten der Funktionsbeurteilung einzelfallbezogen auszuwählen und zueinander in Beziehung zu setzen. Die Systematik kann u. a. bei Fragestellungen aus den Sozialgesetzbüchern V, VI, VIII, IX und XIV genutzt werden. Die Bedeutung der ICF spiegelt sich auch in Begutachtungsleitlinien wider. Als ein auch für medizinische und psychologische Laien relativ einfach zu handhabendes und voraussetzungsschwaches Klassifikationssystem trägt die ICF allerdings kaum zur Validierung bzw. Befundsicherung und zur einzelfallbezogenen Erklärung von Funktions- und Leistungsdefiziten bei.

6.26 Was besagt das biopsychosoziale Modell der ICF?

Die Modellkomponenten in ihren Wechselwirkungen sind in ▶ Abb. 6.2 dargestellt.

Behinderung i. S. einer Beeinträchtigung der Funktionsfähigkeit ist als dynamischer Prozess konzipiert. Zur Beschreibung eines individuellen funktionsbezogenen Gesundheitsproblems sollten die Ebenen der **Körperfunktionen und -strukturen,** der **Aktivitäten** (Bezeichnung für die Durchführung einer Handlung [= Leistung] oder die Bewältigung einer Aufgabe unter günstigen Bedingungen mit oder ohne Hilfe [= Leistungsfähigkeit]), der **umwelt- und personenbezogenen Kontextfaktoren** sowie die **Partizipation** als Funktionieren oder Handeln in einer bestimmten Lebenssituation unterschieden werden. Beeinträchtigungen der Teilhabe bzw. Partizipation stellen sich als Wechselwirkungen der genannten Komponenten dar. Kontextfaktoren können sich förderlich oder hinderlich (i. S. von Barrieren) auf das Leben bzw. die Teilhabe am Leben in der Gemeinschaft auswirken.

Aktivitäten können auch als Fähigkeiten (Dispositionen) beschrieben werden. Als Fähigkeiten schaffen Aktivitäten die Voraussetzungen dafür, dass eine Person unter bestimmten Kontextbedingungen am sozialen und gesellschaftlichen Leben partizipiert:

- **Beeinträchtigungen der Aktivität** sind Schwierigkeiten, die ein Mensch bei der Durchführung einer Aktivität haben kann.
- **Beeinträchtigungen der Teilhabe** (Partizipation) sind Probleme, die ein Mensch beim Einbezogensein in eine Lebenssituation erlebt.

Funktionsfähigkeit nach ICF ist so zu verstehen, dass eine Person trotz einer Erkrankung all das tut oder tun kann (Konzept der Aktivitäten), was von einem gesunden Menschen erwartet wird, und/oder sich in der Weise und dem Umfang

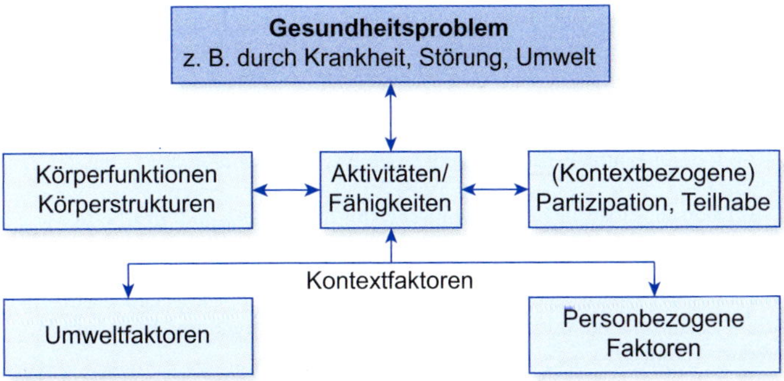

Abb. 6.2 Komponenten des biopsychosozialen Modells [L231/W826-1]

entfalten kann (Konzept der Teilhabe), wie es von einem gesunden Menschen erwartet wird. Zu einer biopsychosozialen Perspektive auf Funktionsfähigkeit gehört die Berücksichtigung von positiven wie negativen Wechselwirkungen (Förderfaktoren und Barrieren) zwischen dem Gesundheitsproblem einer Person, seinen Auswirkungen auf die Funktionsfähigkeit und den einwirkenden Kontextfaktoren.

6.27 Nach welchen Kriterien wird im Sozialrecht die Kausalität von Schädigungen oder Schädigungsfolgen beurteilt?

Die **sozialrechtliche Kausalitätslehre** sieht vor, dass vor allem im Bereich der gesetzlichen Unfallversicherung und im sozialen Entschädigungsrecht diejenigen **Bedingungen** als kausal wirksam zu bewerten sind, die wegen ihrer ***besonderen Beziehung zum Erfolg*** (der gesundheitlichen Schädigung) ***an dessen Eintritt im Einzelfall wesentlich*** **mitgewirkt** haben. Ob eine schädigende Einwirkung als Bedingung wesentlich war, ist daher individuell nach ihrer ursächlichen Bedeutung für den Eintritt des Gesundheitsschadens zu beurteilen.

6

Da im Sozialrecht eine Person in dem Zustand geschützt ist, in dem sie sich zum Zeitpunkt der Schädigung befindet, kann auch ein scheinbar geringfügiges Schädigungsereignis, das bei einer labilen oder vorgeschädigten Person einen nachfolgenden Gesundheitsschaden ausgelöst hat, in diesem Sinne wesentlich sein.

Obwohl die hier skizzierte rechtliche Kausalitätslehre nur für die Auftraggeber von Gutachten bindend ist, werden Sachverständige häufig aufgefordert, fachliche Bewertungen zur Kausalität mit **Bezug auf die rechtliche Kausalitätslehre** vorzunehmen. Für **Gutachter im Sozialrecht** bedeutet das, dass die Kausalität eines nach einer Schädigung aufgetretenen Gesundheitsschadens nicht allein im Verhältnis zum objektiven Ausmaß oder der Intensität der Schädigung und ebenso wenig allein nach dem Grad einer Vorschädigung beurteilt werden darf. Maßgeblich für die Bewertung ist auch nicht die allgemeine Lebenserfahrung oder Erfahrung als medizinischer oder psychologischer Experte. Maßgeblich ist allein, dass mehr dafür als dagegen spricht, dass das Schadensereignis unter den gegebenen individuellen Bedingungen – ggf. in Verbindung mit anderen ursächlichen Bedingungen – den nachfolgenden Gesundheitsschaden ausgelöst bzw. verursacht hat.

Literatur

AWMF (Arbeitsgemeinschaft der Wissenschaftlichen Medizinischen Fachgesellschaften). Das AWMF-Regelwerk Leitlinien. München: Zuckschwerdt 2013.

AWMF (Arbeitsgemeinschaft der Wissenschaftlichen Medizinischen Fachgesellschaften). Offizielle Leitlinien; https://www.awmf.org/leitlinien (letzter Zugriff: 10.5.2024).

BMAS (Bundesamt für Arbeit und Soziales). Versorgungsmedizin-Verordnung. Stand: 1.1.2020; https://www.bmas.de/SharedDocs/Downloads/DE/Publikationen/k710-versorgungsmed-verordnung.pdf?__blob=publicationFile&v=1 (letzter Zugriff: 10.5.2024).

DIMDI (Deutsches Institut für Medizinische Dokumentation und Information). Internationale Klassifikation der Funktionsfähigkeit, Behinderung und Gesundheit (ICF). Köln: DIMDI 2010.

Dohrenbusch R. Psychologische Mess- und Testverfahren für die Begutachtung im Sozial-, Zivil- und Verwaltungsrecht. Übersicht und Anwendung. Frankfurt/M.: Referenz-Verlag 2015.

Dohrenbusch R, Brockhaus R, Bahlo S, Diebel A, Hieber M, Klöfer J et al. Beweismaß und Befundsicherung – Zur Relevanz fachspezifischer Befundsicherungspraktiken für Sachverständige und Sozialgerichte. Rechtspsychologie 2021; 7(1): 32–49.

Dörfler H, Eisenmenger W, Lippert HD, Wandl U (Hrsg.). Medizinische Gutachten. Berlin, Heidelberg: Springer 2015.
Dreßing H, Habermeyer E (Hrsg.). Venzlaff Foerster Dreßing Habermeyer. Psychiatrische Begutachtung. 7. A. München: Elsevier Urban & Fischer 2021.
DRV (Deutsche Rentenversicherung Bund). Rentenversicherung in Zeitreihen. Stand: 2022; https://statistik-rente.de/drv/extern/zeitreihen/rv_in_zeitreihen/ (letzter Zugriff: 10.5.2024).
Fritze J, Mehrhoff F (Hrsg.). Die ärztliche Begutachtung. Berlin, Heidelberg: Springer 2012.
Gelhausen R, Weiner B. SGB XIV/OEG/VersMedV. Kommentar. 7. A. München: C.H. Beck 2021.
GNP (Gesellschaft für Neuropsychologie e. V.). Leitlinie „Neuropsychologische Begutachtung". Zeitschrift für Neuropsychologie 2015; 26(4): 289–306.
Knieps F, Pfaff H (Hrsg.). Psychische Gesundheit und Arbeit. Zahlen, Daten, Fakten. Berlin: Medizinisch Wissenschaftliche Verlagsgesellschaft und BKK Dachverband e. V. 2019.
Merten T, Dettenborn H (Hrsg.). Diagnostik der Beschwerdenvalidität. Berlin: dpv 2009.
Nieder P, Lösch E, Thomann KD (Hrsg.). Behinderungen zutreffend einschätzen und begutachten. Frankfurt/M.: Referenz-Verlag 2012.
Rogers R, Bender SD (eds). Clinical Assessment of Malingering and Deception. New York, London: Guilford Press 2020.
Schiltenwolf M, Schwarz M. Lexikon – Begutachtung in der Medizin. Berlin, Heidelberg: Springer 2013.
Schneider F, Frister H, Olzen D. Begutachtung psychischer Störungen. Berlin, Heidelberg: Springer 2015.
Schneider W, Dohrenbusch R, Freyberger H, Henningsen P, Irle H, Köllner V, Widder B. Begutachtung bei psychischen und psychosomatischen Erkrankungen. Göttingen: Hogrefe 2016.
Schönberger A, Mehrtens G, Valentin H. Arbeitsunfall und Berufskrankheit. Rechtliche und medizinische Grundlagen für Gutachter, Sozialverwaltung, Berater und Gerichte. Berlin: Erich Schmidt Verlag 2017.
Westhoff K, Kluck ML. Psychologische Gutachten schreiben und beurteilen. Berlin, Heidelberg: Springer 2014.
WHO (World Health DIMDI (Deutsches Institut für Medizinische Dokumentation und Information) (Hrsg.). WHO ICD-10: Internationale statistische Klassifikation der Krankheiten und verwandter Gesundheitsprobleme 10. Revision. German Modification Version 2023; https://www.dimdi.de/static/de/klassifikationen/icd/icd-10-gm/kode-suche/htmlgm2023 (letzter Zugriff: 10.5.2024).
Wilhelm H, Roschmann R. Neuropsychologische Gutachten. Ein Leitfaden für Psychologen, Ärzte, Juristen und Studierende. Stuttgart: Kohlhammer 2007.

6

Verkehrsrecht

Jürgen Peitz

6.28 Was ist die Aufgabe einer überprüfenden Begutachtung der Fahreignung?

Die **Begutachtung** dient der Herbeiführung einer Entscheidung der Fahrerlaubnisbehörde zur **Abwehr von Gefahren,** die von nicht geeigneten Straßenverkehrsteilnehmern **für die Sicherheit des Straßenverkehrs** ausgehen. Zu diesem Zweck kann die Behörde u. a. anordnen, dass der Antragsteller *„ein Gutachten oder Zeugnis eines Facharztes oder Amtsarztes, ein Gutachten einer amtlich anerkannten Begut-*

achtungsstelle für Fahreignung oder eines amtlichen anerkannten Sachverständigen oder Prüfers für den Kraftfahrzeugverkehr innerhalb einer angemessenen Frist beibringt“ (§ 2 Abs. 8 StVG).

In § 11 FeV ist näher geregelt, unter welchen Umständen die Behörde ein Gutachten anordnet. Wenn aufgrund **konkreter tatsächlicher Anhaltspunkte** berechtigte **Zweifel an der Fahreignung des betroffenen Kraftfahrers** bestehen und die angeordnete Überprüfung ein geeignetes und verhältnismäßiges Mittel darstellt, um gerade die konkret entstandenen Eignungszweifel zu klären, kann die Fahrerlaubnisbehörde ein Gutachten anfordern (BVerwG zfs 2002, 47f; 454, 458; zfs 1997, 399; BayVGH, Beschl. v. 11.2.2008–11 C 08.1030; Hentschel/König/Dauer 2023, § 3 StVG Rn.17).

RECHTSLAGE

Die Fahrerlaubnis kann auf der Grundlage des Gutachtens nur entzogen werden, wenn die **vollständige Ungeeignetheit** des Fahrerlaubnisinhabers aufgrund erwiesener Tatsachen **positiv festgestellt** wird. Bloße Eignungszweifel genügen regelmäßig nicht (BVerwG Urt. v. 9.6.2005–3 C 25.04 Rz. 17). Bestehen noch Zweifel, ist diesen ggf. mit den Mitteln der §§ 2 Abs. 8 StVG, 46 Abs. 3 i. V. m. §§ 11–14 FeV nachzugehen.

6.29 Wie ist die Aufgabenverteilung zwischen Behörde und Gutachtern?

Die **Fahrerlaubnisbehörde** entscheidet, welche Fragen im Hinblick auf die Eignung an den Gutachter zu stellen sind und ob sich die Geeignetheit zum Führen von Kraftfahrzeugen durch deren Beantwortung klären lässt (§ 11 Abs. 6 FeV). Die Untersuchung und das Gutachten haben sich hiermit zu befassen, sind hierauf aber auch zu beschränken. Alleiniges Ziel ist die Erstellung einer **Verkehrsverhaltensprognose** mit dem Fokus darauf, ob der zukünftige Fahrerlaubnisinhaber Fehlverhaltensweisen im Straßenverkehr vermeiden kann. Diese Prognose dient ausschließlich der Vorbereitung der Entscheidung durch die Fahrerlaubnisbehörde. Insoweit steht es dem Gutachter nicht zu, im Gutachten bereits rechtliche Bewertungen („geeignet“ oder „ungeeignet“) abzugeben.

6.30 Wer beauftragt das von der Behörde angeordnete Gutachten und leitet dieses an die Fahrerlaubnisbehörde?

Die Fahrerlaubnisbehörde ordnet zwar die Beibringung eines Gutachtens an. Zu beachten ist allerdings, dass der **Bewerber der Fahrerlaubnis** der **alleinige Auftraggeber** und Empfänger des Gutachtens ist und auch die Kosten hierfür zu tragen hat. Er ist es, der einen Vertrag mit der Begutachtungsstelle schließt. Deshalb heißt es in § 11 Abs. 6 S. 5 FeV folgerichtig: *„Die Untersuchung erfolgt auf Grund eines Auftrages durch den Betroffenen.“* Vor diesem Hintergrund kann allein der Betroffene entscheiden, ob er das Gutachten zur Verwertung an die Führerscheinbehörde weiterleitet. Ohne **Einwilligung des Betroffenen** darf der Gutachter keinesfalls die Fahrerlaubnisbehörde über das Gutachten informieren.

Ist das **Gutachten** für den Betroffenen **negativ**, so eröffnet sich für ihn hierdurch die Option, dieses **nachbessern** zu lassen (z. B. bei formalen oder fachlichen Mängeln nach vertragsrechtlichen Regeln eines Werkvertrags, § 633 BGB) oder auch **ein neues Gutachten zu beauftragen** (mit weiteren Kosten für ihn). Er kann seinen Antrag auf Erteilung einer Fahrerlaubnis auch zurücknehmen und ggf. nach erfolgter verkehrspsychologischer Nachschulung oder Verkehrstherapie ein neues Antragsverfahren einleiten. Wichtig für den Betroffenen ist, dass er die ihm von der Fahrerlaubnisbehörde gesetzte **Beibringungsfrist** einhält, da sonst die Entziehung allein wegen Fristüberschreitung (Nichtvorlage) erfolgen kann.

6.31 Wie läuft eine Begutachtung im Einzelnen ab?

Die schematische Übersicht in ▶ Tab. 6.3 zeigt den Ablauf einer Begutachtung bei Eignungszweifeln.

Sofern die Fahreignungsbehörde Bedenken an der Fahreignung hat, ordnet sie mit konkreten und auf die Zweifel bezogenen Fragen die **Beibringung eines Gutachtens** an. Das aus einem medizinischen und aus einem psychologischen Teil bestehende Gutachten wird mit Blick auf die Prognose erstellt, ob Beeinträchtigungen vorliegen, die das sichere Führen eines Kraftfahrzeugs infrage stellen oder ob keine solche Beeinträchtigungen mehr vorliegen.

Für den Fall der **positiven Bewertung** wird die Fahrerlaubnis in der Regel umgehend wieder erteilt. Für den Fall einer negativen Bewertung beinhaltet das Gutachten in der Regel Empfehlungen an den Kraftfahrer, welche Maßnahmen geeignet oder erforderlich erscheinen, um die Fahreignung wiederherzustellen.

In Betracht kommt auch, dass im Gutachten eine **Negativprognose** abgegeben wird mit der Empfehlung, einen gesonderten Kurs zur Wiederherstellung der Fahreignung als sog. Nachschulung zu belegen (§ 70 FeV). Sofern und sobald der Führerscheinstelle die Bescheinigung über die erfolgreiche Absolvierung eines solchen Kursus vorliegt, wird in der Regel die Fahrerlaubnis wieder erteilt. Voraussetzung für die Wiedererteilung sind natürlich der Ablauf gesetzlicher Sperrfristen, namentlich die konkrete Frist zur Wiedererteilung bei Entziehung der Fahrerlaubnis durch das

Tab. 6.3 Ablauf einer Begutachtung bei Eignungszweifeln

1. Bewerber der Fahrerlaubnis	**2. Fahrerlaubnisbehörde**	**3. Antragsteller**
stellt Antrag auf Erteilung oder Wiedererteilung der Fahrerlaubnis	Gutachtenanordnung wegen Eignungszweifeln mit hierauf bezogener Fragestellung an Gutachter	benennt Begutachtungsstelle/Arzt und beauftragt Gutachten
4. Begutachtungsstelle/Arzt		**5. Antragsteller**
führt die Begutachtung durch und erstellt Gutachten, sofern die Fragen beantwortet sind, und versendet Gutachten an den Bewerber	*In Abhängigkeit der Fragestellung sind durch die Gutachter die Methoden auszuwählen, die für die Beantwortung der veranlassten Fragestellung geeignet sind. Die Übersendung der Verwaltungsakte an den Gutachter ist erforderlich, um bei Erkrankungen den Krankheitsverlauf ausreichend beurteilen zu können.*	Legt Gutachten der Fahrerlaubnisbehörde vor
	6. Fahrerlaubnisbehörde	**7. Antragsteller**
	Prüfung und Entscheidung	ggf. Widerspruch und Klage

Strafgericht (§§ 69, 69a StGB, ▶ 3.34) oder die 6-Monats-Frist bei Entziehung auf der Grundlage des Fahreignung-Bewertungssystems/Punktesystems des Fahreignungsregisters (§ 4 Abs. 10 S. 1 StVG).

6.32 Was geschieht, wenn die Behörde die Fahreignung verneint?

Nimmt die Fahreignungsbehörde die Ungeeignetheit zum Führen von Kraftfahrzeugen an, wird die Fahrerlaubnis **nicht erteilt,** oder sie ist wieder zu **entziehen.** Die Behörde muss zwingend und **ohne Ermessensspielraum** die Fahrerlaubnis entziehen, denn bei Feststellung der Ungeeignetheit liegt eine Gefährdung der Verkehrssicherheit vor (▶ 3.32). Nicht einmal in Härtefällen, wenn der Betroffene bspw. vorgibt, auf die Fahrerlaubnis als Berufskraftfahrer angewiesen zu sein, oder bei Existenzgefährdung kann die Fahrerlaubnisbehörde von der Entziehung absehen. Auf fehlendes Verschulden des Betroffenen bei der Entstehung der Mängel kommt es nicht an. Falls die Behörde das Vorliegen einer vom Fahrerlaubnisinhaber ausgehenden Gefahr bejaht, kann sie die **sofortige Vollziehung** der Entziehung der Fahrerlaubnis anordnen, sodass der Fahrerlaubnisinhaber trotz der Möglichkeit des Widerspruchs gegen die Entscheidung den Führerschein sofort abgeben muss. Der betroffene Fahrerlaubnisinhaber muss nicht einmal zuvor angehört werden (§ 80 Abs. 2 S. 1 Nr. 4 Verwaltungsgerichtsordnung [VwGO]).

6.33 Welchen Anforderungen muss das Fahreignungsgutachten entsprechen?

Das Gutachten muss stets auf einen konkreten Anlass bezogen sein und die Inhalte der Fahrerlaubnisakte berücksichtigen. Es muss sich an die vorgegebene Fragestellung halten und die **anerkannten wissenschaftlichen Grundsätze** zugrunde legen. Außerdem muss hieraus ersichtlich sein, dass der Betroffene über den Gegenstand und den Zweck der Begutachtung aufgeklärt ist. Das Gutachten muss zudem die in den Fachgebieten angewendeten **Untersuchungsmethoden** und deren **Ergebnisse** aufzeigen. Es versteht sich, dass das Gutachten auch in einer allgemein verständlichen Sprache gehalten sein muss. Ferner muss es **nachvollziehbar** und nachprüfbar und im Hinblick auf die gestellten Fragen in allen wesentlichen Punkten vollständig sein. Des Weiteren muss das Gutachten einen Überblick über die Vorgeschichte geben (Darlegung der behördlichen Eignungszweifel, Voraussetzungen für eine günstige Prognose und Darlegung der zu prüfenden Hypothesen).

Sodann müssen die medizinischen und psychologischen Untersuchungsbefunde dargelegt werden:

- Im **medizinischen Teil eines medizinisch-psychologischen Gutachtens** sind die eingesetzten medizinischen Methoden, die Befunde, die Anamnese, der körperliche Befund, die Laboranalytik und die Anwendung der fachlichen Grundlagen darzustellen. Es muss eine Begründung erfolgen, falls solche nicht für verwertbar gehalten werden. Die beigestellten Befunde selbst müssen nachvollziehbar und nachprüfbar sein, und auch hierauf hat der Gutachter einzugehen. Sofern Messergebnisse eingesetzt werden, so müssen die Untersuchungsmethoden und neben dem Messergebnis auch die Vergleichsnormen dargelegt werden, aus denen sich dann die Befundwürdigung ergibt.
- Im **psychologischen Teil** müssen ebenfalls die Methoden, die Befunde, das Explorationsgespräch und die Leistungstests dargestellt werden, inkl. eventuell vorgenommener psychologischer Fahrverhaltensbeobachtungen und Fragebögen. Auch ist die Anwendung der fachlichen Grundlagen zu erläutern.

In der begründeten und abschließenden Stellungnahme muss in jedem Fall eine **umfassende Beantwortung der behördlichen Fragestellung** erfolgen. Das kann ggf. auch weitere Empfehlungen umfassen wie bspw. Hinweise auf erforderliche ärztliche Kontrollen und Nachuntersuchungen. Näheres ergibt sich aus Anlage 4a zu § 11 Abs. 5 FeV.

Erfüllt ein Gutachten diese Anforderungen nicht, kann der Betroffene mit dieser Kritik die ihm nachteilige Entscheidung der Fahrerlaubnisbehörde im Widerspruchs- und Klageverfahren anfechten (▶ 3.35).

6.34 Wer hat das Vorliegen bzw. das Fehlen der Fahreignung zu beweisen?

Im Verfahren auf **Erteilung der Fahrerlaubnis** oder im Verfahren auf Neuerteilung der Fahrerlaubnis trägt der **Antragsteller** die **Beweislast** für das Bestehen der Fahreignung. Das Verfahren dient der öffentlichen Sicherheit und Ordnung. Der Bewerber hat vor diesem Hintergrund nur einen Anspruch auf die Erteilung, wenn er bei aufkommenden Bedenken beweisen kann, dass er die Eignungsvoraussetzungen erfüllt (§ 2 Abs. 8 StVG). Wenn letzte Eignungszweifel nicht ausgeräumt werden können, erhält der Antragsteller die Fahrerlaubnis nicht.

Wehrt sich der Verkehrsteilnehmer gegen die **Entziehung einer ehedem erteilten Fahrerlaubnis,** so muss die **Fahrerlaubnisbehörde** beweisen, dass die ursprünglich vorhandene Fahreignung nicht mehr oder nur noch teilweise besteht. Ein bei nicht vollständiger Aufklärbarkeit verbleibender Restzweifel an der Eignung geht zulasten der Fahrerlaubnisbehörde.

6.35 Auf welchen Zeitpunkt kommt es für die Feststellung der Fahreignung an?

Maßgeblicher Zeitpunkt für die Beurteilung der Fahreignung ist derjenige der Begutachtung; im Fall eines Widerspruchs- und Klageverfahrens ist die letzte mündliche Verhandlung vor dem Verwaltungsgericht maßgeblich. Findet keine mündliche Verhandlung statt, ist der Zeitpunkt der Entscheidung des Verwaltungsgerichts maßgeblich.

6.36 Muss der Betroffene Unterlagen und Informationen beibringen?

Nein. Die Fahrerlaubnisbehörde hat den **Sachverhalt von Amts wegen zu ermitteln.** Für den Fall allerdings, dass der Betroffene der Anordnung zur Beibringung des Gutachtens nicht Folge leistet, kann ihm schon aus diesem Grund die Erteilung der beantragten Fahrerlaubnis versagt oder die bestehende Fahrerlaubnis entzogen werden (▶ 3.33). Der Fahrerlaubnisinhaber darf das Gutachten selbstverständlich jederzeit einsehen (§ 11 FeV) und auch darauf verzichten, ein ggf. für ihn nachteiliges Gutachten der Fahrerlaubnisbehörde weiterzuleiten und den Gutachter von seiner Verschwiegenheitsverpflichtung zu befreien. In diesem Fall allerdings führt die Weigerung zur Vorlage des Gutachtens ebenfalls zu der Möglichkeit, dass ihm allein aus diesem Grunde die Fahrerlaubnis versagt wird.

6.37 Besteht eine Pflicht zur Selbstanzeige des betroffenen Fahrerlaubnisinhabers bei Kenntnis von Erkrankungen?

Eine Pflicht zur Selbstanzeige oder Meldepflicht gegenüber der Fahrerlaubnisbehörde besteht nicht. Auch wird die Fahrerlaubnis nach einer Erkrankung nicht etwa automatisch entzogen. Es bleibt aber dabei, dass jeder Fahrerlaubnisinhaber verpflichtet ist, Vorsorge für eine sichere Teilnahme am Straßenverkehr zu treffen, damit er nicht infolge körperlicher oder geistiger Mängel andere gefährdet (▶ 3.21).

6.38 Besteht für Ärzte oder sonstige Dritte eine Meldepflicht bei Kenntnis von Erkrankungen?

Der behandelnde Arzt ist zur Meldung weder verpflichtet noch befugt. Die behandelnden Ärzte unterliegen vielmehr grundsätzlich der **Schweigepflicht** (zu möglichen Ausnahmen ▶ 6.39). Sie erteilen nur Auskunft, wenn der Betroffene sie ausdrücklich von der Schweigepflicht entbunden hat. Dies gilt auch für die begutachtenden Ärzte im Verfahren zur gutachterlichen Überprüfung der Fahreignung (Peitz 2015).

6

6.39 Bestehen sonstige Schutz- oder Mitwirkungspflichten des behandelnden Arztes bei Fragen zur Fahreignung?

Der Arzt kann unter grundsätzlicher Berücksichtigung seiner Schweigepflicht im übergeordneten Interesse **berechtigt** sein, die **Fahrerlaubnisbehörde zu informieren.** Ein solches Recht ist allerdings ausschließlich in den Fällen anzunehmen, in denen sich aus der eingeschränkten oder fehlenden Fahreignung **unmittelbar eine Gefahr für Leib und Leben Dritter** ergibt, die ohne Einschreiten des Arztes nicht abwendbar ist (vgl. dazu Peitz und Hoffmann-Born 2018).

Grundsätzlich ist der Arzt aber nicht der „Wegeversicherer" (Laufs NJW 2003, 2288,2289) seiner Patientinnen und Patienten. Eine Übernahme von Sicherungspflichten kommt nur dann in Betracht, wenn entweder gerade seine Behandlung darauf abzielt, eine Fahruntüchtigkeit festzustellen oder zu therapieren oder wenn eine Fahruntüchtigkeit typische Nebenfolge der behandelten Erkrankung oder der Therapie ist (Fischer, medstra 2023, 95, 99). Der Arzt hat aber die Pflicht, den **Patienten** über das Risiko seiner Fahruntüchtigkeit für die Verkehrssicherheit **zu informieren.** Denn typischerweise erlangt nur der Arzt Kenntnis von der Fahruntüchtigkeit (Bockelmann 1967, S. 28).

MERKE

Die unzureichende Information stellt regelmäßig einen **Behandlungsfehler** im Rahmen therapeutischer Schutzpflichten dar (Peitz 2015, S. 238 ff.).

6.40 Wie erfolgt die Auswahl des Gutachters?

Die **Behörde** bestimmt in ihrer Anordnung, ob das Gutachten mit Blick auf die Erkrankung oder einen geistigen oder körperlichen Mangel erstellt wird und gibt damit die Art der Begutachtung vor (§ 11 Abs. 6 FeV). Die Auswahl der konkreten **Untersuchungsstelle** bleibt indes dem **Betroffenen** überlassen. Die Fahrerlaubnisbehörden verfügen in aller Regel über eine Liste infrage kommender ärztlicher Gutachter. Sie darf dem Betroffenen allerdings keine Empfehlung aussprechen. Auch die Ärztekammern erteilen in der Regel Auskunft.

6.41 Kann der behandelnde Arzt Gutachter sein?

Der behandelnde Arzt ist grundsätzlich **von der Begutachtung ausgeschlossen,** denn er hat im Patient-Therapeut-Verhältnis ausschließlich diese Rolle als Behandler wahrzunehmen. Deshalb darf er auch nicht „Experten-Zeuge" oder Fürsprecher einer Seite sein. Die gutachterlich tätigen Ärzte und Psychologen sollten im Gutachten deshalb festhalten, dass sie den Betroffenen weder beraten noch therapiert haben.

Eine Begutachtung durch den behandelnden Arzt ist nur in begründeten **Ausnahmefällen** möglich, und zwar bei besonders seltenen Erkrankungen. Ein solches Gutachten kann von der Fahrerlaubnisbehörde aber nicht zur Grundlage für eine positive Entscheidung hinsichtlich der Fahreignung gemacht werden. Es kann allerdings bei Hinweisen auf eine Zustandsbesserung oder Zustandsverschlechterung die Grundlage für eine weitergehende Fahreignungsbegutachtung sein.

6.42 Welche Arten der Begutachtung und welche Arten von Gutachtern gibt es?

Grundlage der im Rahmen der §§ 11, 13, 13a oder 14 FeV vorzunehmenden Beurteilung, ob im Einzelfall Eignung oder bedingte Eignung vorliegt, ist in der Regel ein **ärztliches Gutachten** (§ 11 Abs. 2 S. 3), in besonderen Fällen ein **medizinisch-psychologisches Gutachten** (§ 11 Abs. 3) oder ein Gutachten eines amtlich anerkannten **Sachverständigen oder Prüfers** für den **Kraftfahrzeugverkehr** (§ 11 Abs. 4).

Beim Gutachten einer **amtlichen Begutachtungsstelle für Fahreignung** (**BfF**) – früher noch geläufig unter der Bezeichnung **MPU,** im Volksmund „Idiotentest" – handelt es sich um ein medizinisch-psychologisches Gutachten (Näheres ▶ 6.45). Sofern unter den Voraussetzungen des Gesetzes zwingend die Anordnung der Beibringung eines BfF-*Gutachtens* (nachfolgend weiterhin MPU genannt, da geläufiger) vorgesehen ist, so muss die Fahrerlaubnisbehörde aus Gründen der Verhältnismäßigkeit abwägen und begründen, ob zur Klärung der Eignungsfrage entweder nur medizinischer oder nur psychologischer Sachverstand oder eine Begutachtung auf beiden Gebieten erforderlich ist.

Die Beibringung eines Gutachtens eines **amtlich anerkannten Sachverständigen** oder **Prüfers für den Kraftfahrzeugverkehr** kann zur Klärung von Eignungszweifeln angeordnet werden, wenn ein solches Gutachten zusätzlich erforderlich erscheint oder wenn Beeinträchtigungen des Bewegungsapparats vorliegen, um festzustellen, ob der Betroffene das Fahrzeug mit den erforderlichen besonderen technischen Hilfsmitteln sicher führen kann.

6.43 Welche Begutachtungsformen sind bei Eignungszweifeln in Bezug auf Alkohol, Betäubungs- oder Arzneimittel vorgesehen?

§§ 13, 13a, 14 FeV sehen zwei unterschiedliche Begutachtungsarten vor, nämlich die **ärztliche Begutachtung** und die **medizinisch-psychologische Untersuchung** (**MPU**).

Aus Gründen der Verhältnismäßigkeit ist die **ärztliche Begutachtung vorrangig.** Die Untersuchung muss stets durch einen für die konkrete Fragestellung zuständigen Arzt mit verkehrsmedizinischer Qualifikation durchgeführt werden; auch ein Arzt in einer Begutachtungsstelle für Fahreignung kommt infrage. Ist der Konsum von

Rauschmitteln bereits ärztlich in einem Gerichtsverfahren (z.B. Strafverfahren) nachgewiesen, so ist regelmäßig schon aus diesem Grund von Nichteignung auszugehen (soweit nicht Cannabiskonsum in Rede steht). In **schwerwiegenden Fällen,** insbesondere bei bestimmten Alkohol- oder Betäubungsmittelfällen, ist eine **medizinisch-psychologische Untersuchung obligatorisch,** und zwar selbst dann, wenn zuvor schon eine ärztliche Begutachtung stattgefunden hat, weitere Fragen aber noch aufzuklären sind. Denn nur im Rahmen einer medizinisch-psychologischen Begutachtung kann geklärt werden, ob der Fahrerlaubnisinhaber den Konsum von Alkohol, Drogen oder Arzneimitteln und die Teilnahme am Straßenverkehr sicher voneinander trennen kann. Deshalb sind hierfür besonders qualifizierte Gutachter erforderlich, die einer akkreditierten Begutachtungsstelle für Fahreignung angehören müssen (§§ 66, 72 Abs. 1 Nr. 1 i.V.m. Anlage 14 FeV).

Anstelle einer ärztlichen Untersuchung ist eine MPU immer auch dann durchzuführen, wenn die **Fahrerlaubnis bereits wegen Missbrauchs oder Abhängigkeit entzogen** worden ist oder zu klären ist, ob dies nicht mehr der Fall ist. Die Feststellung der Abhängigkeit ist aber ärztlicherseits zu klären. Die Frage, ob keine Abhängigkeit mehr vorliegt, muss im Rahmen der Beurteilung eines stabilen Einstellungswandels des Betroffenen durch eine psychologische Untersuchung geklärt werden.

6.44 Welche Fragestellungen sind an den Gutachter zu richten?

In Abhängigkeit der spezifischen Erkrankungen und Mängel, welche die Eignung zum Führen von Kraftfahrzeugen längere Zeit beeinträchtigen oder aufheben können, hat die Fahrerlaubnisbehörde aus Anlass der Anordnung von ärztlichen Gutachten im Auftrag an den Gutachter die **Eignungszweifel schriftlich zu begründen** und die **Fragestellungen** für das Gutachten zutreffend und **hinreichend konkret** zu formulieren (▶ 6.47).

Die Krankheit oder die Beeinträchtigung, welche die Zweifel an der Fahreignung begründet, ist mindestens durch Angabe eines **Oberbegriffs** (vgl. Anlage 4 zur FeV) zu konkretisieren (§ 11 Abs. 6 S. 1 FeV). Erkrankungen und Mängel sind dort beispielhaft aufgeführt (s. dazu auch Schubert et al. 2018).

Der Gutachter ist über die abzuklärende Erkrankung, die zu Bedenken an der Fahreignung Anlass gibt, zweifelsfrei zu orientieren (BayVGH BeckRS 2010, 36840).

6.45 Worum geht es bei der medizinisch-psychologischen Untersuchung (MPU)?

Dabei handelt es sich um das von der Fahrerlaubnisbehörde oder durch ein Gericht angeordnetes **Verfahren zur Fahreignungsbegutachtung** in den benannten Fachgebieten, das im Volksmund völlig zu Unrecht häufig als „Idiotentest" negativ bewertet wird. Das Verfahren ist wichtig zur Beurteilung der Eignung zum Führen von Kraftfahrzeugen im Straßenverkehr und betrifft Verkehrsteilnehmer, die (wiederholt) durch Verstöße gegen die Regeln des Straßenverkehrs auffallen und damit die übrigen Verkehrsteilnehmer gefährden. Geklärt werden soll, ob zukünftig keine erhöhte Gefahr für die Verkehrssicherheit vorliegt. Im Umkehrschluss bedeutet dies, dass eine MPU immer dann angeordnet wird, wenn zum Zeitpunkt der Anordnung das Risiko für eine erneute Auffälligkeit besonders hoch ist. Die Untersuchung findet in einer **Begutachtungsstelle für Fahreignung** (**BfF**) statt. Dort wird mithilfe von Computertests geprüft, ob der Kraftfahrer die erforderlichen Leistungsvoraussetzungen zum Führen eines Kraftfahrzeugs erfüllt, namentlich Aufmerksamkeitstests, Tests zur Konzentrationsfähigkeit und zur Schnelligkeit der optischen Orientierungsfähigkeit.

Im **verkehrsmedizinischen Teil** überprüft ein Arzt die Angaben des Fahrerlaubnisinhabers zu seiner Gesundheit und die Hinweise aus der durch die Fahrerlaubnisbehörde zur Verfügung gestellten Führerscheinakte. Neben allgemeinen gesundheitlichen Tests, z.B. zu Größe, Gewicht und Sehvermögen, erfolgen Nachweistests, sofern sich Hinweise auf Alkohol- oder Betäubungsmittelverstöße ergeben haben.

Im Rahmen eines **verkehrspsychologischen Gesprächs** wird ein Psychologe den Kraftfahrer zu etwaigen wiederholten Verkehrsverstößen oder zu Alkohol- oder Drogenauffälligkeiten befragen. Ziel der Befragung ist es zu erfahren, ob der Kraftfahrer seine Delikte mit Blick auf die Verkehrssicherheit kritisch zur Kenntnis genommen und sich mit den Ursachen seines Verhaltens im Straßenverkehr auseinandergesetzt hat. Der Kraftfahrer muss nachweisen, dass dies zu einer Veränderung im Verhalten geführt hat, sodass der Gutachter eine positive Prognose dafür abgeben kann, dass er künftig keine weiteren Verkehrsdelikte begehen wird und dass keine Beeinträchtigungen mehr vorliegen, die das sichere Führen eines Kraftfahrzeugs infrage stellen.

6.46 Was sind die rechtlichen Grundlagen der MPU?

Die rechtlichen Grundlagen der MPU finden sich in der **3. EU-Führerscheinrichtlinie** (2006/126/EG vom 20. Dezember 2006), deren Regelungsgehalt in Deutschland im **Straßenverkehrsgesetz** und in der **Fahrerlaubnis-Verordnung** (FeV) umgesetzt wurde. Die **Begutachtungsleitlinien zur Kraftfahreignung,** die normative Bindungskraft entfalten, sollen eine einheitliche und sachliche Durchführung unter verbindlichen fachmedizinischen Kriterien sicherstellen (▶ 6.50).

6.47 Welche Fragestellungen hat die Begutachtungsstelle für Fahreignung (BfF) bei Anordnung einer MPU zu beachten?

Eine Anordnung erfolgt insbesondere bei bestimmten Anlässen. Beispiele: ▶ Tab. 6.4.

6.48 Gibt es ein Rechtsmittel gegen die Anordnung der Beibringung eines medizinisch-psychologischen Gutachtens (MPU)?

Nein. Die Anordnung der Behörde zur Beibringung eines Gutachtens ist **kein Verwaltungsakt** und kann deshalb nicht selbstständig angefochten werden (§ 44a VwGO). Bei der Anordnung, ein Gutachten beizubringen, handelt es sich nämlich nur um eine vorbereitende Maßnahme, die der Sachverhaltsaufklärung im Hinblick auf die später zu treffende Entscheidung über die Entziehung der Fahrerlaubnis dient (st. Rspr., vgl. z.B. BVerwG NJW 1970, 1989; Buchholz 442.10 § 4 StVG Nr. 87). Der Betroffene kann die Rechtswidrigkeit der Anordnung (erst) im Rahmen eines **Fahrerlaubnisentziehungsverfahrens** oder einer **Klage auf Erstattung der Untersuchungskosten** geltend machen.

Ist ein Gutachten rechtswidrig angefordert worden und hat sich der Fahrerlaubnisinhaber in Unkenntnis der Rechtswidrigkeit trotzdem der Begutachtung unterworfen

Tab. 6.4 Fragestellungen der Begutachtungsstelle für Fahreignung bei Anordnung einer MPU

Anlass	Fragestellung an den Gutachter
Auffälligkeiten in der Probezeit (§§ 2a Abs. 4 und 5 StVG) oder der **Neuerteilung nach Entziehung der Fahrerlaubnis wegen der Eintragung von Punkten im Fahrerlaubnisregister**	*„Ist zu erwarten, dass der Betroffene auch künftig gegen verkehrsrechtliche Vorschriften verstoßen wird?“*
Würdigung eines ärztlichen Gutachtens, das eine Erkrankung nach Anlage 4 bestätigt	*„Kann der Betroffene trotz Vorliegens einer Erkrankung nach Maßgabe der Anlage 4 und unter Berücksichtigung der festgestellten Befunde aus dem ärztlichen Gutachten ein Kraftfahrzeug der Fahrerlaubnisklasse [...] sicher führen?“*
Straftaten im Zusammenhang mit dem Straßenverkehr, der Fahreignung oder mit hohem Aggressionspotenzial	*„Ist unter Berücksichtigung der sich aus der Akte ergebenden Straftaten (bzw. eines hieraus ggf. abzuleitenden hohen Aggressionspotenzials oder einer starken Alkoholisierung bei sonstigen Delikten oder Hinweisen auf Beschaffungskriminalität) gleichwohl zu erwarten, dass der Betroffene die körperlichen und geistigen Anforderungen für das sichere Führen von Kraftfahrzeugen der Fahrerlaubnisklasse [...] erfüllt?“*
Alkoholmissbrauch	*„Steht zu erwarten, dass der Betroffene auch zukünftig ein Kraftfahrzeug der Fahrerlaubnisklasse [...] unter Alkoholeinfluss führen wird, und/oder liegen psychofunktionale oder andere alkoholassoziierte Beeinträchtigungen vor, die zu Bedenken im Zusammenhang mit dem sicheren Führen eines Kraftfahrzeugs der Fahrerlaubnisklasse [...] Anlass geben?“*
Cannabiskonsum/Missbrauch von Cannabis (und bei zusätzlichen Eignungszweifeln)	*„Steht zu erwarten, dass der Betroffene trotz Hinweisen auf Cannabiskonsum vor dem Hintergrund der bekannten Verkehrsteilnahme (§ 24a StVG) unter Cannabiseinfluss ein Kraftfahrzeug im Straßenverkehr sicher führen kann? Ist der Betroffene fähig, Konsum und Verkehrsteilnahme zu trennen?“* Sofern keine Ordnungswidrigkeit bekannt ist, soll der Gutachter zu ggf. vorliegenden zusätzlichen Zweifeln an der Eignung Stellung beziehen, auch mit Blick auf das Trennungsvermögen zwischen Konsum und Verkehrsteilnahme.
Einnahme oder Abhängigkeit von BtM, psychoaktiv wirkenden Stoffen oder Arzneimitteln oder anderen Stoffen (Neuerteilungsverfahren)	*„Kann der Betroffene trotz der Hinweise auf Drogen- oder Arzneimittelmissbrauch [...] ein Kraftfahrzeug der Fahrerlaubnisklasse [...] sicher führen, und ist insbesondere nicht mehr zu erwarten, dass ein Kraftfahrzeug unter dem Einfluss von Betäubungsmitteln oder anderer psychoaktiver Stoffe oder deren Nachwirkungen oder unter dem unkontrollierten (und beeinträchtigenden) Einfluss von Arzneimitteln oder anderen psychoaktiven Stoffen oder deren Nachwirkungen geführt wird?“*

und das Gutachten der Fahrerlaubnisbehörde übersandt, so kann das Gutachten dennoch verwertet werden (BVerwG zfs 1996, 318; NJW 2002, 47). Der Betroffene ist dann grundsätzlich zur Mitwirkung verpflichtet. Er muss damit auch für ihn nachteilige Tatsachenumstände offenbaren. Weigert er sich, der rechtmäßigen Aufforderung zur Beibringung eines Gutachtens nachzukommen, darf die Fahrerlaubnisbehörde auf die Ungeeignetheit schließen und die Erteilung der Fahrerlaubnis dann auch ohne Vorlage eines Gutachtens verweigern (§ 11 Abs. 8 FeV).

6.49 Was sind Erkrankungen und Mängel im Sinne der Fahrerlaubnis-Verordnung (FeV)?

Angesichts der unterschiedlichen psychophysischen Ausstattung eines Menschen ist eine standardisierte und objektive **Festlegung** im Sinne einer Ausschließlichkeit auf bestimmte Erkrankungen und Mängel **nicht sinnvoll.** Der Kraftfahrer muss jedenfalls in der Lage sein, ein stabiles Leistungsniveau beim Führen von Kraftfahrzeugen zu erbringen. Er muss insbesondere in der Lage sein, Belastungssituationen zu meistern, und es darf in absehbarer Zeit keine Gefahr bestehen, dass die körperlich-geistige Leistungsfähigkeit plötzlich versagt. Schließlich dürfen keine sicherheitswidrigen Einstellungen, mangelnde Einsicht oder Persönlichkeitszüge vorliegen, die darauf schließen lassen, dass der Kraftfahrer nicht bereit ist, sich im Straßenverkehr regelkonform zu verhalten. Der Gesetzgeber setzt diese so definierte Eignung grundsätzlich voraus und verlangt vom Straßenverkehrsteilnehmer die stetige Selbstüberprüfung dieses Leistungsniveaus, bevor er am Straßenverkehr teilnimmt (§ 2 FeV).

Der Gesetznehmer benennt in **Anlage 4 zu den §§ 11, 13, 13a und 14 FeV** und dort in einer tabellarischen Aufstellung solche **häufiger vorkommenden Erkrankungen und Mängel** (nicht abschließend), welche die vorausgesetzte Eignung zum Führen von Kraftfahrzeugen längere Zeit beeinträchtigen oder aufheben können, sodass bei deren Vorliegen die Anforderungen an das Führen von Kraftfahrzeugen nicht erfüllt sind. Nicht aufgenommen in diese Anlage sind solche Erkrankungen, die seltener vorkommen oder nur kurzzeitig andauern (z. B. grippale Infekte, akute Magen-/Darminfektionen, Migräne, Heuschnupfen, Asthma) und bei denen in der Regel nicht davon ausgegangen werden kann, dass sie die generelle Befähigung i. S. der in ▶ 3.16 genannten Definition von Fahreignung tangieren.

6.50 Welche Bedeutung haben die Begutachtungsleitlinien zur Kraftfahreignung?

Zur Herbeiführung einheitlicher und aktueller Standards hat die Bundesanstalt für Straßenwesen (BASt) mit Wirkung ab dem 1.5.2014 sog. **Begutachtungsleitlinien zur Kraftfahreignung** erarbeitet, die normativen Charakter haben und in ihrem Regelungsgehalt daher **verbindlich** sind (Begutachtungsleitlinien zur Kraftfahreignung vom 27. Januar 2014 in der Fassung vom 17. Februar 2021; s. auch die kommentierte Fassung bei Schubert et al. 2022). Die Begutachtung der Fahreignung kann allerdings nicht ausschließlich auf der Grundlage der Begutachtungsleitlinien zur Kraftfahreignung erfolgen.

6

PRAXISTIPP

Es empfiehlt sich deshalb dringend, stets die **Empfehlungen der jeweiligen Fachgesellschaften** zu beachten. Hingewiesen sei insbesondere auf die von der Deutschen Gesellschaft für Verkehrspsychologie (DGVP) und der Deutschen Gesellschaft für Verkehrsmedizin (DGVM) herausgegebenen **„Beurteilungskriterien"** (4. A. 2022), die zu den Phänomenen Alkohol, Drogen und sonstige Verkehrsauffälligkeiten den aktuellen Stand der Fachwissenschaften enthalten. Die Gesellschaften haben auf ihrer Homepage zur Aktualisierung und in Begleitung des wissenschaftlichen Diskurses eine FAQ-Liste mit Antworten zu den an die jeweilige Fachgesellschaft gestellten Fragen veröffentlicht: *https://www.dgvp-verkehrspsychologie.de/unsere-arbeitsbereiche/strasse/fahreignung/bks/*

Diese Listen werden fortwährend aktualisiert und ggf. um andere verkehrsmedizinische und verkehrspsychologische Themen erweitert.

6.51 Welche Rolle spielen ICD und DSM bei der Begutachtung der Fahreignung?

Neben den eben erwähnten Begutachtungsleitlinien wird ergänzend auch die Anwendung des **Diagnostischen und Statistischen Manuals Psychischer Störungen** (**DSM**) in der aktuellen Fassung (**DSM-5**) empfohlen. Das Manual ist weltweit anerkannt und etabliert und umfasst ausschließlich psychische Störungen. Genutzt wird es in der klinischen Forschung sowie in der Praxis zur Diagnostik und enthält zweckdienliche Anleitungen für Fachpersonen. Das Klassifikationssystem wird laufend weiterentwickelt, und der Inhalt ist evidenzgeleitet.

Daneben kommt auch eine Anwendung der **International Classification of Diseases** (**ICD**) in Betracht. Seit dem 1. Januar 2024 ist die ICD-10-GM in der Version 2024 anzuwenden (BfArM 2024). Die ICD-11 ist seit ihrem Inkrafttreten am 01.01.2022 grundsätzlich einsetzbar, jedoch ist die Entwurfsfassung der ICD-11 in deutscher Sprache aus lizenzrechtlichen Gründen noch nicht nutzbar. Eine Inbezugnahme der diagnostischen Leitlinien nach Maßgabe der ICD findet in den Begutachtungsleitlinien leider nicht statt (mit Ausnahme der Begriffsklärung der Abhängigkeit von Alkohol (Ziffer 8.3 der Anlage 4 zur FeV), nämlich unter Ziffer 3.13.2 der Begutachtungsleitlinien). Eine Einbeziehung der ICD zur Beurteilung der Fahreignung findet (immerhin) auf der Ebene der **medizinischen Fachgesellschaften** statt, deren individuelle Leitlinien den Anspruch haben, den jeweils aktuellen Stand der Wissenschaft abzubilden. Aus diesem Grund sei an dieser Stelle hierauf verwiesen (Beispiele s. Praxistipp):

PRAXISTIPP

- Pocket-Leitlinie 2023 **Fahreignung bei kardiovaskulären Erkrankungen** der Deutschen Gesellschaft für Kardiologie – Herz- und Kreislaufforschung e. V.: https://leitlinien.dgk.org/files/14_2023_pocket_leitlinien_fahreignung.pdf
- **S3-Leitlinie Demenzen** der Deutschen Gesellschaft für Psychiatrie und Psychotherapie, Psychosomatik und Nervenheilkunde sowie der Deutschen Gesellschaft für Neurologie: https://register.awmf.org/de/leitlinien/detail/038-013
- Zu **sonstigen Leitlinien** s. die Veröffentlichungen auf dem Portal der Arbeitsgemeinschaft der Wissenschaftlichen Medizinischen Fachgesellschaften e. V.: https://www.awmf.org/leitlinien

Gerade deshalb, weil auch Erkrankungen, die in Anlage 4 zur FeV nicht aufgeführt werden oder nicht unmittelbar zum Wegfall der Fahreignung führen, Anlass zur Anordnung eines Fahreignungsgutachtens geben können, ist eine Einbeziehung der Leitlinien und der ICD wichtig. Zur **Borderline-Persönlichkeitsstörung** etwa ergeben sich aus der Beschreibung des Krankheitsbildes in der ICD-10 (F60.3) Merkmale mit möglicher Relevanz für die Fahreignung, wie z. B. die Unfähigkeit, impulshaftes Verhalten zu kontrollieren, eine Tendenz zu streitsüchtigem Verhalten und zu Konflikten mit anderen sowie eine Neigung zu selbstdestruktivem Verhalten mit parasuizidalen Handlungen und Suizidversuchen (s. die Fallgestaltung im Verfahren Bayer. VGH, Beschl. v. 05.01.2022–11 CS 21.2692).

PRAXISTIPP

Bei Vorliegen **psychischer Störungen** ist daher unbedingt zu empfehlen, die Einordnung anhand der ICD vorzunehmen.

Literatur

Begutachtungsleitlinien zur Kraftfahreignung vom 27. Januar 2014 in der Fassung vom 17. Februar 2021, Bundesgesetzblatt Teil I Nr. 11 vom 25. März 2022; online verfügbar unter https://www.bast.de/DE/Verkehrssicherheit/Fachthemen/U1-BLL/BLL_node.html (letzter Zugriff: 10.5.2024).

BfArM (Bundesinstitut für Arzneimittel und Medizinprodukte). ICD-10-GM Version 2024; https://klassifikationen.bfarm.de/icd-10-gm/kode-suche/htmlgm2024/index.htm (letzter Zugriff: 10.5.2024).

Bockelmann P. Verkehrsstrafrechtliche Aufsätze und Vorträge. Hamburg: Auto + Erdöl Presse-Verlag H. Seidewinkel 1967.

Fischer F. Strafbarkeit des Arztes wegen unzureichender Aufklärung bezüglich der Fahruntüchtigkeit des Patienten. medstra 2023; 2: 95–103.

Hentschel/König/Dauer. Straßenverkehrsgesetz. 47. A. München: C.H. Beck 2023.
Hettenbach M, Kalus V, Möller MR, Pießkalla M. Uhle S. Drogen und Straßenverkehr. 3. A. Bonn: DeutscherAnwaltVerlag 2016.
Madea B, Mußhoff F, Berghaus G. Verkehrsmedizin. 2. A. Köln: Deutscher Ärzteverlag 2012.
Peitz J. Schweigepflicht von Ärzten, Psychologen und Angehörigen anderer Heilberufe. In: Patermann A, Schubert W, Graw M. Handbuch des Fahreignungsrechts. Leitfaden für Gutachter, Juristen und andere Rechtsanwender. Bonn: Kirschbaum Verlag 2015.
Peitz J. Entschließung der Fahrerlaubnisbehörde zur Gefahrenabwehr. In: Patermann A, Schubert W, Graw M (Hrsg.): Handbuch des Fahreignungsrechts. Leitfaden für Gutachter, Juristen und andere Rechtsanwender. Bonn: Kirschbaum Verlag 2015.
Peitz J, Hoffmann-Born H. Arzthaftung bei problematischer Fahreignung. 2. A. Bonn: Kirschbaum Verlag 2018.
Schubert W, Huetten M, Reimann C et al. Begutachtungs-Leitlinien zur Kraftfahreignung. 3. A. Bonn: Kirschbaum Verlag 2018.

III Psychische Erkrankungen: Klinik – Therapie – forensische Relevanz

7 Neuronale Entwicklungsstörungen

Intelligenzminderungen

Nenad Vasić

7.1 Wie wird eine Intelligenzminderung definiert und wie häufig kommt sie vor?

DEFINITION

Eine Intelligenzminderung (IM) bzw. eine „Störung der Intelligenzentwicklung" gemäß ICD-11 wird prinzipiell als eine neuronale Entwicklungsstörung aufgefasst. Das klinische Bild der Intelligenzstörungen ist sehr vielschichtig und wirkt sich auf die Bereiche des Denkens, des Fühlens, der Wahrnehmung, der sozialen Interaktionen sowie oft der Besorgung alltäglicher Bedürfnisse aus.

Die Lebenszeitprävalenz wird in der Allgemeinbevölkerung auf 1–2 % geschätzt, wobei das männliche Geschlecht leicht überwiegt („male gender ratio" 1,2–1,4 %). Es gibt Hinweise darauf, dass beispielsweise ein niedriges Einkommen oder ländliche Regionen als Wohnort mit einer etwas erhöhten Prävalenz (bis ca. 2 %) einhergehen.

7.2 Welche sind die diagnostischen Kriterien der Intelligenzminderungen nach ICD-11?

Nach der ICD-11 handelt es sich bei Intelligenzminderungen um neuronale Entwicklungsstörungen, die ätiologisch und phänotypisch unterschiedlich sind und in Bezug auf intellektuelle Leistungen und adaptives Verhalten etwa zwei oder mehr Standardabweichungen (SD) unter dem Mittelwert liegen (unter der 2,3-Perzentile). Diese Annahme basiert darauf, dass sich die Intelligenz in der Bevölkerung gemäß der Gauß-Kurve verteilt, wobei ein durchschnittlicher IQ-Wert zwischen 85 und 115 liegt.

- Bei einer **leichtgradigen Störung** der Intelligenzentwicklung (etwa 0,1- bis 2,3-Perzentil; ICD-11: 6A00.0) ist eine alltägliche Konversation normalerweise möglich, genauso wie alltägliche Aktivitäten zur Selbstversorgung sowie häusliche und praktische Tätigkeiten. Die mnestischen Leistungen sind in aller Regel beeinträchtigt. Einfache handwerkliche Fertigkeiten können erlernt werden, während das Erlernen des Lesens und schriftlicher Äußerungen erschwert ist. Die Mehrheit der Betroffenen besucht bestenfalls eine Sonder-/Förderschule.

- Bei einer **mittelgradigen Störung** der Intelligenzentwicklung (ca. 0,003- bis 0,1-Perzentile; ICD-11: 6A00.1) ist die Kommunikation oft durch verwaschene Artikulation erschwert, und die mnestischen Defizite sind ausgeprägter als bei einer leichtgradigen Störung der Intelligenzentwicklung. Manche Betroffenen beherrschen grundlegende Selbstversorgungs- und praktische Tätigkeiten, wobei unabhängige Lebensführung meistens nicht möglich ist. Oft bedarf es einer geschützten Umgebung, vor allem im Rahmen der Ausübung einer etwaigen beruflichen Tätigkeit, wie beispielsweise in der beschützten Umgebung einer Werkstatt.
- Bei einer **schwergradigen Störung** der Intelligenzentwicklung (unter der 0,003-Perzentile; ICD-11: 6A00.2) kommen oft wesentliche neurologische, motorische und sensorische Beeinträchtigungen hinzu, sodass die Betroffenen in aller Regel auf eine umfangreiche und intensive alltägliche Unterstützung angewiesen sind.
- Bei einer **tiefgreifenden Störung** der Intelligenzentwicklung (unter der 0,003-Perzentile, ≥ 4 SD unter dem Mittelwert; ICD-11: 6A00.3) können die Grundbedürfnisse aufgrund der Immobilität und der Unfähigkeit, auch einfache Aufforderungen und Anweisungen zu verstehen oder sich zu äußern, nicht eigenständig befriedigt werden, sodass die Betroffenen auf mehr oder weniger kontinuierliche Beaufsichtigung in beschützter Umgebung angewiesen sind.

Info

Dabei gilt es zu betonen, dass trotz gewisser Quantifizierungsmöglichkeiten hinsichtlich des Schweregrades der Störung mithilfe standardisierter Intelligenztests klinisch ein Kontinuum i. S. einer dimensionalen Betrachtungsweise vorliegt. Aufgrund der Diversität der individuellen Entwicklungen sowie der Vielfalt der klinischen Symptome bestehen jedoch oft auch innerhalb einer klassifizierten Gruppe erhebliche Diskrepanzen in Bezug auf die jeweils untersuchten Fertigkeiten und einzelnen Kompetenzen.

Forensisch-psychiatrisch könnte die manchmal und vor allem früher vorgenommene Zuordnung der einzelnen IM-Schweregrade zum **„mentalen Alter"** besser geeignet erscheinen, wonach beispielsweise eine leichte Störung der Intelligenzentwicklung dem mentalen Alter von 9 bis 12 Lebensjahren und eine schwere Störung der Intelligenzentwicklung dem mentalen Alter von 3 bis 6 Lebensjahren zuzuordnen wäre. Hieraus folgt jedoch keinesfalls, dass die Feststellung der Diagnose einer IM automatisch oder in der Regel Geschäftsunfähigkeit oder eine aufgehobene Strafmündigkeit bei den Betroffenen impliziert: Jeweils einzelne Aspekte der zu bewertenden Straftat sowie die jeweils individuell vorhandenen Kompetenzen müssen im Zusammenhang mit dem Tatgeschehen bewertet werden.

7.3 Welche komorbiden Erkrankungen kommen bei Intelligenzminderungen vor?

Man geht davon aus, dass zusätzliche Erkrankungen aus dem schizophrenen Formenkreis mit einer Häufigkeit von 5–10 % vorliegen, dass affektive Erkrankungen, hier insbesondere rezidivierende depressive Störungen, bis zu 25 % der Patientinnen und Patienten betreffen, dass Suchterkrankungen in bis zu 10 % der

Fälle vorliegen und dass Angst- und Zwangsstörungen sowie Essstörungen mit einer ähnlichen Prävalenzrate von bis zu 60–70 % vorhanden sind.

7.4 Welche Therapieansätze existieren bei Intelligenzminderungen?

Es existieren nur wenige spezifische Behandlungskonzepte, vor allem was die Behandlung der im Maßregelvollzug untergebrachten Personen mit einer IM betrifft. In den letzten Jahren wurde das Konzept der **Dialektisch-behavioralen Therapie** (DBT) nach Linehan auch für die Behandlung von intelligenzgeminderten Menschen modifiziert (DBT-F-IM). Zudem existieren verschiedene andere Programme, die einzelne Behandlungsabschnitte definieren (Orientierungs- und Gewöhnungsphase, Veränderungsphase bis hin zur Prüfungsphase). Insbesondere Gruppentherapien erweisen sich als in der Praxis bedeutend: So sind mittlerweile standardisierte Gruppentherapien für Sexualstraftäter, Menschen mit Lernbehinderung, Brandstifter oder auch Täter mit einer IM und komorbider Suchterkrankung etabliert.

7.5 Welche Straftaten stehen im Zusammenhang mit Intelligenzminderungen?

7

Forensisch-psychiatrisch relevant ist insbesondere die Komorbidität mit einer Störung der Sexualpräferenz (ICD-10: F65), da mehr als die Hälfte der im Maßregelvollzug nach § 63 StGB untergebrachten Personen mit einer IM Sexualstraftaten als Anlassdelikt für die Unterbringung aufweisen. Etwa die Hälfte dieser untergebrachten Personen weist eine Störung der Sexualpräferenz auf – überwiegend eine Pädophilie. Nach den Sexualstraftaten folgen in der Statistik der Unterbringungsdelikte mit etwa gleicher Häufigkeit von 10–20 % Eigentumsdelikte, Brandstiftungen sowie Körperverletzungen, während Tötungsdelikte seltener sind (< 10 %).

7.6 Wann ist die Schuldfähigkeit bei Intelligenzminderungen beeinträchtigt?

Die Intelligenzminderung ohne erkennbare organische Ursache wird unter das dritte Eingangsmerkmal der §§ 20 und 21 StGB („Intelligenzminderung") subsumiert. Wenn jedoch eine erkennbare organische Ursache vorliegt und die Intelligenzminderung somit infolge einer nachweisbaren organischen Krankheit (z. B. Schädel-Hirn-Trauma, Infektion während der Schwangerschaft oder Geburtskomplikationen) eingetreten ist, dann wird sie dem ersten Eingangsmerkmal „krankhafte seelische Störung" zugeordnet. Es wird davon ausgegangen, dass mit zunehmender Ausprägung der IM die **Einsichtsfähigkeit** immer stärker beeinträchtigt wird, sodass in der Praxis bei mittelgradiger IM bereits oft eine aufgehobene Einsichtsfähigkeit angenommen wird und die Voraussetzungen für die Annahme einer **aufgehobenen Schuldfähigkeit** vorliegen; auch bei einer leichten IM ist in der Regel der juristische Schweregrad des dritten Eingangsmerkmals erreicht, wenn auch – in Abhängigkeit von der Komplexität des Tatgeschehens sowie der individuellen Defizite und Fertigkeiten – primär die **Steuerungsfähigkeit** beeinträchtigt ist. In der Praxis lässt sich das Risiko weiterer, unter Umständen schwerwiegender Straftaten oft auch durch die Aufnahme in eine geeignete Betreuungseinrichtung mit entsprechender Kontrolle deutlich senken, sodass in vielen Fällen eine Unterbringung im Maßregelvollzug unter den entsprechenden Auflagen zur Bewährung ausgesetzt werden kann.

PRAXISTIPP

Hinweise für die Begutachtung:

- Bereits bei einer leichten IM wird regelhaft die Schwelle zur Annahme des Eingangsmerkmals „Intelligenzminderung" erreicht. Primär ist die Steuerungsfähigkeit beeinträchtigt.
- Bereits bei mittelgradiger IM liegt oft eine aufgehobene Einsichtsfähigkeit und somit Schuldunfähigkeit vor.
- Eine hinreichende Risikoreduktion lässt sich oft durch Unterbringung in betreuten Einrichtungen abseits des Maßregelvollzugs erreichen.

7.7 Wann ist die Geschäftsfähigkeit bei Intelligenzminderungen beeinträchtigt?

Hier stellt sich primär die Frage nach der **Geschäftsfähigkeit** bei volljährigen Patientinnen und Patienten. Dabei gilt als Grundsatz, dass mittelgradige und schwere IM meist eine Geschäftsunfähigkeit bedingen, während bei einer leichten IM eine Geschäftsunfähigkeit nur bei manchen Handlungen/Geschäften angenommen werden muss. Hier kommt es auf die Schwierigkeit/Komplexität des Rechtsgeschäfts an.

Ähnliches gilt auch für die **Einwilligungsfähigkeit**: Bei eher einfacheren Vorgängen, die eine geringe Komplexität aufweisen und eher geringfügige Konsequenzen nach sich ziehen, sind zum Teil auch Patientinnen und Patienten mit einer mittelgradigen Intelligenzminderung in der Lage einzuwilligen. Dies gilt allerdings nicht für komplexere Eingriffe.

7.8 Welche Folgen zieht eine Intelligenzminderung im Sozialrecht nach sich?

Sozialrechtlich handelt es sich bei einer IM um eine Behinderung, die gemäß dem Sozialgesetzbuch einen Anspruch auf eine Eingliederungshilfe nach sich zieht. Bereits Menschen mit einer mittelgradigen IM sind in aller Regel erwerbsunfähig auf dem allgemeinen Arbeitsmarkt, genauso wie ein Teil der Personen mit einer leichten IM. Somit bleibt für diese Menschen eine Tätigkeit in Werkstätten für Behinderte als Option, in deren Rahmen sie einer beruflichen Tätigkeit nachgehen können und dabei auch kranken- und rentenversichert sind.

Im Hinblick auf die Bewertung des Grades der Behinderung (**GdB**) bedingt entsprechend den versorgungsmedizinischen Grundsätzen ein IQ-Wert von < 60 einen GdB von 80–100 %, ein IQ-Wert von 60–70 – in Abhängigkeit der konkreten Auswirkungen und der Persönlichkeitsentwicklung im affektiven und sozialen Bereich – einen GdB von 30–70 %, während Teilleistungsschwächen – in der Regel und in Abhängigkeit von der Ausprägung – einen GdB von < 50 % nach sich ziehen.

7.9 Mit welchen Beeinträchtigungen der Fahreignung ist bei Intelligenzminderungen zu rechnen?

Geringfügige Intelligenzeinbußen beeinträchtigen die Fahreignung meistens nicht bedeutend, während bereits bei Menschen mit einer leichten IM eher damit gerechnet werden muss, dass keine Fahreignung vorliegt. In den Begutachtungsleitlinien zur Kraftfahreignung wird insbesondere auf die Komorbidität mit Persönlichkeitsstörungen und auf eine genauere Überprüfung des Leistungsprofils und der bestehenden Defizite hingewiesen.

Literatur

BfArM (Bundesinstitut für Arzneimittel und Medizinprodukte). ICD-11 in Deutsch – Entwurfsfassung; https://www.bfarm.de/DE/Kodiersysteme/Klassifikationen/ICD/ICD-11/uebersetzung/_node.html (letzter Zugriff: 10.5.2024).

Häßler F. Intelligenzminderung mit Verhaltensstörungen. In: Häßler F, Nedopil N, Dudeck M (Hrsg.): Praxishandbuch Forensische Psychiatrie. Grundlagen, Begutachtung, Interventionen im Erwachsenen-, Jugendlichen- und Kindesalter. 3. A. Berlin: Medizinisch Wissenschaftliche Verlagsgesellschaft 2022; 402–423.

Müller JL, Nedopil N. Forensische Psychiatrie. Klinik, Begutachtung und Behandlung zwischen Psychiatrie und Recht. 5. A. Stuttgart: Thieme 2017; 254–261.

Segmiller F, Dudeck M. Psychiatrische Beispielgutachten. Ein Praxisbuch für Einsteiger und Fortgeschrittene. Stuttgart: Kohlhammer 2019.

Seifert D. Begutachtung und Behandlung von Personen mit Intelligenzminderung. In: Dreßing H, Habermeyer E (Hrsg.): Venzlaff Foerster Dreßing Habermeyer. Psychiatrische Begutachtung. Ein praktisches Handbuch für Ärzte und Juristen. 7., neu bearb. u. erw. A. München: Elsevier Urban & Fischer 2021; 297–317.

Autismus-Spektrum-Störungen

Nenad Vasić

7.10 Was sind die Hauptmerkmale einer Autismusstörung?

Autismus-Spektrum-Störungen (ASS) sind tiefgreifende Entwicklungsstörungen und primär gekennzeichnet durch anhaltende Defizite in der sozialen Kommunikation und sozialen Interaktion, durch eingeschränkte, repetitive Verhaltensmuster, Interessen oder Aktivitäten, zudem Defizite in der Wahrnehmung und Verarbeitung von Umwelt- und Sinneseindrücken sowie in der Mehrheit der Fälle durch wesentliche, zum Teil vordergründig erscheinende psychische Begleitstörungen i.S. unterschiedlicher Komorbiditäten. Der Beginn der Störung liegt in der Entwicklungsphase, typischerweise in der frühen Kindheit, aber die Symptome können sich auch erst später vollständig manifestieren.

7.11 Welche Formen der Autismusstörungen werden unterschieden?

Während noch in der ICD-10 drei Haupttypen unterschieden werden (frühkindlicher Autismus, Asperger-Autismus und atypischer Autismus), wird in der ICD-11 eine Spektrumstörung (ICD-11: 6A02) definiert. Ein frühes Auftreten im Kindesalter manifestiert sich durch ein charakteristisches Muster abnormer Funktionen in den sozialen Interaktionen, in der Kommunikation sowie im Hinblick auf die Stereotypen repetitiver Verhaltensweisen. Das sog. **Asperger-Syndrom** unterscheidet sich in erster Linie durch eine fehlende Allgemeinentwicklungsverzögerung und geht häufig mit einer durchschnittlichen oder auch überdurchschnittlichen Intelligenz einher. Unabhängig von den Phänotyp-ableitenden diagnostischen Kriterien wird auch bei den ASS, ähnlich wie bei anderen Entwicklungsstörungen, zwischen primär idiopathischen und sekundären Formen unterschieden:

- Bei den **sekundären Formen** wird eine nachweisbare organische, genetische oder sonstige organische Veränderung gefunden, beispielsweise eine chromosomale Aberration oder eine Gehirnschädigung in Form von z. B. Geburtskomplikationen, entzündlichen Hirnerkrankungen oder epileptischen Syndromen.
- **Primär idiopathischen Formen** fehlt dieser Nachweis, wenn auch festzuhalten ist, dass gerade für ASS die multikausale Ätiologie mit oft nicht feststellbarer Pathogenese eine besondere Rolle spielt.

Im DSM-5 wurde dagegen eine Aufteilung in Bezug auf die konkreten Defizite vorgenommen: „Unterstützung erforderlich", „umfangreiche Unterstützung erforderlich" und „sehr umfangreiche Unterstützung erforderlich".

7.12 Wie stellt man die Diagnose einer Autismusstörung?

Die Diagnosestellung erfolgt im Erwachsenenalter primär klinisch nach einer detaillierten Exploration der frühkindlichen Entwicklung, der Phase der Adoleszenz und einer detaillierten Erfassung etwaiger komorbider psychischer Störungen. Gerade im Hinblick auf Überlegungen zur Differenzialdiagnostik und Komorbidität ist festzuhalten, dass komorbide Störungen sehr häufig sind: Persönlichkeitsstörungen werden beispielsweise bei mehr als der Hälfte der Patienten mit hochfunktionalem Autismus diagnostiziert; etwa die Hälfte dieser Patienten bekommt auch die Diagnose einer affektiven oder Angststörung und knapp ein Fünftel hat auch die Diagnose einer Störung aus dem psychotischen Formenkreis. Diese komorbiden Störungen prägen oft den klinischen Verlauf der Erkrankung und können phasenweise auch eine zugrunde liegende autistische Symptomatik „maskieren" – insbesondere im forensischen Kontext spielen sie deshalb eine große Rolle.

MERKE

Die Diagnosestellung erfolgt rein klinisch nach präziser Anamneseerhebung unter Einbeziehung der Fremdanamnese, ggf. der Schulzeugnisse, der psychopathologischen Skalen und neuropsychologischen Befunde sowie stets der komorbiden Störungen, insbesondere Persönlichkeitsstörungen, Angst- und affektiven Erkrankungen sowie psychotischen Störungen.

7.13 Sind Patienten mit einer Autismusstörung überproportional straffällig?

Die metaanalytischen Daten weisen darauf hin, dass Menschen mit einer ASS im Vergleich zur Allgemeinbevölkerung nicht im Übermaß Straftaten begehen. Jedoch scheint insbesondere das komorbide Vorliegen von Psychosen und Depressionen ein Risikofaktor für delinquentes Verhalten bei Betroffenen mit ASS zu sein. Die beschriebene Prävalenz in Bezug auf die in forensischen Einrichtungen untergebrachten Patienten, die zwischen 1–2 % und 20 % schwankt, deutet darauf hin, dass es offenbar eine große Variation der unterschiedlichen Krankheitsbilder gibt und dass die Komorbidität, hier insbesondere mit Störungen aus dem psychotischen Formenkreis oder beispielsweise Epilepsie, eine große Rolle spielt, sodass in aller Regel „ein Mischbild aus der autistischen Basissymptomatik und den häufigen psychiatrischen Komorbiditäten" vorliegt.

7.14 Welche Therapieansätze existieren?

In Anbetracht der vielfältigen und in den aller meisten Fällen nicht eindeutigen Ätiologie der Störung ist eine kausale Therapie bislang nicht möglich. Insbesondere **psychotherapeutische Verfahren**, die auf die Behandlung spezifischer autismusbedingter Defizite abzielen, haben sich bislang als wirksam erwiesen. Hierfür stehen mittlerweile auch standardisierte, manualisierte Therapieverfahren zur Verfügung.

Medikamentös sind manche Substanzen bei Teilsymptomen zugelassen worden, wie beispielsweise Risperidon und Zuclopenthixol zur Behandlung von fremd- und autoaggressiven Verhaltensweisen. Darüber hinaus sollten komorbide Störungen, beispielsweise ein depressives Syndrom oder eine psychotische Begleitsymptomatik, entsprechend der Evidenzbasis medikamentös spezifisch behandelt werden. Auch vor diesem Hintergrund ist eine möglichst präzise und ausschöpfende diagnostische Zuordnung relevant.

7.15 Wie bewertet man die Schuldfähigkeit bei Autismus-Spektrum-Störungen?

In den meisten Fällen eines Vollbilds einer primär idiopathischen Störung aus dem Autismusformenkreis wird diese in Anbetracht des Schweregrades in aller Regel dem Eingangsmerkmal der „**krankhaften seelischen Störung**" zugeordnet werden. Autistische Syndrome, die mit einer ausgeprägten Intelligenzminderung einhergehen, wie dies bei vielen sekundären autistischen Formen der Fall ist, sind andererseits dem Eingangskriterium der „**Intelligenzminderung**" zuzuordnen. Ähnliches gilt für das parallele Auftreten einer autistischen Störung und einer Epilepsie – hier muss zunächst möglichst präzise geklärt werden, welche Rolle das Anfallsgeschehen bei der Straftat möglicherweise gespielt hat (z. B. Delikt während des Anfalls oder postiktal). Auch komorbide psychotische Störungen spielen eine besondere Rolle, oft auch in Form von kurzen polymorphen psychotischen Phasen. In solchen Fällen sind ebenfalls in aller Regel die medizinischen Voraussetzungen für die Annahme des Eingangsmerkmals einer krankhaften seelischen Störung erfüllt.

Im Hinblick auf die Frage nach etwaigen Beeinträchtigungen der **Einsichts- und Steuerungsfähigkeit** muss bei den Betroffenen eine genaue Analyse des Tatgeschehens sowie ihres jeweiligen Zustands zur Tatzeit erfolgen, wobei in diese Analyse insbesondere die vorhandenen Defizite der sozialen Kognition sowie Defizite in den Bereichen Theory of Mind und kognitive Empathie einzubeziehen sind.

7.16 Welche Rolle spielt Autismus im Sozial- und Zivilrecht?

ASS stellen eine Behinderung i. S. d. § 2 SGB IX dar, wenn Menschen mit Autismus *„in Wechselwirkung mit einstellungs- und umweltbedingten Barrieren an der gleichberechtigten Teilhabe an der Gesellschaft gehindert sind"*. Im Hinblick auf die Bewertung der **Berufs- oder Erwerbsunfähigkeit** der Betroffenen ist das gesamte

Spektrum der Schweregrade der ASS zu berücksichtigen – beginnend mit einer psychobiologischen Normvariante über eine autistische Persönlichkeitsstrukturierung bis hin zum Vollbild einer ASS, wie oben beschrieben. Auch die Berücksichtigung der erwähnten komorbiden Symptomatik darf nicht ausbleiben. Entsprechend der Versorgungsmedizin-Verordnung des Bundesministeriums für Arbeit und Soziales wurden Kriterien definiert, anhand deren sich auch die Defizite bei Betroffenen mit einer ASS differenzierter darstellen lassen und hieraus auch ein Grad der Behinderung (GdB) abgeleitet werden kann. Man unterscheidet:

- GdB von 10–20, wenn keine relevanten sozialen Anpassungsschwierigkeiten vorliegen
- GdB von 30–40 bei leichten sozialen Anpassungsschwierigkeiten
- GdB von 50–70 bei mittleren sozialen Anpassungsschwierigkeiten bis hin zu einem
- GdB von 80–100 bei schweren sozialen Anpassungsschwierigkeiten.

Bei leichten sozialen Anpassungsschwierigkeiten ist in aller Regel eine besondere Förderung oder Unterstützung zwecks Integration in die wesentlichen Lebensbereiche wie Schuleinrichtungen oder den allgemeinen Arbeitsmarkt notwendig, während diese Unterstützung bei mittelgradigen sozialen Anpassungsschwierigkeiten in Form von z. B. einem Integrationshelfer im Rahmen der Eingliederungshilfe erfolgt. Bei schweren sozialen Anpassungsschwierigkeiten gelingt eine Integration in Lebensbereiche auch mit intensivster Unterstützung in der Regel nicht.

7.17 Hat eine Autismusstörung Auswirkungen auf die Fahrtauglichkeit?

Die Diagnose einer ASS stellt prinzipiell kein Hindernis für die Erlangung einer Fahrerlaubnis dar. Zur Breite der vorhandenen Syndrome, zu den jeweils spezifischen Teilbeeinträchtigungen und Komorbiditäten ist im Einzelfall jedoch ein zusätzliches Gutachten notwendig, um die Fahreignung im konkreten Fall zu prüfen.

Literatur

BfArM (Bundesinstitut für Arzneimittel und Medizinprodukte). ICD-11 in Deutsch – Entwurfsfassung; https://www.bfarm.de/DE/Kodiersysteme/Klassifikationen/ICD/ICD-11/uebersetzung/_node.html (letzter Zugriff: 10.5.2024).

Müller JL, Nedopil N. Forensische Psychiatrie. Klinik, Begutachtung und Behandlung zwischen Psychiatrie und Recht. 5. A. Stuttgart: Thieme 2017; 262–274.

Remschmidt H. Entwicklungsstörungen. In: Häßler F, Nedopil N, Dudeck M (Hrsg.): Praxishandbuch Forensische Psychiatrie. Grundlagen, Begutachtung, Interventionen im Erwachsenen-, Jugendlichen- und Kindesalter. 3. A. Berlin: Medizinisch Wissenschaftliche Verlagsgesellschaft 2022; 424–435.

Segmiller F, Dudeck M. Psychiatrische Beispielgutachten. Ein Praxisbuch für Einsteiger und Fortgeschrittene. Stuttgart: Kohlhammer 2019.

Tebartz van Elst L. Autismus-Spektrum-Störungen. In: Dreßing H, Habermeyer E (Hrsg.). Venzlaff Foerster Dreßing Habermeyer. Psychiatrische Begutachtung. Ein praktisches Handbuch für Ärzte und Juristen. 7., neu bearb. u. erw. A. München: Elsevier Urban & Fischer 2021; 183–192.

Aufmerksamkeitsdefizit-/Hyperaktivitätsstörung (ADHS)

Wolfgang Retz und Daniel Turner

7.18 Was ist der Unterschied zwischen ADHS und ADS?

Die Kernsymptome der Aufmerksamkeitsdefizit-/Hyperaktivitätsstörung (ADHS) (ICD-10: F90.0) sind:

- Unaufmerksamkeit bzw. Aufmerksamkeitsstörung
- Überaktivität oder Hyperaktivität
- Erhöhte Impulsivität

Im Erwachsenenalter trifft man bei Personen mit ADHS häufig auch auf Störungen der Emotionsregulation sowie Desorganisiertheit im Alltag (Wender und Tomb 2009).

Je nach Ausprägung der Symptomkomponenten werden ein gemischtes Erscheinungsbild der ADHS von einem überwiegend unaufmerksamen bzw. hyperaktiv-impulsiven Erscheinungsbild unterschieden. Eine ADHS, bei der die hyperaktive Komponente der Störung und auch die impulsive Komponente weniger prägnant sind, während eine deutliche Störung der Aufmerksamkeitsleistungen im Vordergrund der Symptomatik steht, wird auch als Aufmerksamkeitsstörung (ADS) bezeichnet.

Info

Beispiele für die Kernsymptomatik

- **Unaufmerksamkeit:** Schwierigkeiten, Aufmerksamkeit aufrechtzuerhalten; starke Ablenkbarkeit durch äußere Reize oder irrelevante Gedanken, häufiges Verlieren von Gegenständen, starke Vergesslichkeit
- **Hyperaktivität:** nicht ruhig sitzen können, ständig umherlaufen, innere Unruhe/Getriebenheit, übermäßig viel reden
- **Erhöhte Impulsivität:** niedrige Frustrationstoleranz, häufiges Unterbrechen des Gesprächspartners; nicht abwarten können, bis man an der Reihe ist; unbedachte Entscheidungen

7.19 Unterscheidet sich die ADHS-Symptomatik bei Männern und Frauen?

Es gibt Hinweise darauf, dass Frauen mit ADHS hauptsächlich Symptome aus dem Bereich Unaufmerksamkeit zeigen, während bei Männern häufig das gemischte oder überwiegend hyperaktiv-impulsive Erscheinungsbild vorliegt (Li et al. 2019). Außerdem zeigen Männer häufiger externalisierende Probleme wie aggressives Verhalten, während internalisierende Probleme wie depressives oder ängstliches Verhalten bei Frauen mit ADHS häufiger auftreten (Solberg et al. 2018). Da mit steigendem Alter hyperaktive Symptome zunehmend in den Hintergrund treten, nehmen auch die Unterschiede zwischen Männern und Frauen mit zunehmendem Alter immer weiter ab.

7.20 Haben sich die diagnostischen Kriterien in der ICD-11 geändert?

Mit der Einführung der ICD-11 ist es zu einer konzeptionellen Angleichung an das DSM-5 gekommen. Inhaltlich wurden die diagnostischen Kriterien nicht geändert.

7.21 Wie wird die Diagnose ADHS gestellt?

Es handelt sich um eine klinische Diagnose, die auf der anamnestischen Erfassung der typischen Psychopathologie im Längs- und Querschnitt beruht. Fremdanamnestische Angaben und Dokumente aus der Kindheit (z. B. Zeugnisse) sowie standardisierte Fremd- und Selbstbeurteilungsverfahren können hierbei hilfreich sein (Retz et. al. 2013). Die Symptome der AD(H)S müssen situationsübergreifend vorhanden sein, d. h., sie müssen sich z. B. in Schule, Beruf, Freundeskreis und Familie äußern. Außerdem müssen erste Symptome bereits in der Kindheit aufgetreten sein, um die Diagnose stellen zu können. Die Symptome müssen zudem zu fassbaren funktionellen Beeinträchtigungen führen.

7.22 Haben Personen mit ADHS besonders viele Probleme im Alltag?

Personen mit ADHS haben vielfältige Probleme in der Alltagsbewältigung. In zahlreichen Langzeitstudien wurde gezeigt, dass schulische Leistungen sowie der Erfolg in Ausbildung und Beruf vermindert sind. Probleme ergeben sich sehr häufig auch im Bereich zwischenmenschlicher Beziehungen. Dementsprechend ist beispielsweise auch die Rate an Scheidungen und Trennungen erhöht. Sehr häufig kommt es auch zu Problemen im Straßenverkehr. Das Unfallrisiko ist nicht nur dort, sondern generell erhöht.

7.23 Werden Personen mit ADHS häufiger straffällig?

ADHS stellt einen Risikofaktor für die Entwicklung kriminellen Verhaltens nach Erreichen der Strafmündigkeit dar (Retz et al. 2021). In der Regel zeichnet sich dies bereits in der Kindheit in Form von komorbiden Störungen des Sozialverhaltens ab. Jugendliche mit ADHS werden oft früher straffällig als Jugendliche ohne ADHS und weisen eine höhere Rate an Rezidivdelinquenz auf. ADHS erhöht auch das Risiko für die Entwicklung von Suchtmittelkonsumstörungen, die ihrerseits das Kriminalitätsrisiko erhöhen.

7.24 Wird die Diagnose ADHS heutzutage häufiger gestellt als noch vor 10 Jahren?

Aktuelle Übersichtsarbeiten weisen darauf hin, dass die Diagnose ADHS heutzutage häufiger gestellt wird als noch vor 10 Jahren und dass die Verschreibungshäufigkeit von Stimulanzien deutlich zugenommen hat (Abdelnour et al. 2022; Kazda et al. 2021). Es wird vermutet, dass diese zusätzlichen Fälle insbesondere Patientinnen und Patienten mit milder ADHS-Symptomatik sind, bei denen nicht zwangsläufig eine Behandlungsbedürftigkeit besteht (Kazda et al. 2021).

7.25 Kann eine ADHS auch erstmals im Erwachsenenalter auftreten?

Falls bei einer Person in der Kindheit keine ADHS diagnostiziert wurde, kann eine ADHS-Diagnose im Erwachsenenalter nur vergeben werden, wenn sich retrospektiv eindeutige ADHS-Symptome in der Kindheit identifizieren lassen. Neuere Untersuchungen legen allerdings nahe, dass es eine nicht zu vernachlässigende Population an jungen Erwachsenen mit ADHS gibt, bei denen die diagnostische Schwelle in der Kindheit nicht überschritten wurde. Dies legt die Vermutung nahe, dass eine „Adult-onset"-Form von ADHS existiert. Bei diesen Personen ist die Symptomatik in der Regel etwas schwächer ausgeprägt, und die Aufmerksamkeitsstörung steht klar im Vordergrund der Symptomatik (z. B. Asherson und Agnew-Blais 2019). Man geht davon aus, dass ein unterstützendes Umfeld in der Kindheit dazu beitragen kann, die ADHS-Symptomatik teilweise zu kompensieren, sodass sich die Störung in diesen Fällen erst im Erwachsenenalter unter Zunahme von Alltagsbelastungen und -anforderungen manifestiert.

7.26 Welche Medikamente gibt es zur Behandlung von ADHS?

Zur Behandlung der ADHS im Erwachsenenalter stehen sowohl Psychostimulanzien als auch Nicht-Stimulanzien zur Verfügung (Retz et al. 2020; ▶ Tab. 7.1). Aus der Gruppe der Psychostimulanzien sind in Deutschland für Erwachsene Methyl-

Tab. 7.1 Medikamentöse Therapie der ADHS: Dosierungen, Nebenwirkungen und Kontraindikationen

<table>
<tr><th>Medikament</th><th>Empfohlene Dosierung</th><th>Nebenwirkungen</th><th>Kontraindikationen</th></tr>
<tr><td>Methylphenidat</td><td>Empfohlene Anfangsdosis: 10 mg/Tag; Steigerung um 10 mg/Woche möglich; zugelassene Tageshöchstdosis: 80 mg</td><td rowspan="2">u. a. Appetitlosigkeit, Schlafstörungen, Tachykardie, Hypertonie, Nervosität, Unruhe, Schwitzen, Zittern, Kopfschmerzen, Schwindel, Dysphorie</td><td rowspan="2">Glaukom, Phäochromozytom, Behandlung mit MAO-Hemmern in den letzten 14 Tagen, Hyperthyreose, vorbestehende schwere Herz-Kreislauferkrankungen oder vaskuläre Erkrankungen</td></tr>
<tr><td>Lisdexamphetamin</td><td>Empfohlene Anfangsdosis: 30 mg/Tag; zugelassene Tageshöchstdosis: 70 mg</td></tr>
<tr><td>Atomoxetin</td><td>Empfohlene Anfangsdosis: 40 mg/Tag; empfohlene Erhaltungsdosis 80–100 mg/Tag; zugelassene Tageshöchstdosis: 100 mg</td><td>Kopfschmerzen, abdominelle Schmerzen, verminderter Appetit, Müdigkeit, Sehr selten: Leberfunktionsstörungen</td><td>Behandlung mit MAO-Hemmern in den letzten 14 Tagen, Engwinkelglaukom, schwere kardiovaskuläre oder zerebrovaskuläre Erkrankungen, Phäochromozytom</td></tr>
<tr><td>Guanfacin</td><td>Empfohlene Anfangsdosis: 1 mg/Tag; Steigerung um 1 mg pro Woche möglich; zugelassene Tageshöchstdosis: 7 mg</td><td>Somnolenz, Kopfschmerzen, Bauchschmerzen, Müdigkeit, verminderter Appetit, Bradykardie, Hypotonie</td><td>Überempfindlichkeit gegen den Wirkstoff, Hypotonus</td></tr>
</table>

phenidat und Lisdexamphetamin zugelassen. Atomoxetin, ein selektiver Noradrenalin-Wiederaufnahmehemmer und NMDA-Rezeptor-Blocker, ist das einzige Nicht-Stimulans, das in Deutschland zur Behandlung der ADHS im Erwachsenenalter zugelassen ist. Guanfacin, ein α_2-Rezeptor-Agonist, hat nur eine Zulassung für die Behandlung der ADHS-bei Kindern und Jugendlichen, kann bei Erwachsenen aber auch off-label eingesetzt werden.

CAVE

Bei der Verordnung von Psychostimulanzien sind die betäubungsmittelrechtlichen Bestimmungen zu beachten.

7.27 Muss ADHS immer mit Medikamenten behandelt werden?

Die Behandlung sollte leitliniengerecht erfolgen (DGKJP et al. 2017). Bei der Wahl der Therapie ist immer auch der Patientenwunsch zu berücksichtigen. Initial sollten stets psychoedukative Maßnahmen durchgeführt werden, da sich hierdurch bereits die Symptomatik und funktionelle Beeinträchtigungen verbessern lassen. Bei unzureichender Symptomreduktion sollte eine Pharmakotherapie erfolgen. Diese kann bei Bedarf durch psychotherapeutische Interventionen ergänzt werden.

7.28 Kommen komorbide psychische Störungen bei Menschen mit ADHS häufiger vor?

Komorbide psychische Störungen, vor allem affektive Störungen und Suchterkrankungen, sind bei Erwachsenen mit ADHS fast regelmäßig anzutreffen (Freitag und Retz 2007). Auch Persönlichkeitsstörungen, vornehmlich aus dem Cluster B (z. B. emotional instabile und antisoziale Persönlichkeitsstörung), sind häufig.

7.29 Leiden Menschen mit ADHS häufiger unter körperlichen Erkrankungen als Menschen ohne ADHS?

Menschen mit ADHS haben eine geringere Lebenserwartung als Menschen ohne ADHS, was zumindest teilweise auf eine erhöhte Prävalenz somatischer Erkrankungen zurückgeführt werden kann (Dalsgaard et al. 2015). Als weitgehend gesichert gilt ein Zusammenhang zwischen ADHS und Übergewicht, Schlafstörungen, asthmatischen Erkrankungen und Migräne, während ein Zusammenhang mit kardiovaskulären Erkrankungen eher unwahrscheinlich ist (Instanes et al. 2018).

Literatur

Abdelnour E, Jansen MO, Gold JA. ADHD diagnostic trends: Increased recognition or overdiagnosis? Missouri Med 2022; 119(5): 467.

Asherson P, Agnew-Blais J. Annual research review: Does late-onset attention-deficit/hyperactivity disorder exist? J Child Psychol Psychiatry 2019; 60(4): 333–352.

BfArM (Bundesinstitut für Arzneimittel und Medizinprodukte). ICD-11 in Deutsch – Entwurfsfassung; https://www.bfarm.de/DE/Kodiersysteme/Klassifikationen/ICD/ICD-11/uebersetzung/_node.html (letzter Zugriff: 10.5.2024).

Dalsgaard S, Østergaard SD, Leckman JF, Mortensen PB, Pedersen MG. Mortality in children, adolescents, and adults with attention deficit hyperactivity disorder: A nationwide cohort study. Lancet 2015; 385(9983): 2190–2196.

DGKJP (Deutsche Gesellschaft für Kinder- und Jugendpsychiatrie, Psychosomatik und Psychotherapie e. V.), DGPPN (Deutsche Gesellschaft für Psychiatrie und Psychotherapie, Psychosomatik und Nervenheilkunde e. V.), AGNP (Arbeitsgemeinschaft für Neuropsychopharmakologie und Pharmakopsychiatrie e. V.). S3-Leitlinie ADHS bei Kindern, Jugendlichen und Erwachsenen. Stand: 2.5.2017 (in Überarbeitung); https://register.awmf.org/de/leitlinien/detail/028-045 (letzter Zugriff: 10.5.2024).

Freitag CM, Retz W (Hrsg.). ADHS und komorbide Erkrankungen. Stuttgart: Kohlhammer 2007.

Instanes JT, Klungsøyr K, Halmøy A, Fasmer OB, Haavik J. Adult ADHD and comorbid somatic disease: A systematic literature review. J Attent Disord 2018; 22(3): 203–228.

Kazda L, Bel, K, Thomas R, McGeechan K, Sims R, Barratt A. Overdiagnosis of attention-deficit/hyperactivity disorder in children and adolescents: A systematic scoping review. JAMA Network Open 2021; 4(4): e215335–e215335.

Li T, Mota NR, Galesloot TE, Bralten J, Buitelaar JK, et al. ADHD symptoms in the adult general population are associated with factors linked to ADHD in adult patients. Eur Neuropsychopharmacol 2019; 29(10): 1117–1126.

Retz W, Retz-Junginger P, Römer K, Rösler M. Standardisierte Skalen zur strukturierten Diagnostik der ADHS im Erwachsenenalter. Fortschr Neurol Psychiatr 2013; 81(7): 381–389.

Retz W, Retz-Junginger P, Davydenko S, Rösler M. Medikamentöse Therapie der Aufmerksamkeitsdefizit-/Hyperaktivitätsstörung im Erwachsenenalter. Nervenarzt 2020; 91(7): 583–590.

Retz W, Ginsberg Y, Turner D, Barra S, Retz-Junginger P, Larsson H, Asherson P. Attention-Deficit/Hyperactivity Disorder (ADHD), antisociality and delinquent behavior over the lifespan. Neurosci Biobehav Rev 2021; 120: 236–248.

Solberg BS, Halmøy A, Engeland A, Igland J, Haavik J, Klungsøyr K. Gender differences in psychiatric comorbidity: A population-based study of 40,000 adults with attention deficit hyperactivity disorder. Acta Psychiatr Scand 2018; 137: 176–186.

Wender PH, Tomb DA. Attention-deficit hyperactivity disorder in adults: An overview. In: Retz W, Klein RG (eds.): Attention-Deficit Hyperactivity Disorder (ADHD) in Adults. Basel: Karger 2009; 1–37.

8 Schizophrenie und andere primäre psychotische Störungen

Stefan Orlob

Schizophrenie

8.1 Wie wird die Schizophrenie in der ICD-11 kategorisiert?

Info

In der ICD-11 gehören zur Rubrik „Schizophrenie und andere primäre psychotische Störungen" die nachfolgenden Diagnosen:

- Schizophrenie
- Schizoaffektive Störung
- Schizotype Störung
- Akute vorübergehende psychotische Störung
- Wahnhafte Störung
- Symptomatische Manifestationen primärer psychotischer Störungen

Die nosologische Unterteilung der ICD-10 wurde vollständig aufgegeben.

Die Schizophrenie ist durch Störungen in mehreren mentalen Modalitäten gekennzeichnet. Dazu gehören das Denken, die Wahrnehmung, das Selbsterleben, die Kognition, der Wille, der Affekt und das Verhalten. Psychomotorische Störungen können vorhanden sein. Anhaltende Wahnvorstellungen, Halluzinationen, Denkstörungen und Erfahrungen von Einflussnahme, Passivität oder Kontrolle gelten als Kernsymptome. Die Symptome müssen mindestens 1 Monat anhalten.

MERKE

Die Schizophrenie hat in mehrfacher Hinsicht herausgehobene Bedeutung für die Forensische Psychiatrie. Bis zu 50 % der im Maßregelvollzug gem. § 63 StGB untergebrachten Personen haben eine Schizophrenie, wobei ihr Anteil im Verhältnis zu anderen Diagnosen in den letzten 10–15 Jahren deutlich zugenommen hat.

PRAXISTIPP

Für forensische Fragestellungen empfiehlt sich eine strukturierte Symptomerfassung mittels AMDP-Systematik. Besondere Bedeutung haben die beiden folgenden Syndrome:

- Paranoid-halluzinatorisches Syndrom
- Hostilitätssyndrom

8.2 Welche Differenzialdiagnosen müssen ausgeschlossen werden?

Die Symptome dürfen nicht Ausdruck einer organischen Erkrankung (z. B. Hirntumor oder Schilddrüsenfunktionsstörung) sein. Ebenso muss eine differenzialdiagnostische Abgrenzung zur schizotypen Störung, zur akuten vorübergehenden psychotischen Störung und zur schizophrenen Reaktion erfolgen. Gleichfalls ist eine Verursachung durch die Wirkung einer Substanz oder eines Medikaments oder eine Entzugssymptomatik bei einer Substanzkonsumstörung auszuschließen.

Info

Ein Drittel aller Betroffenen mit einer zunächst drogeninduzierten Psychose entwickeln später eine Schizophrenie. Etwa die Hälfte aller Diagnosen wurde bei den Betroffenen innerhalb von 3,1 bzw. 4,4 Jahren nach der substanzinduzierten Psychose gestellt. Die höchste Schizophrenie-Konversionsrate bestand mit ca. 40 % bei den durch Cannabinoide induzierten Psychosen.

8.3 Was sind Prädiktoren eines ungünstigen Krankheitsverlaufs?

Es ist bisher nicht gelungen, einen zuverlässigen verlaufsprognostischen Algorithmus zu entwickeln. Diskutiert wurden u. a. die Faktoren: männliches Geschlecht, Geburtskomplikationen, niedriger prämorbider IQ und lange Prodromalphase vor Erstmanifestation. Eine längere Zeit nicht hinreichend behandelte initiale psychotische Episode wirkt sich ungünstig aus. Ebenso gibt es einen Zusammenhang zu persistierenden negativen Symptomen bzw. neurokognitiven Störungen.

CAVE

Aus den Verlaufsprädiktoren leitet sich für die einstweilige Unterbringung gem. § 126a StPO ein ethisches Dilemma ab. Im Hinblick auf die Krankheitsprognose erscheint es verpflichtend geboten, den Betroffenen bereits in der einstweiligen Unterbringung umfängliche und effiziente Therapieangebote zu unterbreiten. Dies kann nötigenfalls auch Anträge hinsichtlich der Genehmigung ärztlicher Zwangsmaßnahmen an die zuständige Strafkammer einschließen.

8.4 Was versteht man unter einem Initialdelikt?

Der Begriff Initialdelikt bezieht sich auf eine erste strafbare Handlung, die von einer Person begangen wird, bevor eine Schizophrenie bei ihr diagnostiziert wird. Diese Initialdelikte können somit als Ausdruck eines Prodroms einer sich entwickelnden Schizophrenie interpretiert werden.

Info

Ein Prodromalstadium der Schizophrenie ist ein Vorläuferstadium, das in einer Zeitspanne bis zu ca. 5 Jahren vor Erstmanifestation einer schizophrenen Episode bestehen kann. Mit dem „Ultra-High-Risk“(UHR)-Ansatz wurden in der Früherkennungsforschung Kriterien für ein initiales Prodrom einer psychotischen Erstmanifestation operationalisiert.

PRAXISTIPP

Die sichere Feststellung, ob es sich bei einer Tat um ein **Initial- bzw. Prodromaldelikt** handelt, bleibt bis heute eine gutachterliche Herausforderung. Neben richtungweisenden Symptomen und bestehenden Risikofaktoren gelten eine völlig unklar erscheinende Motivlage und eine Diskrepanz zwischen Anlass und Tatschwere als mögliche Merkmale. Unter Umständen handelt es sich um relativ junge Täterinnen bzw. Täter, die bis zu einer schwersten Anlasstat nie deliktisch in Erscheinung getreten sind. Besteht beim Vorliegen von Prodromalsymptomen (gemäß UHR-Kriterien), Risikofaktoren (Lebensalter, familiäre Belastung) und gleichzeitigen unspezifischen Beschwerden der Verdacht auf eine tatzeitliche Prodromalsymptomatik, so sollte für die Durchführung der Begutachtung eine **stationäre Beobachtung gem. § 81 StPO** angeregt werden, soweit nicht schon eine Unterbringung nach § 126a StPO besteht. Gerade durch die Beobachtung des Sozial- und Gruppenverhaltens im stationären Rahmen ist gegenüber ambulanten Terminen ein zusätzlicher Erkenntnisgewinn möglich.

8.5 Besteht ein erhöhtes Risiko für Selbsttötungen?

Das Suizidrisiko ist **überdurchschnittlich hoch**. Gegenüber der Allgemeinbevölkerung sind Suizidversuche um den Faktor 70 und Suizide um den Faktor 20–50 erhöht. Häufig erfolgen diese durch sog. harte Methoden wie Erhängen, Sprünge in die Tiefe oder Erschießen. Zusätzliche Risikofaktoren sind die Komorbidität mit einer Substanzkonsumstörung, unerwünschte Arzneimittelwirkungen, ein ungünstiger Krankheitsverlauf, Non-Response oder negative Life-Events.

PRAXISTIPP

Wiederholt münden Suizidversuche in Straftaten und werden damit Anlass für eine forensisch-psychiatrische Begutachtung. So kann es infolge des Versuchs der Selbstverbrennung zu einer Sachbeschädigung oder Brandstiftung kommen. Ähnlich stellt sich die Situation bei einer Gasvergiftung mit Herbeiführung einer Explosion in einem Wohnhaus dar. Mehrfach beschrieben wurde auch der gezielte Angriff auf Polizeibeamte, um diese zum Einsatz einer Schusswaffe zu provozieren.

8.6 Für welche juristischen Fragen außerhalb des Strafrechts hat die Schizophrenie besondere Bedeutung?

Die Schizophrenie ist neben der Demenz der häufigste Grund für die Einrichtung einer gerichtlichen Betreuung. Bei einer schweren Ausprägung der Symptomatik kann es zu Einschränkungen im Hinblick auf die **Testier- bzw. Geschäftsfähigkeit** kommen. Besteht eine schwerwiegende störungsbedingte Fehlbeurteilung der Realität, ist von einer Geschäftsunfähigkeit auszugehen. Gemäß Schwerbehindertengesetz werden Episoden einer Schizophrenie, die länger als 6 Monate andauern, mit einem GdB von 50–100 bewertet.

PRAXISTIPP

Für eine diagnostische Bewertung von Funktionseinschränkungen sollte die Internationale Klassifikation der Funktionsfähigkeit, Behinderung und Gesundheit (ICF) der WHO genutzt werden. Die Deutsche Rentenversicherung bietet als weiteres Tool das **Mini-ICF-APP**, ein halbstrukturiertes Interview zur Erfassung von Arbeits- und Leistungsfähigkeitsbeeinträchtigungen bei einer psychischen Erkrankung, an:
https://www.deutsche-rentenversicherung.de/SharedDocs/Downloads/DE/Experten/infos_reha_einrichtungen/klassifikationen/miniICF.html

8.7 Kann eine Schizophrenie im versicherungsrechtlichen Sinne Folge eines Unfalls sein?

Nach dem aktuellen Stand des Wissens kann eine Schizophrenie nicht durch einen Unfall verursacht werden. Daher ist es unwahrscheinlich, dass bei der Begutachtung für gesetzliche oder private Unfallversicherungen eine Verbindung zwischen einem Unfall und der Entstehung einer Schizophrenie festgestellt wird.

8.8 Besteht Fahreignung für Kraftfahrzeuge bei einer Schizophrenie?

Nach den Begutachtungsrichtlinien zur Kraftfahreignung sind die Voraussetzungen zum sicheren Führen eines Kraftfahrzeugs im akuten Stadium einer Schizophrenie nicht gegeben. Nach ausreichender Remission der Symptomatik können die Voraussetzungen für das Führen von Fahrzeugen entsprechend Führerschein Gruppe 1 (Fahrzeuge bis 3,5 t und Motorräder) wiedererlangt werden. Das Erfüllen der Voraussetzungen für Führerschein Gruppe 2 (Lastkraftwagen, Busse und Personenbeförderung) bleibt hingegen, bis auf besonders günstige Umstände, ausgeschlossen.

8.9 Sind an Schizophrenie Erkrankte automatisch haftunfähig?

Nach den gesetzlichen Regelungen zur Vollstreckungsfähigkeit ist das Individualrecht des Betroffenen in Haft mit der öffentlichen Sicherheit abzuwägen. Im Einzelfall kann dies auch bei schwersten psychischen Störungen wie einer Schizophrenie zu einem Verbleib und damit zur Versorgungsnotwendigkeit im Vollzug führen. Unter den Insassen im deutschen Strafvollzug wird für die Schizophrenie eine Prävalenz von ca. 10 % angenommen.

8.10 Steht die Schizophrenie im Zusammenhang mit einem Risiko für Gewaltstraftaten bis hin zu Tötungsdelikten?

Bei einer an Schizophrenie erkrankten Person steigt das Risiko für allgemeine Kriminalität und insbesondere für Gewalttaten merkmalsabhängig an. Die Rate der

Gewaltdelinquenz soll nach empirischen Untersuchungen bei schizophrenen Männern bis zu 7-fach erhöht sein.

Info

Threat-Control-Override (TCO)-Symptome und Gewaltrisiko

Den TCO-Symptomen wurde eine besondere Bedeutung hinsichtlich des kausalen Zusammenhangs mit Gewalttätigkeit zugewiesen.

- **Threat:** handlungsbestimmende wahnhafte Notwehrsituation infolge eines systematisierten Beziehungs-, Beeinträchtigungs- und Verfolgungswahns mit einem konkreten oder diffusen feindlichen Erleben der Umwelt mit ausgeprägter Wahndynamik
- **Control-Override:** Willensbeeinflussungserlebnisse, ausgelöst durch Kernsymptome der Schizophrenie wie Wahnwahrnehmungen, Sinnestäuschungen (z. B. Stimmenhören mit imperativem Charakter, Körperhalluzinationen) oder Ich-Störungen (z. B. Gedankeneingebung)

Die Aussagekraft der Symptome für ein unmittelbares Gewaltrisiko gilt inzwischen als weniger sicher.

Grundsätzlich ist von einem negativen Zusammenhang zwischen ausgeprägtem dynamischem wahnhaftem Bedrohungserleben, gleichzeitiger wahnhafter Missidentifikation von konkreten Personen und Gewaltneigung mit Affinität zu Waffen auszugehen.

8

MERKE

Die überwiegende Mehrheit der Personen mit einer Schizophrenie oder anderen primären psychotischen Störungen neigt nicht zu Gewalttätigkeit. Im Gegenteil: Weitaus häufiger sind die Betroffenen selbst Opfer von Übergriffen und Gewalt.

8.11 Müssen unbeteiligte Dritte als Zufallsopfer Gewalttaten durch an Schizophrenie Erkrankte befürchten?

Nur ca. 10–12 % der Opfer von Gewalttaten durch Menschen, die an Schizophrenie erkrankt sind, betreffen Zufallsopfer. Überdurchschnittlich häufig sind hingegen Personen aus dem unmittelbaren sozialen Umfeld betroffen. Hintergründe können u. a. deren Einbeziehung in einen systematisierten Wahn oder eine konkrete wahnhafte Missidentifikation sein. Drohungen gegenüber faktischen Personen aus der unmittelbaren Umgebung oder dem betreuenden medizinisch-therapeutischen Personal sind daher stets ernst zu nehmen.

DEFINITION

Parrizid

Als Parrizid wird die Tötung der Eltern durch das eigene Kind bezeichnet, wobei die Tötung des Vaters als **Patrizid** von der Tötung der Mutter als **Matrizid** unterschieden wird. Parrizide sind seltene Ereignisse. Typologisch wird zwischen jugendlichen bzw. heranwachsenden und erwachsenen Tätern unterschieden. Bei den jugendlichen bzw. heranwachsenden Tätern werden in der Regel eine schwer gestörte Eltern-Kind-Beziehung bzw. erlittene Misshandlungen als Hauptursache für die Tat angesehen. Im Gegensatz dazu weisen erwachsene Täter meist psychische Erkrankungen auf, am häufigsten in Form einer Schizophrenie und affektiver Störungen.

8.12 Lassen sich unterschiedliche Tätertypen bei an Schizophrenie Erkrankten einteilen?

Unter Berücksichtigung von prämorbiden psychischen Auffälligkeiten und dem Zeitpunkt der Begehung von Gewaltdelikten lässt sich folgende Einteilung vornehmen:

1. Personen mit prämorbiden, meist bereits in der Kindheit beginnenden Störungen des Sozialverhaltens bis hin zur Entwicklung einer Persönlichkeitsstörung mit dominierender Dissozialität
2. Personen, die weder in der Kindheit noch in der Jugend Verhaltensprobleme hatten, mit der Exazerbation der Schizophrenie dann aber aggressives Verhalten zeigen
3. Personen, die nach langjährigem Krankheitsverlauf plötzlich eine schwerste Gewalttat begehen

Info

Charakteristika der Gewaltdelinquenz bei Schizophrenie:

- Opfer aus dem Nahbereich
- Fehlen eines offenkundigen Motivs
- Gewalt nach belanglosem Streit
- Kurze, unvorbereitete oder abrupte Tathandlung
- Übermaß an Gewalt
- Häufiger tödlicher Ausgang

8.13 Besteht bei an Schizophrenie Erkrankten ein Risiko für Sexualstraftaten?

Empirische Daten weisen auf einen relevanten Zusammenhang zwischen der Schizophrenie-Diagnose und einem erhöhten Risiko für Sexualdelikte hin. Internationale Studien ergaben, dass 1,5–5 % der Sexualdelinquenten die Diagnose Schizophrenie aufweisen. Dabei gibt es kein eindeutiges Muster von Sexualdelikten bei an Schizophrenie erkrankten Personen. Die Art der vorgefundenen Delikte ist vielfältig; sie reicht von Vergewaltigung über sexuelle Nötigung bis hin zum sexuellen Missbrauch. Eine mögliche Kausalität der Sexualdelinquenz kann sich aus der akuten Psychopathologie der Schizophrenie, neurokognitiven Symptomen bzw. Defiziten, einer beeinträchtigten Sexualfunktion oder einer gestörten sozialen Interaktion herleiten. Soziale Schlüsselreize werden dabei störungsbedingt fehlinterpretiert.

CAVE

In der Vergangenheit wurde oft argumentiert, dass die Schwere der Schizophrenie ausreichend sei und sich weitreichende Ausführungen in der Beantwortung der Gutachtenfrage erübrigen. Dies gilt inzwischen als überholt und genügt nicht mehr den in der höchstrichterlichen Rechtsprechung formulierten Anforderungen. Von Betroffenen begangene Straftaten müssen nicht störungsbedingt sein, sondern können ebenso normalpsychologisch motiviert gewesen sein. Es ist damit erforderlich, fallbezogen den Krankheitsverlauf und die individuelle Symptomatik mit Bezug zum Anlassgeschehen zu rekonstruieren. Nicht selten wird dies durch eine gestörte Kooperation, eingeschränkte Fähigkeit zur Rekapitulation oder Dissimulation der Betroffenen erschwert.

RECHTSLAGE

Der BGH hat in der Entscheidung vom 26.10.2022–4 StR 366/22 nochmals in fortlaufender Rechtsprechung die Anforderungen hinsichtlich der Feststellung einer Schuldunfähigkeit bzw. einer verminderten Schuldfähigkeit i. S. d. §§ 20, 21 StGB konkretisiert. Die Beurteilung erfordert eine widerspruchsfreie Darlegung, in welcher Weise sich die festgestellte Störung bei Begehung der Tat auf die Handlungsmöglichkeiten des Angeklagten in der konkreten Tatsituation und damit auf die Einsichts- oder Steuerungsfähigkeit ausgewirkt hat.

8.14 Ist eine Schizophrenie unabhängig von den Verlaufskriterien unter das Merkmal einer krankhaften seelischen Störung i. S. d. § 20 StGB zu subsumieren?

DEFINITION

Psychopathologisches Referenzsystem

Es handelt sich um eine den gesamten psychopathologischen Erfahrungshintergrund berücksichtigende Methode für die Schweregradvergleiche psychischer Störungen im Hinblick auf die Prüfung ihrer Subsumtion unter das vierte biologische Eingangsmerkmal der Schuldfähigkeit. Vergleichsgrößen sind die aus einer fluiden schizophrenen Erkrankung resultierenden weitreichenden psychosozialen Funktions- und Leistungseinbußen.

Hinsichtlich der Subsumtion der Schizophrenie gibt es keinen Automatismus. Verlaufskriterien spielen hinsichtlich der qualitativen Prüfung eine entscheidende Rolle. Neben akuten Episoden, bei denen die Subsumtion meist unzweifelhaft ist, kommt auch kontinuierlichen Verlaufstypen eine Bedeutung zu. Dabei dominieren nicht positive, sondern negative und allgemeinpsychopathologische Symptome wie Affektverflachung, Schwierigkeiten im abstrakten Denken, unkooperatives Verhalten, ungewöhnliche Denkinhalte, Mangel an Urteilsfähigkeit und Einsicht oder Willensschwäche. Abzulehnen wäre eine Subsumtion hingegen, wenn zum Vorfallszeitpunkt eine vollständige Remission nach einer Krankheitsepisode bestand.

8.15 Führt die Schizophrenie auf der normativen Ebene regelmäßig zur Aufhebung der Einsichtsfähigkeit?

Eine Person, deren Symptomatik durch Positivsymptome im Rahmen der Schizophrenie charakterisiert ist, wird häufig nicht mehr zu einem Verständnis für die Unrechtmäßigkeit ihrer deliktischen Handlung in der Lage sein. Dies gilt insbesondere für Erkrankte mit schwer ausgeprägten anhaltenden Wahnvorstellungen, Halluzinationen in Form von Stimmenhören mit imperativem Charakter und grob desorganisiertem Verhalten. Hinzu tritt das Erleben, dass die eigenen Gefühle, Impulse oder Gedanken unter dem Einfluss einer externen Kraft stehen. In der Folge geht die Sinnhaftigkeit von seelischen Prozessen sowie Handlungen verloren.

CAVE

Die pathologischen bzw. störungsimmanenten Phänomene, die Anlass für die Annahme einer Aufhebung der Einsichtsfähigkeit geben, müssen für die jeweilige konkrete Tat individuell und detailliert festgestellt werden. Eine pauschale bzw. abstrakte Ableitung allein aus der Diagnose ist nicht ausreichend.

8.16 Wann stellt sich bei einer Schizophrenie alternativ die Frage nach der Steuerungsfähigkeit?

Die Frage nach der Steuerungsfähigkeit stellt sich nur, wenn sich eine Aufhebung der Einsichtsfähigkeit nicht hinreichend begründen lässt. Zum Teil gelingt dies schon deswegen nicht, weil Betroffene störungsbedingt nur unzureichend in der Lage sind, über ihren innerpsychischen Zustand zum Zeitpunkt der Anlassdelinquenz Rapport abzugeben. In anderen Fällen sind Betroffene nicht hinreichend kooperativ bzw. schweigen zu den Anlassvorwürfen. In all diesen Fällen werden sich Schwierigkeiten ergeben, den unmittelbaren Zusammenhang zwischen dem psychotischen Erleben, dem Anlass der Tat und der Motivlage sicher, wie juristisch gefordert, zu belegen. Gleichfalls kann sich die Frage nach der Steuerungsfähigkeit in Abhängigkeit vom Krankheitsverlauf ergeben. Finden sich im Umfeld der Anlassdelinquenz vermehrt sinnvoll-rationale Handlungen, kann dies gegen eine Aufhebung der Steuerungsfähigkeit sprechen. Bei einer vollständigen Remission einer schizophrenen Episode ist u. U. auch von einer erhaltenen Steuerungsfähigkeit auszugehen.

PRAXISTIPP

Von entscheidender Bedeutung ist die Rekonstruktion der Ausprägung der psychotischen Symptomatik, insbesondere positiver, aber auch allgemeinpsychopathologischer Symptome, zum Vorfallszeitpunkt. In Anlehnung an die *Positive and Negative Syndrome Scale* (PANSS) sind eine qualitative Erfassung und Skalierung möglich.

8.17 Was ist der Unterschied zwischen exekutiver und motivationaler Steuerungsfähigkeit?

Die *exekutive* Steuerungsfähigkeit bezieht sich auf die kognitiven Prozesse, die es einer Person ermöglichen, ihre Aufmerksamkeit, Planungsfähigkeit und Entscheidungsfindung zu kontrollieren. Die *motivationale* Steuerungsfähigkeit bezieht sich auf die Fähigkeit, seine eigenen Motivationen und Ziele zu regulieren und seine Handlungen entsprechend auszurichten. Insgesamt ist die exekutive Steuerungsfähigkeit stärker auf kognitive, die motivationale Steuerungsfähigkeit dagegen stärker auf emotionale Prozesse ausgerichtet.

CAVE

Der Bewertung von Elementen der exekutiven Steuerung kommt bei der Schizophrenie nur eine untergeordnete Rolle zu. Wahnhaft motivierte Taten können durchaus planmäßig bzw. umsichtig anmuten. Insofern sind hier die Kriterien für Steuerungsfähigkeit aus den „Mindestanforderungen der Schuldfähigkeit" nur bedingt hilfreich.

8.18 Wie wahrscheinlich ist es, dass Beschuldigte im Rahmen einer Begutachtung ein psychotisches Erleben simulieren?

Simulation kommt im Hinblick auf eine schizophrene Symptomatik eher selten vor, da die anwaltlich beratenen Beschuldigten meist die unbefristete Anordnung einer Unterbringung im psychiatrischen Krankenhaus gem. § 63 StGB fürchten bzw. vermeiden wollen. Sachverständigen begegnet daher im Hinblick auf positive psychotische Symptome weitaus häufiger das Phänomen der Dissimulation.

PRAXISTIPP

In Fällen von vermuteter Simulation oder Dissimulation empfiehlt sich die Beobachtung in einem psychiatrischen Krankenhaus. In der Regel sind schwere Symptome bei einer Schizophrenie auch außerhalb der Anlassdelinquenz verhaltensrelevant und treten nicht isoliert auf. Zweifel an der Diagnose können meist durch die stationäre Verlaufsbeobachtung ausgeräumt werden.

8.19 Welche Merkmale sind für Anordnung der Unterbringung im psychiatrischen Krankenhaus wichtig?

Zunächst ergibt sich die Frage, ob es sich bei der diagnostizierten Schizophrenie um einen überdauernden Zustand handelt, aus dem erneute erhebliche rechtswidrige Taten zu erwarten sind. Das beinhaltet zum einen eine Verlaufs- und Behandlungsprognose und zum anderen eine Einschätzung des zukünftigen Risikos für Delinquenz. Für Letztere sollte auf empirisch abgesicherte Merkmalskataloge bzw. Checklisten statischer und dynamischer Risikofaktoren zurückgegriffen werden. Der ergänzende Einsatz von geeigneten klinischen bzw. aktuarischen Prognoseinstrumenten ist ratsam.

Info

Checkliste statischer und dynamischer Risikofaktoren für Gewalt bei psychischen Erkrankungen

Soziodemografische Risikofaktoren:
- Männliches Geschlecht
- Niedriger gesellschaftlicher Status
- Obdachlosigkeit

Historische kriminelle Risikofaktoren:
- Frühe Gewalttaten
- Frühere Haft
- Gewaltfreie Vorstrafen

Familiäre Risikofaktoren:
- Gewaltverbrechen bei Eltern oder Geschwistern
- Substanzproblematik bei Eltern

Klinische Risikofaktoren:
- Gleichzeitig auftretende Substanzproblematik
- Viktimisierung
- Stationäre Aufnahme
- Selbstverletzung oder Selbstmordversuche
- Feindseligkeit
- Impulsivität

- Verminderte Einsicht
- Mangelnde Behandlungstreue
- Positive psychotische Symptomatik
- Negativer Affekt/starke Angst durch Verfolgungswahn

PRAXISTIPP

Ein modernes klinisches Prognoseinstrument für die Kriminalprognose ist das *Historical-Clinical-Risk – HCR-20 V3 Assessment*. Die Bearbeiter werden neben der Prüfung der Kriterien ebenso dazu aufgefordert, verschiedene mögliche Rückfallszenarien vorzudenken. Einige der aktuarischen Verfahren wie z. B. die mehrsprachigen Instrumente *OxRisk* der Forensischen Psychiatrie der Universität Oxford können als webbasierte Ressourcen genutzt werden (*https://oxrisk.com/*).

8.20 Sind Alternativen zur Unterbringung im psychiatrischen Krankenhaus nach § 63 StGB denkbar?

Die Prüfung von Alternativen erfolgt im Strafverfahren in der Regel auf Aufforderung des Gerichts oder der Verteidigung. Naheliegend ist dies bei einer vollständigen Remission und einem singulären Delikt nicht gravierender Schwere. Ebenso ist dies naheliegend, wenn es bereits gelungen ist, ein hilfreiches soziales Netzwerk zu etablieren. Von entscheidender Bedeutung bleibt aber eine stabile Adhärenz hinsichtlich aller notwendigen Behandlungselemente und hinreichende Vermeidungsstrategien bezüglich möglicher Risikofaktoren. Gegebenenfalls stellt auch eine **Unterbringung nach § 1831 BGB** eine Alternative dar.

PRAXISTIPP

Die Aufforderung zur sachverständigen Bewertung der Möglichkeit einer sofortigen Aussetzung der angeordneten Unterbringung nach § 67b StGB erfolgt häufig erst im Rahmen der mündlichen Hauptverhandlung. Die dann notwendige ergänzende sachverständige Beurteilung kann durch die Anwendung eines klinischen Prognoseinstruments zur Erfassung von Risiken und Behandelbarkeit, etwa des *Short Term Assessment of Risk and Treatability* (START), erleichtert werden.

RECHTSLAGE

Während die strafrechtliche Unterbringung ausschließlich zum Schutz der Allgemeinheit erfolgt, dient die zivilrechtliche Unterbringung nach § 1831 BGB dem Schutz und Wohl der Betroffenen. Sie erfolgt auf Antrag des gesetzlichen Betreuers. Ärztliche Maßnahmen gegen den Willen der betreuten Person (Zwangsbehandlungen) im Rahmen der Unterbringung sind nicht per se zulässig, sondern bedürfen einer erweiterten gerichtlichen Entscheidung.

Schizoaffektive Störungen

8.21 Wie werden schizoaffektive Störungen nach der ICD-11 kategorisiert?

Nach ICD-11 wird eine schizoaffektive Störung diagnostiziert, wenn eine Person gleichzeitig sowohl die Symptome einer Schizophrenie als auch einer affektiven Störung aufweist. Die Schizophreniesymptome müssen mindestens 1 Monat lang vorhanden sein, die affektiven Symptome müssen während der gesamten Dauer der Störung präsent sein.

MERKE

Im Gegensatz zur ICD-10 wird in der ICD-11 die Auslenkung der affektiven Symptomatik einer schizoaffektiven Störung (manisch, depressiv oder gemischt) nicht mehr gesondert klassifiziert.

PRAXISTIPP

Die Diagnose einer schizoaffektiven Störung erfordert in der Regel eine umfassende psychiatrische Anamnese, eine körperliche Untersuchung sowie weitergehende Diagnoseverfahren (z. B. Labor, Bildgebung). Häufig handelt es sich um eine Problemdiagnose; ihre Interrater-Reliabilität ist im Vergleich zu anderen Diagnosen gering. Der Einsatz strukturierter klinischer Interviews oder Checklisten kann die schwierige Differenzialdiagnose unterstützen.

8

8.22 Was ist im Hinblick auf die Unterbringung im psychiatrischen Krankhaus gem. § 63 StGB bei einer schizoaffektiven Störung zu beachten?

Info

Die Beurteilung der Schuldfähigkeit bei einer schizoaffektiven Störung gleicht unter Berücksichtigung des Verlaufsbildes (akute oder subakute symptomatische Episode) der der Schizophrenie. Gerade infolge einer akuten manisch-psychotischen Symptomatik kann es zu einer deutlichen Entgleisung der seelischen Dynamik und zu einem Verlust der Gerichtetheit bzw. der temporären Autonomie kommen. Hier liegt eine erhebliche Minderung oder Aufhebung der Steuerungsfähigkeit nahe.

Die Prüfung orientiert sich an den Beurteilungsvorgaben für eine Schizophrenie. Zu berücksichtigen ist, dass der Verlauf einer schizoaffektiven Störung häufig günstiger ist als der einer Schizophrenie. Eine vollständige Remission der Symptomatik in einer vorläufigen Unterbringung bis zur Hauptverhandlung ist daher keine Seltenheit und führt u. U. zur Frage der sofortigen Aussetzung der Maßregel gem. § 67b StGB. Weitere statische und dynamische Risikofaktoren sind dabei zu beachten.

CAVE

Ein besonderes Problem stellt die erhöhte Rate an Suizidalität dar. Insbesondere eine schwere schizodepressive Symptomatik geht mit einem deutlichen Risiko für einen Suizid einher, der je nach Begehungsweise und äußeren Umständen in eine forensisch relevante Fremdgefährdung münden kann.

Schizotype Störung

8.23 Wie wird die schizotype Störung nach ICD-11 kategorisiert?

Die schizotype Störung ist gekennzeichnet durch ein dauerhaftes (d. h. für die Funktionsweise der Person über einen Zeitraum von mindestens mehreren Jahren charakteristisches) Muster von Exzentrizitäten in Verhalten, Aussehen und Sprache, begleitet von kognitiven und wahrnehmungsbezogenen Verzerrungen, ungewöhnlichen Überzeugungen und Unbehagen in zwischenmenschlichen Beziehungen sowie einer oft eingeschränkten Beziehungsfähigkeit. Zu den Symptomen können eingeschränkter oder unangemessener Affekt und Anhedonie gehören. Paranoide Ideen, Bezugsideen oder andere psychotische Symptome, einschließlich Halluzinationen in jeder Modalität, können auftreten.

8.24 Welche Differenzialdiagnosen sind bei der schizotypen Störung in Betracht zu ziehen?

Bei der schizotypen Störung gibt es eine teilweise symptomatische Überschneidung mit der Autismus-Spektrum-Störung. Ebenso ist die differenzialdiagnostische Abgrenzung von einer Persönlichkeitsstörung mit den bestimmenden Persönlichkeitsmerkmalen negative Affektivität, Distanziertheit und Anankasmus u. U. eine Herausforderung. Trennkriterien sind u. a. das Fehlen des exzentrisch anmutenden sozialen Kontaktverhaltens, der paranoiden Wahrnehmungsverzerrungen und der eigentümlichen Überzeugungen bei den Persönlichkeitsstörungen.

MERKE

Die ICD-11-Diagnose „Schizotype Störung" schließt eine schwere persönlichkeitsbezogene Symptomatik ein, die im DSM-5 der American Psychiatric Association unter der Diagnose „Schizotype Persönlichkeitsstörung" beschrieben ist. Dort wird diese sowohl bei den „Schizophrenie-Spektrum- und anderen psychotischen Störungen" als auch bei den „Persönlichkeitsstörungen" aufgeführt. Genetische, neurophysiologische und neuropsychologische Befunde belegen jedoch ihre Nähe zur Schizophrenie.

8.25 Welche Arten von Delikten sind bei der schizotypen Störung zu erwarten?

Es gibt keine umfassenden empirischen Daten zur Häufigkeit bestimmter Delikte im Zusammenhang mit der schizotypen Störung. Schizotype Persönlichkeitsmerkmale können mit einem höheren Risiko für gewalttätige Verhaltensweisen assoziiert sein. Ebenso treten Betäubungsmitteldelikte oder Allgemeindelinquenz auf. Soweit es zu Straftaten kommt, muten diese teilweise eigentümlich bzw. bizarr an. Psychopathologisch dominieren dabei häufig sozialer Argwohn, subjektive Verletzlichkeit, Depersonalisationserfahrungen bis hin zu Bewusstseinsfragmentierungen.

CAVE

Im Gegensatz zu den anderen Erkrankungen der Gruppe „Schizophrenie oder andere primäre psychotische Störungen", die im Hinblick auf die Schuldfähigkeit unter das Eingangsmerkmal der krankhaften seelischen Störung subsumiert werden, wird bei der schizotypen Störung häufig eine Zuordnung zu einer schweren anderen seelischen Störung vorgeschlagen. Hintergrund ist die nosologische Verwandtschaft mit der schizotypen Persönlichkeitsstörung des DSM-5. Hinsichtlich ihrer Zugehörigkeit zu den primären psychotischen Störungen der ICD-11 sollte dies aber aufgegeben werden. Die schizotype Störung ist wie die Schizophrenie als psychische Erkrankung im engeren Sinne anzusehen.

RECHTSLAGE

Beschluss des Bundesgerichtshofs (BGH) vom 24. Mai 2022 zum Az. 5 StR 63/22: Der BGH hat in der Entscheidung festgestellt, dass beim Vorliegen einer krankhaften seelischen Störung in Form einer schizotypen Störung im zugrunde liegenden Fall Anhaltspunkte für eine Aufhebung der Steuerungsfähigkeit bestanden, die von der zuständigen Kammer einer widerspruchfreien Prüfung hätten unterzogen werden müssen.

MERKE

Hinsichtlich der Prüfung der Voraussetzung der Schuldunfähigkeit bzw. der verminderten Schuldfähigkeit ist eine Orientierung am Vorgehen bei der Schizophrenie möglich. Eine schwerwiegend ausgeprägte positive psychotische Symptomatik mit vollständigem Realitätsverlust ist aber deutlich seltener als bei der Schizophrenie. Es muss daher geprüft werden, ob die tatbezogenen Handlungsmotive einen pathologischen oder normalpsychologischen Hintergrund haben.

8.26 Gibt es Besonderheiten hinsichtlich der Prüfung der Voraussetzung einer Unterbringung gem. § 63 StGB?

Die schizotype Störung hat einen relativ stabilen Verlauf und ist daher als überdauernder Zustand anzusehen, aus dem durchaus erneute erhebliche rechtswidrige Taten zu erwarten sein können. Teilweise kommt es zu einer späteren Konversion in eine Schizophrenie. Die Frage nach den Voraussetzungen für die Anordnung einer psychiatrischen Maßregel steht ansonsten in Abhängigkeit zur Einschätzung der Kriminalprognose bei merkmalsorientierter ideografischer Bewertung und Einsatz klinischer bzw. aktuarischer Prognoseinstrumente.

Wahnhafte Störung

8.27 Wie wird die wahnhafte Störung in der ICD-11 kategorisiert?

Eine wahnhafte Störung ist durch die Entwicklung von Wahnvorstellungen charakterisiert, die in der Regel mindestens 3 Monate und oft auch viel länger anhalten, ohne dass eine depressive, manische oder gemischte Stimmungsphase vorliegt. Die

Wahnvorstellungen sind von Person zu Person unterschiedlich, innerhalb einer Person in der Regel aber stabil, auch wenn sie sich im Laufe der Zeit weiterentwickeln können. Andere charakteristische Symptome der Schizophrenie sind nicht vorhanden, obwohl verschiedene Formen von Wahrnehmungsstörungen (z. B. Halluzinationen, Illusionen, Verwechslungen von Personen), die thematisch mit den Wahnvorstellungen zusammenhängen, dennoch mit der Diagnose vereinbar sind. Affekt, Sprache und Verhalten sind in der Regel nicht beeinträchtigt.

8.28 Welcher spektakuläre Kriminalfall spielt bei der Ableitung der Krankheitsentität der wahnhaften Störung eine herausgehobene Rolle?

Die für das Krankheitsbild der Paranoia bedeutenden Arbeiten von Robert Gaupp (1870–1953) gehen zurück auf die Begutachtung und Beobachtung des Täters Ernst Wagner, in der Literatur auch bekannt als „Hauptlehrer Wagner" (Neuzner and Brandstätter 1996). Dieser erschlug am 4.9.1913 in Degerloch zunächst seine Frau sowie seine vier Kinder und fuhr im Anschluss nach Mühlhausen. Dort zündete er in der Nacht vier Häuser an und schoss im Anschluss auf die vor den Flammen flüchtenden Menschen. Dabei starben zwölf Menschen, acht weitere wurden schwer verletzt. Schon aus seinem Bekennerbrief ergaben sich Hinweise auf eine der Tat zugrunde liegende psychische Störung. Das gegen ihn eröffnete Strafverfahren wurde 1914 wegen Zurechnungsunfähigkeit eingestellt. In der umfassenden Begutachtung hatte Gaupp eine tatursächliche Wahnkrankheit bei ihm festgestellt. Wagner wähnte, dass ihn sein soziales Umfeld wegen vor Jahren an Tieren praktizierter sexueller Handlungen verspottete und missachtete.

8.29 Welche Differenzialdiagnosen kommen nach der ICD-11 in Betracht?

Die Symptome dürfen nicht Ausdruck einer anderen organischen Erkrankung sein, z. B. eines Hirntumors. Ebenso ist eine Verursachung durch die Wirkung einer Substanz oder eines Medikaments auf das zentrale Nervensystem (z. B. Kortikosteroide) auszuschließen. Hinsichtlich der Verursachung kommen auch Entzugserscheinungen von psychoaktiven Substanzen, z. B. ein Alkoholentzug, in Betracht.

MERKE

Es ist möglich, dass eine isolierte Wahnvorstellung unabhängig von oder im Zusammenhang mit verschiedenen psychischen Störungen auftritt. Auch können wahnähnliche Überzeugungen im Zusammenhang mit bestimmten psychopathologischen Persönlichkeitsentwicklungen auftreten, wobei ein fließender Übergang zwischen normalen, auffälligen, abnormen und schließlich fixierten Wahnphänomenen beobachtet werden kann. Das Funktionsniveau ist in aller Regel besser als bei der Schizophrenie. Die Prävalenz der Störung nimmt im höheren Lebensalter zu, und teilweise kommt es zu einer Konversion in eine Schizophrenie.

8.30 Ist bei Querulantenwahn grundsätzlich von Prozessunfähigkeit auszugehen?

DEFINITION

Querulantenwahn

Querulanz kann einen noch normalpsychologischen Persönlichkeitszug darstellen, sich zu einer querulatorischen Strukturverformung der Persönlichkeit ausformen oder im Extremfall in einen Querulantenwahn steigern. Charakteristisch ist die übermäßige Neigung zur Beschwerdeführung und zu rechtlichen Auseinandersetzungen. Die Betroffenen sind oft besessen von der Idee, dass sie durch andere Personen Unrecht erfahren haben und ihre Rechte verletzt wurden. Das berühmteste literarische Beispiel für eine solche tragische Entwicklung findet sich in Heinrich von Kleists Novelle „Michael Kohlhaas".

Es ist nicht angebracht, bei juristischen Problemen mit Querulanten vorschnell eine psychiatrische Lösung anzustreben. Eine Prozessunfähigkeit sollte nur dann attestiert werden, wenn die Fähigkeit zu vernünftigen Überlegungen und rationalem Denken stark eingeschränkt ist, und nicht nur aufgrund von lästigem oder selbstschädigendem Verhalten.

8.31 Besteht bei wahnhaften Störungen ein erhöhtes Risiko für Gewaltdelinquenz?

Wahnhafte Störungen mit einem isolierten Wahnerleben haben eine geringere forensische Relevanz als die Schizophrenie. Eine Erklärung dafür ist die oftmals fehlende bzw. nicht vergleichbar stark ausgeprägte Störung der Affektivität. Risikobehaftet ist ein ausgeprägter, auf konkrete Personen bezogener Beeinträchtigungs- und Verfolgungswahn, der i. S. einer Wahndynamik zu Wut- und Racheimpulsen führen kann. Als wesentlicher Risikofaktor erscheint das Ausmaß des subjektiven Stresserlebens und der Irritation bei den Betroffenen, was in einem entsprechendem Agieren Ausdruck finden kann.

8.32 Welche Gesichtspunkte sind für die Bewertung der Schuldfähigkeit bei einer wahnhaften Störung entscheidend?

Sinnvoll ist eine Orientierung am Vorgehen bei der Schizophrenie. Aufzuklären ist dabei nicht nur die diagnostische Sicherung der wahnhaften Störung, sondern auch deren Stellenwert im Bedingungsgefüge der Anlassdelinquenz. Es stellt sich die Frage nach einem kausalen symptomatischen Zusammenhang zwischen Tatmotivation und Wahninhalt. Regelmäßig besteht das Phänomen, dass gerade bei geordnet wirkenden Betroffenen das Wahnthema über längere Zeit keine Handlungsrelevanz erreicht hat. Hier wird eine Aufhebung der Einsichtsfähigkeit abzulehnen sein und sich die Frage nach der Steuerungsfähigkeit stellen. Der Maßstab ist dann das Ausmaß des Verlustes der Desaktualisierungsfähigkeit hinsichtlich der aus dem Wahn resultierenden Handlungsmotive.

MERKE

Je besitzergreifender die auf den Wahn zurückgehende Motivation ist und je mehr es in der Folge zu einer Strukturverformung gekommen ist, desto eher ist ein motivationsbezogener Steuerungsverlust anzunehmen.

RECHTSLAGE

Der BGH hat in der Entscheidung vom 4. Juli 2018 zum Az. 5 StR 580/17 festgestellt, dass sich wahnhafte Störungen bei akuten psychotischen Phasen zwar grundsätzlich erheblich auf die Schuldfähigkeit – insbesondere auch die Einsichtsfähigkeit – auswirken können, dass dafür aber Tatmotiv und Tathandlung in einer direkten Beziehung zum Wahnthema stehen müssen. Allein aus der Diagnose einer wahnhaften Störung kann regelmäßig noch keine Beeinträchtigung der Schuldfähigkeit hergeleitet werden.

8.33 Gibt es Besonderheiten im Hinblick auf die Prüfung der Voraussetzungen einer Unterbringung gem. § 63 StGB?

Die wahnhafte Störung hat eine deutliche Tendenz zur Chronifizierung; kurzfristige, günstige Behandlungsverläufe sind eher die Ausnahme. Sie stellt damit einen überdauernden Zustand dar, aus dem erneute erhebliche rechtswidrige Taten zu erwarten sein können. Hinsichtlich der Einschätzung der Kriminalprognose wird sich die eher ungünstige Behandlungsprognose negativ auswirken. So mangelt es häufig an Störungseinsicht und Therapiemotivation, einem selbstkritischen Umgang mit der Anlassdelinquenz, einer Besserung der psychopathologischen Auffälligkeiten und damit der Grundlagen für die Entwicklung von Copingstrategien.

8

Literatur

AMDP. Das AMDP-System. 10. A. Göttingen: Hogrefe 2018.

BfArM (Bundesinstitut für Arzneimittel und Medizinprodukte). ICF – Internationale Klassifikation der Funktionsfähigkeit, Behinderung und Gesundheit; Stand: 2005; https://www.bfarm.de/DE/Kodiersysteme/Klassifikationen/ICF/_node.html (letzter Zugriff: 10.5.2024).

BfArM (Bundesinstitut für Arzneimittel und Medizinprodukte). ICD-11 in Deutsch – Entwurfsfassung. Stand: 16.3.2023; https://www.bfarm.de/DE/Kodiersysteme/Klassifikationen/ICD/ICD-11/uebersetzung/_node.html (letzter Zugriff: 10.5.2024).

BGH (Bundesgerichtshof). Beschluss zum Az. 5 StR 580/17 vom 4. Juli 2018.

BGH (Bundesgerichtshof). Beschluss zum Az. 5 StR 63/22 vom 24. Mai 2022.

BGH (Bundesgerichtshof). Beschluss zum Az. 4 StR 366/22 vom 26. Oktober 2022.

Boetticher A, Nedopil N, Bosinski HAG, Saß H. Mindestanforderungen für Schuldfähigkeitsgutachten. Forens Psychiatr Psychol Kriminol 2007; 1(1): 3–9.

Brackrock D, Orlob S. Parrizid – Eltern als Opfer von Tötungshandlungen jugendlicher und erwachsener Kinder. Archiv für Kriminologie 2020; 245 (1/2): 39–54.

CIPS. Internationale Skalen für die Psychiatrie. 6. A. Weinheim: Beltz 2015.

Douglas KS, Hart SD, Webster CD, Belfrage H. Die Vorhersage von Gewalttaten mit dem HCR-20 V3 – Deutsche Version. Gießen: Institut für forensische Psychiatrie Haina 2014.

Gaupp R. Krankheit und Tod des paranoischen Massenmörders Hauptlehrer Wagner. Zeitschrift für die gesamte Neurologie und Psychiatrie 1939; 163: 48–82.

Gräcmann N, Albrecht M. Begutachtungsleitlinien zur Kraftfahreignung. Bergisch Gladbach: Bundesanstalt für Straßenwesen 2022.

Hodgins S, Müller-Isberner R. Schizophrenie und Gewalt. Nervenarzt 2014; 85(3): 273–276.

Knorr R, Hoffmann K. Suizidalität bei schizophrenen Psychosen: eine aktuelle Übersicht. Nervenarzt 2021; 92(11): 1186–1195.

Konrad N. Heinrich von Kleists „Michael Kohlhaas“ – Interpretationsansätze und Schuldfähigkeitsdiagnostik. In: Duncker H (Hrsg.): Forensische Psychiatrie. Entwicklungen und Perspektiven. Lengerich: Pabst 2006; 165–184.

Kröber H-L. Die Beurteilung der Steuerungsfähigkeit bei psychischen Störungen. Forens Psychiatr Psychol Kriminol 2016; 10(3): 181–188.
Lammel M. Zur Schuldfähigkeit bei Wahnkranken – nur vermindert schuldfähig? Forens Psychiatr Psychol Kriminol 2020; 14(4): 393–405.
Lau S. Die Schizophrenie im Entwurf der ICD-11 und Implikationen für die Beurteilung der Schuldfähigkeit. Forens Psychiatr Psychol Kriminol 2021; 15(1): 13–19.
Lau S. Schizophrenie und Sexualdelinquenz. In: Saimeh N, Briken P, Müller JL (Hrsg.): Sexualstraftäter. Berlin: Medizinisch Wissenschaftliche Verlagsgesellschaft 2021; 159–167.
Linden M, Muschalla B, Baron S, Osholt-Corsten M. Exploration mittels Mini-ICF-APP. Berlin: Deutsche Rentenversicherung 2018.
Neuzner B, Brandstätter H. Wagner – Lehrer Dichter Massenmörder. Frankfurt/M.: Eichborn 1996.
Nijman H, Cima M, Merckelbach H. Nature and antecedents of psychotic patient's crimes. J Forens Psychiatry Psychol 2003; 14(3): 542–553.
Orlob S. Versorgung von psychisch erkrankten Menschen im Strafvollzug: Welche Maßnahmen für eine gute Gefängnispsychiatrie notwendig sind. DNP – Die Neurologie & Psychiatrie 2023; 24(2): 42–47.
Saß H. Persönlichkeit, Strukturverformung und Wahn am Beispiel der Querulanz. In: Schneider F (Hrsg.): Positionen der Psychiatrie. Berlin: Springer 2012; 279–288.
Saß H. Zur Amalgamierung von Psychose, rassistischer Ideologie und Verschwörungsdenken beim Terrorakt von Hanau. Forens Psychiatr Psychol Kriminol 2022; 16(2): 101–113.
Starzer M, Kejser S, Nordentoft M, Hjorthøj C. Rates and predictors of conversion to schizophrenia or bipolar disorder following substance-induced psychosis. Am J Psychiatry 2018; 175(4): 343–350.
Stompe T. Die forensische Relevanz der inhaltlichen Dimension des schizophrenen Wahns. In: Lammel M, Lau S, Sutarski S, Bauer M (Hrsg.): Wahn und Schizophrenie. Berlin: Medizinisch Wissenschaftliche Verlagsgesellschaft 2015; 91–99.
Trimmel M, Hinterbuchinger B, Friedrich F, Mossaheb N. Klinische Umsetzung von Früherkennung und Frühintervention bei Psychoserisiko. psychopraxis.neuropraxis 2023; 26: 21–26; https://link.springer.com/article/10.1007/s00739-022-00880-y.
Webster CD, Müller-Isberner R, Schmidbauer W. Beurteilung von zeitnahen Risiken und Behandelbarkeit mit dem START. Haina: Institut für Forensische Psychiatrie 2015.
Whiting D, Lichtenstein P, Fazel S. Violence and mental disorders: A structured review of associations by individual diagnoses, risk factors, and risk assessment. Lancet Psychiatry 2021; 8(2): 150–161.
Zielasek J, Gaebel W. Schizophrenie und andere primäre psychotische Störungen in ICD-11. Fortschr Neurol Psychiatr 2018; 86(03): 178–183.

9 Katatonie

Stefan Orlob

9.1 Wie ist das aktuelle Verständnis der Katatonie?

Die Katatonie wird heute als komplexes Krankheitsbild verstanden, das im Zusammenhang mit anderen psychischen Störungen, Substanzeinflüssen oder sekundären körperlichen Erkrankungen auftreten kann.

MERKE

„Katatonie" ist in der ICD-11 eine eigenständige Diagnose in der Rubrik „Psychische Störungen, Verhaltensstörungen oder neuronale Entwicklungsstörungen" und nicht mehr wie nach ICD-10 eine Unterform der Schizophrenie.

9.2 Was sind die Hauptformen der Störung der Psychomotorik bei der Katatonie?

Im Vordergrund stehen auf der einen Seite sog. Hyper- und auf der anderen Seite Hypophänomene. Die Erregung stellt sich durch ziellosen Bewegungsdrang, Unruhe bis hin zu einem regelrechten Bewegungssturm (Raptus) dar. Die Sperrung imponiert hingegen mit einer Hemmung der Motorik, Negativismus, Rigidität bzw. erhöhtem Muskeltonus oder Mutismus. Gleichzeitig kann es zu abnormen psychomotorischen Aktivitäten kommen.

Info

Als deutschsprachiges Diagnoseinstrument liegt die *Northoff Catatonia Rating Scale* (NCRS-dv) vor. Sie besteht aus 40 Items, welche die klinische Breite des katatonen Syndroms vollständig abbilden.

CAVE

Von perniziöser Katatonie spricht man, wenn ein extremer Stupor mit Hyperthermie und vegetativer Dysregulation vorliegt. Diese Form der Katatonie stellt einen ernsthaften medizinischen Notfall mit sofortiger ärztlicher Handlungsnotwendigkeit dar.

9.3 Unter welchen Voraussetzungen müssen bei einer Katatonie Maßnahmen ohne Zustimmung bzw. gegen den Willen der Betroffenen erfolgen?

Beim Vollbild einer perniziösen Katatonie kann bereits bei Zuweisung in eine stationäre Versorgung ein lebensbedrohlicher klinischer Zustand bestehen, der kein Zuwarten mehr gestattet. Damit kann ein rechtfertigender Notstand (§ 34 StGB) als Grundlage für eine sofortige medizinische Notbehandlung vorliegen. Der Antrag auf die Einrichtung einer Eilbetreuung ist dann nachzuholen.

9.4 Kann es im Rahmen der Katatonie zu Gewalthandlungen kommen?

Es gibt keine Untersuchungen, die ein allgemein erhöhtes Gewaltrisiko im Rahmen der Katatonie belegen. Allerdings muss beachtet werden, dass beim katatonen Stupor ein hohes Risiko für das Auftreten eines Raptus besteht. Bei solchen unvermittelten Erregungszuständen kann es zu massiver und unkontrollierbarer Aggression gegen Sachen, Gegenstände und Personen kommen. Eine reale Gefahr besteht dabei in der Mehrheit für Personen aus dem unmittelbaren sozialen Umfeld, auch für betreuendes medizinisches Personal.

PRAXISTIPP

Im Umgang mit Betroffenen ist besondere Sorgfalt auf einen professionellen Kommunikationsstil und eine reizarme Umgebung zu legen. Diagnostische Maßnahmen müssen unter Umständen zunächst zurückgestellt werden.

9.5 Was ist beim Vorliegen einer Katatonie der erste Schritt bei der Beurteilung der Schuldfähigkeit?

Bei der Katatonie handelt es sich um eine schwere psychische Störung. Die Subsumtion erfolgt unter das Eingangsmerkmal der krankhaften seelischen Störung i.S.d. § 20 StGB. Dafür ist es erforderlich, dass tatzeitlich eine hinreichend ausgeprägte Symptomatik und entsprechende Funktionseinschränkungen bestanden haben.

9.6 Was ist im zweiten Schritt hinsichtlich der Einschätzung der Einsichtsfähigkeit zu beachten?

Die Rekonstruktion der Symptomatik zum Tatzeitpunkt ist entscheidend. Ihre Relevanz für die Delinquenz muss individuell festgestellt werden, nicht hypothetisch aus dem Wissen über die Störung. Wenn neben dem katatonen Syndrom ein paranoid-halluzinatorisches Syndrom besteht, kann die Einsichtsfähigkeit aufgehoben sein.

9.7 Wann liegen Merkmale für eine erhebliche Minderung oder Aufhebung der Steuerungsfähigkeit vor?

Ohne ein maßgebliches begleitendes paranoid-psychotisches Syndrom wird die Katatonie im Bereich der Steuerungsfähigkeit Relevanz erlangen. Bei einem schwer ausgeprägten Raptus mit sinnlos erscheinender motorischer Aktivität, Hyperkinese, Erregung und Aggressivität liegen die Merkmale für eine Aufhebung der Steuerungsfähigkeit vor. Ist die Symptomatik hingegen nur leicht bis mittelgradig ausgeprägt, wird sich immer noch die berechtigte Frage nach einer erheblichen Minderung der Steuerungsfähigkeit stellen.

CAVE

Eine pauschale, quasi allein aus der Diagnose Katatonie getroffene Feststellung einer erheblich verminderten oder aufgehobenen Schuldfähigkeit ist aus juristischer Sicht nicht zulässig.

RECHTSLAGE

Im Falle eines Angeklagten mit einer Schizophrenie mit katatonen Zügen hat der BGH mit Beschluss vom 7.4.2020 (Az. 4 StR48/20) festgestellt, dass hinreichend belegt werden muss, wie sich der symptomatische Zusammenhang zwischen Erkrankung und Anlasstat darstellt.

9.8 In welchen Fällen liegen bei einer Katatonie die Voraussetzungen für eine Unterbringung im Maßregelvollzug vor?

Eingangsbedingung ist, dass die in Rede stehende Tat im Zustand der Schuldunfähigkeit (§ 20 StGB) oder der verminderten Schuldfähigkeit (§ 21 StGB) begangen wurde. Weitere unentbehrliche Voraussetzung ist die Sicherung eines überdauernden Zustands, der die Annahme begründet, dass der/die Betroffene für die Allgemeinheit gefährlich ist. Bei einer Katatonie wären dementsprechend deren Kausalität und der bisherige Verlauf von entscheidender Bedeutung. Geht diese ursächlich auf die Wirkung von Substanzen oder Medikamenten zurück, dürfte es sich lediglich um einen vorübergehenden Zustand handeln – es sei denn, es ist anzunehmen, dass bei Fortsetzung des Substanzkonsums infolge eines psychischen Defekts auch zukünftig erneut katatone Störungen mit tatrelevanter Bedeutung auftreten werden.

Literatur

BfArM (Bundesinstitut für Arzneimittel und Medizinprodukte). ICD-11 in Deutsch – Entwurfsfassung. Stand: 16.3.2023; https://www.bfarm.de/DE/Kodiersysteme/Klassifikationen/ICD/ICD-11/uebersetzung/_node.html (letzter Zugriff: 10.5.2024).

BGH (Bundesgerichtshof). Beschluss zum Az. 4 StR 48/20 vom 7. April 2020.

Hirjak D, Thomann PA, Northoff G, Kubera KM, Wolf RC. Deutsche Version der Northoff Catatonia Rating Scale (NCRS-dv). Nervenarzt 2017; 88(7): 787–796.

Jäger M, Lang FU, Frasch K, Becker T. Schizophrenie und aggressives Verhalten – die Bedeutung katatoner Phänomene. Psychiatr Prax 2012; 39(02): 84–90.

Solmi M, Pigato GG, Roiter B, Guaglianone A, Martini L, Fornaro M, et al. Prevalence of catatonia and its moderators in clinical samples: Results from a meta-analysis and meta-regression analysis. Schizophr Bull 2018; 44(5): 1133–1150.

10 Affektive Störungen

Davide Zani und Irina Franke

10.1 Was sind affektive Störungen?

DEFINITION

Affektive Störungen sind Erkrankungen, die durch wiederkehrende oder anhaltende Veränderungen der Stimmung, der Affektivität und des Aktivitätsniveaus gekennzeichnet sind.

Die ICD-10-Klassifikation (F3 Affektive Störungen) unterscheidet unipolare manische bzw. depressive, bipolare und gemischte Episoden sowie die Zyklothymie und die Dysthymie als Subtypen anhaltender affektiver Störungen. In der ICD-11 werden diese Kategorien im Wesentlichen beibehalten; neu besteht zusätzlich die Möglichkeit, spezifische klinische Merkmale der Episode(n) zu erfassen (▶ Tab. 10.1). Außerdem sind dieser Kategorie substanzinduzierte affektive Störungen und sekundäre affektive Syndrome zugeordnet.

10.2 Wie häufig sind affektive Störungen?

Affektive Störungen gehören zu den häufigsten psychiatrischen Diagnosen in der Allgemeinbevölkerung und sind eine wichtige Komorbidität vieler psychischer und somatischer Erkrankungen.

Affektive Störungen:

- Geschätzte 12-Monats-Prävalenz in der erwachsenen Allgemeinbevölkerung in Deutschland: 9,3 %.
- Bei einer Stichprobe von Personen, die über depressive Verstimmungen klagten, lagen laut einer britischen Studie bei 24 % die Symptome einer bipolaren Störung und bei 36 % die einer depressiven Störung vor.

Tab. 10.1 Affektive Störungen (ICD-11)
Bipolare oder verwandte Störungen
• Bipolare Störung Typ I
• Bipolare Störung Typ II
• Zyklothyme Störung
Depressive Störungen
• Einzelne depressive Episode
• Rezidivierende depressive Störung
• Dysthyme Störung
• Gemischte depressive Störung und Angststörung
Symptomatische Verläufe und Erkrankungsverläufe von affektiven Episoden bei affektiven Störungen
Substanzinduzierte affektive Störungen
Sekundäres affektives Syndrom

Bipolare oder verwandte Störungen:
- Weltweite Lebenszeitprävalenz: 3–5 %, 1,02 % (95 %-KI 0,81–1,29 %) für Bipolar-I-Störung) und 0,4–1 % (Männer : Frauen 1 : 1) bei Zyklothymie.
- Europäische Prävalenz: ca. 1 %.
- 12-Monats-Prävalenz in Deutschland: ca. 1,5 % (95 %-KI 1,1–2,0 %); Frauen 1,7 %, Männer 1,3 %. Die Prävalenz ist in den letzten Jahren stabil geblieben.

Depressive Störungen:
- Weltweite Lebenszeitprävalenz: ca. 11 %.
- Europäische Prävalenz: 6,38–12,8 %.
- Prävalenz in Deutschland: 15,7 % (Frauen 20,1 %, Männer 10,8 %); zwischen 2009 und 2017 waren ein signifikanter Anstieg der Diagnosen und eine Verringerung des Geschlechterunterschieds (+42 % bei Männern und +21 % bei Frauen) zu verzeichnen.

10.3 Wie entstehen affektive Störungen?

Die gängigen ätiopathogenetischen Konzepte für affektive Störungen gehen von einer komplexen Interaktion aus (neuro-)biologischen und psychosozialen Risikofaktoren aus. Neurobiologisch werden eine Dysregulation auf Neurotransmitter- bzw. Rezeptorebene und Veränderungen der Neuroplastizität postuliert. Letztere sind vor allem in den Gehirnregionen von Bedeutung, die für die Emotionsregulierung zuständig sind (Amygdala und orbitofrontaler Kortex). Als wesentliche beteiligte Neurotransmitter werden Serotonin, Noradrenalin und Dopamin beschrieben. Auch neuroinflammatorische Prozesse scheinen eine wichtige Rolle zu spielen.

Psychosoziale (insbesondere Traumata), familiäre und genetische Faktoren werden in der Literatur ebenfalls übereinstimmend als prädisponierende Faktoren beschrieben. Diese können über eine Hyperaktivierung der Hypothalamus-Hypophysen-Nebennieren-Achse (HPA-Achse) zu den erwähnten kortikalen und subkortikalen Veränderungen führen.

10.4 Was sind bipolare oder verwandte Störungen, und wie werden sie diagnostiziert?

▶ Tab. 10.2.
- **Bipolare Störung Typ I:** mindestens eine manische oder gemischte Episode (depressive und hypomanische Episoden sind keine notwendigen Diagnosekriterien).
- **Bipolare Störung Typ II:** mindestens eine hypomanische und mindestens eine depressive Episode sowie das Fehlen manischer oder gemischter Episoden in der Anamnese.
- **Zyklothyme Störung:** Stimmungsinstabilität über mindestens 2 Jahre, gekennzeichnet durch mehrere hypomanische und depressive Phasen, kurze Remissionsphasen, Überwiegen von symptomatischen gegenüber symptomfreien Tagen und Fehlen von manischen oder gemischten Episoden. Zudem sind die depressiven Symptome in den ersten 2 Jahren nicht so ausgeprägt, dass die Diagnose einer depressiven Störung gestellt werden könnte.

Tab. 10.2 Symptome und Diagnosekriterien der für bipolare und verwandte Störungen charakteristischen affektiven Episoden (ICD-11)

Symptome	
Kardinalsymptome	• Gesteigerter affektiver Zustand, gekennzeichnet durch Euphorie, Expansivität und/oder Reizbarkeit • Gesteigerte gedankliche und/oder psychomotorische Aktivität und ein subjektives Gefühl von gesteigerter Energie
Mögliche Begleitsymptome	Logorrhö, Ideenflucht (bis hin zur Inkohärenz), Grandiositätsgefühle, vermindertes Schlafbedürfnis, verminderte Aufmerksamkeit und Impulsivität (auch sexuelle Promiskuität), Wahnvorstellungen, Halluzinationen und Ich-Störungen
Diagnostische Entitäten und Kriterien	
Manische Episode	Beide Kardinalsymptome müssen kontinuierlich und gleichzeitig fast jeden Tag und die meiste Zeit des Tages über mindestens 1 Woche lang vorhanden sein. Treten auch Wahnvorstellungen oder Halluzinationen auf, wird eine manische Episode mit psychotischen Symptomen diagnostiziert.
Hypomanische Episode	Dieselben Kriterien wie bei einer manischen Episode, jedoch in einem milderen Ausmaß, sodass eine Hospitalisation nicht zwingend erforderlich ist
Gemischte Episode	Symptome einer sowohl depressiven (▶ Tab. 10.3) als auch manischen Episode. Sehr rasche Wechsel („Switch“)
Elemente der Evaluierung	
Anamnese	Sorgfältige Anamnese von außergewöhnlichen Ereignissen (z. B. Lottogewinn), Substanzkonsum und Beurteilung der psychosozialen Funktionsfähigkeit
Differenzialdiagnose	Andere psychische Störungen: psychotische Störungen, Persönlichkeitsstörungen. Zu substanzinduzierten oder sekundären Formen anderer Pathologien: ▶ Kap. 15

Standardisierte Bewertungsskalen wie die *Young Mania Rating Scale* (YMRS) und die *Bech Rafaelsen Mania Scale* (BRMAS) können zur objektiven Beurteilung des Schweregrads manischer Symptome und des Verlaufs herangezogen werden.

10.5 Was ist eine depressive Störung, und wie wird sie diagnostiziert?

DEFINITION

Eine depressive Störung ist durch das Vorhandensein einer (mindestens 2 Wochen) anhaltenden und unmotivierten depressiven Stimmung gekennzeichnet.

Um die Diagnose zu stellen, müssen die Symptome die Kriterien für eine depressive Episode erfüllen. Die Episode kann je nach Schwere der Symptomatik und der daraus resultierenden funktionellen Beeinträchtigung wiederum in verschiedene Schweregrade eingeteilt werden (▶ Tab. 10.3).

- **Einzelne depressive Episode:** erste oder nur eine einzige depressive Episode
- **Rezidivierende depressive Störung:** mindestens zwei depressive Episoden, getrennt durch ein symptomfreies Intervall von mehreren Monaten

10

Tab. 10.3 Symptome und diagnostische Kriterien depressiver Episoden und ihre Einstufung in Schweregrade (ICD-11)

Symptome	
Affektive Symptome	• Unmotivierte gedrückte Stimmung (auch/oder Reizbarkeit, Gefühl der Leere) • Ausgeprägte Interesselosigkeit (möglicherweise verminderte Libido)
Kognitiv-verhaltensbezogene Symptome	• Verminderte Konzentration und Aufmerksamkeit • Extrem niedriges Selbstwertgefühl oder übermäßige Schuldgefühle • Hoffnungslosigkeit • Wiederkehrende Gedanken an den Tod, Suizidgedanken oder Suizidversuche
Neurovegetative Symptome	• Schlafveränderungen • Veränderungen der Essgewohnheiten oder des Körpergewichts • Psychomotorische Unruhe oder Verlangsamung • Energielosigkeit und/oder Gefühl extremer Müdigkeit
Diagnostische Kriterien	
Depressive Episode	Mindestens fünf charakteristische Symptome, die fast jeden Tag und die meiste Zeit des Tages über einen Zeitraum von mindestens 2 Wochen auftreten.
Einstufung in Schweregrade	
Leicht	Nicht besonders ausgeprägte Symptome, leichte Beeinträchtigung der Funktionalität.
Mittelgradig	Einige Symptome in ausgeprägtem Maße oder viele Symptome in weniger starkem Maße. Die Funktionalität ist in mehreren Bereichen beeinträchtigt. Treten auch Wahnvorstellungen oder Halluzinationen auf, wird eine mittelgradige depressive Episode mit psychotischen Symptomen diagnostiziert.
Schwer	Viele oder alle depressiven Symptome in ausgeprägtem Maße oder einige Symptome sehr intensiv. Die Funktionalität ist in den meisten Bereichen eingeschränkt. Treten auch Wahnvorstellungen oder Halluzinationen auf, wird eine schwere depressive Episode mit psychotischen Symptomen diagnostiziert.
Elemente der Evaluierung	
Anamnese	Sorgfältige Anamnese von außergewöhnlichen persönlichen Ereignissen (z. B. Trauerfall, Arbeitsplatzverlust), Substanzkonsum und Beurteilung der psychosozialen Funktionsfähigkeit.
Differenzialdiagnose	Andere psychische Störungen: Angststörungen, Zwangsstörungen, bipolare Störungen, Persönlichkeitsstörungen, Essstörungen, Schizophrenie. Zu substanzinduzierten oder sekundären Formen anderer Pathologien: ▶ 3.77.

- **Dysthyme Störung:** mildere Symptome, die nicht die Kriterien für eine depressive Episode erfüllen und auch in den ersten 2 Jahren nicht erfüllt haben
- **Gemischte depressive Störung und Angststörung:** gleichzeitiges Auftreten von depressiven und ängstlichen Symptomen über mindestens 2 Wochen, ohne dass die Symptome schwerwiegend genug sind, um die Diagnose einer depressiven Störung oder Angststörung zu stellen

Für die objektive Bewertung des Schweregrades und des Verlaufs der Symptome können standardisierte Bewertungsskalen wie *Beck Depression Inventory* (BDI-II),

Hamilton Rating Scale for Depression (HAM-D) und *Montgomery and Åsberg Depression Rating Scale* (MADRS) herangezogen werden.

10.6 Was ist unter Funktionsfähigkeit zu verstehen?

Die (bio-)psychosoziale Funktionsfähigkeit oder Funktionalität ist ein wichtiges Element der klinischen und gutachterlichen Bewertung psychischer Erkrankungen im Allgemeinen und affektiver Störungen im Besonderen. Derzeit gibt es keinen Konsens über ihre Definition oder wie sie zu messen ist. Bei affektiven Störungen, insbesondere bei akuten und schweren Episoden, sind psychische und alltagspraktische Fähigkeiten der erkrankten Person auf verschiedenen Ebenen eingeschränkt. Auf biologischer Ebene nimmt die Person beispielsweise weniger wahr, biologischen Bedürfnissen wie Schlafen, Essen oder Selbstpflege nachzukommen. Ebenso ist das Funktionieren in persönlichen, familiären, sozialen, schulischen, beruflichen oder anderen wichtigen Bereichen beeinträchtigt. Diese Elemente müssen sorgfältig beurteilt werden, um den Schweregrad der einzelnen Episode zu ermitteln und die therapeutischen Maßnahmen individuell anzupassen.

10.7 Welche Komorbiditäten treten bei affektiven Störungen auf?

Menschen mit affektiven Störungen weisen sowohl psychiatrische als auch somatische Komorbiditäten auf. Die häufigsten somatischen Komorbiditäten bei **bipolarer Störung** sind Hypertonie (31,1 %) und Diabetes (11 %). Zu den psychiatrischen Komorbiditäten gehören dagegen Missbrauch von Alkohol (18,3 %) und anderen Drogen (33,5 %), Angststörungen (31,8 %) und Persönlichkeitsstörungen.

Die wichtigsten psychiatrischen Komorbiditäten **depressiver Störungen** sind insbesondere Angststörungen (52,4–65,5 %), Substanzkonsumstörungen (20,1 %) und Persönlichkeitsstörungen. Viele somatische Diagnosen korrelieren mit Depressionen. Dazu gehören kardiovaskuläre Störungen und Stoffwechselerkrankungen, aber auch chronische Schmerzsyndrome, (chronische) neurologische Erkrankungen, Krebs- und immunologische Erkrankungen.

10.8 Welche Substanzen und Erkrankungen können affektive Symptome hervorrufen?

Zahlreiche psychotrope Substanzen (z. B. Alkohol, Opioide, Kokain, Sedativa, Cannabis, Stimulanzien, Halluzinogene und Dissoziativa, aber auch Medikamente zur Behandlung körperlicher oder psychischer Erkrankungen wie Antiepileptika, Kortikosteroide, Immunsuppressiva, Neuroleptika und Digoxin) können eine affektive Episode verursachen oder auslösen. Substanzinduzierte affektive Störungen werden neu in der ICD-11 nach einem spezifischen Code klassifiziert. Pathogenetisch spielt die durch die Substanzwirkung hervorgerufene Regulationsstörung von Neurotransmittern und Rezeptoren die zentrale Rolle. Eine sorgfältige Anamnese und Differenzialdiagnostik sind erforderlich, um rein substanzinduzierte von sonstigen affektiven Störungen zu unterscheiden.

Zu den somatischen Erkrankungen, die am häufigsten mit sekundären Formen affektiver Störungen in Verbindung gebracht werden, gehören kardio- und zerebrovaskuläre Erkrankungen, neurodegenerative Erkrankungen, hormonelle und immunologische Erkrankungen sowie Gehirntraumata.

10.9 Wie ist der Verlauf von affektiven Störungen?

Bipolare Störung:

- Rückfallrisiko > 90 %.
- Erster Rückfall im Durchschnitt 15 Monate nach Remission der ersten Episode.
- Nach Behandlungsbeginn sind Rückfälle mit depressiven Episoden häufiger als mit (hypo-)manischen oder gemischten Episoden.
- Rapid-Cycling: sehr schneller Episodenwechsel ohne Remissionsphase.
- Prognostisch ungünstig: junges Alter bei Erstmanifestation, psychiatrische Komorbiditäten.
- Prognostisch günstig: frühzeitige Diagnose und Behandlung (mittelfristig stabile Remission: 60 %).
- Prävalenz von Suizidgedanken bis zu 43 %, mindestens ein Suizidversuch bei 20–60 %, Suizidrate 20 %.

Depressive Störungen:

- Rückfallrisiko: 39–72 %, abhängig von Schweregrad und Anzahl der Episoden.
- Remissionsrate (vollständige Symptomfreiheit) nach leitliniengerechter Behandlung: ca. 40 %.
- Bei 26,8 % kommt es zu einem chronischen Verlauf (d. h., die Symptome halten über mindestens 2 Jahre an).
- Lebenszeitprävalenz von Suiziden: 6,1–9,9 %.

Neurokognitive Symptome: Affektive Störungen korrelieren vor allem in akuten und schweren Episoden mit neurokognitiven Leistungseinbußen in den Bereichen Aufmerksamkeit, Exekutivfunktionen und Gedächtnis. Bei Depressionen können diese Funktionen so eingeschränkt sein, dass sich ein Zustand einstellt, der als Pseudodemenz bezeichnet wird. Diese Symptome bilden sich auch nach Rückgang der affektiven Beschwerden nicht immer vollständig zurück und können zu einer anhaltenden Beeinträchtigung des psychosozialen Funktionsniveaus führen.

10.10 Wie behandelt man affektive Störungen?

Die Behandlung von **affektiven Störungen** besteht im Wesentlichen aus medikamentösen und psychotherapeutischen Elementen. Psychotherapeutische Interventionen fokussieren auf die Förderung von Krankheitsverständnis und Therapietreue, die Befähigung zur Erkennung von Frühwarnzeichen und Einleitung entsprechender Maßnahmen, den Umgang mit krankheitsbedingten Einschränkungen und die Rehabilitation.

Die in Deutschland für die Behandlung der **bipolaren Störung** zugelassenen Arzneimittel („Stimmungsstabilisatoren") umfassen Lithiumsalze, Antiepileptika und atypische Antipsychotika. Sie werden sowohl im Rahmen der Akutbehandlung als auch zur Phasenprophylaxe eingesetzt.

Bei **depressiven Episoden einer bipolaren affektiven Störung** ist vor Einleitung einer Therapie mit einem Antidepressivum (bevorzugt Serotonin-Wiederaufnahmehemmer, SSRIs) das individuelle Risiko für einen „Switch" in eine (hypo-)manische Episode zu beurteilen.

Bei der medikamentösen Behandlung von mittelgradigen und schweren **Depressionen** scheinen SSRIs das günstigste Nebenwirkungsprofil zu haben. Sie werden in Kombination mit Psychotherapie eingesetzt. Bei leichten depressiven Episoden ist zunächst ein abwartendes Beobachten in Kombination mit Psychotherapie angezeigt, bevor eine medikamentöse Behandlung erwogen werden kann. Bei Therapieresistenz oder anhaltender Suizidalität ist die Indikation für eine Elektrokonvulsionstherapie zu prüfen. Als neuere medikamentöse Behandlungsoption steht (Es-)Ketamin zur Verfügung.

10.11 Wann haben affektive Störungen strafrechtlich relevanten Einfluss?

Die Prävalenzrate von Gewaltstraftaten bei Personen mit **bipolarer Störung** wird mit 7,1 % angegeben, wobei ein statistisch signifikanter Zusammenhang nur in ausgewählten Analysen gesehen wurde, nicht aber im Vergleich mit der Allgemeinbevölkerung; im Vergleich zu Kontrollgruppen mit depressiven Probanden war eine bipolare Störung häufiger, im Vergleich zu psychotischen Störungen seltener mit aggressivem Verhalten. Die jeweilige Ausprägung der Episode (manisch vs. depressiv, psychotisch vs. nichtpsychotisch) scheint gemäß einer Metaanalyse keinen Einfluss auf die Rate an Gewaltdelikten zu haben, jedoch das Vorhandensein einer komorbiden Substanzmissbrauchsstörung.

Auch **depressive Erkrankungen** gehen mit einem erhöhten Risiko für aggressives Verhalten einher, und zwar besonders bei Männern. Ein Sonderfall aggressiven Verhaltens bei Depression ist der erweiterte Suizid (Homizid-Suizid), bei dem mindestens eine weitere Person ohne deren Einverständnis durch den Suizidenten getötet wird. Es wird postuliert, dass synthyme und (pseudo-)altruistische Handlungen bei der Motivationsbildung eine Rolle spielen. Dabei handelt es sich insgesamt um seltene Ereignisse, die vor allem dann forensische Relevanz erhalten, wenn der Täter überlebt. Ein weiterer Sonderfall ist die Kindstötung. Tötungen von Kindern durch die Mutter können mit einer schweren depressiven Episode und einer Vorgeschichte von Selbstverletzungen oder Suizidversuchen assoziiert sein.

Sowohl schwere depressive als auch manische Episoden gehen mit derart schweren Beeinträchtigungen der psychosozialen Funktionsfähigkeit einher, dass sie das Eingangsmerkmal einer **krankhaften seelischen Störung i. S. d. § 20 StGB** erfüllen. Bei mittelgradigen depressiven und hypomanischen Episoden ist ebenso wie bei den anhaltenden affektiven Störungen eine genauere Prüfung der vorliegenden störungsbedingten Funktionseinschränkungen, einschließlich neuropsychologischer (Residual-)Symptome, und allfälliger Komorbiditäten für die Beurteilung des Schweregrads erforderlich. Eine isolierte leichte depressive Episode erreicht den erforderlichen Schweregrad in der Regel nicht. Eine Beeinträchtigung oder Aufhebung der *Einsichtsfähigkeit* ist insbesondere dann zu diskutieren, wenn die zum Tatzeitpunkt bestehende Krankheitsepisode mit für die Tatmotivation bzw. -handlung relevanten psychotischen Symptomen einherging. Die *Steuerungsfähigkeit* kann durch zahlreiche Symptome affektiver Erkrankungen wie z. B. Antriebssteigerung, Impulsivität, formale Denkstörungen (insbesondere Einengungen des Denkens) und Kritik- bzw. Distanzschwäche eingeschränkt sein.

10.12 Welche zivilrechtlichen Beeinträchtigungen können durch affektive Störungen entstehen?

Affektive Störungen können die freie Willensbildung in akuten schweren Krankheitsepisoden stark beeinträchtigen oder aufheben, insbesondere in manischen und schweren depressiven Episoden, vor allem wenn diese mit psychotischen Symptomen einhergehen. Bei dadurch bedingter akuter Eigen- und Fremdgefährdung ist eine **Unterbringung gegen den Willen** der betroffenen Person in einer psychiatrischen Klinik zu prüfen (vgl. ▶ 3.8). Zudem kann es vorkommen, dass die betroffene Person sich durch symptomgeleitetes Verhalten in akuten Episoden erheblichen finanziellen oder sozialen Schaden zufügt, wodurch eine vorübergehende **gesetzliche Betreuung** notwendig sein kann. Eine längerfristige Betreuung ist vor allem bei schweren Krankheitsverläufen mit ausgeprägten Residualsymptomen oder häufigen Episodenwechseln zu erwägen.

10.13 Haben affektive Störungen Einfluss auf die Arbeitsfähigkeit?

Affektive Störungen, insbesondere Depressionen, gehören in Deutschland zu denjenigen psychischen Erkrankungen, die am häufigsten zu Erwerbsunfähigkeit führen. Bei akuten depressiven Episoden erheblicher Schwere und bei manischen Episoden besteht eine vorübergehende Einschränkung der Arbeitsfähigkeit, solange die Symptome so ausgeprägt sind, dass sie die Kognition, den Antrieb und das Sozialverhalten in Bezug auf die Anforderungen des Arbeitsplatzes relevant beeinträchtigen. Bei der Beurteilung der Erwerbsunfähigkeit ist eine differenzierte Auseinandersetzung mit der Diagnose, mit Differenzialdiagnosen und Komorbiditäten, dem Ausprägungsgrad der Symptomatik, bisherigen Behandlungen, Verlauf und Prognose erforderlich. Zudem sollen krankheitsbedingte Beeinträchtigungen möglichst genau und unter Berücksichtigung der arbeitsbezogenen Anforderungen beschrieben werden. Für die Beurteilung der allgemeinen Partizipationsfähigkeit bietet sich der Einsatz strukturierter Beurteilungsinstrumente an, z.B. das in Anlehnung an die ICF entwickelte Mini-ICF-APP (▶ 8.6).

10.14 Wie wirken sich affektive Störungen auf die Fahreignung aus?

Die Beurteilung der Fahreignung hängt von der Fahrerlaubnisklasse (Gruppe 1: Fahrerlaubnis für Personenkraftwagen und Krafträder und Kraftfahrzeuge unter 3,5 t; Gruppe 2: Kraftfahrzeuge über 3,5 t und Erlaubnis zur Fahrgastbeförderung) sowie dem Schweregrad bzw. Verlauf der affektiven Störung ab. Die klinische Bewertung des Erkrankungsbildes wird ggf. mit testpsychologischen Untersuchungen kombiniert, um fahreignungsrelevante neuropsychologische Funktionseinschränkungen ausschließen zu können:

- Gemäß den Begutachtungsleitlinien zur Kraftfahreignung liegt für die Gruppe 1 bei jeder sehr schweren Depression (z. B. mit wahnhaften oder stuporösen Symptomen oder akuter Suizidalität) und bei allen manischen Episoden keine Fahreignung vor. Gleiches gilt für rezidivierende Krankheitsverläufe mit kurzen Intervallen. Nach Abklingen der Phasen und bei günstiger Prognose wird in der Regel von einer Wiedererlangung der Fahreignung für die Gruppe 1 ausgegangen.
- Bei der Gruppe 2 wird hierfür eine vollständige Symptomfreiheit (Remission) vorausgesetzt. Bei beiden Gruppen sind außerdem die spezifischen Auswirkungen einer medikamentösen Therapie auf die Fahreignung zu berücksichtigen, insbesondere bezüglich möglicher Einschränkungen bei Dosisanpassungen. Handelt es sich um eine substanzinduzierte affektive Störung sind zudem die Leitlinien für die Beurteilung der Fahreignung bei Abhängigkeit von Betäubungsmitteln bzw. Dauerbehandlung mit Arzneimitteln anzuwenden.

Literatur

Alonso J, Angermeyer MC, Bernert S, Bruffaerts R, Brugha TS, Bryson H, et al. Prevalence of mental disorders in Europe: Results from the European Study of the Epidemiology of Mental Disorders (ESEMeD) project. Acta Psychiatr Scand 2004; 420 (Suppl): 21–27.

Arias-de la Torre J, Vilagut G, Ronaldson A, Serrano-Blanco A, Martín V, Peters M, et al. Prevalence and variability of current depressive disorder in 27 European countries: A population-based study. Lancet Public Health 2021; 6(10): e729–e738.

BÄK (Bundesärztekammer), KBV (Kassenärztliche Bundesvereinigung), AWMF (Arbeitsgemeinschaft der Wissenschaftlichen Medizinischen Fachgesellschaften). S3-Leitlinie Nationale VersorgungsLeitlinie Unipolare Depression. Stand: 29.9.2022; gültig bis: 28.9.2027; https://register.awmf.org/de/leitlinien/detail/nvl-005 (letzter Zugriff: 10.5.2024).

Bech P, Bolwig TG, Dein E, Jacobsen O, Gram LF. Quantitative rating of manic states. Correlation between clinical assessment and Biegel's Objective Rating Scale. Acta Psychiatr Scand 1975; 52(1): 1–6.

Berger T, Krieger T, Sude K, Meyer B, Maercker A. Evaluating an e-mental health program ("deprexis") as adjunctive treatment tool in psychotherapy for depression: Results of a pragmatic randomized controlled trial. J Affect Disord 2018; 227: 455–462.

Bertolote JM, Fleischmann A, De Leo D, Wasserman D. Psychiatric diagnoses and suicide: Revisiting the evidence. Crisis 2004; 25(4): 147–155.

BfArM (Bundesinstitut für Arzneimittel und Medizinprodukte). ICD-11 in Deutsch – Entwurfsfassung. Stand: 16.3.2023; https://www.bfarm.de/DE/Kodiersysteme/Klassifikationen/ICD/ICD-11/uebersetzung/_node.html (letzter Zugriff: 10.5.2024).

Bhattacharya A, Derecki NC, Lovenberg TW, Drevets WC. Role of neuro-immunological factors in the pathophysiology of mood disorders. Psychopharmacology 2016; 233(9): 1623–1636.

Bundesanstalt für Straßenwesen. Begutachtungsleitlinien zur Kraftfahreignung. Stand: 01.06.2022; https://bast.opus.hbz-nrw.de/opus45-bast/frontdoor/deliver/index/docId/2664/file/Begutachtungsleitlinien+2022.pdf (letzter Zugriff: 10.5.2024).

Deutsche Rentenversicherung Bund. Begutachtungsleitlinien zur Kraftfahreignung. Stand: 30.11.2021; https://www.deutsche-rentenversicherung.de/Bund/DE/Presse/Pressemitteilungen/pressemitteilungen_archive/2021/2021_11_30_psych_erkrankungen_erwerbsminderung.html (letzter Zugriff: 10.5.2024).

DGBS (Deutsche Gesellschaft für Bipolare Störungen e. V.), DGPPN (Deutsche Gesellschaft für Psychiatrie und Psychotherapie, Psychosomatik und Nervenheilkunde e. V.). S3-Leitlinie zur Diagnostik und Therapie Bipolarer Störungen. Stand: 1.3.2019; gültig bis: 28.2.2024 (in Überarbeitung); https://register.awmf.org/de/leitlinien/detail/038-019 (letzter Zugriff: 10.5.2024).

Dome P, Rihmer Z, Gonda X. Suicide risk in bipolar disorder: A brief review. Medicina (Kaunas, Lithuania) 2019; 55(8): 403.

Fajutrao L, Locklear J, Priaulx J, Heyes A. A systematic review of the evidence of the burden of bipolar disorder in Europe. Clin Pract Epidemiol Ment Health 2009; 5: 3.

Fazel S, Lichtenstein P, Grann M, Goodwin GM, Långström N. Bipolar disorder and violent crime: New evidence from population-based longitudinal studies and systematic review. Arch Gen Psychiatry 2010; 67(9): 931–938.

Fazel S, Wolf A, Chang Z, Larsson H, Goodwin GM, Lichtenstein P. Depression and violence: A Swedish population study. Lancet Psychiatry 2015; 2(3): 224–232.

Gao W, Biswal B, Chen S, Wu X, Yuan J. Functional coupling of the orbitofrontal cortex and the basolateral amygdala mediates the association between spontaneous reappraisal and emotional response. NeuroImage 2021; 232: 117918.

Ghasemi M, Claunch J, Niu K. Pathologic role of nitrergic neurotransmission in mood disorders. Prog Neurobiol 2019; 173: 54–87.

Hossain S, Mainali P, Bhimanadham NN, Imran S, Ahmad N, Patel RS. Medical and psychiatric comorbidities in bipolar disorder: Insights from national inpatient population-based study. Cureus 2019; 11(9): e5636.

Jacobi F, Höfler M, Strehle J, Mack S, Gerschler A, Scholl L et al. Psychische Störungen in der Allgemeinbevölkerung. Nervenarzt 2014; 85: 77–87.

Joslyn C, Hawes DJ, Hunt C, Mitchell PB. Is age of onset associated with severity, prognosis, and clinical features in bipolar disorder? A meta-analytic review. Bipolar Disord 2016; 18: 389–403.

Kloiber S, Rosenblat JD, Husain MI, Ortiz A, Berk M, Quevedo J, et al. Neurodevelopmental pathways in bipolar disorder. Neurosci Biobehav Rev 2020; 112: 213–226.

Krischer MK, Stone MH, Sevecke K, Steinmeyer EM. Motives for maternal filicide: Results from a study with female forensic patients. Int J Law Psychiatry 2007; 30(3): 191–200.

Lim GY, Tam WW, Lu Y, Ho CS, Zhang MW, Ho RC. Prevalence of depression in the community from 30 countries between 1994 and 2014. Sci Rep 2018; 8(1): 2861.

Martin-Key NA, Olmert T, Barton-Owen G, Han SYS, Cooper JD, Eljasz P, et al. The Delta Study –Prevalence and characteristics of mood disorders in 924 individuals with low mood: Results of the of the World Health Organization Composite International Diagnostic Interview (CIDI). Brain Behav 2021; 11(6): e02167.

McGinn MA, Pahng AR. Pathophysiology of affective disorders: Functional interaction of stress hormones and hippocampal excitation. J Neurophysiol 2017; 117(2): 477–479.

Montgomery SA, Åsberg M. A new depression scale designed to be sensitive to change. Br J Psychiatry 1979; 134: 382–389.

Moreira ALR, van Meter A, Genzlinger J, Youngstrom EA. Review and meta-analysis of epidemiologic studies of adult bipolar disorder. J Clin Psychiatry 2017; 78(9): e1259–e1269.

Mühlbacher M, Egger C, Kaplan P, Simhandl C, Grunze H, Geretsegger C et al. Reliabilität und Übereinstimmungsvalidität der deutschen Version der Young Mania Rating Scale (YMRS-D). Neuropsychiatr 2011; 25(1): 16–25.

Plans L, Barrot C, Nieto E, Rios J, Schulze TG, Papiol S, et al. Association between completed suicide and bipolar disorder: A systematic review of the literature. J Affect Disord 2019; 242: 111–122.

Ro E, Clark LA. Psychosocial functioning in the context of diagnosis: Assessment and theoretical issues. Psychol Assess 2009; 21(3): 313–324.

Steer RA, Beck AT, Garrison B. Applications of the Beck Depression Inventory. In: Sartorius N, Ban TA (eds.): Assessment of Depression. Geneva: World Health Organization 1986; 121–142.

Steffen A, Thom J, Jacobi F, Holstiege J, Bätzing J. Trends in prevalence of depression in Germany between 2009 and 2017 based on nationwide ambulatory claims data. J Affect Disord 2020; 271: 239–247.

Taguchi H. Maternal filicide in Japan: analyses of 96 cases and future directions for prevention. Psychiatr Neurol Jap 2007; 109(2): 110–127.

van Meter AR, Youngstrom EA, Findling RL. Cyclothymic disorder: A critical review. Clin Psychol Rev 2012; 32(4): 229–243.

Verdolini N, Pacchiarotti I, Köhler CA, Reinares M, Samalin L, Colom F, et al. Violent criminal behavior in the context of bipolar disorder: Systematic review and meta-analysis. J Affect Disord 2018; 239: 161–170.

11 Angsterkrankungen

Christian Prüter-Schwarte

11.1 Wie wird Angst von einer Angsterkrankung abgegrenzt?

Angst ist eine der grundlegenden Emotionen des Menschen und liegt als Primäraffekt bereits zu Beginn der menschlichen Entwicklung vor. Angst trägt zu einer risikobewussten Auseinandersetzung mit der Umwelt bei, indem sie Bedrohung ausdrückt und auf Gefahren verweist. Im Laufe der Entwicklung lernen Menschen eine differenzierte Wahrnehmung und kognitive Bewertung von inneren und äußeren Gefahren. Ein Zuviel oder Zuwenig an Angst entscheidet über die psychopathologische Relevanz dieser Emotion.

11.2 Wie werden die Angsterkrankungen diagnostisch eingeteilt?

In der ICD-11 werden neben den „klassischen" Angststörungen der ICD-10 (Agoraphobie ohne oder mit Panikstörung, soziale Phobie, spezifische Phobien, Panikstörung, generalisierte Angststörung, Angst und depressive Störung gemischt) zwei weitere Angsterkrankungen aufgeführt: Sowohl die Trennungsangststörung (engl. „separation anxiety disorder") als auch der (s)elektive Mutismus (engl. „selective mutism"), die in der ICD-10 zu den emotionalen (F93) bzw. sozialen Störungen (F94) des Kindesalters gerechnet wurden, werden zukünftig den pathologischen Ängsten zugeordnet sein.

Zusätzlich finden sich in der ICD-11 nunmehr die sog. substanzinduzierten Angststörungen sowie sekundäre Angststörungen, die im Rahmen anderer Erkrankungen auftreten (engl. „fear-related disorders"). Eine weitere Neuerung in der ICD-11 ist, dass jetzt auch einzelne psychische Symptome kodiert werden können. Entsprechend werden verschiedene Facetten des Symptoms Angst unter der Kodierung „MB" aufgeführt: einzelne Panikattacken, Angst, Furcht, Sorgen und paranoide Ängste.

11.3 Wie häufig sind Angsterkrankungen?

Mit einer **Lebenszeitprävalenz** von insgesamt 15 % gehören die Angsterkrankungen zu den häufigsten psychischen Erkrankungen. Am weitesten verbreitet sind dabei phobische Störungen mit Prävalenzen zwischen 2 und 10 %, Panikstörungen treten bei etwa 2 % der Bevölkerung auf, ebenso die generalisierte Angststörung. Frauen erkranken insgesamt 2-mal häufiger als Männer.

11.4 Welche Symptome sind bei Angsterkrankungen zu beobachten?

Die **Panikstörung** ist charakterisiert durch plötzliche, wiederholt auftretende Panikattacken. Intensive Angstgefühle werden von körperlichen Symptomen wie Herzrasen, Schwindel oder Übelkeit begleitet. In der Folge entwickeln die Betroffenen häufig starke Erwartungsängste, erneut eine Panikattacke zu erleiden (Angst vor der Angst), und beginnen, Situationen zu vermeiden (Agoraphobie), aus denen sie im Falle einer plötzlichen Panikattacke nicht oder nur schwer flüchten können (z. B. Bus, volles Kaufhaus). Eine starke Besorgtheit um die möglichen körperlichen oder psychischen Folgen mit zum Teil ausgeprägten hypochondrischen Befürchtungen ist die Regel.

Bei der **generalisierten Angststörung** (GAS) sind exzessive Sorgen, die als unkontrollierbar empfunden werden (pathologisches Sorgen) und den Alltag der Betroffenen bestimmen, typisch. Begleitet werden diese Sorgen von einer unspezifischen körperlichen Symptomatik wie Verspannungen, Schmerzen oder Nervosität.

Die **soziale Phobie** ist gekennzeichnet von einer Angst vor der prüfenden Bewertung durch andere Menschen. Kernsymptom ist die schambesetzte Befürchtung, sich in der Öffentlichkeit peinlich oder lächerlich zu verhalten. Die angstauslösenden Situationen werden vermieden oder unter großer Angst ertragen. Sozialphobische Ängste können sich auf eine einzelne soziale Situation beschränken *(isolierte soziale Phobie)* oder aber fast alle sozialen Kontakte *(generalisierte soziale Phobie)* umfassen.

Bei der **spezifischen Phobie** lösen spezifische Objekte oder Situationen Angstreaktionen aus. Die Auslöser können oft gut vermieden werden. Daher suchen Betroffene eher selten professionelle Hilfe.

11.5 Wie werden Angsterkrankungen behandelt?

Gemäß der S3-Leitlinie zur Behandlung von Angsterkrankungen sollen allen Betroffenen – mit Ausnahme der spezifischen Phobien – in der Therapie pharmakologische und psychotherapeutische Elemente angeboten werden.

Wichtige **Basisempfehlungen** umfassen die Reduktion des Koffein- und Alkoholkonsums, eine verbesserte Schlafhygiene, das Erlernen von Entspannungsverfahren, Sport und allgemeine Stressreduktion.

Kognitive Verhaltenstherapie erhält bei allen Angsterkrankungen den höchsten Evidenzgrad. Bei der **Pharmakotherapie** besteht der höchste Evidenzgrad für selektive Serotonin-Wiederaufnahmehemmer (SSRIs) und Serotonin- und Noradrenalin-Wiederaufnahmehemmer (SNRIs). Bei der GAS ist zusätzlich der Kalziumkanalmodulator Pregabalin mit dem höchsten Evidenzgrad versehen. Für weitere Details wird auf die State-of-the-Art-Publikationen der DGPPN verwiesen.

11.6 Welchen Verlauf nehmen Angsterkrankungen?

Trotz der effektiven und wirksamen Therapieoptionen und der Tatsache, dass die meisten Patientinnen und Patienten rasch und nachhaltig auf die Therapien ansprechen, tritt bei etwa 20 % eine **Therapieresistenz** ein.

11.7 Spielen Angsterkrankungen kriminologisch eine Rolle?

Nein, in kriminologischer Hinsicht haben Angsterkrankungen keine große Bedeutung. Epidemiologische Daten zur Delinquenz liegen nicht vor. In einer Untersuchung zur Kriminalprognose anhand von 540 Schuldfähigkeitsgutachten bei Gewaltdelikten war nur in fünf Fällen die Diagnose einer Angststörung vergeben worden – und zwar als Zweitdiagnose.

11.8 Haben Angsterkrankungen in der strafrechtlichen Begutachtung eine Bedeutung?

Wie bereits in ▶ 11.7 dargestellt, spielen die Angsterkrankungen für den Bereich der **strafrechtlichen Begutachtung** keine Rolle. Grundsätzlich gilt aber für eine Begutachtung bei Täterinnen und Tätern mit einer solchen Erkrankung, dass die Diagnose allein keine Aussagen zur Steuerungsfähigkeit und deren möglicher Beeinträchtigung erlaubt.

11.9 Ergeben sich für zivilrechtliche Begutachtung bedeutsame Fragestellungen?

Nein, die Betroffenen sind *geschäftsfähig*, und die *Einrichtung einer Betreuung gegen ihren Willen* wird kaum zu rechtfertigen sein. Im Rahmen von suizidalen Krisen kann sich die Frage einer *Unterbringung* stellen; erfahrungsgemäß lassen sich die meisten der Betroffenen aber zu einer freiwilligen stationären Aufnahme motivieren.

11.10 Welche Bereiche sind in der sozialrechtlichen Begutachtung von Menschen mit Angsterkrankungen von Bedeutung?

Angsterkrankungen sind bei sozialrechtlichen Begutachtungsfragen bedeutsam. Schwierig ist hier vor allem die Unterscheidung zwischen Angst und Vermeidungsverhalten, das noch *willentlich überwunden* werden kann, und einer derart ausgeprägten Symptomatik, die eine solche Überwindung aus eigener Kraft unmöglich erscheinen lässt. Eine solche **Willensanspannung** ist nach Entscheidungen des Bundessozialgerichts zumutbar, wenn sie ohne das Risiko einer Verschlimmerung der Erkrankung möglich ist. Aus psychiatrischer Sicht wird eine solche Willensanspannung nur selten nicht zumutbar, sondern vielmehr erforderlich sein, um die Erkrankung zu bessern. Daher geht es bei der Begutachtung eher um die Einschätzung der Motivation zur Willensanspannung.

Wie bei allen „neurotischen" Störungen stellt sich auch bei der Begutachtung der Angsterkrankungen die Frage der **Aggravation** oder **Simulation.** Hier ist für die Validierung der Beschwerden die Konsistenz- und Plausibilitätsanalyse von besonderer Bedeutung. Dabei geht es vor allem darum zu beurteilen, ob die Informationen aus den verschiedenen Quellen (Akte, selbst erhobene Anamnese, psychopathologischer und neurologischer Befund, ggf. Testbefunde) in sich konsistent und plausibel sind.

Im Hinblick auf die einzelnen Bereiche des Sozialrechts kann man feststellen, dass Menschen mit Angsterkrankungen in der Regel *arbeitsfähig* sind. Eine vorübergehende **Arbeitsunfähigkeit** kann in Situationen akuter psychopathologischer Exazerbation in Betracht kommen. Im Feld der *Gesetzlichen Rentenversicherung* kann man feststellen, dass eine Berentung so lange wie möglich vermieden werden sollte, da berufliche Anerkennung bei den Betroffenen zu einer Stabilisierung beitragen kann. Bei Panikstörungen und Agoraphobien finden sich meist bedeutsamere Einschränkungen der beruflichen Leistungsfähigkeit. Die soziale Phobie kann bei hohem Grad an Generalisierung zu erheblichen Einschränkungen führen. Im Bereich des *Schwerbehindertenrechts* sind zur **Einschätzung eines möglichen Grades der Behinderung** (GdB) Kriterien für soziale Anpassungsschwierigkeiten zu berücksichtigen (▶ Tab. 11.1).

Tab. 11.1 Kriterien für soziale Anpassungsschwierigkeiten

Kriterien für soziale Anpassungsschwierigkeiten	GdB
Leichte soziale Anpassungsschwierigkeiten: Berufsfähigkeit auf dem allgemeinen Arbeitsmarkt möglich. Wesentliche Beeinträchtigungen nur bei bestimmten Berufen (z. B. Lehrkräfte). Keine Beeinträchtigungen hinsichtlich familiärer Situation oder bei Freundschaften.	30–40
Mittelgradige soziale Anpassungsschwierigkeiten: Die psychischen Veränderungen wirken sich in den meisten Berufen aus; Tätigkeit noch möglich, aber verminderte Einsatzfähigkeit. Erhebliche familiäre Probleme, noch keine Isolierung, noch kein ausgeprägter sozialer Rückzug.	50–70
Schwere soziale Anpassungsschwierigkeiten: Die weitere berufliche Tätigkeit ist gefährdet oder ausgeschlossen. Schwerwiegende Probleme in der Familie oder im Freundeskreis mit sozialer Isolation und Rückzügigkeit.	80–100

11.11 Bestehen relevante Beeinträchtigungen der Fahreignung?

Begutachtungen zur **Fahreignung** sind bei Menschen mit Angsterkrankungen selten (Gräcmann et al. 2016). Auffälligkeiten, die zur Beeinträchtigung der Fahreignung führen, dürften eher mit psychischer Komorbidität (Suchterkrankungen) als mit Angsterkrankungen in Zusammenhang stehen.

Literatur

Angenendt J, Frommberger U, Berger M. Angststörungen. In: Berger M (Hrsg.): Psychische Erkrankungen. Klinik und Therapie. München: Elsevier Urban & Fischer 2015; 439–475.

Bekker MH, van Mens-Verhulst J. Anxiety disorders: Sex differences in prevalence, degree and background, but gender-neutral treatment. Gend Med 2007; 4: 178–193.

Bernardy K, Sandweg R. Frühberentung: Bedingung und Folgen. Nervenarzt 2003; 74: 406–412.

BfArM (Bundesinstitut für Arzneimittel und Medizinprodukte). ICD-11 in Deutsch – Entwurfsfassung. Stand: 16.3.2023; https://www.bfarm.de/DE/Kodiersysteme/Klassifikationen/ICD/ICD-11/uebersetzung/_node.html (letzter Zugriff: 10.5.2024).

DGPM (Deutsche Gesellschaft für Psychosomatische Medizin und Ärztliche Psychotherapie e. V.). S3-Leitlinie Behandlung von Angststörungen. Version 2. Stand: 6.4.2021; gültig bis: 5.4.2026; https://register.awmf.org/de/leitlinien/detail/051-028 (letzter Zugriff: 10.5.2024).

Dilling H, Mombour W, Schmidt MH (Hrsg.). ICD-10. Internationale Klassifikation psychischer Störungen: ICD-10, Kapitel V (F). Klinisch-diagnostische Leitlinien. 10., überarb. A. Göttingen: Hogrefe 2015.

Domschke K, Kapfhammer HP, Deckert J. Angststörungen. In: Möller HJ, Laux G, Kapfhammer HP (Hrsg.): Psychiatrie, Psychosomatik, Psychotherapie. Band 3 – Spezielle Psychiatrie 1. Berlin: Springer 2017; 1857–1932.

Domschke K, Hoyer J. Angststörungen (ICD-10 F4). In: Voderholzer U. (Hrsg.): Therapie psychischer Erkrankungen. State of the Art. 18. A. München: Elsevier Urban & Fischer 2023; 317–330.

Dreßing H, Foerster K. Das Problem der zumutbaren Willensanspannung – aus medizinischer Sicht. MedSach 2012, 4: 165–168.

Foerster K, Weig W. Psychische und Verhaltensstörungen. In: Verband Deutscher Rentenversicherungsträger (Hrsg.): Sozialmedizinische Begutachtung in der Gesetzlichen Rentenversicherung. 7. A. Berlin, Heidelberg: Springer 2011; 541–578.

11

Foerster K, Passow D, Habermeyer E. Begutachtung bei zivilrechtlichen Fragen. In: Venzlaff U, Foerster K, Dreßing H, Habermeyer E (Hrsg.): Psychiatrische Begutachtung. Ein praktisches Handbuch für Ärzte und Juristen. München: Elsevier Urban & Fischer 2017; 533–557.

Gräcmann N, Albrecht M. Begutachtungsleitlinien zur Kraftfahreignung. Bergisch-Gladbach: Bundesanstalt für Straßenwesen (BAST) 2016.

Jacobi F, Höfler M, Siegert J, Mack S, Gerschler A, Scholl L, et al. Twelve-month prevalence, comorbidity and correlates of mental disorders in Germany: The Mental Health Module of the German Health Interview and Examination Survey for Adults (DEGS1-MH). Int J Methods Psychiatr Res 2014; 23(3): 304–319.

Lieb R, Schreier A, Müller N. Epidemiologie von Angststörungen. Psychotherapie 2003; 8(1): 86–102.

McLean CP, Anderson E. Brave men and timid women? A review of the gender differences in fear and anxiety. Clin Psychol Rev 2009; 29: 496–505.

Oyebode F. Sim's Symptoms in the Mind. An Introduction to Descriptive Psychopathology. 4th ed. Edinburgh, London, New York: Saunders Elsevier 2008.

Seedat S, Scott KM, Angermeyer MC, Berglund P, Bromet EJ, Brugha TS, et al. Cross-national associations between gender and mental disorders in World Health Organization World Mental Health Surveys. Arch Gen Psychiatry 2009; 66: 785–795.

Stadtland C. Risikoeinschätzung und Rückfallprognosen in der Forensischen Psychiatrie – das Münchener Prognoseprojekt. (MPP). Habilitationsschrift. München: Ludwig-Maximilians-Universität 2007.

Vloet T D, Romanos M. Angststörungen – von der ICD-10 zur ICD-11. Z Kinder Jugendpsychiatr 2020; 49(6): 429–435.

Wittchen HU, Jacobi F, Rehm J, Gustavsson A, Svensson M, Jönsson B, et al. The size and burden of mental disorders and other disorders of the brain in Europe 2010. Eur Neuropsychopharmacol 2011; 21(9): 655–679.

12 Zwangserkrankungen

Christian Prüter-Schwarte

12.1 Wie werden Zwangsstörungen definiert?

DEFINITION

Zwangsstörungen sind häufige Erkrankungen mit komplexer biopsychosozialer Ätiopathogenese. Unter Zwangsstörungen werden wiederkehrende Gedanken, Impulse und Verhaltensweisen verstanden, die sich den Patientinnen und Patienten gegen inneren Widerstand aufdrängen und von ihnen als übertrieben und unsinnig erkannt werden.

In der ICD-11 werden die Zwangsstörungen unter der Kategorie „Obsessive-compulsive and related disorders“ kodiert. Zaudig (2022) übersetzt dies in **Zwangsspektrumsstörungen.**

- Zwangsstörung (6B20)
  - Mit mittelmäßiger bis guter Einsicht (6B20.0)
  - Mit schlechter bis fehlender Einsicht (6B20.1)
- Körperdysmorphe Störung (6B21)
- Olfaktorischer Zwang (6B22)
- Hypochondrie (6B23)
- Pathologisches Horten (6B24)
- Körperbezogene repetitive Verhaltensstörung (6B25)
  - Trichotillomanie (6B25.0)
  - Dermatillomanie (6B25.1)
- Substanzinduzierte Zwangsstörung und verwandte Störungen
- Sekundäre Zwangsspektrumsstörungen (6E64)
- Tourette-Syndrom (8A05.00)
- Andere spezifizierte Zwangsspektrumsstörungen (6B2Y)
- Zwangsspektrumsstörungen, nicht näher bezeichnet (6B20.Z)

12.2 Wie häufig sind Zwangserkrankungen?

Die Lebenszeitprävalenz beträgt ca. 2–3 %, die Punktprävalenz 1 % (Voderholzer et al. 2022). Frauen sind geringfügig häufiger betroffen als Männer. Die meisten Betroffenen entwickeln in der frühen Kindheit subklinische Formen von Zwangsverhalten mit Sicherheit vermittelnden ritualisierten Verhaltensweisen. Das Erstmanifestationsalter liegt meist zwischen 22 und 36 Jahren (Voderholzer 2017).

12.3 Welche Symptome sind bei Zwangserkrankungen zu beobachten?

Zwangsstörungen manifestieren sich klinisch als Zwangsgedanken und als offen sichtbare oder gedankliche Zwangshandlungen:

- **Zwangsgedanken** sind Ideen, Vorstellungen und Impulse, die sich den Betroffenen gegen ihren Willen aufdrängen und fast immer als sinnlos oder quälend erlebt werden. Die Gedanken werden als eigene Gedanken erkannt und zentrieren sich inhaltlich um Gedanken aggressiven Inhalts, Verschmutzung oder Kontamination.

- **Zwangshandlungen** sind ursprünglich zweckgerichtete Verhaltensweisen, die meist in ritualisierter Form stereotyp offen oder nur gedanklich ausgeführt werden. Sie werden durchgeführt, um Angst und Anspannung zu reduzieren oder um ein befürchtetes Ereignis zu verhindern. Das Verhalten wird von den Betroffenen zumeist als ineffektiv und sinnlos empfunden. Häufig sind zwanghaftes Waschen und Kontrollieren, gedanklich auch Zählen oder Beten.

MERKE

Die Verhaltensweisen sind zeitraubend und beeinträchtigen den normalen Tagesablauf, berufliche Leistungen sowie soziale Aktivitäten und Partnerschaften.

12.4 Wie werden Zwangserkrankungen behandelt?

Gemäß der S3-Leitlinie zur Therapie von Zwangsstörungen (DGPPN 2022) stehen als wirksamste Behandlungsformen vor allem die kognitive Verhaltenstherapie mit Exposition und Reaktionsmanagement sowie die Pharmakotherapie mit Serotonin-Wiederaufnahmehemmern zur Verfügung (Berberich und Hoffmann 2022). Bei Therapieresistenz wird eine Augmentation mit atypischen Antipsychotika empfohlen. Stereotaktische neurochirurgische Interventionen (Elektrodenimplantation) haben in internationalen Studien bei beidseitiger Stimulation der vorderen inneren Kapsel nach 12-monatiger Behandlung zu einer Response-Rate von 60 % geführt (Menchon et al. 2021).

12.5 Welchen Verlauf nehmen Zwangserkrankungen?

Die Erkrankung verläuft anfangs oft episodisch mit wechselnder Intensität, später meist chronisch. Spontanremissionen sind eher selten. Früh beginnende Zwangserkrankungen haben eine schlechtere Prognose und sprechen weniger gut auf eine Therapie an (Voderholzer et al. 2017).

12.6 Spielen Zwangserkrankungen kriminologisch eine Rolle?

Epidemiologische Daten zur Delinquenz liegen nicht vor. Ähnlich wie Angststörungen haben auch Zwangserkrankungen in kriminologischer Hinsicht keine große Bedeutung. In einer Untersuchung zur Kriminalprognose anhand von 540 Schuldfähigkeitsgutachten bei Gewaltdelikten wurde nur in zwei Fällen die Diagnose einer Zwangsstörung vergeben – und zwar als Zweitdiagnose (Stadtland 2007). Auch in der internationalen Literatur finden sich nur Einzelfallberichte (Freckelton 2020) mit dem Hinweis, dass Aggressionsdelikte auftraten, wenn die Betroffenen in der Ausübung von Zwangshandlungen behindert wurden.

12.7 Haben Zwangserkrankungen in der strafrechtlichen Begutachtung eine Bedeutung?

Wie bereits in ▶ 12.6 dargestellt, spielen die Zwangserkrankungen für den Bereich strafrechtlicher Begutachtung kaum eine Rolle. Einschränkungen der Einsichtsfähigkeit sind nicht anzunehmen. Wohl kann die Steuerungsfähigkeit beeinträchtigt sein. Eine Voraussetzung kann sein, dass die Handlungsbereitschaft, die dem abweichenden Verhalten zugrunde liegt, nicht reflektiert in das Bewusstsein der Betroffenen tritt. Bei der Motivanalyse sind in ganz besonderem Maß die Qualität und die Genese der tatwirksamen Affektivität zu analysieren. Eine feststellbare Dranghaftigkeit kann unter Umständen eine Verminderung oder Aufhebung der Schuldfähigkeit bedingen.

12.8 Ergeben sich für die zivilrechtliche Begutachtung bedeutsame Fragestellungen?

Im **Zivilrecht** gilt analog, was im Abschnitt Angsterkrankungen ausgeführt wurde (▶ 11.9).

12.9 Welche Bereiche sind in der sozialrechtlichen Begutachtung von Menschen mit einer Zwangserkrankung von Bedeutung?

Selbiges gilt für **sozialrechtliche** Begutachtungsfragen. Auch hier wird auf die allgemeinen Ausführungen zu den Angsterkrankungen verwiesen (▶ 11.10).

Was die einzelnen Bereiche des Sozialrechts anbelangt, so lässt sich feststellen, dass Menschen mit Zwangserkrankungen in der Regel *arbeitsfähig* sind. Schwere Verläufe können aber zur Erwerbsunfähigkeit führen. Im Feld der *Gesetzlichen Rentenversicherung* können besonders ausgeprägte Zwangshandlungen zu quantitativen Leistungsminderungen führen. Eine Berentung ist möglichst zu vermeiden, kann aber empfohlen werden, wenn mindestens zwei konsequente, auch stationäre, Behandlungen ohne Erfolg geblieben sind (Foerster und Weig 2011). Im Bereich des *Schwerbehindertenrechts* werden Zwangserkrankungen der Gruppe „Neurosen, Persönlichkeitsstörungen, Folgen psychischer Traumata" zugeordnet. Auch hier wird auf die Ausführungen in ▶ 11.10 verwiesen.

12.10 Bestehen relevante Beeinträchtigungen der Fahreignung?

Begutachtungen zur Fahreignung sind bei Personen mit Zwangserkrankungen selten.

12

Literatur

APA (American Psychiatric Association). Diagnostisches und statistisches Manual psychischer Störungen – DSM-5®. Göttingen: Hogrefe 2014.

Berberich G, Hoffmann S. Zwangsstörung. Psychotherapie 2022, 67: 517–532.

BfArM (Bundesinstitut für Arzneimittel und Medizinprodukte). ICD-11 in Deutsch – Entwurfsfassung. Stand: 16.3.2023; https://www.bfarm.de/DE/Kodiersysteme/Klassifikationen/ICD/ICD-11/uebersetzung/_node.html (letzter Zugriff: 10.5.2024).

DGPPN (Deutsche Gesellschaft für Psychiatrie und Psychotherapie, Psychosomatik und Nervenheilkunde e. V.). S3-Leitlinie Zwangsstörungen. Stand: 30.6.2022; gültig bis: 29.6.2027; https://register.awmf.org/de/leitlinien/detail/038-017 (letzter Zugriff: 10.5.2024).

Dilling H, Mombour W, Schmidt MH (Hrsg.). ICD-10. Internationale Klassifikation psychischer Störungen: ICD-10, Kapitel V (F). Klinisch-diagnostische Leitlinien. 10., überarb. A. Göttingen: Hogrefe 2015.

Foerster K, Weig W. Psychische und Verhaltensstörungen. In: Verband Deutscher Rentenversicherungsträger (Hrsg.): Sozialmedizinische Begutachtung in der Gesetzlichen Rentenversicherung. 7. A. Berlin, Heidelberg: Springer 2011; 541–578.

Freckelton I. Obsessive compulsive disorder and obsessive-compulsive personality disorder and the criminal law. Psychiatr Psychol Law 2020; 27: 831–852.
Menchon JM, Real E, Alonso P, Aparicio MA, Segalas C, Plans G, et al. A prospective international multi-center study on safety and efficacy of deep brain stimulation for resistant obsessive-compulsive disorder. Mol Psychiatry 2021; 26(4): 1234–1247.
Stadtland C. Risikoeinschätzung und Rückfallprognosen in der Forensischen Psychiatrie – das Münchener Prognoseprojekt. (MPP). Habilitationsschrift. München: Ludwig-Maximilians-Universität 2007.
Voderholzer U. Zwangsstörungen. In: Möller HJ, Laux G, Kapfhammer HP (Hrsg.): Psychiatrie, Psychosomatik, Psychotherapie. Band 2 – Spezielle Psychiatrie 1. 5. A. Berlin: Springer 2017; 1933–1964.
Voderholzer U, Favreau M, Rubart A, Staniloui A, Wahl-Kordon A, Zurowski B, Kathmann N. Therapie der Zwangsstörungen: Empfehlungen der revidierten S3-Leitlinie Zwangsstörungen. Nervenarzt 2022; 93: 678–687.
Zaudig M. Zwangsspektrumsstörungen nach ICD-11 und DSM-5. Nervenarzt 2022; 93: 661–669.

13 Mit Stress assoziierte Störungen

Manuela Dudeck

13.1 Wie wird das Trauma gemäß ICD-11 definiert?

Gemäß ICD-11 ist ein Trauma als ein extrem bedrohliches oder entsetzliches Ereignis oder als eine Serie von Ereignissen von außergewöhnlicher Bedrohung definiert.

13.2 Gilt diese Definition auch für die komplexe posttraumatische Belastungsstörung?

Nein. Hierbei handelt es sich um ein Ereignis oder um eine Reihe von Ereignissen extrem bedrohlicher oder schrecklicher Natur, denen man ausgesetzt war. Zumeist sind es lang anhaltende oder sich wiederholende Ereignisse, denen man nur schwer oder gar nicht entkommen kann (z. B. Folter, Sklaverei, Völkermordkampagnen, lang anhaltende häusliche Gewalt, wiederholter sexueller oder körperlicher Missbrauch in der Kindheit).

13.3 Was ist eine posttraumatische Belastungsstörung (PTBS) (ICD-11: 6B40)?

Eine PTBS ist durch drei Symptomkomplexe gekennzeichnet:

1. Wiedererleben des traumatischen Ereignisses oder der traumatischen Ereignisse in der Gegenwart in Form von lebhaften aufdringlichen Erinnerungen, Rückblenden oder Albträumen. Das Wiedererleben kann über eine oder mehrere Sinnesmodalitäten erfolgen und wird typischerweise von starken oder überwältigenden Emotionen, insbesondere Angst oder Entsetzen, und starken körperlichen Empfindungen begleitet.
2. Vermeidung von Gedanken und Erinnerungen an das Ereignis bzw. die Ereignisse oder Vermeidung von Aktivitäten, Situationen oder Personen, die an das Ereignis bzw. die Ereignisse erinnern.
3. Die anhaltende Wahrnehmung einer erhöhten aktuellen Bedrohung, die sich z. B. durch Hypervigilanz oder eine verstärkte Schreckreaktion auf Reize wie unerwartete Geräusche zeigt.

13.4 Wie lange müssen diese Symptome andauern, um die Diagnose einer PTBS stellen zu können?

Die Symptome halten mehrere Wochen lang an und verursachen erhebliche Beeinträchtigungen in persönlichen, familiären, sozialen, schulischen, beruflichen oder anderen wichtigen Funktionsbereichen.

13.5 Wie diagnostiziert man gemäß ICD-11 eine komplexen PTBS (ICD-11: 6B41)?

Die Diagnose wird seit mehr als einem Vierteljahrhundert diskutiert und wurde mit der ICD-11 nun erstmals in das ICD-Klassifikationssystem aufgenommen. Die komplexe PTBS entwickelt sich in der Regel, nachdem man einem Ereignis oder einer

Reihe von Ereignissen extrem bedrohlicher oder schrecklicher Natur ausgesetzt war, meist lang anhaltende oder sich wiederholende Ereignisse, denen man nur schwer oder gar nicht entkommen kann (gemäß Definition in ▶ 13.2). Damit folgt man der Einteilung nach Terr (1989), die menschlich verursachte und zufällige Traumata unterscheidet.

Neben der Symptomtrias der PTBS müssen folgende Merkmale erfüllt sein:
1. Schwere und anhaltende Probleme bei der Affektregulierung
2. Überzeugungen über die eigene Person als vermindert, besiegt oder wertlos, begleitet von Scham-, Schuld- oder Versagensgefühlen im Zusammenhang mit dem traumatischen Ereignis
3. Schwierigkeiten, Beziehungen aufrechtzuerhalten und sich anderen nahe zu fühlen

13.6 Welche stressassoziierten Störungen sind darüber hinaus in das ICD-11 aufgenommen worden?

Die ICD-11 hat die anhaltende Trauerstörung (6B42), die Anpassungsstörung (6B43), die reaktive Bindungsstörung (6B44) und die Störung der sozialen Bindung mit enthemmtem Verhalten (6B45) unter die stressassoziierten Störungen subsumiert. Die anhaltende Trauerstörung hat trotz des Auftretens von Affekten wie Wut keine forensisch-psychiatrische Bedeutung. Die Bindungsstörungen treten ausschließlich im Kindesalter auf.

13.7 Mit welcher Prävalenz treten die PTBS und die komplexe PTBS auf?

Beide Diagnosen sind keine Lebenszeitdiagnosen. Generell kann man sagen, dass mehr Frauen als Männer und mehr jüngere als ältere Menschen betroffen sind. Die Prävalenz einer PTBS lag 2017 in einer Krankenkassenerhebung bundesweit bei 0,7 % (Frauen: 0,9 %; Männer: 0,4 %) und hat sich gegenüber 2008 mehr als verdoppelt. Epidemiologische Studien gehen davon aus, dass bei einer durchschnittlichen Traumatisierungsrate von ca. 50 % eine PTBS in der Allgemeinbevölkerung mit einer Häufigkeit von 1,7–2,3 % auftritt. Natürlich hängen Prävalenzen auch immer von der untersuchten Stichprobe ab. Epidemiologische Studien zur komplexen PTBS in der Allgemeinbevölkerung fehlen momentan noch. In Hochrisikogruppen wie z. B. bei Patienten in psychosomatischer Rehabilitation liegt die Prävalenz bei 13,5 %.

13.8 Wie sieht das Störungs- bzw. Erklärungsmodell für beide Entitäten aus?

Die Entstehung beider Entitäten wird durch ein multifaktorielles Rahmenmodell erklärt. Darin sind Risiko- und Schutzfaktoren, Ereignis- und Aufrechterhaltungsfaktoren, aber auch gesundheitsfördernde Faktoren enthalten. Je früher ein Trauma in der Kindheit auftritt und je schwerer es ist, desto wahrscheinlicher ist das Auftreten einer PTBS. Ein z. B. vermeidender Bewältigungsstil kann die Störung dann aufrechterhalten.

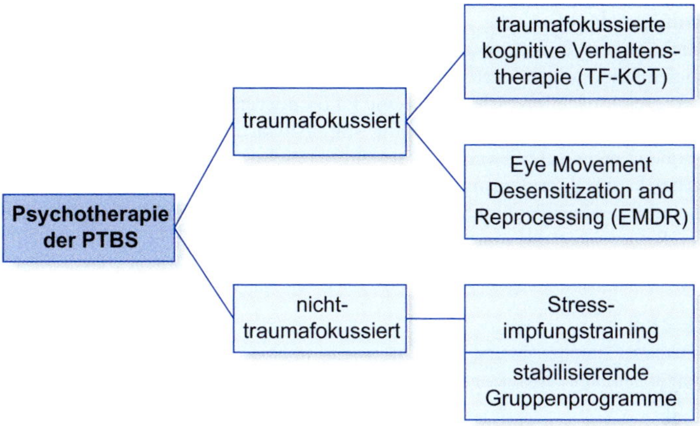

Abb. 13.1 Psychotherapieverfahren zur Behandlung einer PTBS [L231/P1440]

13.9 Welche therapeutischen Interventionen haben sich bewährt?

Grundsätzlich unterscheidet man zwischen traumafokussierten und nicht-traumafokussierten Interventionen (▶ Abb. 13.1):

- **Traumafokussierte Interventionen** sind Behandlungsansätze, bei denen die Verarbeitung der Erinnerung an das Trauma und/oder deren Bedeutung im Mittelpunkt für das weitere Leben der betreffenden Person steht.
- **Nicht-traumafokussierte Behandlungsansätze** sind als Interventionen definiert, deren Hauptaugenmerk nicht auf der Verarbeitung der Erinnerung bzw. deren Bedeutung selbst liegt.

Auch eine Kombination aus Interventionen kann sinnvoll sein und wird z. B. in der Dialektisch-behavioralen Therapie (DBT) umgesetzt.

Neben den psychotherapeutischen Möglichkeiten der Behandlung haben sich parallel **medikamentöse Strategien** entwickelt. Zielsymptome sind vor allem die neurovegetativen Begleitsymptome. Die Konsensgruppe der S3-Leitlinie Posttraumatische Belastungsstörung empfiehlt eine Psychopharmakotherapie nur als Begleittherapie in einem psychotherapeutischen Prozess. Falls ein Patient trotzdem eine medikamentöse Therapie als Mittel der Wahl präferiert, sollten nach eingehender Aufklärung nur die Medikamente Sertralin, Paroxetin und Venlafaxin (alle off-label) zur Anwendung kommen. Benzodiazepine dürfen nicht eingesetzt werden.

13.10 Welche forensisch-psychiatrische Bedeutung haben stressassoziierte Störungen?

Sowohl die PTBS als auch die komplexe PTBS sind keine psychiatrischen Erkrankungen, die mit delinquentem Verhalten direkt verknüpft sind. Andererseits haben sich bei Hochrisikogruppen wie z. B. Kriegsveteranen durchaus expansiv-aggressive Verhaltensweisen gezeigt, die nur durch eine PTBS erklärbar waren. Hierbei spielt insbesondere der Symptomkomplex der Übererregung eine große

13

Rolle. Ramchand et al. (2015) konnten in ihrem systematischen Review zeigen, dass in Militärstichproben, die im Irak und in Afghanistan im Einsatz waren, eine deutlich erhöhte Prävalenz an PTBS-Symptomen existiert und sich in deren Folge bei vielen Kriegsteilnehmern im zivilen Leben deliktrelevantes Verhalten entwickelt hat. Aggressionsdelikte, die durch eine PTBS mitverursacht sein können, werden forensisch-psychiatrisch oft unter die sog. Affektdelikte subsumiert, wobei die Delinquenz nicht auf schwere Gewaltdelikte beschränkt bleibt, sondern ein großes Deliktspektrum daraus resultieren kann. Wird eine PTBS oder komplexe PTBS in der Schuldfähigkeitsbegutachtung zum Zeitpunkt der Tat diagnostiziert, wird diese in der Regel unter das vierte Eingangsmerkmal der schweren anderen seelischen Störung subsumiert.

MERKE

Nicht jede Traumatisierung wird zu einem Trauma. Die überwiegende Zahl der Traumatisierungen zieht keine psychiatrischen Folgeerkrankungen nach sich.

Eine wesentlich größere Bedeutung haben stressassoziierte Störungen in der zivil- und sozialrechtlichen Begutachtung. Insbesondere in versicherungsrechtlichen Begutachtungen sind Beurteilungen stressassoziierter Störungen wichtig. Dabei geht es speziell um die Kausalitätsbegutachtung, d. h. um die Klärung der Frage, ob die diagnostizierte PTBS direkt auf das vom Probanden berichtete Trauma zurückzuführen ist. Hier ist der zeitliche Verlauf von entscheidender Bedeutung. Wie auch bei den dissoziativen Störungen (▶ Kap. 14) ist eine sehr sorgfältige Begutachtung unter Einsatz von Instrumenten zur Beschwerdevalidierung notwendig, um Aggravation und Simulation ausschließen zu können.

Literatur

Bachmann CJ, Czwikla J, Jacobs H, Fegert JM, Hoffmann F. Prävalenz und Versorgung der Posttraumatischen Belastungsstörung in Deutschland: Eine bundesweite Auswertung von Krankenkassendaten aus den Jahren 2008 und 2017. Psychiatr Prax 2021; 48(06): 316–323.

BfArM (Bundesinstitut für Arzneimittel und Medizinprodukte). ICD-11 in Deutsch – Entwurfsfassung; https://www.bfarm.de/DE/Kodiersysteme/Klassifikationen/ICD/ICD-11/uebersetzung/_node.html (letzter Zugriff: 10.5.2024).

Bisson JI, Ehlers A, Matthews R, Pilling S, Richards D, Turner S. Psychological treatments for chronic post-traumatic stress disorder: Systematic review and meta-analysis. Br J Psychiatry 2007; 190(2): 97–104.

Brenner L, Wagner B, Köllner, V. Komplexe posttraumatische Belastungsstörung (kPTBS) – Prävalenz, komorbide Diagnosen und Symptombelastung in der psychosomatischen Rehabilitation. In: DRV (Hrsg.): 27. Rehabilitationswissenschaftliches Kolloquium. München 2018; 437.

DeGPT (Deutschsprachige Gesellschaft für Psychotraumatologie e. V.). S3-Leitlinie Posttraumatische Belastungsstörung. Stand: 30.4.2019 (in Überarbeitung); https://register.awmf.org/de/leitlinien/detail/155-001 (letzter Zugriff: 10.5.2024).

Dorrepaal E, Thomaes K, Smit JH, van Balkom AJLM, Veltman DJ, Hoogendoorn AW, Draijer N. Stabilizing group treatment for complex posttraumatic stress disorder related to child abuse based on psychoeducation and cognitive behavioural therapy: A multisite randomized controlled trial. Psychother Psychosom 2012; 81(4): 217–225.

Foa EB, Dancu CV, Hembree EA, Jaycox LH, Meadows EA, Street GP. A comparison of exposure therapy, stress inoculation training, and their combination for reducing

posttraumatic stress disorder in female assault victims. J Consult Clin Psychol 1999; 67(2): 194–200.
Linehan MM, Schmidt H, Dimeff LA, Craft JC, Kanter J, Comtois KA. Dialectical behavior therapy for patients with borderline personality disorder and drug dependence. Am J Addict 1999; 8(4): 279–292.
Lukaschek K, Kruse J, Emeny RT, Lacruz ME, von Eisenhart Rothe A, Ladwig KH. Lifetime traumatic experiences and their impact on PTSD: A general population study. Soc Psychiatry Psychiatr Epidemiol 2013; 48(4): 525–532.
Maercker A, Brewin CA, Bryant RA, Cloitre M, van Ommeren M, Jones LM, et al. Diagnosis and classification of disorders specifically associated with stress: Proposals for ICD-11. World Psychiatry 2013; 12: 198–206; https://doi.org/10.1002/wps.20057.
National Collaborating Centre for Mental Health (UK). Post-Traumatic Stress Disorder. The Management of PTSD in Adults and Children in Primary and Secondary Care. Leicester: Gaskell 2005.
Ramchand R, Rudavsky R, Grant S, Tanielian T, Jaycox L. Prevalence of, risk factors for, and consequences of posttraumatic stress disorder and other mental health problems in military populations deployed to Iraq and Afghanistan. Curr Psychiatry Rep 2015; 17(5): 37. DOI: 10.1007/s11920-015-0575-z.
Shapiro F. Eye Movement Desensitization and Reprocessing (EMDR) Therapy: Basic Principles, Protocols, and Procedures. 3rd ed. New York: Guilford Press 2018.
Silva JA, Derech DV, Leomg G, Weinstock R, Ferrari MM. A classification of psychological factors leading to violent behavior in posttraumatic stress disorder. J Forensic Sci 2001; 46: 309–316.
Terr LC. Treating psychic trauma in children: A preliminary discussion. J Trauma Stress 1989; 2(1): 3–20.

14 Dissoziative Störungen

Manuela Dudeck

14.1 Was ist eine dissoziative Störung?

Dissoziative Störungen sind durch eine partielle oder vollständige unwillkürliche Unterbrechung oder Diskontinuität der normalen Integration von Identität, Empfindungen, Wahrnehmungen, Affekten, Gedanken, Erinnerungen sowie der Kontrolle über Körperbewegungen oder Verhalten gekennzeichnet. Sie beruhen nicht auf den direkten Wirkungen eines Medikaments oder einer Substanz, lassen sich nicht besser durch eine andere psychische Störung, eine Verhaltensstörung oder eine neurologische Entwicklungsstörung, eine Schlaf-Wach-Störung, eine Erkrankung des Nervensystems oder einen anderen Gesundheitszustand erklären und sind nicht Teil einer anerkannten kulturellen, religiösen oder spirituellen Praxis.

14.2 Wann beginnt und wann endet eine dissoziative Störung?

Trotz vielfach vorliegender experimenteller Befunde können Beginn und Ende einer Dissoziation nicht bestimmt werden. Dissoziative Symptome können von Tag zu Tag oder sogar von Stunde zu Stunde in ihrem Auftreten und ihrer Intensität variieren.

MERKE

Dissoziation ist ein Abwehrmechanismus zum Schutz vor Reizüberflutung und erst einmal ein normalpsychologisches Phänomen. Erst wenn die dissoziativen Symptome perpetuieren, werden sie psychopathologisch bedeutsam.

14.3 Wie unterteilt die ICD-11 die dissoziativen Störungen?

Das ICD-11 unterteilt die dissoziativen Störungen differenzierter als die ICD-10 und stellt die Erkrankungen zumeist als eine Folge von Stress dar. Die einzelnen Störungen finden sich in ▶ Tab. 14.1.

14.4 Welche differenzialdiagnostischen Überlegungen müssen getroffen werden?

Dissoziative Störungen müssen klar von Erkrankungen aus dem schizophrenen Formenkreis abgegrenzt werden. Deshalb ist die differenzierte Erhebung des psychopathologischen Querschnittsbefunds wichtig, denn bei schizophrenen Psychosen können in der Regel zusätzlich psychotische Symptome wie Halluzinationen, Wahnerleben und formale Denkstörungen eruiert werden.

14.5 Wie häufig sind dissoziative Störungen?

Die Angaben zur Prävalenz dissoziativer Störungen sind sehr heterogen, denn sie sind an die Auswahl der Untersuchungsinstrumente gebunden und von der jeweils zu untersuchenden Stichprobe abhängig, wobei in der Allgemeinbevölkerung von einer allgemeinen Auftretenswahrscheinlichkeit von 10 % ausgegangen wird. In der Metaanalyse von Kate et al. (2020) mit Daten von insgesamt 31.905 Collegestudenten

Tab. 14.1 Dissoziative Störungen gemäß ICD-11

Kodierung	Störung	Beschreibung
6B60	Dissoziative Störung mit neurologischen Symptomen	Auftreten motorischer, sensorischer oder kognitiver Symptome, die eine unwillkürliche Unterbrechung der normalen Integration motorischer, sensorischer oder kognitiver Funktionen implizieren
6B61	Dissoziative Amnesie	Unfähigkeit, wichtige autobiografische Erinnerungen, typischerweise an kürzlich stattgefundene traumatische oder belastende Ereignisse, abzurufen, die nicht mit einem normalen Vergessen vereinbar ist
6B62	Trance-Störung	Trance-Zustände, in denen es zu einer deutlichen Veränderung des Bewusstseinszustands, zu einem Verlust des gewohnten Gefühls der persönlichen Identität kommt, wobei die Person eine Einschränkung des Bewusstseins für die unmittelbare Umgebung oder eine ungewöhnlich enge und selektive Fokussierung auf Umweltreize und eine Beschränkung von Bewegungen, Körperhaltungen und Sprache auf die Wiederholung eines kleinen Repertoires erfährt, das als außerhalb der eigenen Kontrolle liegend erlebt wird
6B63	Besessenheits-Trance-Störung	Trancezustände, in denen der Bewusstseinszustand der Person deutlich verändert ist und das gewohnte Gefühl der persönlichen Identität durch eine externe, „besitzergreifende" Identität ersetzt wird und in denen das Verhalten oder die Bewegungen der Person als vom besitzergreifenden Agens kontrolliert erlebt werden
6B64	Dissoziative Identitätsstörung	Identitätsstörung, bei der zwei oder mehr verschiedene Persönlichkeitszustände (dissoziative Identitäten) vorliegen, die mit deutlichen Unterbrechungen des Selbst- und des Handlungsgefühls einhergehen
6B65	Partielle dissoziative Identitätsstörung	Identitätsbeeinträchtigung, bei der zwei oder mehr verschiedene Persönlichkeitszustände (dissoziative Identitäten) vorliegen, die mit deutlichen Unterbrechungen des Selbst- und des Handlungsgefühls verbunden sind
6B66	Depersonalisations- oder Derealisationsstörung	Anhaltende oder wiederkehrende Erfahrungen von Depersonalisation, Derealisation oder beidem: • *Depersonalisation* ist dadurch gekennzeichnet, dass das Selbst als fremd oder unwirklich empfunden wird oder dass man sich von seinen Gedanken, Gefühlen, Empfindungen, seinem Körper oder seinen Handlungen losgelöst fühlt oder so tut, als wäre man ein Beobachter von außen. • *Derealisation* ist dadurch gekennzeichnet, dass man andere Personen, Objekte oder die Welt als fremd oder unwirklich (z. B. traumhaft, weit entfernt, neblig, leblos, farblos oder visuell verzerrt) erlebt oder sich von seiner Umgebung losgelöst fühlt
6E65	Organische emotional-labile asthenische Störung	Dissoziatives Syndrom aufgrund eines Gesundheitszustands, der nicht unter psychische Störungen und Verhaltensstörungen fällt
6B6Y	Sonstige näher bezeichnete Dissoziative Störungen	
6B6Z	Dissoziative Störungen, nicht näher bezeichnet	

aus 98 Studien fand sich eine Auftretenswahrscheinlichkeit von 11,4 %. Dissoziative Symptome treten aber am häufigsten komorbid mit einer PTBS und einer Borderline-Persönlichkeitsstörung auf.

14.6 Welche Ursachen sind bekannt?

Neurobiologisch sind die zerebralen Strukturen Amygdala, orbitofrontaler Kortex und der anteriore cinguläre Kortex involviert. Neurobehavioral lassen sich dissoziative Symptome durch die Aktivierung opioid und serotonerg vermittelter Afferenzkontrollen erklären. So kann der Mensch in ausweglosen und lebensbedrohlichen Situationen zur Erhöhung seiner Überlebenswahrscheinlichkeit in den Totstellreflex („freezing") übergehen. Persönlichkeitsstrukturell spielen eine erhöhte Suggestibilität, transzendentales Denken und eine erhöhte Spiritualität eine wesentliche Rolle. Neben einer verringerten kognitiven Emotionskontrolle sind dissoziative Störungen auch als spezifische Abwehrfunktion oder als Folgezustand nach schweren belastenden Ereignissen bzw. Traumatisierungen zu sehen.

14.7 Wie werden dissoziative Störungen behandelt?

Mittel der Wahl sind psychotherapeutische Interventionen, die in den Behandlungsleitlinien der International Society for the Study of Trauma and Dissociation (ISSTD) empfohlen werden. Der Behandlungsansatz ist multimodal und aus Bausteinen schon existierender Psychotherapieverfahren zusammengesetzt (Gast und Wirth 2016).

14.8 Können dissoziative Phänomene delinquentes Verhalten bis hin zur Gewalt fördern?

Ja. Dissoziation kann gerade bei frühen Traumatisierungen zur Versiegelung traumatischer Erfahrungen beitragen, die psychisch und sensorisch getrennt voneinander gespeichert werden. Über Verhaltensreinszenierungen im Sinne von Aggressionen und Gewalt werden diese im Erwachsenenalter ausagiert. Frühe dissoziative Phänomene bei kindlichen Opfern von elterlicher Gewalt sind ein Indikator für persistierende Impulsivität und Verhaltensprobleme. ▶ Abb. 14.1 zeigt das dazugehörige Entwicklungsmodell.

14.9 Welche Rolle spielen dissoziative Störungen in der Begutachtung?

Grundsätzlich spielen dissoziative Störungen in der strafrechtlichen, d. h. in der Schuldfähigkeitsbegutachtung keine oder nur eine unwesentliche Rolle. Sollte eine dissoziative Störung zum Zeitpunkt der Tat diagnostiziert werden, kann diese im Rahmen eines Affektdelikts unter das Eingangsmerkmal der tiefgreifenden Bewusstseinsstörung, möglicherweise aber auch unter das vierte Merkmal der schweren anderen seelischen Störung subsumiert werden. Dabei müssen dann die Auswirkungen der dissoziativen Störung auch außerhalb des zu verhandelnden Delikts und der Zusammenhang des Delikts mit der dissoziativen Störung geklärt werden. Dissoziative Störungen führen in der Regel nicht zur Einbuße der Einsichts- und Steuerungsfähigkeit, da weder Intensität noch Dauer einer Dissoziation messbar sind.

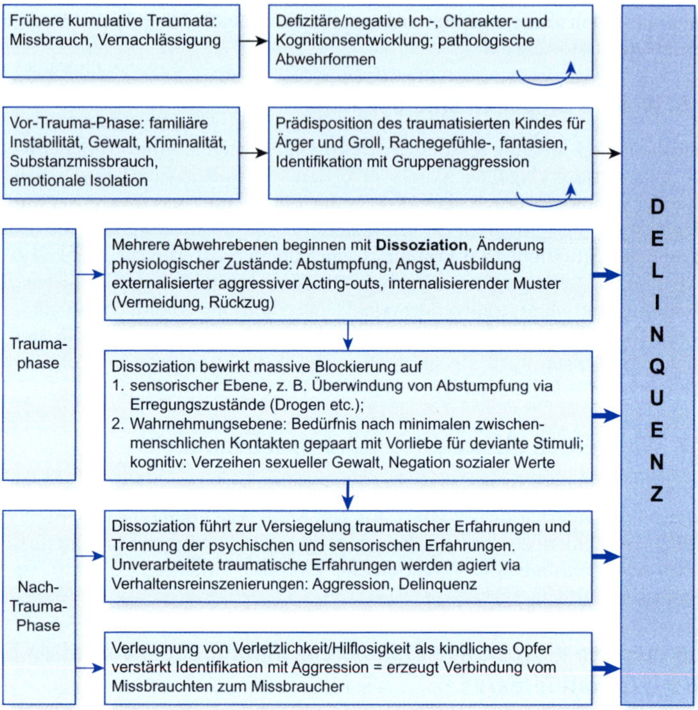

Abb. 14.1 Entwicklungsmodell Trauma-Dissoziation-Aggression (Burgess et al. 1987; Meloy 1988; Liss 2002) [L231/O738]

Vielmehr sind die dissoziativen Störungen zivil- und sozialrechtlich bedeutsam. Auch in der Versicherungsmedizin besitzen diese Diagnosen einige Relevanz. Hier ist eine sehr sorgfältige Diagnostik gefragt, welche die Phänomene der Aggravation und Simulation von dissoziativen Symptomen abgrenzen muss. Besonders wichtig ist in diesem Fall der zeitliche Verlauf, da es in der Regel um die Kausalitätsbeurteilung psychischer Störungen geht.

CAVE
Häufig wird eine dissoziative Amnesie in Begutachtungssituationen aggraviert oder simuliert.

Literatur

BfArM (Bundesinstitut für Arzneimittel und Medizinprodukte). ICD-11 in Deutsch – Entwurfsfassung; https://www.bfarm.de/DE/Kodiersysteme/Klassifikationen/ICD/ICD-11/uebersetzung/_node.html (letzter Zugriff: 10.5.2024).

Burgess AW, Hartmann CR, McCormack A. Abused to abuser: Antecedents of socially deviant behaviors. Am J Psychiatry 1987; 144: 1431–1436.

Freyberger HJ, Stieglitz RD. Dissoziative Störungen. In: Berger M (Hrsg.). Psychische Erkrankungen. Klinik und Therapie. 6. A. München: Elsevier Urban & Fischer 2019; 533–540.
Gast U, Wirtz G (Hrsg). Dissoziative Identitätsstörung bei Erwachsenen. Expertenempfehlungen und Praxisbeispiele. Stuttgart: Klett-Cotta 2016.
Hassan J, Taib S, Yrondi A. Structural and functional changes associated with functional/dissociative seizures: A review of the literature. Epilepsy Behav 2024; 152: 109654. DOI: 10.1016/j.yebeh.2024.109654.
Kate MA, Hopwood T, Jamieson G. The prevalence of dissociative disorders and dissociative experiences in college populations: A meta-analysis of 98 studies. J Trauma Dissociation 2020; 21(1): 16–61.
Liss H. Dissoziation bei forensischen Patienten. Berlin: Mensch & Buch Verlag 2002.
Lyssenko L, Schmahl C, Bockhacker L, Vonderlin R, Bohus M, Kleindienst N. Dissociation in psychiatric disorders: A meta-analysis of studies using the Dissociative Experiences Scale. Am J Psychiatry 2018; 175(1): 37–46.
Meloy JR. The Psychopathic Mind: Origins, Dynamics, and Treatment. Northvale, NJ: Aronson 1988.
Sar V, Akyüz G, Doğan O. Prevalence of dissociative disorders among women in the general population. Psychiatry Res 2007; 149(1–3): 169–176.
Zhang X, Gatzke-Kopp LM. Exposure to parental aggression and the development of psychopathology in young children: The mediating role of early dissociative symptoms. J Interpers Violence 2022; 37(9–10): NP6988-NP7013. DOI:10.1177/0886260520967746.

15 Störungen durch Substanzgebrauch sowie Verhaltenssüchte

Christian Schlögl

Störungen durch Substanzgebrauch

Allgemeines

15.1 Wie werden Substanzgebrauchsstörungen diagnostisch eingeteilt?

Die ICD-11 teilt die Störungen durch Substanzgebrauch auf drei Ebenen ein:

1. **Riskanter Konsum:** Bei „riskantem Konsum" psychoaktiver Substanzen können durch Menge, Konsumfrequenz oder Konsumart schädliche physische oder psychische Konsequenzen für den Konsumenten, die Konsumentin oder andere Personen resultieren, ohne dass bereits Schädigungen eingetreten sind.
2. **Schädlicher Gebrauch:** Ein über einen Monat kontinuierlich innerhalb eines Jahres episodisch auftretendes Gebrauchsmuster, das infolge einer Intoxikation, aufgrund der direkten und indirekten toxischen Effekte oder der schädlichen Art der Substanzaufnahme einen tatsächlichen Schaden der psychischen oder physischen Gesundheit verursacht oder zu einem Verhalten geführt hat, das die körperliche oder psychische Gesundheit anderer geschädigt hat, bei dem aber keine Abhängigkeit infolge des Substanzkonsums vorliegt.
3. **Abhängigkeit:** Für die Diagnose müssen zwei oder mehr der drei zentralen Kriterien über einen Zeitraum von mindestens 12 Monaten bestehen; die Diagnose kann aber auch gestellt werden, wenn die Substanz mindestens 1 Monat kontinuierlich (täglich oder fast täglich) konsumiert wird.
   - Beeinträchtigte Kontrolle über den Substanzkonsum – bezogen auf Beginn, Menge und Umstände oder Ende des Konsums. Wird oft, aber nicht notwendigerweise von subjektiven Empfindungen eines Drangs oder Verlangens, die Substanz zu konsumieren, begleitet.
   - Physiologische Merkmale (indikativ für substanzbezogene Neuroadaptation) manifestieren sich (i) als Toleranz, (ii) als Entzugserscheinungen nach Konsumstopp oder -reduktion oder (iii) als wiederholter Konsum der Substanz, um Entzugserscheinungen zu mindern oder zu verhindern. Entzugserscheinungen müssen dem Entzugssyndrom der Substanz entsprechen und sind nicht auf anhaltende Substanzeffekte zurückzuführen.
   - Substanzkonsum wird fortschreitend zur Priorität im Leben, d. h., dass die Substanz Vorrang vor anderen Interessen, Vergnügungen, alltäglichen Aktivitäten, Verpflichtungen oder der Gesundheits- oder der persönlichen Pflege erhält.

15.2 Wie häufig sind Substanzkonsumstörungen?

Es gibt zahlreiche Untersuchungen zur Häufigkeit und Verbreitung von Substanzkonsum. Es werden jedoch unterschiedliche Begrifflichkeiten und Definitionen verwendet, was die Vergleichbarkeit erschwert.

15.3 Wie viele Menschen in Deutschland konsumieren Alkohol?

Unstrittig ist, dass in Deutschland Alkohol die höchste Verbreitung hat. 7,9 Millionen der erwachsenen Menschen zeigen einen riskanten Alkoholkonsum. 2,8 % der Bevölkerung zwischen 18 und 64 Jahren (4 % der Männer und 1,5 % der Frauen) erfüllen die Kriterien eines Alkoholmissbrauchs und 3,1 % (4,5 % der Männer und 1,7 % der Frauen) die einer Alkoholabhängigkeit (nach ICD-10).

Info

Laut Bundeskriminalamt (Erhebung 2020 und 2021) standen die Täter und Täterinnen bei ca. 10 % aller Straftaten unter Alkoholeinfluss, vor allem bei Widerstand gegen die Staatsgewalt (47,8 %), Sexualstraftaten (2021: 20,5 %) und Gewaltkriminalität (2021: 20,1 %).

2021 verursachte Alkohol im Straßenverkehr 13.628 Unfälle mit 165 Getöteten.

15.4 Wie viele Menschen in Deutschland konsumieren Cannabis?

8,8 % (ca. 4,5 Millionen) Erwachsene und 7,6 % (ca. 344.000) der Jugendlichen zwischen 12 und 17 Jahren haben in den letzten 12 Monaten Cannabis konsumiert.

Nach Hochrechnungen des Epidemiologischen Suchtsurvey aus 2018 sind 309.000 Personen im Alter von 18–64 Jahren von Cannabis abhängig. Das entspricht einer 12-Monats-Prävalenz von 0,5 % (0,7 % Männer, 0,4 % Frauen).

15.5 Wie viele Menschen in Deutschland konsumieren illegale Drogen?

Laut Studien wurde 2022 von 1,1 % der Jugendlichen und von 3,6 % der Erwachsenen mindestens eine andere illegale Substanz als Cannabis konsumiert:

- Jugendliche (12–17 Jahre) konsumierten meist Ecstasy (0,5 %), Pilze (0,3 %) und Amphetamine (0,3 %).
- Erwachsene konsumierten hauptsächlich Kokain (1,6 %), Amphetamine (1,4 %), Neue psychoaktive Substanzen (1,3 %) und Ecstasy (1,0 %).

Nach Schätzungen aus dem Jahr 2016 sind 166.000 Menschen in Deutschland opioidabhängig (meist Heroin).

Der Konsum von Neuen psychoaktiven Substanzen (NpS) hat in Deutschland in den letzten Jahren kontinuierlich zugenommen. Die 12-Monats-Prävalenz beträgt 1,3 % in der erwachsenen Bevölkerung; damit sind NpS nach Cannabis und Amphetaminen die am dritthäufigsten konsumierten illegalen Substanzen.

15.6 Wie wirken psychotrope Substanzen auf den Menschen?

Neurophysiologisch wirken suchterzeugende Substanzen im dopaminergen Belohnungssystem des Gehirns. Zum einen können positive Emotionen erzeugt oder verstärkt werden, zum anderen können negative Emotionen vermindert oder abgeschaltet werden. Diese als positiv empfundene Wirkung hält nur vorübergehend an, weshalb Konsumierende die Einnahme in der Regel wiederholen.

MERKE
Die Stärke der Wirkung und die Schnelligkeit des Wirkungseintritts korrelieren entscheidend mit dem Suchtpotenzial einer Substanz.

Substanzen, die positive emotionale Zustände hervorrufen und leistungssteigernd wirken, werden in der Stoffgruppe der **Stimulanzien** zusammengefasst. Zu den wichtigsten Stimulanzien zählen Amphetamine, Methamphetamine und Kokain. Ihre Hauptwirkung besteht in einer Steigerung des Selbstbewusstseins, einer subjektiv gesteigerten Leistungsfähigkeit und einem stark verminderten Hunger- und Schlafbedürfnis.

Auf der anderen Seite stehen **sedierende und angstlösende Substanzen,** die negative Emotionen wie z. B. Angst, Trauer, Scham oder Schuld reduzieren. Hierzu gehören Cannabis, Alkohol, Benzodiazepine und Opioide.

Die Stoffgruppe der **Halluzinogene** (z. B. LSD, psychoaktive Pilze) verfügen über eine eigene Wirkweise, indem sie tiefgreifende Wahrnehmungsveränderungen hervorrufen, die typischerweise mit einem stark veränderten Erleben von Raum und Zeit sowie visuellen Halluzinationen einhergehen können. Ihre Einnahme kann sowohl Euphorie als auch todesangstähnliche Zustände („Horrortrip") hervorrufen.

15.7 Wie werden psychoaktive Substanzen konsumiert?

Es gibt für Drogen verschiedene Konsumformen, die Einfluss auf die Wirkung und damit verbundene Gefahren haben.

Info

Oraler Konsum
- Relativ langsamer Wirkungseintritt
- Substanzabhängig keine oder geringe Wirkung (First-Pass-Metabolismus in der Leber)
- Dosierung schwer steuerbar
- Außer bei Alkohol und Benzodiazepinen geringe Bedeutung

Nasaler Konsum
- Aufnahme in Pulverform über die Nasenschleimhaut in die Blutbahn
- Schneller Wirkungseintritt
- Gute Dosierbarkeit
- Langfristig irreversible Schädigung der Schleimhäute
- Große Verbreitung wegen einfacher Handhabung und Ökonomie

Inhalation
- Substanz wird verbrannt oder verdampft und der Rauch oder Dampf inhaliert
- Schneller Wirkungseintritt durch große Resorptionsfläche (Alveolen)
- Gute Dosierbarkeit und mittlere Ökonomie
- Dauerhafte Schädigung der Lunge

Intravenöser Konsum
- Direkte Injektion ins venöse Blut
- Sehr schneller Wirkungseintritt

- Niedrigster Stoffverbrauch
- Hohes Risiko einer (tödlichen) Überdosierung
- Übertragung von Infektionskrankheiten (Hepatitis C, HIV) durch „Needle Sharing"

Damit eine Substanz ihre Wirkung entfalten kann, muss sie in die Blutbahn gelangen, anschließend die Blut-Hirn-Schranke überwinden und zuletzt im Gehirn – meist an für die Substanz spezifischen Rezeptoren – die Neurotransmitter so beeinflussen, dass sich der gewünschte psychotrope Effekt einstellt.

Info
In Deutschland sind rund 10 % der HIV-Neuinfektionen und 75 % der Hepatitis-C-Neuinfektionen auf intravenösen Drogenkonsum zurückzuführen.

15.8 Welches sind die wichtigsten Fakten zum Konsum von Alkohol?

Alkohol wird oral in Form von ethanolhaltigen Getränken eingenommen. Er hat eine gute Bioverfügbarkeit und überwindet leicht die Blut-Hirn-Schranke. Im Gehirn und Nervensystem interagiert Alkohol mit einer Vielzahl von Neurotransmittersystemen; er führt zur Hemmung von Reizübertragungen und stimuliert das Belohnungssystem. Die Wirkung tritt innerhalb von einigen Minuten ein und kann je nach eingenommener Menge über viele Stunden anhalten. In niedriger Dosierung wirkt Alkohol antriebsteigernd, angstlösend und enthemmend. Mit steigender Menge nehmen die Konzentrations- und die Koordinationsfähigkeit ab. Es kommt zu neurologischen Ausfällen wie Ataxie, Gleichgewichtsproblemen und Sprachstörungen. Bei sehr schweren Intoxikationen kommt es schließlich zu einer starken Sedierung, zum Verlust des Bewusstseins oder sogar zum Tod.

15.9 Was sind die wichtigsten Fakten zum Konsum von Cannabinoiden?

Tetrahydrocannabinol (THC) ist hauptverantwortlich für die psychotrope Wirkung der aus Hanf gewonnenen Droge. Diese wird in Form von **Haschisch** (Pflanzenharz der weiblichen Blüten) oder **Marihuana** bzw. Gras (getrocknete Blätter und Blüten der weiblichen Pflanze) meistens als selbstgedrehte Zigarette („Joint") geraucht oder in einer Wasserpfeife („Bong") inhaliert.

Durch Züchtungen und verbesserte Anbaumethoden bewegt sich der THC-Gehalt in der Pflanze meist zwischen 10 und 20 % (z. T. noch höher). Neben dem Hauptwirkstoff THC können die Pflanzen noch ca. 120 weitere Cannabinoide enthalten, deren psychoaktive Wirksamkeit stark variiert.

Der von den Konsumierenden erwünschte Zustand ist ein Gefühl von Entspannung, Gelassenheit und Freude bis hin zu Euphorie. Der Antrieb ist vermindert, es kann zur Intensivierung akustischer und visueller Sinneswahrnehmungen kommen, und das Raum- und Zeitgefühl verlangsamt sich. Konzentration und Kurzzeitgedächtnis sind beeinträchtigt; es kommt zu bruchstückhaftem und ideenflüchtigem Denken.

Die Wirkstärke ist für daran gewöhnte Konsumierende in der Regel gut steuerbar. Die Gefahr einer Abhängigkeitsentwicklung ist im Vergleich zu „harten" Drogen geringer, und die Entzugssymptome beim Absetzen sind milder.

15.10 Was sind die wichtigsten Fakten zum Konsum von Stimulanzien?

Amphetamin

Amphetamin ist ein wichtiger Vertreter der Stimulanzien. Es hat eine aufputschende Wirkung, und beim Konsum kommt es zu einem gesteigerten Selbstwertgefühl, zu einem subjektiven Gefühl großer Leistungsfähigkeit, einem verminderten Hunger-, Durst- und Schlafbedürfnis, einer Intensivierung von sexuellen Erlebnissen sowie einem Rededrang. Konsumierende erleben sich als kontaktfreudiger, offener und freier von sozialen Ängsten. Durch die Stimulierung des Sympathikus wird der Körper in einen Stresszustand mit weitgestellten Pupillen, höherer Herzfrequenz und höherem Blutdruck, erweiterten Bronchien und erhöhter Körpertemperatur versetzt. Dadurch wird das Herz-Kreislauf-System massiv belastet. Ein vermindertes Schmerzempfinden, verbunden mit einer höheren Risikobereitschaft und Aggressivität, kann sowohl zu Unfällen als auch zu aggressiven Handlungen bis hin zu Körperverletzungsdelikten führen. Die Folgen des Konsums sind Gewichtsverlust, eine Schwächung des Immunsystems, Hautentzündungen (Amphetamin-Akne) und massive Schlaf- und Kreislaufstörungen. Psychisch kann es zu Depressionen oder Psychosen kommen.

Methamphetamin

Das ca. 5-mal stärker wirkende Methamphetamin wird häufig in einer namengebenden eiskristallähnlichen Form („Crystal") angeboten. Bei vielen Konsumierenden entwickelt sich ein Abhängigkeitssyndrom. Vor allem bei intravenösem Konsum kommt es zu raschen Folgeschäden und körperlichem Verfall. Auch die Wirkdauer von Methamphetamin ist deutlich länger und kann 48 Stunden und mehr betragen. Nach Abklingen der euphorisierenden und leistungssteigernden Wirkung wird der Effekt, trotz Erschöpfung über einen langen Zeitraum keinen Schlaf finden zu können, meist als sehr quälend erlebt. Deshalb wird oft zusätzlich eine sedierende Substanz eingenommen. Am häufigsten dient dazu der Konsum von Cannabis, wovon dann große Mengen benötigt werden. Alternativ werden Benzodiazepine oder Opioide eingesetzt, wobei der Konsum Letzterer im weiteren Verlauf in eine Opioidabhängigkeit münden kann.

CAVE

Lang anhaltende Wachheit durch Methamphetamin gilt als wichtige Ursache für die Entwicklung substanzinduzierter Psychosen. Hier herrschen vor allem paranoide Verfolgungsideen vor, die mit einem starken sozialen Rückzug und/oder der Begehung von Gewaltdelikten einhergehen können. Beim Vollbild einer substanzinduzierten Psychose können selbst erfahrene Psychiaterinnen und Psychiater diese kaum von Erkrankungen aus dem schizophrenen Formenkreis unterscheiden. Im Akutstadium ist dann ebenso der Einsatz von Antipsychotika notwendig.

Kokain

Kokain, das ebenfalls zu den Stimulanzien gehört, ist eine der ältesten Drogen der Menschheitsgeschichte. Es wird aus den Blättern des Kokastrauchs gewonnen, der vorwiegend in Südamerika wächst. Das verarbeitete Endprodukt Kokainhydrochlorid gelangt meist als weißes, kristallines Pulver auf den illegalen Drogenmarkt.

Seine Verbreitung hat in den letzten Jahren weltweit deutlich zugenommen. Dabei ist sein Preis gesunken und sein Reinheitsgehalt gestiegen.

Kokain wird überwiegend nasal eingenommen und hat einen raschen Wirkungseintritt. Seine psychischen Effekte sowie die gesundheitlichen Risiken und Folgen entsprechen denen anderer Stimulanzien. Die Besonderheit des Kokains ist seine relativ kurze Wirkdauer (ca. 10–60 min) und die schnelle Entwicklung eines starken Verlangens („Craving"). Die Wirkung lässt rasch nach; ihr folgen Schlaflosigkeit, Niedergeschlagenheit, innere Unruhe und Reizbarkeit. Dies kann Konsumierende zu einer wiederholten Einnahme (mit gefährlicher Dosissteigerung) oder zu einer Kombination mit einer beruhigenden Substanz verleiten.

Entaktogene (z. B. Ecstasy)

Entaktogene (z. B. MDMA, MDA, MDE) haben sowohl halluzinogene als auch stimulierende Effekte. Konsumierende fühlen sich entspannt, weniger gehemmt, gemeinschaftlich verbunden und haben das Gefühl, Emotionen intensiver zu erleben. Die eng verwandten chemischen Substanzen haben ihre Hauptbedeutung als Partydroge und werden meist in Tablettenform („Ecstasy") eingenommen. Gefährlich ist das verminderte Durstgefühl in Verbindung mit einer Erhöhung der Körpertemperatur bei starker körperlicher Aktivität (Tanzen). Hier kann es zu lebensgefährlichen Kreislaufzuständen kommen.

15.11 Was sind die wichtigsten Fakten zum Konsum von Opioiden?

Opioide sind entweder natürliche, aus dem Schlafmohn gewonnene oder (halb-) synthetisch hergestellte Substanzen mit sedierender und schmerzlindernder Wirkung. Deswegen finden sie in der Medizin als starke Schmerzmittel große Verbreitung.

Als **Opiate** werden die aus dem natürlichen Rohopium gewonnenen Substanzen (z. B. Morphin, Heroin) bezeichnet. Vollsynthetische **Opioide** sind beispielsweise Methadon oder das Schmerzmittel Fentanyl, das sich zunehmend in der Drogenszene verbreitet und dessen Dosierung als besonders schwer steuerbar gilt.

Opioide aktivieren im zentralen Nervensystem spezifische Opioidrezeptoren (vor allem µ-Rezeptoren). Die Wirkung ist euphorisierend, dämpfend und angstlösend. Es kommt auch zu einer zentralen Atemdepression, was bei Überdosierung zum Atemstillstand führt. Der Konsum von Opioiden ist für ca. 70 % der Drogentoten verantwortlich. Heroin wird häufig intravenös gespritzt. Die plötzlich eintretende Drogenwirkung, als „Flash" oder „Kick" bezeichnet, geht mit einem intensiven Gefühl der Euphorie einher, dem ein Zustand von allgemeinem Wohlbefinden und Geborgenheit folgt.

CAVE

Opioide führen insbesondere bei intravenösem Konsum rasch zu körperlicher Abhängigkeit und beim Absetzen der Substanz zu starken Entzugssymptomen.

15.12 Was sind die Besonderheiten der Neuen psychoaktiven Substanzen?

Der Begriff „Neue psychoaktive Substanzen“ (NpS) fasst eine Vielzahl von psychoaktiv wirksamen Substanzen zusammen, die in den letzten Jahren unter den verschiedensten Bezeichnungen wie Legal Highs, Research Chemicals oder Spice bekannt geworden sind. Diese Substanzen ähneln in ihrer chemischen Grundstruktur bekannten psychoaktiven Stoffen und wurden immer wieder chemisch nur leicht verändert. Damit wurden die Regelungen des Betäubungsmittelgesetzes (BtMG) anfangs erfolgreich umgangen und die Substanzen „legal“ vertrieben.

Im November 2016 trat das „Neue-psychoaktive-Stoffe-Gesetz“ (NpSG) in Kraft. Damit wurde die Strafbarkeitslücke geschlossen, indem ganze Stoffgruppen unter Verbot gestellt wurden. Der Vertrieb hat sich seither stark ins „Darknet“ verlagert.

Weder zur Wirkstärke noch zu den kurz- und langfristigen Risiken des NpS-Konsums gibt es verlässliche wissenschaftliche Daten. Nachdem die Stoffvielfalt kaum zu überblicken und der Markt mit ständig wechselnden Wirkstoffen extrem dynamisch ist, wird dies auch in Zukunft schwierig bleiben. Der laborchemische Konsumnachweis gelingt nur in wenigen spezialisierten Laboren, die ihre Analytik ständig aktualisieren müssen.

Die größte Gruppe der NpS sind synthetische Cannabinoide, die z. T. deutlich stärker in der Wirkung sind als Cannabis. Die zweite große Gruppe sind Stoffe mit amphetaminähnlicher Wirkung.

Neue psychoaktive Substanzen, die ähnlich wirken wie Benzodiazepine, Kokain, Ketamin, Opioide oder LSD, wurden inzwischen ebenfalls synthetisiert und verfügbar gemacht.

15.13 Wie kann man eine Abhängigkeit von psychoaktiven Substanzen behandeln?

Die Behandlung einer Substanzmittelabhängigkeit richtet sich nach dem Schweregrad der Abhängigkeit, aber auch nach der konsumierten Substanz. Meist folgt nach einer multidisziplinären Aufklärung und Beratung eine Entzugsbehandlung (Krankenkassenleistung) und anschließend eine mehrmonatige Entwöhnungsbehandlung (Rentenversicherungsleistung oder Maßregelvollzugsunterbringung). Diese sind auf langfristige Abstinenz ausgerichtet und als multiprofessionelle und psychotherapeutische Stufenprogramme aufgebaut.

15.14 Wie wird eine Entzugsbehandlung durchgeführt?

Bei der Abhängigkeit von vielen psychoaktiven Substanzen sind die Entzugssymptome unspezifisch, werden symptomatisch behandelt und dauern in der Regel 2–4 Wochen. Das Absetzen von Alkohol oder Opioiden kann besonders schwere Entzugssymptome auslösen und muss deshalb meist medikamentengestützt durchgeführt werden. Bei schwerem Alkoholentzug wird Clomethiazol (Distraneurin®) eingesetzt, bei Opioiden erfolgt der Entzug mit Methadon oder Buprenorphin. Eine nicht opioidgestützte Entgiftung ist nicht mehr zeitgemäß und nur bei einer sehr kurzen Erkrankungsdauer oder auf Wunsch der betroffenen Person indiziert.

CAVE

Bei Abbruch der Entzugsbehandlung und erneuter Rückfälligkeit kommt es wegen der bereits reduzierten körperlichen Opioidtoleranz zu ungewollten Überdosierungen und Todesfällen.

15.15 Was geschieht in einer stationären Entwöhnungstherapie?

Beim Vollbild einer Abhängigkeitserkrankung ist meist eine Entwöhnungstherapie in einem stationären Setting notwendig. Die Dauer solcher Entwöhnungstherapien reicht von einigen Wochen (Kurzzeittherapien zur Alkoholentwöhnung) über 5 bis 8 Monate (Behandlung von Drogenabhängigkeit) bis hin zu ca. 2 Jahren (Unterbringung in einer Entziehungsanstalt nach § 64 StGB).

Bei Entwöhnungstherapien handelt es sich um verhaltenstherapeutisch orientierte Stufenprogramme mit psychotherapeutischen Einzel- und Gruppentherapien. Diese werden von komplementären Therapieangeboten wie Sport-, Ergo- und Arbeitstherapie sowie Kreativverfahren begleitet. Über definierte Therapiefortschritte erreichen die Betroffenen eine schrittweise Steigerung ihrer Eigenverantwortung. Der Überwachung der Abstinenz mit engmaschigen Urinkontrollen kommt dabei eine besondere Bedeutung zu.

Bei der **Unterbringung nach § 64 StGB** nimmt die therapeutische Bearbeitung der Delinquenz zusätzlich großen Raum ein. Wegen der oft weit fortgeschrittenen psychosozialen Desintegration dieser Gruppe von Patientinnen und Patienten bedarf es einer intensiven Resozialisierung mit Wohn- und Arbeitserprobung.

Info

Abhängigkeitserkrankungen sind schwere Erkrankungen mit einer meist hohen Komorbidität (z. B. affektive Störungen, Traumafolgestörungen, Persönlichkeitsstörungen). Viele Betroffene brauchen wiederholte Entwöhnungstherapien. Die Erfolgsraten variieren stark, je nach konsumierten Substanzen, Begleiterkrankungen, Ausmaß der psychosozialen Desintegration und einer ambulanten Nachsorge.

15.16 Warum gibt es die Opioidsubstitution?

Die Opioidabhängigkeit ist in der langfristigen Prognose ungünstig; viele Betroffene versterben infolge ihrer Abhängigkeitserkrankung vorzeitig. Die Substitutionsbehandlung hat sich in vielen Untersuchungen als wirksam erwiesen; sie verbessert die Gesundheit und die psychosoziale Integration der Betroffenen und senkt die Todesrate. Deshalb ist sie die häufigste Therapieform der Opioidabhängigkeit (81.200 von 166.000 opioidabhängigen Personen 2022). Die Behandlungsvoraussetzungen und der Ablauf der Behandlung sind in der Betäubungsmittel-Verschreibungsverordnung (BtMVV) und der Richtlinie zur Substitution der Bundesärztekammer (BÄK) und des Gemeinsamen Bundesausschusses (G-BA) geregelt.

Als Substitutionsmedikamente stehen Methadon-Racemat, Levomethadon, Buprenorphin und retardiertes Morphin zur Verfügung. Seit 2019 gibt es in Deutschland Depotformen von Buprenorphin (Präparate mit 1–4 Wochen Wirksamkeit), die von den Betroffenen sehr gut angenommen werden.

15.17 Welche Straftaten stehen im Zusammenhang mit Substanzgebrauchsstörungen?

Die häufigsten Straftaten in diesem Zusammenhang sind direkte Verstöße gegen das Betäubungsmittelgesetz (z. B. Besitz, Handel, Einfuhr von BtM). Zur indirekten Beschaffungskriminalität werden Eigentumsdelikte gezählt, die der Finanzierung des Drogen- und Alkoholkonsums dienen (z. B. Diebstahl, Hehlerei, Raub). Auch bei vielen Sexual-, Gewalt- und Tötungsdelikten spielt der Substanzkonsum eine Rolle, hier vor allem der Alkoholkonsum.

15.18 Welchen Einfluss haben Substanzgebrauchsstörungen auf die Schuldfähigkeit?

Schwere Intoxikationen, starke Entzugserscheinungen oder eine überdauernde suchtbedingte Persönlichkeitsdepravation können eines der vier Eingangsmerkmale für eine Schuldfähigkeitsbeeinträchtigung darstellen (1: „krankhafte seelische Störung" oder 4: „schwere andere seelische Störung").

Kriterien, die für eine Beeinträchtigung der Schuldfähigkeit sprechen können, sind z. B.:

- Gestörte Orientierung
- Einengung des Wahrnehmungsfeldes
- Situations- und Personenverkennung
- Schablonenhaftes Handeln
- Abrupter Tatablauf ohne Sicherungstendenzen und Vorplanung
- Auffallende Psychomotorik bis hin zu neurologischen Ausfällen

Info

Deutlich häufiger als eine Aufhebung der Einsichts- oder Steuerungsfähigkeit (§ 20 StGB) wird die Einschränkung der Steuerungsfähigkeit und damit eine verminderte Schuldfähigkeit angenommen (§ 21 StGB).

15.19 Was sind die Voraussetzungen für die Unterbringung in einer Entziehungsanstalt (§ 64 StGB)?

Ein Gericht soll in einem Strafverfahren eine Unterbringung in einer Entziehungsanstalt nach § 64 StGB anordnen, wenn bestimmte Voraussetzungen gegeben sind. Hierzu ist ein psychiatrisches Gutachten erforderlich (▶ 1.67).

RECHTSLAGE

Die Novellierung des § 64 StGB ist am 1.10.2023 in Kraft getreten:

- „Hang", berauschende Mittel im Übermaß zu sich zu nehmen: In der neuen Fassung erfordert der *Hang „eine* **Substanzkonsumstörung,** *infolge derer eine dauernde und schwerwiegende Beeinträchtigung der Lebensgestaltung, der Gesundheit, der Arbeits- oder der Leistungsfähigkeit eingetreten ist und fortdauert".*
- Begehung einer Straftat, *„die* **überwiegend** *auf ihren Hang zurückgeht ...".*
- Es müssen *tatsächliche Anhaltspunkte* vorliegen, dass die Therapie Erfolg hat.

15

Die Entlassung aus der Therapie ist frühestens nach Ablauf von zwei Drittel einer parallel verhängten Haftstrafe möglich.

15.20 Welche Bedeutung haben Substanzgebrauchsstörungen im Rahmen von zivilrechtlichen Belangen?

Im Zivilrecht sind Substanzgebrauchsstörungen vor allem in den nachfolgenden aufgeführten Bereichen von Relevanz.

Sorge- und Umgangsrecht Der Konsum von Alkohol und/oder Drogen kann Auswirkungen auf das Sorge- und Umgangsrecht haben, da dieser als Risiko für das Wohl des Kindes angesehen wird. Im Rahmen der Verhältnismäßigkeit muss immer individuell geprüft werden, welche Maßnahmen angemessen und erforderlich sind, um das Kind zu schützen. Einflussgrößen sind u. a. Ausmaß und Häufigkeit des Konsums, Art der konsumierten Substanz und Behandlungsbereitschaft bzw. -erfolge.

Gesetzliche Betreuung Bei einer Substanzgebrauchsstörung kann die Einrichtung einer gesetzlichen Betreuung erfolgen, wenn die betroffene Person aufgrund der Störung nicht mehr in der Lage ist, ihre Angelegenheiten eigenständig zu regeln, und dadurch Gefahr für sich selbst oder andere besteht. In der Praxis wird dies meist erst erwogen, wenn die Abhängigkeitserkrankung einen sehr schweren und chronifizierten Verlauf hat, der eventuell bereits zu überdauernden hirnorganischen oder anderen schweren körperlichen Beeinträchtigungen geführt hat.

15.21 Welche Bedeutung haben Substanzgebrauchsstörungen im Sozialrecht?

Wenn die Folgen einer Substanzgebrauchsstörung zu einer Einschränkung der körperlichen oder geistigen Fähigkeit führen und dadurch eine Beeinträchtigung vorliegt, die als Behinderung betrachtet wird, kann dies bei der Festlegung des Grades der Behinderung (GdB) berücksichtigt werden. Das Vorliegen einer Substanzgebrauchsstörung allein führt jedoch nicht automatisch zu einer GdB-Bewertung.

15.22 Welche Auswirkungen haben Substanzgebrauchsstörungen auf die Fahreignung?

Der Konsum psychoaktiver Substanzen kann immer Einfluss auf die Fahreignung haben. Bei Alkohol gibt es festgelegte Grenzwerte (0,5 ‰), bei allen anderen Substanzen kann jeglicher Nachweis im Blut zu einem vorübergehenden oder sogar dauerhaften Verlust der Fahrerlaubnis führen.

Zur Wiedererlangung der Fahrerlaubnis sind bei schweren oder wiederholten Verstößen der Nachweis einer erfolgreich abgeschlossenen Therapie, eine mindestens 1-jährige belegte Abstinenz und eine medizinisch-psychologische Untersuchung (MPU) vorzuweisen.

Rechtsmedizinische Befundinterpretationen

15.23 Warum braucht man in rechtsmedizinischen Fragestellungen häufig Aussagen zu einem Alkohol- oder Drogenkonsum?

Es gibt viele gesetzliche Fragestellungen wie z. B. in Verbindung mit der Fahrtauglichkeit, aber auch im Rahmen von Schuldfähigkeitsbeurteilungen, bei denen es notwendig ist, möglichst genaue und objektivierbare Aussagen zum Konsum von Alkohol und/oder Drogen zu treffen. Dies gelingt über eine komplexe, manchmal mehrstufige Laboranalytik. Neue psychoaktive Substanzen sind im Nachweis besonders schwierig und brauchen spezifische Analysemethoden.

15.24 Wie kann man Alkoholkonsum nachweisen?

Für Alkohol (Ethanol) als die am weitesten verbreitete psychoaktive Substanz gibt es verschiedene und gut evaluierte Nachweismethoden. Hierbei bestimmt man die Alkoholkonzentration im Blut (BAK) oder in der Ausatemluft. Am etabliertesten ist die Messung der Atemalkoholkonzentration (der Wert in mg/l entspricht der Hälfte der BAK, z. B. 0,25 mg/l = 0,5 ‰ BAK). Für die juristische Sicherung folgt dann in der Regel die Bestimmung der BAK im venösen Blut im Rahmen einer Blutentnahme.

Info

Es gibt zwar Tabellen, die Auskunft geben, ab welchen BAK-Bereichen welche psychopathologischen Veränderungen und neurologischen Ausfallerscheinungen zu erwarten sind. Diese sind aber individuell variabel und werden von vielen Faktoren (Alter, Magenfüllung, Trinkgeschwindigkeit, Toleranzentwicklung und weitere) beeinflusst. Deswegen haben BAK-Werte in strafrechtlichen Fragestellungen nur indiziellen Wert. Wichtiger sind häufig Beschreibungen von Zeugen (z. B. Polizei, Sanitätspersonal u. Ä.), die zum Tatzeitpunkt psychopathologische Veränderungen, welche Rückschlüsse auf den Grad der Beeinträchtigung durch Alkohol zulassen, wahrgenommen haben.

15.25 Wie kann man einen Drogenkonsum nachweisen?

Um Drogen nachzuweisen, braucht man eine geeignete Matrix, z. B. Urin, Blut, Speichel und Haare.

Die Drogenanalytik ist meist zweistufig. Die Screeningverfahren (Immunoassays) beruhen auf einer Antikörper-Antigen-Reaktion, wobei der Antikörper speziell für ein Analysat (Metabolit einer Droge im Urin) entwickelt werden muss.

Für eine gerichtsverbindliche Analyse bedarf es eines Bestätigungsverfahrens, das den gesuchten Stoff direkt nachweisen und quantifizieren kann. Dies geschieht über komplexe Analyseverfahren (Gas- oder Flüssigkeitschromatografie mit Massenspektrometrie-Kopplung, GC-MS). Hierfür bedarf es zertifizierter Labore mit Erfahrung in der Drogenanalytik und bei der Interpretation der Messergebnisse.

15.26 Was sind die Vor- und Nachteile der verschiedenen Matrizes?

Info

Urin

- Nichtinvasive Probengewinnung
- Relativ stabiles Medium mit langem Nachweisfenster
- Möglichkeit der Manipulation (z. B. Fremdurin, Urinverdünnung)
- Drogenmetabolit im Urin muss bekannt sein, da die Reinsubstanz häufig nicht im Urin zu finden ist

Der Nachweis im Urin ist in der Routinediagnostik etabliert und wird vor allem im Bereich der Screeningverfahren schnell und kostengünstig durchgeführt.

Blut

- Invasives Verfahren, stellt einen Grundrechtseingriff dar (sofern keine Einwilligung des Probanden oder der Probandin vorliegt)
- Nachweiszeiten der verschiedenen Substanzen im Blut deutlich kürzer als im Urin
- Weitgehend manipulationssicher

Speichel

- Einfache und nichtinvasive Probengewinnung
- Relativ manipulationssicher
- Nicht alle Substanzen werden gut erfasst (THC, EtG)
- Zeitliche Nachweisfenster entsprechen in etwa denen im Blut und sind verhältnismäßig kurz (gegenüber Urin)

Der Drogennachweis im Speichel hat in den letzten Jahren deutliche Fortschritte gemacht und zum Teil Einzug in die Routinediagnostik gefunden.

Haar

- Die Haarentfernung zur Probengewinnung (bleistiftdickes Haarbündel) stellt einen Grundrechtseingriff dar
- 1 cm Haarlänge entspricht 1 Monat
- Quantifizierende Aussagen zum Konsum bestimmter Drogen möglich
- Laborauswertung zeit- und kostenintensiv

Der Drogennachweis im Haar kann einen Drogenkonsum über lange Zeiträume detektieren. Anwendung findet er vorwiegend bei geforderten Abstinenznachweisen zum Wiedererwerb der Fahrerlaubnis oder in strafrechtlichen Verfahren.

Störungen durch Verhaltenssüchte

15.27 Was versteht man unter dem Begriff Verhaltenssüchte?

Bisher gab es in den Diagnosemanualen keine systematische Erfassung von Verhaltenssüchten, d. h. nicht stoffgebundenen Süchten. Zum Teil wurden diese den Impulskontrollstörungen zugeordnet. Aktuelles Ziel der Fachgremien ist es, einheitliche und nachvollziehbare Kriterien für Diagnosen zu entwickeln, um Verhaltenssüchte systematisch als Krankheitsentität zu erfassen und anzuerkennen, dass menschliches Verhalten allein dieselben neurobiologischen Effekte erzeugen kann wie stoffgebundene Süchte. Verhaltenssüchte können zu gravierenden gesundheitlichen und psychosozialen Beeinträchtigungen führen und sind durch ihre Verbreitung auch für die öffentliche Gesundheitsversorgung von Relevanz. Durch die

Anerkennung als Krankheit entsteht ein Anspruch der Betroffenen auf eine Behandlung. Zudem können spezifische Therapieangebote entwickelt bzw. optimiert werden.

15.28 Wie werden Verhaltenssüchte diagnostisch eingeteilt?

In der ICD-11 finden sich dazu aktuell zwei Diagnosen: die **Glücksspielstörung** (GSS) und die **Computerspielstörung** (CSS). Beide Störungen sind durch ein anhaltendes oder wiederkehrendes Spielverhalten gekennzeichnet, das online oder offline auftreten kann und sich wie folgt äußert:
1. *Beeinträchtigung der Kontrolle über das Spielen* (z. B. Beginn, Häufigkeit, Intensität, Dauer, Beendigung, Kontext).
2. *Zunehmende Priorität des Spielens* in dem Maße, dass das Spielen Vorrang vor anderen Lebensinteressen und täglichen Aktivitäten hat.
3. *Fortsetzung oder Eskalation des Spielens trotz Auftretens negativer Konsequenzen*. Das Spielverhalten kann kontinuierlich oder episodisch und wiederkehrend sein. Es führt zu erheblichem Leidensdruck oder zu erheblichen Beeinträchtigungen in persönlichen, familiären, sozialen, schulischen, beruflichen oder anderen wichtigen Funktionsbereichen.

Für die Diagnose sind das Spielverhalten und andere Merkmale in der Regel über einen Zeitraum von mindestens 12 Monaten zu beobachten, obwohl die erforderliche Dauer verkürzt werden kann, wenn alle diagnostischen Anforderungen erfüllt und die Symptome schwerwiegend sind.

Riskantes Computerspielen bezeichnet in Abgrenzung dazu ein Spielverhalten, welches das Risiko schädlicher physischer oder psychischer Folgen für die spielende Person oder Personen in ihrem Umfeld merklich erhöht. Der Schaden könnte hier beispielsweise durch die Spielhäufigkeit oder Spieldauer, die Vernachlässigung anderer Aktivitäten, Risiken im Spiel selbst (z. B. Betrügen, Item-Diebstahl) oder im Zusammenhang mit seinem Kontext (z. B. Hate Speech in Spieleforen) verursacht werden. Auch eine Kombination mehrerer dieser Ursachen deckt die ICD-11-Diagnose ab.

15.29 Gibt es noch weitere Verhaltenssüchte?

Die bisher operationalisierten Diagnosen in der ICD-11 erfassen aus klinischer Sicht und aus Sicht der Fachgremien die Verhaltenssüchte noch nicht umfassend. Folgende weitere Verhaltenssüchte sind vorgeschlagen worden:
- Soziale-Netzwerke-Nutzungsstörung
- Shoppingstörung
- Pornografie-Nutzungsstörung

Für Störungen, die sich auf vorwiegend online ausgeübte Verhaltensweisen beziehen, kann alternativ der Begriff Internetnutzungsstörungen verwendet werden.

15.30 Wie häufig sind Verhaltenssüchte?

Es gibt noch keine Aussagen zur Prävalenz der **Glücksspielstörung**, die auf den ICD-11-Kriterien beruhen. 2021 wurde eine Bevölkerungsbefragung durchgeführt, die den Schweregrad der Störung durch Glücksspielen über die DSM-5-Kriterien erfasst: Danach weisen die Befunde bei 2,3 % der Befragten (18–70 J.) auf eine

Glücksspielstörung hin (1,1 % leichte, 0,7 % mittlere und bei 0,5 % schwere Störung).

Bei der **Computerspielstörung** wird in verschiedenen Studien die Prävalenz mit 2–6 % angegeben. In den meisten Untersuchungen zeigt sich, dass die Altersgruppe zwischen 10 und 17 Jahren besonders stark betroffen ist und dieser Trend sich in der COVID-19-Pandemie massiv verstärkt (verdoppelt) zu haben scheint. Männer sind häufiger von einer Computerspielstörung betroffen als Frauen. Diese bevorzugen eher soziale Netzwerke wie Instagram/TikTok und leiden aus diesem Grund eher an Online-/Internetsucht.

Mehrere Studien weisen auf eine hohe Komorbidität mit verschiedenen psychiatrischen Erkrankungen hin: Besonders häufig leiden die Betroffenen unter Persönlichkeitsstörungen, ADHS und affektiven Störungen, wobei bei einem Drittel zudem weitere stoffgebundene Süchte diagnostiziert werden.

15.31 Wie kann man eine Verhaltenssucht behandeln?

Wichtig für die Betroffenen ist, dass die Glücksspielstörung und die Computerspielsucht inzwischen als Erkrankungen anerkannt sind und deshalb die Kosten für eine ambulante bzw. stationäre Therapie von Kostenträgern übernommen werden. Die Therapie dauert in der Regel 5–8 Wochen, kann sich je nach Schwere etwaiger Begleiterkrankungen aber auch auf 15–24 Wochen erstrecken.

Info
Hilfreich für Betroffene kann auch die Selbst- oder Fremdsperre beim Spielersperrsystem OASIS (Onlineabfrage Spielerstatus) sein, das als Teil des Glücksspielstaatsvertrages (GlüStV 2021) am 1.1.2023 in Kraft getreten ist und ein spielformübergreifendes Sperrsystem darstellt.

Auch für die Computerspielsucht gibt es spezielle Therapieprogramme im ambulanten Bereich. In einigen Fällen ist ein Aufenthalt in einer Spezialklinik sinnvoll. Therapeutische Angebote für Computerspielsüchtige bestehen in der Regel aus einer Kombination von Gruppen- und Einzeltherapie nach einer speziell auf computerspielabhängige Personen ausgerichteten kognitiven Verhaltenstherapie. Im Zentrum der Therapie steht zunächst, die auslösenden und aufrechterhaltenden Bedingungen der Computerspielsucht zu analysieren. Im Weiteren werden alternative Verhaltensmuster entwickelt und eingeübt. Zudem werden Entspannungsverfahren implementiert und alternative Möglichkeiten der Freizeitgestaltung geschaffen.

Einen wichtigen Schwerpunkt bei der Behandlung von Verhaltenssüchten bilden zudem die Diagnostik und Behandlung eventuell vorliegender weiterer psychischer Störungen. Beratungsangebote für Eltern oder Lebensgefährten sollten ebenfalls Teil einer fundierten Behandlung sein.

15.32 Welche Bedeutung haben Verhaltenssüchte in Bezug auf das Straf-, Sozial- und Zivilrecht?

Die Anerkennung von nicht stoffgebundenen Süchten als Krankheit steht noch am Anfang. In Ausnahmefällen könnte es die Geschäftsfähigkeit einer Person beeinflussen. In extremer Ausprägung kann sich eine Verhaltenssucht auf die Steuerungs-

und damit auf die Schuldfähigkeit auswirken, wenn z. B. zur Finanzierung einer Spielsucht Straftaten begangen werden.

Literatur

BfArM (Bundesinstitut für Arzneimittel und Medizinprodukte). ICD-11 in Deutsch – Entwurfsfassung. Stand: 16.3.2023; https://www.bfarm.de/DE/Kodiersysteme/Klassifikationen/ICD/ICD-11/uebersetzung/_node.html (letzter Zugriff: 10.5.2024).

Deutsche Hauptstelle für Suchtfragen e. V. DHS Jahrbuch Sucht 2023. Lengerich: Pabst 2023.

Di Forti M, Quattrone D, Freeman TP, Tripoli G, Gayer-Anderson C, Quigley H, et al. The contribution of cannabis use to variation in the inicidence of psychotic disorder across Europe (EU-GEI): A multicentre case-control study. Lancet Psychiatry 2019; 6(5): 427–436.

Dittmann V. Schuldfähigkeit unter Einfluss psychotroper Substanzen. Rechtsmedizin 2009; 19: 213–218.

Heinz A, Gül Halil M, Gutwinski S, Beck A, Liu S. ICD-11-Änderungen der diagnostischen Kriterien der Substanzabhängigkeit. Nervenarzt 2021; 1: 51–58.

Kaser A. Computerspielsucht Update 2023: Online 13.3.2023.

Lindenberg K, Holtmann M. Einzug der Computerspielstörung als Verhaltenssucht in die ICD-11. Kinder- und Jugendpsychiatrie und Psychotherapie2022; 01: 1–7.

Rauschert C, Orth B, Möckl J, Olderbak S, Hoch E, Kraus L. Illegale Drogen. Zahlen und Fakten im Konsum. DHS Jahrbuch Sucht 2023. Lengerich: Pabst 2023.

Rumpf H, Batra A, Bischof A et al. Vereinheitlichung der Bezeichnung für Verhaltenssüchte. Hogrefe eContent 08/2021.

Schlögl C. Substanzmissbrauch und -abhängigkeit im Jugendalter und bei Heranwachsenden. In: Häßler F, Nedopil N, Dudeck M (Hrsg.): Praxishandbuch Forensische Psychiatrie. Berlin: Medizinisch Wissenschaftliche Verlagsgesellschaft 2022; 271–296.

Tretter F. Suchtmedizin Kompakt Suchtkrankheiten in Klinik und Praxis. 3. A. Stuttgart: Schattauer 2017.

Voderholzer U. Therapie psychischer Erkrankungen State of the Art. 18. A. München: Elsevier Urban & Fischer 2023.

16 Störungen der Impulskontrolle

Manuela Dudeck

16.1 Welche Störungen der Impulskontrolle gibt es gemäß ICD-11?

Das pathologische Spielen und das pathologische Stehlen sind gegenüber der ICD-10 nahezu unverändert erhalten geblieben. Allerdings wird das pathologische Spielen nicht mehr als Impulskontrollstörung geführt, sondern gemeinsam mit dem pathologischen Glücksspiel dem Kapitel der Verhaltenssüchte zugeordnet (▶ Kap. 15). Dadurch bekommen diese Diagnosen mehr Bedeutung. Die Trichotillomanie wird in der ICD-11 den Zwangsspektrumsstörungen zugeordnet (▶ Kap. 12). Die Diagnosen intermittierende explosible Störung und Störung mit zwanghaftem Sexualverhalten sind neu etabliert worden, werden aber kontrovers diskutiert. ▶ Tab. 16.1 gibt eine Übersicht mit der ICD-11-Kodierung.

16.2 Sind Impulskontrollstörungen Symptome, Syndrome und/ oder Diagnosen?

Impulskontrollstörungen können Symptom einer Erkrankung, aber auch eine eigenständige Diagnose sein. Das Symptom der Impulskontrollstörung ist bei fast allen psychischen Erkrankungen zu finden, sodass man von einem transdiagnostischen Phänomen sprechen kann (▶ Abb. 16.1). Als Symptom kann es auch im Rahmen von affektiven und psychotischen Störungen vorkommen.

16.3 Gibt es eine Gemeinsamkeit über alle Impulskontrollstörungen hinweg?

Ja. Das gemeinsame Charakteristikum besteht im wiederholten, vollständigen oder teilweisen Versagen der willentlichen Beherrschung eines Impulses. Insgesamt kennzeichnen vier Merkmale eine Impulskontrollstörung:

1. Die Handlung ist für das Individuum oder für andere destruktiv.
2. Vor der Handlung selbst tritt ein zunehmendes Gefühl von Anspannung und/ oder Erregung auf.
3. Während der Handlung wird Befriedigung, Lust oder Erleichterung empfunden.
4. Unmittelbar nach der Handlung können echte Reue, Selbstvorwürfe oder Schuldgefühle auftreten (nicht zwingend).

Tab. 16.1 Störungen der Impulskontrolle

ICD-11-Code	Diagnose
6B25	Trichotillomanie (Haareausreißen)
6C50	Glücksspielstörung
6C51.0/1	Computerspielstörung online/offline
6C70	Pathologisches Brandstiften
6C71	Pathologisches Stehlen
6C72	Störung mit zwanghaftem Sexualverhalten
6C73	Intermittierende explosible Störung

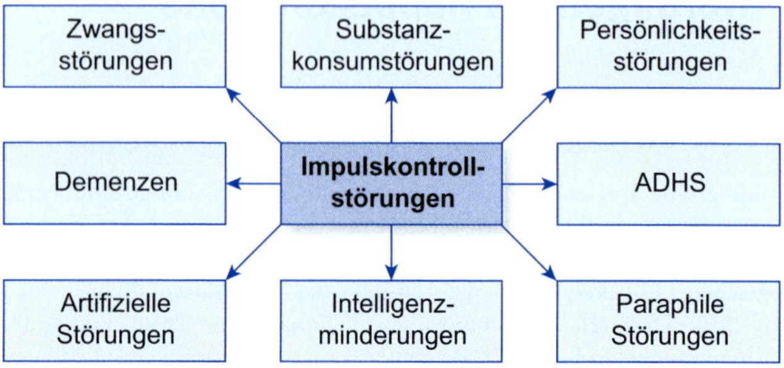

Abb. 16.1 Impulskontrollstörungen als transdiagnostisches Phänomen [L231/P1440]

16.4 Wie sind die Glücksspielstörung und die Computerspielstörung definiert?

Die Glückspiel- und die Computerspielstörung sind durch ein Handeln gekennzeichnet, das online (d.h. über das Internet) oder offline auftreten kann. Diese Störungen verlaufen in verschiedenen Phasen:

1. Beeinträchtigung der Kontrolle über das Computer- bzw. Glücksspielen (z.B. Beginn, Häufigkeit, Intensität, Dauer, Beendigung, Kontext)
2. Zunehmende Priorität des Computer- bzw. Glücksspielens in dem Maße, dass das Glücksspiel Vorrang vor anderen Lebensinteressen und täglichen Aktivitäten hat
3. Fortsetzung oder Eskalation des Computer- bzw. Glücksspielens trotz des Auftretens negativer Konsequenzen

16.5 Wie häufig kommen das pathologische Spielen (offline/online) und die Computerspielsucht vor?

Gemäß dem Glückspielsurvey Deutschland 2023 haben 36,5 % der Bevölkerung in den letzten 12 Monaten an mindestens einem Glücksspiel um Geld teilgenommen (Männer > Frauen), wobei 12,2 % mindestens einmal wöchentlich spielen. Die Computerspielsucht betrifft 1,5 % der Bevölkerung (Männer > Frauen).

16.6 Welche Kriterien müssen darüber hinaus erfüllt sein, um diese Diagnose stellen zu können?

Das pathologische Spielen kann kontinuierlich, episodisch oder wiederkehrend sein, führt zu erheblichem Leidensdruck und erheblichen Problemen in persönlichen, familiären, sozialen, schulischen, beruflichen oder anderen wichtigen Funktionsbereichen und muss über 12 Monate bestehen.

16.7 Was ist das pathologische Brandstiften?

Die Pyromanie ist gekennzeichnet durch das wiederkehrende Unvermögen, den starken Impuls, Feuer zu legen, zu kontrollieren, was zu mehrfachen Handlungen oder Versuchen führt, Eigentum oder andere Objekte in Brand zu setzen, ohne dass

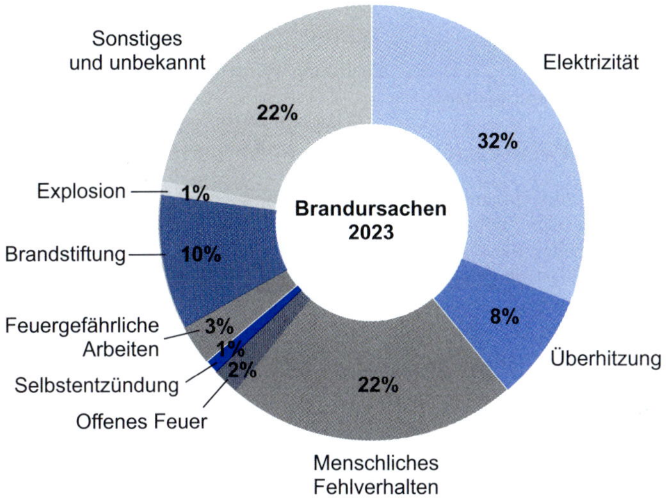

Abb. 16.2 Brandursachen in Deutschland 2023 (IfS 2023) [L231/XXXX]

ein offensichtliches Motiv vorliegt. Denkbar sind z.B. finanzieller Gewinn, Rache, Sabotage, ein politisches Statement, Erregen von Aufmerksamkeit oder Anerkennung. Auch hier müssen die eingangs genannten vier Merkmale erfüllt sein. Die Handlung lässt sich nicht besser durch eine intellektuelle Beeinträchtigung, eine andere psychische und Verhaltensstörung oder eine Substanzintoxikation erklären.

16.8 Wie hoch ist die Prävalenz des pathologischen Brandstiftens?

Die Brandursachenstatistik für 2023 in Deutschland geht von einer Prävalenz von 10 % aus, wobei sich aus psychiatrischer Sicht auch hinter dem menschlichen Fehlverhalten Brandstiftungen verbergen können.

16.9 Was ist unter der Diagnose pathologisches Stehlen zu verstehen?

Kleptomanie ist gekennzeichnet durch ein wiederkehrendes Unvermögen, starke Impulse zum Stehlen von Gegenständen zu kontrollieren, ohne dass ein offensichtliches Motiv vorliegt (z.B. werden die Gegenstände nicht für den persönlichen Gebrauch oder zur Erzielung eines finanziellen Gewinns gestohlen). Vor dem Diebstahl besteht ein zunehmendes Gefühl der Anspannung oder affektiven Erregung und während und unmittelbar nach dem Diebstahl ein Gefühl der Freude, Erregung, Erleichterung oder Befriedigung. Das Verhalten lässt sich nicht besser durch eine intellektuelle Beeinträchtigung, eine andere psychische und Verhaltensstörung oder eine Substanzintoxikation erklären.

16.10 Wie häufig tritt das pathologische Stehlen auf?

Das pathologische Stehlen tritt mit einer Prävalenz von 0,6 % auf, wobei Frauen häufiger betroffen sind. Die meisten Diebstähle werden von psychisch gesunden Täterinnen und Tätern begangen.

16.11 Was ist eine zwanghafte sexuelle Verhaltensstörung?

Es handelt sich um ein anhaltendes Unvermögen, intensive, sich wiederholende sexuelle Impulse oder Triebe zu kontrollieren, was zu wiederholtem Sexualverhalten führt. Die sexuellen Aktivitäten rücken so sehr in den Mittelpunkt des Lebens, dass Gesundheit, Körperpflege oder andere Interessen, Aktivitäten und Verantwortlichkeiten vernachlässigt werden. Es werden zahlreiche erfolglose Bemühungen unternommen, um das wiederholte Sexualverhalten deutlich zu reduzieren, und das wiederholte Sexualverhalten wird trotz nachteiliger Folgen fortgesetzt oder findet wenig oder keine Befriedigung. Das Muster des Unvermögens, intensive sexuelle Impulse oder Triebe und das daraus resultierende repetitive Sexualverhalten zu kontrollieren, muss mindestens 6 Monate bestehen, um diese Diagnose stellen zu können. Hinzu kommen ein ausgeprägter Leidensdruck oder erhebliche Beeinträchtigungen in persönlichen, familiären, sozialen, schulischen, beruflichen oder anderen wichtigen Funktionsbereichen.

16.12 Was ist eine intermittierende explosible Störung?

Die intermittierende explosive Störung ist durch wiederholte kurze Episoden verbaler oder körperlicher Aggression oder Zerstörung von Eigentum gekennzeichnet, die ein Versagen bei der Kontrolle aggressiver Impulse darstellen, wobei die Intensität des Ausbruchs oder der Grad der Aggressivität in keinem Verhältnis zur Provokation oder den auslösenden psychosozialen Stressfaktoren steht. Die Symptome lassen sich nicht besser durch eine andere psychische, verhaltensbezogene oder neurologische Entwicklungsstörung erklären und sind nicht Teil eines Musters chronischer Wut und Reizbarkeit (z. B. bei oppositionellem Trotzverhalten). Das Verhaltensmuster ist so schwerwiegend, dass es zu einer erheblichen Beeinträchtigung in persönlichen, familiären, sozialen, schulischen, beruflichen oder anderen wichtigen Funktionsbereichen führt. Inwieweit diese Impulskontrollstörung für die Begutachtung und/oder Therapie Bedeutung bekommt, muss die Zukunft zeigen.

16.13 Wie werden Impulskontrollstörungen grundsätzlich behandelt?

Impulskontrollstörungen werden psychotherapeutisch behandelt. Je nach zugrunde liegender Diagnose können störungsspezifische Interventionen angeboten werden. Die kognitiv-behaviorale Therapie ist in der Regel Mittel der ersten Wahl. Zudem können psychopharmakologisch Stimmungsstabilisatoren oder Serotonin-Wiederaufnahmehemmer (SSRI) eindosiert werden.

16.14 Welche Rolle spielen Impulskontrollstörungen in der Schuldfähigkeitsbeurteilung?

Die Bedeutung für die psychiatrische Schuldfähigkeitsbeurteilung ist bis heute umstritten und wird kontrovers diskutiert. Zumeist werden die Impulskontrollstörungen als transdiagnostisches Phänomen gesehen, dem eine andere psychiatrische Diagnose zugrunde liegt, die dann diskutiert werden muss. Sollte es sich doch „nur" um eine Impulskontrollstörung handeln, kann diese bei erheblicher Schwere unter das vierte Eingangsmerkmal der schweren anderen seelischen Störung subsumiert werden. Dennoch ergibt sich aus dieser Diagnose keine Einschränkung der Einsichtsfähigkeit. Je nach Schwere der Ausprägung kann es zu einer Beeinträchtigung der Steuerungsfähigkeit kommen.

Fallbeispiel Eine 55-jährige verheiratete Buchhändlerin und Mutter zweier erwachsener Töchter kommt zur Begutachtung, da ihr ein Diebstahl von zwei Fläschchen 0,1 l Jägermeister und einer Sonnenbrille sowie Körperverletzung vorgeworfen wird. Der Bundeszentralregisterauszug zeigt fünf einschlägige Vorstrafen, wobei sie zumeist Kleidung in ihrer Größe oder Bücher gestohlen hatte. Nach eigenen Angaben ist sie seit 20 Jahren mit einem Labortechniker verheiratet, der ihre Freizeitinteressen nicht teile. Dennoch sei er den Töchtern ein guter Vater gewesen. Aktuell leide sie unter ihrer Ehe, traue sich aber nicht, sich scheiden zu lassen. Ihr Ehemann wisse nicht um ihre Delinquenz. In der Begutachtung gab sie an, den Jägermeister an einem Urlaubstag gestohlen zu haben, obwohl sie keinen Alkohol trinke. Sie wisse nicht warum, denn eigentlich sei sie gutgelaunt gewesen und habe an diesem Tag ein neues Auto kaufen wollen. Sie könne sich an nichts erinnern. Der Ermittlungsbericht schildert den Inhalt des Überwachungsvideos, in dem zu sehen ist, wie die Probandin zielgerichtet den Alkohol in ihre Tasche steckt und den Supermarkt verlässt. Zuvor hatte sie die Kontrollmarken für Alkohol und Sonnenbrille entfernt. Vor dem Supermarkt wird sie von einem Detektiv aufgehalten, dem sie gezielt Pfefferspray in die Augen sprüht.

Der Sachverständige kommt zu dem Schluss, dass es sich zum Tatzeitpunkt um die Diagnose des pathologischen Stehlens gehandelt hat. Er subsumierte die Diagnose unter das vierte Eingangsmerkmal, stellte fest, dass das pathologische Stehlen weder die Einsichts- noch die Steuerungsfähigkeit beeinträchtigt hat, und kam zu dem Schluss, dass zum Tatzeitpunkt die volle Schuldfähigkeit vorgelegen hat. Der Richter verurteilt die Probandin zu 1 Jahr und 4 Monaten Haft, da die Tat darüber hinaus in ihrer Bewährungszeit stattgefunden hat.

16.15 Haben Impulskontrollstörungen für die anderen Rechtsbereiche eine Bedeutung?

Kaum. Kommt es allerdings durch pathologisches Spielen zu einem erheblichen Verlust von Vermögen, kann die Einrichtung einer gesetzlichen Betreuung notwendig werden.

Literatur

BfArM (Bundesinstitut für Arzneimittel und Medizinprodukte). ICD-11 in Deutsch – Entwurfsfassung; https://www.bfarm.de/DE/Kodiersysteme/Klassifikationen/ICD/ICD-11/uebersetzung/_node.html (letzter Zugriff: 10.5.2024).

Buth S, Meyer G, Rosenkranz M, Kalke J. Glücksspielteilnahme und glücksspielbezogene Probleme in der Bevölkerung. Ergebnisse des Glücksspiel-Survey 2023. Hamburg: Institut für interdisziplinäre Sucht- und Drogenforschung (ISD) 2024; https://www.isd-hamburg.de/wp-content/uploads/2024/03/Gluecksspielsurvey_2023.pdf (letzter Zugriff: 10.5.2024).

Corbeil O, Anderson E, Béchard L, Desmeules C, Huot-Lavoie M, Bachand L, et al. Problem gambling in psychotic disorders: A systematic review and meta-analysis of prevalence. Acta Psychiatr Scand 2024 Apr 2. DOI: 10.1111/acps.13686.

Herpertz S, Saß H. Impulsivität und Impulskontrolle. Nervenarzt 1997; 68: 171–183.

IfS (Institut für Schadensverhütung und Schadensforschung der öffentlichen Versicherer e. V.). Ursachenstatistik Brandschäden 2023; https://www.ifs-ev.org/schadenverhuetung/ursachenstatistiken/ursachenstatistik-brandschaeden-2023/ (letzter Zugriff: 10.5.2024).

Lopez-Fernandez O, Romo L, Kern L, Rousseau A, Lelonek-Kuleta B, Chwaszcz J, et al. Problematic internet use among adults: A cross-cultural study in 15 countries. J Clin Med 2023; 12(3): 1027.

17 Persönlichkeitsstörungen

Julian Friedrich Kreutz und Jessica Söder

17.1 Was ist eine Persönlichkeitsstörung?

Eine Persönlichkeitsstörung zeichnet sich durch pathologische Persönlichkeitsmerkmale aus, die bei der betroffenen Person eine deutliche Beeinträchtigung des psychosozialen Funktionsniveaus bedingen. Die Persönlichkeitsmerkmale sind rigide und stark ausgeprägt sowie in einen individuellen biografischen Störungskontext eingebettet. Das psychosoziale Funktionsniveau umfasst verschiedene psychische Funktionen der Person sowie ihre Beziehungen. Durch die Persönlichkeitsstörung ist die Anpassungsfähigkeit an die sozialen Lebensverhältnisse reduziert und die Möglichkeiten zur Lebens- und Beziehungsgestaltung sind eingeschränkt. Persönlichkeitsstörungen können verschiedene Ausprägungsgrade annehmen, die von leichten, der psychischen Gesundheit näherstehenden, bis zu schweren pathologischen Erscheinungen reichen.

MERKE

Bei einer Persönlichkeitsstörung bewirken pathologische Persönlichkeitsmerkmale eine Beeinträchtigung des psychosozialen Funktionsniveaus.

Während die ICD-10 und das DSM-IV kategoriale diagnostische Konzeptionen beinhalten, wurde für die ICD-11 ein dimensionales Störungskonzept entwickelt (▶ Tab. 17.1).

17.2 Wie häufig sind Persönlichkeitsstörungen?

Persönlichkeitsstörungen gehören zu den häufigsten psychischen Störungen und haben daher in der klinischen und forensischen Praxis eine große Relevanz. Die Prävalenzraten variieren in verschiedenen Populationen. Männer und Frauen sind gleich häufig von Persönlichkeitsstörungen betroffen, die Äußerungsformen sind jedoch verschieden. In der Allgemeinbevölkerung liegt die Prävalenz bei ca. 10 %. Klinische Populationen weisen eine Prävalenz im Bereich von 26–71 % auf, wobei die Prävalenz in stationären Populationen höher ist als bei Personen in ambulanter Behandlung. Bei Personen im Strafvollzug liegt die Prävalenz bei 65–80 %. Die Maßregelpopulation einer Entziehungsanstalt (Unterbringung nach § 64 StGB) weist eine Prävalenz von 25 % auf. Bei Personen, die sich nach § 63 StGB in einem

Tab. 17.1 Diagnostische Konzepte von Persönlichkeitsstörungen

Diagnostisches Manual	Kategoriale Konzeption	Dimensionale Konzeption	Anzahl kategorialer Persönlichkeitsstörungen	Prominente Persönlichkeitsmerkmale
ICD-10 (1990)	ja	nein	8 (2 im Anhang)	nein
DSM-IV (1994)	ja	nein	10	nein
DSM-5 (2013)	ja	ja (Hybridmodell)	10 (6 im Hybridmodell)	nein
ICD-11 (2022)	nein	ja	1 (Borderline-PS)	ja (5)

psychiatrischen Krankenhaus befinden, liegt die Prävalenz bei 34 %. In einer Übersichtsdarstellung verschiedener Studien wird eine Prävalenz von 32–51 % bei im Maßregelvollzug untergebrachten Personen angegeben.

Info

Prävalenzraten in verschiedenen Populationen:
- Allgemeinbevölkerung: 10 %
- Klinische Populationen: 26–71 %
- Strafvollzug: 65–80 %
- Maßregelvollzug: 25–51 %

17.3 Welche Faktoren sind an der Entstehung beteiligt?

Der Entstehung einer Persönlichkeitsstörung liegt eine Wechselwirkung von genetischen, psychischen und sozialen Risikofaktoren zugrunde. Der Ursprung einer Persönlichkeitsstörung liegt in der Kindheit und Jugend. Hierbei spielen insbesondere frühbiografische Bindungserfahrungen bzw. Störungen in der Eltern-Kind-Beziehung eine entscheidende Rolle. Durch hereditäre Einflüsse wird das Risiko für eine Persönlichkeitsstörung gesteigert, sie stellen aber keine notwendigen oder hinreichenden ätiologischen Faktoren dar.

MERKE

Eine Persönlichkeitsstörung entsteht durch eine Wechselwirkung von genetischen, psychischen und sozialen Risikofaktoren unter besonderer Mitwirkung frühbiografischer Bindungserfahrungen im Kontext ungünstiger Entwicklungs- und Lebensbedingungen.

17.4 Wie sieht die Symptomatik aus?

Persönlichkeitsstörungen werden durch pathologische Persönlichkeitsmerkmale charakterisiert, die im Zusammenhang mit Emotionsregulation, Impulskontrolle, Beziehungs- und Lebensgestaltung sowie den sozialen, kommunikativen und konfliktbezogenen Fähigkeiten stehen. Die kategorialen Persönlichkeitsstörungen der **ICD-10** stellen jeweils ein besonders auffälliges interaktionales Verhaltenssymptom in den Vordergrund.

Die **ICD-11** beschreibt fünf pathologische Persönlichkeitsmerkmale, anhand derer ein Profil einer Persönlichkeitsstörung erstellt werden kann. Die fünf Persönlichkeitsmerkmale orientieren sich an den geläufigen Big-5-Facetten der Persönlichkeitspsychologie und sind **negative Affektivität** (↔ **Neurotizismus**), **Distanziertheit** (↔ **Extraversion**), **Dissozialität** (↔ **Verträglichkeit**), **Enthemmung** (↔ **Gewissenhaftigkeit**) und **Anankasmus** (↔ **Offenheit**).

17.5 Was sind die Folgen der Symptomatik?

Eine Persönlichkeitsstörung kann die individuelle gesundheitliche Vulnerabilität erhöhen, die Leistungsfähigkeit, Belastbarkeit und Lebenserwartung reduzieren und die psychosozialen Fertigkeiten beeinträchtigen. Die Symptomatik stellt außerdem einen Risikofaktor für berufliche Probleme, Partnerschaftskonflikte/Trennungen, komorbide psychische oder somatische Störungen, kriminelles Verhalten und Suizidalität dar. Das Suizidrisiko bei schweren Formen liegt bei etwa 10 %.

17.6 Wie ist der Langzeitverlauf?

Der Verlauf einer Persönlichkeitsstörung ist vom Schweregrad abhängig. Persönlichkeitsbezogene Auffälligkeiten und dissoziale Verhaltensweisen im Jugendalter gehen bei einem Großteil der Betroffenen mit dem Erwachsenenalter zurück. Viele Persönlichkeitsstörungen bei erwachsenen Personen weisen einen günstigen Verlauf mit einer zumindest teilremittierten Symptomatik auf. Insbesondere ab einem mittleren Lebensalter von ca. 40–50 Jahren nehmen impulsive und aggressive Verhaltensweisen ab, wohingegen beispielsweise manipulatives Verhalten oder eine reduzierte Empathie unabhängig vom Alter relativ konstant bleiben. Bei einem Teil der betroffenen Personen liegen bestimmte Störungsmerkmale und ein gewisses Maß an psychosozialer Beeinträchtigung allerdings bis ins höhere Lebensalter vor.

MERKE

Die Symptomatik einer Persönlichkeitsstörung nimmt in der Regel mit zunehmendem Alter ab. Bei einem Teil der Betroffenen bestehen Symptome und eine Beeinträchtigung des psychosozialen Funktionsniveaus allerdings bis ins höhere Lebensalter.

17.7 Wie ist die Bedeutung für delinquentes Verhalten?

Eine Persönlichkeitsstörung stellt einen Risikofaktor für ein breites Spektrum von delinquenten Verhaltensweisen dar. Die Mehrzahl der Personen mit einer Persönlichkeitsstörung begeht jedoch keine strafbaren Handlungen. In einer Metaanalyse von 14 Studien, die ab 1977 in Amerika, Europa und Israel an 10.007 Personen mit einer Persönlichkeitsstörung durchgeführt wurden, zeigten 13,6 % kriminelles Verhalten, was einem um den Faktor 4 erhöhtes Kriminalitätsrisiko gegenüber der Allgemeinbevölkerung entspricht. Das Risiko für gewalttätiges Verhalten war um den Faktor 9 erhöht und lag bei 10,7 %. Mit zunehmender Schwere der Persönlichkeitsstörung steigt auch das Deliktrisiko. Bei leichten oder mittelschweren Persönlichkeitsstörungen kommt es in der Regel erst in Wechselwirkung mit psychosozialen Belastungsfaktoren und/oder kriminalitätsförderlichen Milieueinflüssen zu straffälligen Handlungen. Komorbiditäten können das Deliktrisiko ebenfalls steigern.

Eine besondere Neigung zu delinquenten Verhaltensweisen besteht bei Persönlichkeitsstörungen mit auffälligen Merkmalen aus dem Cluster B des DSM-5. Hierzu zählen die antisoziale, die emotional instabile, die histrionische und die narzisstische Persönlichkeitsstörung. Aber auch Persönlichkeitsstörungen mit prominenten Merkmalen der Cluster A oder C (z. B. paranoid, ängstlich-vermeidend) kann eine kriminogene Relevanz zukommen. Von den Merkmalen einer Persönlichkeitsstörung nach ICD-11 haben Enthemmung und Dissozialität vorrangige Bedeutung für die Straffälligkeit.

Eine besondere Gruppe innerhalb der Gruppe der straffälligen Personen bilden Menschen mit einer Persönlichkeitsstörung, die sich durch delinquentes Verhalten im Jugendalter, ungewöhnliche oder besonders schwere Delikte, Delikte im Zustand einer erheblich verminderten Steuerungsfähigkeit, eine hohe Rückfallgeschwindigkeit und eine wiederholte Rückfälligkeit auszeichnet.

17.8 Was ist eine dissoziale Persönlichkeitsstörung?

Persönlichkeitsstörungen mit dissozialen Merkmalen haben die größte Bedeutung für kriminelles Verhalten. Die Operationalisierung einer dissozialen Persönlichkeitsstörung nach ICD-10 bezieht straffälliges Verhalten im Sinne eines habituellen Verhaltenssymptoms in die Diagnosestellung ein (Kriterium 2: deutliche und andauernde verantwortungslose Haltung und Missachtung von sozialen Normen, Regeln und Verpflichtungen). Im DSM-5 heißt diese Störung antisoziale Persönlichkeitsstörung. Die beiden diagnostischen Konzeptionen weisen als Gemeinsamkeiten fehlende Reue, Aggressivität und wiederholte Gesetzesverstöße auf, aber auch unterschiedliche Schwerpunkte in der diagnostischen Operationalisierung einer Persönlichkeitsstörung mit erhöhter kriminogener Relevanz. Das DSM-5 bezieht Impulsivität sowie wiederholtes Lügen und Betrügen mit ein, wohingegen die ICD-10 eine geringe Frustrationstoleranz und die Unfähigkeit zur Aufrechterhaltung dauerhafter Beziehungen abbildet.

Fallbeispiel

25-jähriger Mann mit einer dissozialen Persönlichkeitsstörung

Herr A. entstammt schwierigen familiären Verhältnissen. Der Vater trank Alkohol und war gewalttätig gegenüber der Mutter. Nach der Trennung der Eltern noch während seiner Kindheit wuchs Herr A. bei der Mutter auf. In der Schule und im Freundeskreis kam er früh mit Alkohol und Drogen in Kontakt. In Jugendjahren traten unter Alkoholeinfluss körperliche Auseinandersetzungen in Diskotheken auf. Herr A. verließ die Schule ohne Abschluss und wurde bereits in Jugendjahren inhaftiert, was seine dissozialen Tendenzen verstärkte. Einen Beruf erlernte er nicht. Nach der Haft erfolgte eine Rückfälligkeit mit Drogen. Im jungen Erwachsenenalter begann er mit dem Drogenhandel, was bald eine Unterbringung gem. § 64 StGB nach sich zog. Die Maßregel konnte Herr A. regulär beenden. Nach der Entlassung kam es durch den Kontakt zu Personen im kriminellen Milieu erneut zur Suchtmittelrückfälligkeit, was den Verlust des Arbeitsplatzes nach sich zog. Herr A. ist aktuell 25 Jahre alt und weist fünf Eintragungen im Bundeszentralregister wegen Körperverletzung, Eigentumsdelinquenz, Betäubungsmitteldelikten, Widerstand gegen Vollstreckungsbeamte und Leistungserschleichen auf. Er beschreibt sich selbst als loyal und hilfsbereit.

17.9 Was versteht man unter Psychopathie?

Psychopathie stellt eine schwere Form einer Persönlichkeitsstörung mit deutlicher kriminogener Relevanz dar. Die Prävalenz liegt bei etwa 1,2 % in der Allgemeinbevölkerung. Eine Studie an einer deutschen Vollzugspopulation ergab eine Prävalenzrate von 7 % unter den männlichen inhaftierten Personen. Studien zur Prävalenz bei Gefängnisinsassen in Amerika fanden höhere Raten. Psychopathie stellt einen Risikofaktor für Behandlungsabbrüche, intramurale Vorfälle sowie das allgemeine und gewalttätige kriminelle Rückfallrisiko dar.

Fallbeispiel

34-jähriger Mann mit Psychopathie (33 Punkte in der PCL-R)

Herr D. wuchs bei seiner Mutter auf und zeigte ab der 3. Klasse Auffälligkeiten wie Schlägereien. Auf das Verlassen der Schule ohne Abschluss folgten Obdachlosigkeit und ein erheblicher Missbrauch diverser Betäubungsmittel. Eine Maßregelbehandlung nach § 64 StGB wurde wegen diverser Vorkommnisse, u. a. einer Entweichung, erledigt. Herr D. befindet sich aktuell erneut im Erledigungsbereich des Maßregelvollzugs. Anlass der Unterbringung war eine Freiheitsstrafe aufgrund von Fahren ohne Fahrerlaubnis, Urkundenfälschung, Betäubungsmitteldelikten, Besitz eines verbotenen Gegenstands, Körperverletzung sowie gefährlichen Eingriffs in den und Gefährdung des Straßenverkehrs. Die Delinquenz umfasst u.a. eine Fluchtfahrt vor der Polizei mit 150 km/h und einen Unfall mit einem Dienstwagen und Verletzung zweier Polizisten. Wegen wiederholter Regelverstöße, Suchtmittelrückfälle, die vom Patienten bestritten wurden, und einer weiteren Entweichung wurde wegen fehlender Erfolgsaussichten ein Antrag auf Erledigung der Maßregel gestellt. Herr D. beschreibt sich selbst als reflektiert, hilfsbereit, ehrgeizig, höflich und ehrlich, aber auch als Sturkopf, impulsiv und gewaltbereit. In der letzten Haft hat er sich eine Tätowierung im Gesicht (Träne) anfertigen lassen. Für die Entweichung macht Herr D. seine ehemalige Bezugstherapeutin mitverantwortlich, die ihn in einem Gespräch konfrontiert habe. Vor der Entweichung formulierte Herr D. als mögliches berufliches Ziel, Immobilienmakler in Spanien zu werden. Spanisch spricht Herr D. nicht.

17.10 Was ist die Psychopathie-Checkliste?

Ein weitverbreitetes Instrument in der forensischen Praxis ist die *Psychopathy Checklist - Revised* (PCL-R) des kanadischen Kriminalpsychologen Robert D. Hare. Die PCL-R enthält 20 Merkmale, die auf einer dreistufigen Skala bewertet werden (0: Merkmal liegt nicht vor; –1: liegt in mancher Hinsicht/gering vor; –2: liegt vor). Ab einem Gesamtwert von 25 ist die Merkmalsausprägung hoch, und ein Gesamtwert von 30 stellt einen diagnostischen Trennwert dar. Die 20 Items können nach verschiedenen Faktormodellen gruppiert werden, z.B. nach den zwei Faktoren interpersonell affektive Auffälligkeiten (maligner Narzissmus) und sozial devianter Lebensstil (impulsive Antisozialität).

Info

Psychopathie-Checkliste (PCL-R)

A) Oberflächlicher Charme
B) Grandiose Selbstüberschätzung
C) Stimulationsbedürfnis, Erlebnishunger
D) Pathologisches Lügen
E) Manipulatives Verhalten
F) Fehlende Reue
G) Flacher Affekt
H) Fehlende Empathie
I) Parasitärer Lebensstil
J) Geringe Verhaltenskontrolle
K) Promiskuität
L) Frühzeitige Verhaltensprobleme
M) Fehlende realistische Lebensplanung
N) Impulsivität
O) Verantwortungslosigkeit
P) Fehlende Verantwortungsübernahme
Q) Viele kurzzeitige Beziehungen
R) Jugendkriminalität
S) Verstöße gegen Bewährungsauflagen
T) Polytrope Kriminalität

17.11 Wie verläuft die Behandlung?

Persönlichkeitsstörungen können mit Psychotherapie wirksam behandelt werden. Eine Persönlichkeitsstörung stellt allerdings einen Risikofaktor im Hinblick auf die Behandlungswirksamkeit, Behandlungsabbrüche sowie den Schweregrad und das Rückfallrisiko von Komorbiditäten dar. Deutliche **Risikofaktoren für eine Behandlung** sind schwerwiegende dissoziale oder psychopathische Auffälligkeiten, auch wenn positive Therapieeffekte teilweise möglich sind. Die Behandlung straffälliger Personen mit Persönlichkeitsstörungen findet hauptsächlich in sozialtherapeutischen Anstalten der Justizvollzugsanstalten und im Maßregelvollzug statt.

Die Leitlinien zur Behandlung von Persönlichkeitsstörungen empfehlen Übertragungsfokussierte Psychotherapie, Mentalisierungsbasierte Therapie, Dialektisch-behaviorale Therapie und Schematherapie, deren Wirksamkeit bei nichtforensischer Klientel empirisch belegt ist und die für eine forensische Klientel adaptiert wurden. Für die kategorialen Persönlichkeitsstörungen der ICD-10 existieren verschiedene Leitfäden zur Behandlungs- und Beziehungsgestaltung.

Es konnten verschiedene **Wirkfaktoren** der Behandlung von Persönlichkeitsstörungen ermittelt werden. Die Aspekte strukturierte Behandlung, Kooperationsförderung, klarer Behandlungsfokus, schlüssiges theoretisches Modell, Langzeitbehandlung, vertrauensvolle Arbeitsbeziehung, aktive Haltung des Therapeuten und Kooperation mit psychosozialen Diensten fördern die Wirksamkeit der Therapie. Die Behandler-Patient-Beziehung stellt den bedeutendsten Wirkfaktor und die Grundlage für therapeutisches Arbeiten dar.

Eine medikamentöse Behandlung kann die psychotherapeutische Behandlung bei Komorbiditäten, emotionaler Instabilität, hoher aggressiver Anspannung und reduzierter Impulskontrolle unterstützen.

MERKE

Die Behandlung von Persönlichkeitsstörungen ist fordernde und anspruchsvolle Beziehungsarbeit mit dem Ziel der Entwicklungsförderung.

17.12 Wie ist die Schuldfähigkeit zu bewerten?

Persönlichkeitsstörungen spielen bei Schuldfähigkeitsbegutachtungen eine große Rolle. Bei straffälligen Personen mit einer Persönlichkeitsstörung ist das gesamte Spektrum von voller über verminderte bis hin zu aufgehobener Schuldfähigkeit möglich. Allgemein nimmt mit zunehmender Schwere der Persönlichkeitsstörung das Ausmaß an strafrechtlicher Verantwortlichkeit ab. Forensisch relevante Auswirkungen auf die Schuldfähigkeit sind bei Persönlichkeitsstörungen mittlerer Ausprägungsgrade selten, bei solchen mit schweren Ausprägungsgraden häufiger in Betracht zu ziehen.

Die Begutachtung einer Person mit einer Persönlichkeitsstörung bringt Besonderheiten mit sich:

PRAXISTIPP

Vorgehen bei der Begutachtung der Schuldfähigkeit bei Persönlichkeitsstörungen:

A) Sachgerechte Diagnosestellung einer Persönlichkeitsstörung nach ICD-10/-11 oder DSM-5
B) Bewertung des Schweregrades der Persönlichkeitsstörung hinsichtlich des Eingangsmerkmals einer „schweren anderen seelischen Störung" der Schuldfähigkeitsparagrafen
C) Prüfung des Symptomcharakters des delinquenten Verhaltens bezüglich der Persönlichkeitsstörung
D) Beurteilung der Einsichts- und Steuerungsfähigkeit zum Tatzeitpunkt hinsichtlich des delinquenten Verhaltens

Die subjektiven Angaben der betroffenen Person sind mit Vorsicht zu berücksichtigen und können aufgrund von fehlender Motivation oder Fähigkeiten verzerrt oder unrichtig sein. Daher sind **fremdanamnestische und objektive Informationsquellen** obligatorisch.

Der Zustand eines Menschen mit einer Persönlichkeitsstörung kann zu verschiedenen Zeitpunkten deutlich variieren, weshalb für die Diagnosestellung das **psychosoziale Funktionsniveau im biografischen Längsschnitt** maßgeblich ist. Daher schließen unauffällige kognitive Leistungen zum Untersuchungszeitpunkt eine Persönlichkeitsstörung nicht aus. Außerdem kann das Ausmaß an Schuldfähigkeit bei derselben Person bezüglich verschiedener delinquenter Handlungen unterschiedlich ausfallen.

Das betreffende Eingangsmerkmal in den Schuldfähigkeitsparagrafen §§ 20, 21 StGB ist eine „schwere andere seelische Störung" (der früher verwendete Begriff „schwere andere seelische Abartigkeit" wurde wegen der wertenden Konnotation mittlerweile aufgegeben). Die Gleichsetzung von Persönlichkeitsstörung und verminderter Schuldfähigkeit ist nicht folgerichtig.

MERKE

Entscheidend für das Ausmaß der Schuldfähigkeit ist der Zustand der Person zum Zeitpunkt der Tatbegehung.

Aussagen über den Beeinträchtigungsgrad sollen durch Orientierung an anderen schweren psychischen Störungen mit forensisch relevanten Auswirkungen auf die Schuldfähigkeit erfolgen (▶ Tab. 17.2).

Bei Persönlichkeitsstörungen kommt vorrangig eine **erhebliche Verminderung der Steuerungsfähigkeit** infrage, die sich auf eine deutliche Beeinträchtigung des psychischen Funktionsniveaus im Tatzeitraum zurückführen lässt. Diese Beeinträchtigung kann durch pathologische Aspekte der Emotionalität, Impulskontrolle, des Selbstwerts, der interpersonellen Wahrnehmung und Beziehungsgestaltung bedingt sein. Die Mehrzahl der Personen mit einer dissozialen Persönlichkeitsstörung gilt als voll schuldfähig; eine Minderung der Steuerungsfähigkeit kann nur bei Vorhandensein erheblicher psychischer Störungen im Tatzeitraum angenommen werden (▶ Tab. 17.2).

Fallbeispiel

Gefährliche Körperverletzung im Zustand erheblich verminderter Schuldfähigkeit

Herr B. (55 J.) wuchs in schwierigen Verhältnissen in einer Großfamilie in Osteuropa auf. Er besuchte weder eine Schule, noch erlernte er einen Beruf. Auf Familienfesten kam er früh mit Alkohol in Kontakt. Herr B. gründete eine Familie und zog nach Deutschland. Das Paar bekam drei Kinder. Das Ehe- und Familienleben war von Konflikten geprägt. Während eines Krankenhausaufenthalts lernte seine Frau einen Mann kennen, mit dem sie über soziale Medien Kontakt hielt. Herr B. reagierte mit starker Eifersucht und Wut, trank vermehrt Alkohol. Es kam zu körperlichen Streitigkeiten und einem Annäherungsverbot. Herr B. verstieß gegen das Annäherungsverbot, weil er die Trennung nicht akzeptierte und seine Kinder sehen wollte. Am Tattag konsumierte Herr B. erhebliche Mengen hochprozentigen Alkohols und klingelte schließlich stark alkoholisiert an der Tür. Seine Ehefrau sagte ihm über die Sprechanlage, dass ein fremder Mann in der Wohnung sei, woraufhin Herr B. in hoher Affekterregung von Wut, Eifersucht und Kränkung in die Wohnung stürmte und seine Frau mit einem Messer schwer verletzte. Im Vorfeld der Tat hatte er einen Wohnungsschlüssel nachmachen lassen. Zeuge der Tat war der Sohn (13 J.). Herr B. stellte sich noch in der Tatnacht der Polizei. In der Haft brannte er sich den tätowierten Namen seiner Frau mit einem Feuerzeug heraus. Herr B. wurde gem. § 64 StGB untergebracht. Hier klagte er wiederholt somatische Beschwerden. Während der Unterbringung wurde bekannt, dass Herr B. Drohbriefe an seine ehemalige Partnerin schrieb.

Tab. 17.2 Beeinträchtigung der Steuerungsfähigkeit und Einstufung als „schwere andere seelische Störung" bei Persönlichkeitsstörungen

	„Schwere andere seelische Störung"	Beeinträchtigung der Steuerungsfähigkeit
Pro	Erhebliche Auffälligkeiten der affektiven Ansprechbarkeit bzw. der Affektregulation, Einengung der Lebensführung bzw. Stereotypisierung des Verhaltens, durchgehende Störung des Selbstwertgefühls, deutliche Schwäche von Abwehr- und Realitätsprüfungsmechanismen	Konflikthafte Zuspitzung und emotionale Labilisierung in der Zeit vor dem Delikt, abrupter impulshafter Tatablauf, relevante konstellative Faktoren (z. B. Alkoholintoxikation), enger Zusammenhang zwischen „komplexhaften" Persönlichkeitsproblemen und Tat
Kontra	Auffälligkeiten der affektiven Ansprechbarkeit ohne schwerwiegende Beeinträchtigung der Beziehungsgestaltung/psychosozialen Leistungsfähigkeit, erhaltene Verhaltensspielräume, Selbstwertproblematik ohne durchgängige Auswirkungen auf die Beziehungsgestaltung und psychosoziale Leistungsfähigkeit, intakte Realitätskontrolle, reife Abwehrmechanismen, altersgerechte biografische Entwicklung	Tatvorbereitung, planmäßiges Vorgehen bei der Tat, komplexer Handlungsablauf in Etappen, Fähigkeit zu warten, lang hingezogenes Tatgeschehen, Vorsorge gegen Entdeckung, Hervorgehen des Delikts aus dissozialen Verhaltensbereitschaften, Möglichkeit anderen Verhaltens in derselben Situation

17.13 Wie verläuft die kriminalprognostische Risikobeurteilung?

Eine Persönlichkeitsstörung stellt einen Risikofaktor für die Wahrscheinlicht eines kriminellen Rezidivs dar. Eine Metaanalyse von 25 Studien, die ab 1974 in Amerika,

Europa und Brasilien an 5.087 straffälligen Personen mit einer Persönlichkeitsstörung durchgeführt wurden, ermittelte 47,7 % als Wiederholungsstraftäterinnen bzw- -straftäter. Das kriminelle Rückfallrisiko war damit gegenüber straffälligen Personen ohne Persönlichkeitsstörung oder mit anderen psychischen Störungen um den Faktor 2–3 erhöht. Insbesondere Persönlichkeitsstörungen mit schwerwiegenden dissozialen oder psychopathischen Merkmalen stellen ungünstige prognostische Faktoren dar. Eine antisoziale Persönlichkeitsstörung erhöht das unspezifische kriminelle Rückfallrisiko um den Faktor 4,8 und das gewaltbezogene Rückfallrisiko um den Faktor 3,7.

Die Einschätzung des kriminellen Rückfallrisikos erfolgt durch eine strukturierte und individuelle Fallbewertung hinsichtlich der kriminogenen Faktoren der multifaktoriellen Bedingungsanalyse der Delinquenz. Etwaige postdeliktische persönlichkeitsbezogene Veränderungs- und Entwicklungsprozesse sind unter Berücksichtigung des Veränderungspotenzials darzulegen und zu begründen. Zusätzlich sind potenzielle künftige Risikoszenarien und Aspekte für das Risikomanagement darzustellen. Ein unauffälliger postdeliktischer Vollzugs- oder Unterbringungsverlauf sollte nicht überbewertet werden.

17.14 Welche Relevanz besteht für andere juristische Fragestellungen?

Persönlichkeitsstörungen können auch im Zivil-, Sozial- oder Familienrecht und bei weiteren speziellen Begutachtungsfragen relevant sein. Hierzu zählen z. B. zivilrechtliche Fälle, die eine gesetzliche Betreuung, die Geschäfts-, Prozess- und Testierfähigkeit, das Eherecht oder das Schadenersatzrecht betreffen.

- Betreuungsanordnungen sind selten und sollten zur Förderung einer möglichen Entwicklungsperspektive der betroffenen Personen lediglich Teilbereiche betreffen und zeitlich begrenzt sein.
- Bei Fragestellungen im Sozialrecht, z. B. zu einer Berentung, gelten betroffene Personen als prinzipiell arbeitsfähig. Ausnahmen sind insbesondere durch Komorbiditäten möglich. Durch eine schwere Persönlichkeitsstörung kann ein sozialrechtlicher Grad der Behinderung (GdB) von bis zu 100 % erreicht werden.
- Die Verordnung über die Zulassung von Personen zum Straßenverkehr (FeV) und die Begutachtungsleitlinien erwähnen die Persönlichkeitsstörungen nicht. Es besteht allerdings die Möglichkeit, Personen, die im Straßenverkehr mit aggressiven Verhaltensweisen straffällig wurden, auf ihre Fahreignung zu prüfen.

Auch bei derartigen Fragestellungen erlaubt die Diagnose an sich keine begründeten Aussagen. Neben der Diagnose müssen die Auswirkungen auf das psychosoziale Funktionsniveau und das eigen- und fremdverantwortliche Handeln dargelegt werden. Analog der Bewertung der Schuldfähigkeit kommen hierbei lediglich bei seltenen und schweren Erscheinungsformen mit einer erheblichen Beeinträchtigung des psychosozialen Funktionsniveaus juristisch relevante Auswirkungen in Betracht. Insgesamt können aufgrund der Vielgestaltigkeit des Störungsbildes keine generellen Richtlinien aufgestellt werden, Zurückhaltung und Vorsicht sind aber generell angebracht.

Literatur

APA (American Psychiatric Association). Diagnostic and Statistical Manual of Mental Disorders, Fifth Edition. Arlington, VA: American Psychiatric Association 2013.

Bateman AW, Fonagy P. Effectiveness of psychotherapeutic treatment of personality disorder. Br J Psychiatry 2000; 177(2): 138–143.

Black DW, Blum N, Pfohl B, Hale N. Suicidal behavior in borderline personality disorder: Prevalence, risk factors, prediction, and prevention. J Person Disord 2004; 18(3): 226–239.

Boetticher A, Kröber HL, Müller-Isberner R, Böhm KM, Müller-Metz R, Wolf T. Mindestanforderungen für Prognosegutachten. Forens Psychiatr Psychol Kriminol 2007; 1(2): 90–100.

Boetticher A, Nedopil N, Bosinski, HA, Saß H. Mindestanforderungen für Schuldfähigkeitsgutachten. Forens Psychiatr Psychol Kriminol 2007; 1(1): 3–9.

Bonta, J, Andrews, DA. Risk-need-responsivity model for offender assessment and rehabilitation. Rehabilitation 2007; 6(1): 1–22.

Chanen AM, Kaess M. Developmental pathways to borderline personality disorder. Curr Psychiatry Rep 2012; 14(1): 45–53.

Dreßing H, Dreßing C, Foerster K. Begutachtung bei sozialrechtlichen Fragen. In: Dreßing H, Habermeyer E (Hrsg.): Psychiatrische Begutachtung. München: Elsevier Urban & Fischer 2021; 608–636.

Dreßing H, Mokros A, Habermeyer E. Strafrecht: Die Begutachtung der Schuldfähigkeit. Persönlichkeitsstörungen. In: Dreßing H, Habermeyer E (Hrsg.). Psychiatrische Begutachtung. München: Elsevier Urban & Fischer 2021; 319–337.

Dudeck M, Kopp D, Kuwert P, Drenkhahn K, Orlob S, Lüth HJ, Freyberger HJ, Spitzer C. Die Prävalenz psychischer Erkrankungen bei Gefängnisinsassen mit Kurzzeitstrafe. Psychiatr Praxis 2009; 36(05): 219–224.

Eucker S. Patienten mit Persönlichkeitsstörungen. In: Müller-Isberner R, Born P, Eucker S, Eusterschulte B (Hrsg.): Praxishandbuch Maßregelvollzug. Grundlagen, Konzepte und Praxis der Kriminaltherapie. Berlin: Medizinisch Wissenschaftliche Verlagsgesellschaft 2017; 279–289.

Eucker S, Müller-Isberner R. Klientel des psychiatrischen Maßregelvollzuges. In: Müller-Isberner R, Born P, Eucker S, Eusterschulte B (Hrsg.): Praxishandbuch Maßregelvollzug. Grundlagen, Konzepte und Praxis der Kriminaltherapie. Berlin: Medizinisch Wissenschaftliche Verlagsgesellschaft 2017; 181–185.

Fazel S, Danesh J. Serious mental disorder in 23,000 prisoners: A systematic review of 62 surveys. Lancet 2002; 359(9306): 545–550.

Fiedler P. Persönlichkeitsstörungen. In: Wittchen H-U, Hoyer J (Hrsg.): Klinische Psychologie & Psychotherapie. Berlin, Heidelberg: Springer 2011; 1102–1121.

Fontao M, Schorer L, Ross T. Therapeutische Wirkfaktoren in der Behandlung von Straftätern: ein systematisches Literaturreview. Fortschr Neurol Psychiatr 2021; 89(10): 483–495.

Foerster K, Passow D, Habermeyer E. Begutachtung bei zivilrechtlichen Fragen. In: Dreßing H, Habermeyer E (Hrsg.): Psychiatrische Begutachtung. München: Elsevier Urban & Fischer 2021; 534–555.

Franke I, Dudeck M: Persönlichkeitsstörungen – Die forensisch-psychiatrische Perspektive. In: Nowara S, Spaniol M (Hrsg.): Die Grenze zwischen krank und kriminell – Zur Bedeutung der Persönlichkeitsstörungen im Strafverfahren. Stuttgart: Kohlhammer 2023; 57–93.

Habermeyer E, Hoff P. Zur forensischen Anwendung des Begriffs Einsichtsfähigkeit. Fortschr Neurol Psychiatr 2004; 72(11): 615–620.

Hare RD. The PCL-R assessment of psychopathy. In: Felthous AR, Sass H (eds.): The Wiley International Handbook on Psychopathic Disorders and the Law. Hoboken, NJ: Wiley-Blackwell 2021; 63–106.

Hauser NC, Herpertz SC, Habermeyer E. Das überarbeitete Konzept der Persönlichkeitsstörungen nach ICD-11: Neuerungen und mögliche Konsequenzen für die forensisch-psychiatrische Tätigkeit. Fortschr Neurol Psychiatr 2021; 15(1): 30–38.
Herpertz S, Saß H. Schuldfähigkeit bei schwerer anderer seelischer Abartigkeit. Persönlichkeitsstörungen. In: Kröber HL, Dölling D, Leygraf N, Sass H (Hrsg.): Handbuch für forensische Psychiatrie, Bd. 2. Berlin, Heidelberg: Springer 2010; 443–472.
Hiscoke, UL, Långström N, Ottosson H, Grann M. Self-reported personality traits and disorders (DSM-IV) and risk of criminal recidivism: A prospective study. J Pers Disord 2003; 17(4): 293–305.
Huchzermeier C, Geiger F, Köhler D, Bruß E, Godt N, Hinrichs G, Aldenhoff, JB. Are there age-related effects in antisocial personality disorders and psychopathy? J Forens Legal Med 2008; 15(4): 213–218.
Konermann J, von Hammerstein A, Zaudig M, Tritt K. Prävalenz und Komorbidität von Persönlichkeitsstörungen in psychosomatischen/psychotherapeutischen Kliniken. PTT-Persönlichkeitsstörungen: Theorie und Therapie 2006; 10(1): 3–17.
Lenzenweger M F, Lane M C, Loranger A W, Kessler R C. DSM-IV personality disorders in the National Comorbidity Survey Replication. Biol Psychiatry 2007; 62(6): 553–564.
Leygraf N. Persönlichkeitsgestörte Rechtsbrecher. In: Kröber HL, Dölling D, Leygraf N, Sass H (Hrsg.): Handbuch der Forensischen Psychiatrie. Band 3: Psychiatrische Kriminalprognose und Kriminaltherapie. Darmstadt: Steinkopff 2006; 271–288.
McCrae RR, Costa PT. A contemplated revision of the NEO Five-Factor Inventory. Pers Individ Differ 2004; 36(3): 587–596.
Messina NP, Wish ED, Hoffman JA, Nemes S. Antisocial personality disorder and TC treatment outcomes. Am J Drug Alcohol Abuse 2002; 28(2): 197–212.
Mokros A, Dreßing H, Habermeyer E. Die Begutachtung der Kriminalprognose. In: Dreßing H, Habermeyer E (Hrsg.): Psychiatrische Begutachtung. München: Elsevier Urban & Fischer 2021; 460–482.
Nedopil N. Schuldfähigkeitsbeurteilung und forensisch psychiatrische Risikoeinschätzung bei Persönlichkeitsstörungen. Z Psychiatr Psychol Psychother 2008; 56(2): 89–100.
Olver ME, Lewis K, Wong SC. Risk reduction treatment of high-risk psychopathic offenders: The relationship of psychopathy and treatment change to violent recidivism. Personal Disord 2013; 4(2): 160.
Pierschke R. Tötungsdelikte Nach-Scheinbar-Günstiger Legalprognose. Eine Analyse Von Fehlprognosen. Monatsschrift für Kriminologie und Strafrechtsreform 2001; 84(2): 249–259.
Renneberg B, Herpertz SC. Persönlichkeitsstörungen. Göttingen: Hogrefe: 2020.
Rezk M, Borchard B. Behandlung von persönlichkeitsgestörten Gewalt- & Sexualstraftätern mit sehr hohem Rückfallrisiko. In: Endrass J, Rossegger A, Urbaniok F, Borchard B (Hrsg.): Interventionen bei Gewalt- und Sexualstraftätern: Risk-Management, Methoden und Konzepte der forensischen Therapie. Berlin: Medizinisch Wissenschaftliche Verlagsgesellschaft 2012; 279–290.
Robinson D, Porporino FJ. Programming in cognitive skills: The reasoning and rehabilitation programme. In: Hollin CR (ed.): The Essential Handbook of Offender Assessment and Treatment. New York: Wiley 2003; 63–78.
Rösler M. Die Beurteilung der Fahreignung bei psychischen Störungen. In: Kröber HL, Dölling D, Leygraf N, Sass H (Hrsg.): Handbuch der Forensischen Psychiatrie. Forensische Psychiatrie im Privatrecht und Öffentlichen Recht. Darmstadt: Steinkopff 2009; 198–200.
Sachse R. Persönlichkeitsstörungen: Leitfaden für die psychologische Psychotherapie. Göttingen: Hogrefe 2018.
Sanz-García A, Gesteira C, Sanz J, García-Vera MP. Prevalence of psychopathy in the general adult population: A systematic review and meta-analysis. Front Psychol 2021; 12: 661044.

Saß H. Forensische Erheblichkeit seelischer Störungen im psychopathologischen Referenzsystem. In: Schütz H, Kaatsch HJ, Thomsen H (Hrsg.): Medizinrecht – Psychopathologie – Rechtsmedizin: Diesseits und jenseits der Grenzen von Recht und Medizin Festschrift für Günter Schewe. Berlin, Heidelberg: Springer 1991; 266–281.
Schermer JA, Colodro-Conde L, Grasby KL, Hickie IB, Burns J, Ligthart L, et al. Genetic and environmental causes of individual differences in borderline personality disorder features and loneliness are partially shared. Twin Res Hum Genet 2020; 23(4): 214–220.
Skodol AE, Gunderson JG, Shea MT, McGlashan TH, Morey LC, Sanislow CA, et al. The collaborative longitudinal personality disorders study (CLPS): Overview and implications. J Pers Disord 2005; 19(5): 487–504.
Skoglund C, Tiger A, Rück A, Petrovic P, Asherson P, Hellner C, et al. Familial risk and heritability of diagnosed borderline personality disorder: a register study of the Swedish population. Mol Psychiatry 2021; 26(3): 999–1008.
Stevenson J, Datyner A, Boyce P, Brodaty H. The effect of age on prevalence, type and diagnosis of personality disorder in psychiatric inpatients. Int J Geriatr Psychiatry 2011; 26(9): 981–987.
Sulz S. Verhaltenstherapie-Wissen: So gelangen Sie zu einem tiefen Verständnis des Menschen und seiner Symptome. München: CIP-Medien 2017.
Ullrich S, Paelecke M, Kahle I, Marneros A. Kategoriale und dimensionale Erfassung von Psychopathy bei deutschen Straftätern: Prävalenz, Geschlechts- und Alterseffekte. Nervenarzt 2003; 74: 1002–1008.
von der Haar M. § 64 StGB in der Praxis – Ein Überblick. Suchttherapie 2012; 13(02): 58–65.
Ward T, Brown M. The good lives model and conceptual issues in offender rehabilitation. Psychol Crime Law 2004; 10(3): 243–257.
Warren F, Preedy-Fayers K, McGauley G, Pickering A, Norton K, et al. Review of treatments for severe personality disorder. Home-Office Online Report 2003; 30(03).
Wnuk S, McMain S, Links PS, Habinski L, Murray J, Guimond T. Factors related to dropout from treatment in two outpatient treatments for borderline personality disorder. J Pers Disord 2013; 27(6): 716–726.
Yu R, Geddes JR, Fazel S. Personality disorders, violence, and antisocial behavior: A systematic review and meta-regression analysis. J Pers Disord 2012; 26(5): 775.

18 Paraphile Störungen

Alexander Voulgaris, Peer Briken und Fritjof von Franqué

18.1 Welche paraphile Störungen gibt es?

Eine paraphile Störung setzt ein überdauerndes und intensives Muster sexueller Erregung voraus, das sich auf andere bezieht, die wegen ihres Alters oder Status nicht einwilligen oder nicht einwilligen können. Wenn die Person das Interesse ausgelebt hat, darunter leidet oder sonstige Funktionsbeeinträchtigungen bestehen, kann eine Störung diagnostiziert werden. Im DSM-5 wird dazu ein Zeitkriterium von 6 Monaten definiert. Einen Überblick über die paraphilen Störungen gibt ▶ Tab. 18.1.

Ob jedoch alle ungewöhnlichen sexuellen Interessen auch bei Leidensdruck als Störung verstanden werden sollen, wurde verschiedentlich diskutiert, u. a. da einige Interessen weitverbreitet sind (z.B. Joyal und Carpentier 2017) und Leiden, z.B. aufgrund fehlender Akzeptanz in einer Beziehung, nicht eine psychische Erkrankung definieren sollte (Fiedler 2004). Die ICD-11 folgt diesem Gedanken, weshalb die Diagnosen Fetischismus, transvestitischer Fetischismus und Masochismus gestrichen wurden.

Tab. 18.1 Einteilung paraphiler Störungen nach DSM-5 und ICD-11

Störung	Erregungsmuster	Besonderheiten
Pädophile Störung	Präpubertäre(s) Kind oder Kinder: • Ausschließlicher/nicht ausschließlicher Typ • Orientiert auf Jungen/Mädchen/beide	Im DSM-5 einzige Präferenzstörung, bei der keine Remission möglich ist
Sexuell-sadistische Störung	Psychisches oder physisches Leiden einer anderen Person	In der ICD-11 nur „unter Ausübung von Zwang"
Exhibitionistische Störung	Präsentieren der eigenen Genitalien: • Ggf. gegenüber präpubertären Kindern	Opfer ahnt zuvor nichts davon
Voyeuristische Störung	Heimliches Beobachten einer Person, die sich entkleidet oder sexuelle Handlungen vollzieht	Opfer ahnt dabei nichts davon
Frotteuristische Störung	Berührungen bzw. „Sich-Reiben" an einer nicht einwilligenden Person	
Fetischistische Störung	Nutzung spezifischer Objekte oder ein ausgeprägter Fokus auf ein nichtgenitales Körperteil (z. B. Füße)	In der ICD-11 keine eigenständige Diagnose
Transvestitische Störung	Erregung durch das Tragen gegengeschlechtlicher Kleidung (Crossdressing) • Mit Fetischismus: bei Erregung durch bestimmte Materialien oder Kleidungsstücke • Mit Autogynophilie: die Vorstellung, weiblich zu sein, führt zur sexuellen Erregung	In der ICD-11 keine eigenständige Störung
Masochistisch	Erregung durch Demütigung, Fesselung oder Leid	In der ICD-11 keine eigenständige Störung
Andere/Nicht näher bezeichnet	u. a. Nekrophilie (Leichen), Zoophilie (Tiere), Koprophilie (Fäkalien), Urophilie (Urin)	

18

Info
Im DSM-5 wird ein **Remissionskriterium** festgelegt, das außerhalb einer geschützten Umgebung bei Ausbleiben oder Nachlassen der Symptomatik nach 5 Jahren kodiert werden kann. Die pädophile Störung ist dabei die einzige paraphile Störung, für die kein Remissionskriterium zur Verfügung steht, was aus empirischer Sicht nicht nachvollziehbar erscheint.

18.2 Wie werden paraphile Störungen diagnostiziert?

Kernelement der Diagnosefindung ist eine sorgfältige Sexualanamnese, die je nach Fallkonstellation und Fragestellung in entsprechender Tiefe durchgeführt werden sollte und für die eine Mitarbeit des Patienten zwingend bleibt. Für den Begutachtungskontext, aber auch für die klinische Praxis können fremdanamnestische Informationen (u. a. Partnerinnen/-Partneranamnese, Gerichtsakten) von erheblicher Relevanz sein.

PRAXISTIPP

Inhalte einer Sexualanamnese

- Umgang mit Sexualität in der Familie: u. a. Aufklärung, Beziehungsqualität der Eltern, Umgang mit Scham und Grenzen
- Körperliche Entwicklung: Pubertät, Fehlbildungen, Operationen der Geschlechtsorgane, Geschlechtskrankheiten
- Geschlechts- und sexuelle Identität
- Sexuelle Fantasien und Masturbationserfahrungen im Längsschnitt
- Bisherige sexuelle Erfahrungen: Beginn, frühkindliche Erfahrungen, Entwicklung und Veränderung
- Beziehungsanamnese: Anzahl, Dauer, Qualität und Erleben der Beziehungen, Kinder(wunsch), sexuelle Praktiken, unerfüllte Wünsche, Kommunikation und Offenheit

18.3 Sind paraphile Interessen eine sexuelle Orientierung?

Die **sexuelle Orientierung** einer Person lässt sich definieren als die sexuelle Anziehung durch Merkmale tatsächlicher oder imaginierter Menschen, die auf deren erlebtes oder zugewiesenes Geschlecht verweisen (z. B. Fedoroff 2010). Hingegen beziehen sich **paraphile Interessen** auf ein anhaltendes und intensives Muster atypischer sexueller Erregung, das sich in sexuellen Gedanken, Fantasien, Impulsen oder Verhaltensweisen äußert. Zur Beschreibung der Sexualität einer Person ist es sinnvoll, die Aspekte sexuelle Orientierung und sexuelle Interessen zu differenzieren.

18.4 Wie häufig sind paraphile Störungen?

Die ermittelten Häufigkeiten unterscheiden sich stark je nach Messmethode und ob sie in der Allgemeinbevölkerung, in rein klinischen oder forensischen Stichproben erhoben wurden. Für eine rein klinische Stichprobe berichtete Marsh (2010) eine Prävalenz von 13,4 %. In nichtklinischen und zum Teil repräsentativen Stichproben ergeben sich hingegen Prävalenzraten von paraphilen *Interessen* zwischen weniger als 1 % und bis zu 7 % (Briken et al. 2013). Eine Übersicht über Prävalenzschätzungen zu einzelnen paraphilen Interessen und Störungen ist ▶ Tab. 18.2 zu entnehmen.

Nach der Studie von Dombert et al. (2015) an einer repräsentativen deutschen Stichprobe von Männern resultierte eine Prävalenzrate von 4 % als Hinweis auf pädophile Interessen, während eine pädophile Präferenz bei 0,1 % vorlag.

Tab. 18.2 Prävalenzschätzungen für paraphile Interessen und Störungen, kontextabhängig

Störung	Paraphile *Interessen* (Lebenszeit) im nichtforensischen oder klinischen Kontext (international)	Paraphile *Störungen* (Lebenszeit) bei Inhaftierten (Eher et al. 2019)
Pädophilie	Sexuelle Interessen bezogen auf Kinder: 3–5 % bei Männern	34,5 % der Sexualstraftäter (gesamt) 67,1 % der Kindesmissbraucher 14,0 % der Kindesmissbraucher zeigen exklusives pädophiles Interesse
Sexueller Sadismus	BDSM-Praktiken: • 2,2 % bei Männern • 1,3 % bei Frauen	4,4 % der Sexualstraftäter (gesamt) 7,3 % bei der Gruppe der Vergewaltiger
Exhibitionismus	2–4 % bei Männern	2,8 % der Sexualstraftäter (gesamt)
Voyeurismus	12 % bei Männern 4 % bei Frauen	3,7 % der Sexualstraftäter (gesamt)
Frotteurismus	30 % bei Männern	2,2 % der Sexualstraftäter (gesamt)

18.5 Was ist der Unterschied zwischen einer Hebephilie und einer Pädophilie?

Nach der ICD-10 konnte eine pädophile Störung auch bei Menschen diagnostiziert werden, die durch frühpubertäre Körpermerkmale sexuell erregbar sind. Die Erregbarkeit durch frühpubertäre Merkmale wird als Hebephilie bezeichnet. Während einige Autorinnen und Autoren getrennte diagnostische Kategorien für Pädophilie und Hebephilie fordern (Blanchard et al. 2009), sehen andere die letztgenannte Kategorie kritisch, da gängige Erregungsmuster aus sexualwissenschaftlichen Untersuchungen ignoriert und eine Vermischung der psychopathologischen und rechtlichen Kategorien erfolgen würde (Green 2010; Frances und First 2011). Die ICD-11 ist dieser Kritik weitestgehend gefolgt: Danach kann die Diagnose „pädophile Störung" nur noch bei einem Interesse an präpubertären Kindern vergeben werden.

18.6 Wie entstehen paraphile Störungen?

Zur Entstehung von paraphilen Störungen gibt es bislang keine allgemein gültige Theorie. Aus psychodynamischer Perspektive wurden paraphile Interessen als sexualisierte Reinszenierung i. S. einer Umkehr eines Kindheitstraumas in einen lustvollen Triumph im Erwachsenenalter verstanden. Aus lerntheoretischer Sicht wurde zunächst die klassische Konditionierung als entscheidender Prozess angesehen, aufgrund mangelnder, empirischer Fundierung rückten jedoch zunehmend soziale Lernprozesse während selbst erlebter Übergriffe in den Vordergrund.

Die Aufrechterhaltung der paraphilen Interessen wurde z. B. durch die belohnende Wirkung des Orgasmus oder die Vermeidung von negativen Affekten erklärt (Briken et al. 2013).

Aus biopsychosozialer Sicht wurde angenommen, dass paraphile Störungen multifaktoriell bedingt sind durch eine Kombination verschiedener Prozesse:

- **Neurobiologische Prozesse,** z. B. erhöhte genetische Vulnerabilität, intrauterine hormonelle Dysbalancen, unspezifische Beeinträchtigungen der Gehirntätigkeit, Erkrankungen wie Epilepsie oder Morbus Parkinson, Störungen im Stoffwechsel von Hormonen (Hypophysen-Gonaden-Achse) und Neurotransmittern (Dopamin, Serotonin)
- **Interpersonelle Prozesse** (z. B. sexueller Missbrauch und körperliche Misshandlungen; Partnerschafts- und Arbeitskrisen)
- **Psychische Prozesse** (z. B. Self-Labeling; Störung der Frühsozialisation)

Hierbei ist häufig unklar, ob den einzelnen Faktoren eher eine ursächliche oder eine auslösende Rolle zukommt. Für den Einzelfall kann es sich jedoch lohnen, ein individuelles Modell mit der Unterscheidung von distalen und proximalen Faktoren aufzustellen (Briken et al. 2013).

18.7 Ist eine paraphile Störung behandelbar?

Die Behandlung von paraphilen Störungen mit Fremdgefährdungspotenzial beinhaltet das **Risikomanagement,** wozu neben dem Risikomonitoring die Arbeit an assoziierten Problembereichen zählt (vgl. z. B. von Franqué und Nieder 2018). Dazu zählen Schwierigkeiten in der Selbstregulation, kriminogene Einstellungen, Intimitätsdefizite und sexuelle Probleme. Diese Aspekte finden sich in der Literatur auch als sog. dynamische Risikofaktoren von Menschen, die eine Sexualstraftat begangen haben (Marshall et al. 2011). Übergeordnetes Ziel ist, dass Klienten Unterstützung zur Verhaltenskontrolle und zur Verbesserung ihrer Lebensqualität erhalten.

Was die paraphilen Interessen im engeren Sinne anbelangt, so wird über Möglichkeiten ihrer Veränderbarkeit eine internationale Debatte geführt (vgl. Cantor 2018; Fedoroff 2018): Während die eine Position eher davon ausgeht, dass sich paraphile Interessen nicht verändern lassen und dementsprechend das Ziel der Behandlung die Verbesserung der oben genannten Bereiche und insbesondere der Verhaltenskontrolle sein muss (vgl. Beier et al. 2005), geht die andere Position davon aus, dass sich sexuelle Interessen fluide im Leben entwickeln können und sich daher auch das sexuelle Interessenspektrum erweitert bzw. dass sich pädophile Interessen über die Zeit verändern können (z. B. Tozdan et al. 2018). Ungeachtet dieser Kontroverse stimmen jedoch beide Positionen darin überein, dass im ersten Schritt die **Verhaltenskontrolle** von Personen mit paraphilem Interesse sicherzustellen ist.

Historisch betrachtet wurden Menschen mit paraphilen Störungen häufig im Zusammenhang mit verübter Sexualdelinquenz behandelt, wobei betroffene Personen in aller Regel einer Therapieauflage folgten. Dabei richtete sich die Behandlungsdosis vor allem nach dem Risiko, das von Menschen mit einer paraphilen Störung ausging. Die Therapien erfolgten mehrheitlich in manualisierten Gruppen, wobei in erster Linie kognitiv-behaviorale Ansätze genutzt wurden. Heute existiert ein breiteres Behandlungsspektrum, das über multimodale Gruppen- und Einzeltherapien über Angebote für Menschen ohne strafrechtliche Ermittlungen bis hin zu internetbasierten Interventionen reicht. Dabei erfolgt die Behandlung paraphiler Symptome nie isoliert, sondern geht immer mit der Bearbeitung assoziierter

Themenbereiche einher, wie z. B. dem Aufbau von Beziehungsfertigkeiten (Briken et al. 2013).

18.8 Welche medikamentösen Behandlungsmöglichkeiten gibt es bei Menschen mit paraphilen Störungen?

Gemäß der aktuellen Handlungsempfehlung der World Federation of Societies of Biological Psychiatry (WFSBP) werden in Abhängigkeit von der individuellen Fall- und Risikokonstellation verschiedene Behandlungsmaßnahmen empfohlen (Thibaut et al. 2020), wobei auf jeder Stufe parallel eine psychotherapeutische Behandlung durchgeführt werden sollte. Bei fehlendem Risiko für Übergriffe bzw. geringem Risiko für sog. *Hands-off*-Delikte wird eine psychotherapeutische Behandlung in Kombination mit einem Serotonin-Wiederaufnahmehemmer (SSRI) empfohlen.

Bei ausbleibendem Erfolg oder einem zumindest moderaten Risiko für sexuelle Übergriffe kommt eine Behandlung mit **Cyproteronacetat** in Betracht. Liegt ein höheres Risiko für Übergriffe vor oder lässt sich eine pädophile bzw. eine sexuell sadistische Störung diagnostizieren, können langwirksame **GnRH-Analoga** wie Triptorelin zum Einsatz kommen. Dabei handelt es sich um ein 12-Wochen-Depot, das mittelfristig den Testosteronspiegel auf Kastrationsniveau senkt.

Von besonderer Wichtigkeit ist, dass entsprechend den Empfehlungen eine somatische Umfelddiagnostik (EKG, Labor inkl. Sexualhormone, Knochendichtemessung) vor Beginn und im Verlauf durchgeführt wird.

Info

Nebenwirkungen triebdämpfender Medikation:

- Psychische Symptome: Reizbarkeit, Depression, Ängstlichkeit, Konzentrationsdefizite
- Körperliche Symptome: Muskel- und Gelenkbeschwerden, Schwitzen, Müdigkeit, Gewichtszunahme, kardiovaskuläre Erkrankungen, Osteopenie/Osteoporose
- Sexuelle Symptome: Lustlosigkeit, Erektionsstörungen

18.9 Worin besteht der Unterschied zwischen Sexualdelinquenz, sexueller Gewalt und sexualisierter Gewalt?

Grundsätzlich werden diese Begriffe nicht von allen Fachpersonen gleich verstanden. **Sexualdelinquenz** lässt sich definieren als die Gesamtheit aller Tatbestände des Strafgesetzbuches, die sich im Abschnitt Straftaten gegen die sexuelle Selbstbestimmung (§§ 173–184 StGB) finden lassen. Zwar können alle der dort beschriebenen Delikte in einen Zusammenhang mit Sexualität gebracht werden, jedoch werden in wissenschaftlichen Publikationen meist nur jene Taten als Sexualdelikt betrachtet, die im engeren Sinne einen sexuellen Hintergrund haben.

Kritisch kann man anmerken, dass für die Prävention der rechtlich definierte Begriff **Sexualstraftat** nicht ausreichend ist, da von einer Straftat streng genommen nur nach einer Verurteilung gesprochen werden kann. Präventiv wird man sich jedoch auch um entsprechendes Problemverhalten bemühen, das bislang nicht verurteilt wurde. Aus diesem Grund wurde der Begriff **sexuelle Gewalt** vorgeschlagen, der sich als *„der angedrohte, versuchte oder tatsächliche sexuelle Kontakt mit einem*

18

anderen Menschen [definieren lässt], der sich hiermit nicht einverstanden erklärt oder sich nicht einverstanden erklären kann" (Hart et al. 2003, S. 2). Auch an diesem Begriff wurde Anstoß genommen, da aus Sicht von Personen, die entsprechende Gewalt erfahren hatten, angenommen wurde, dass selten sexuelle Motive eine Rolle spielten, sondern vielmehr das Ausleben von Macht zentral sei. Aus diesem Grund wurde der Begriff **sexualisierte Gewalt** bevorzugt. Diese Annahme wird zwar nicht von allen Fachpersonen geteilt, dennoch könnte es ebenfalls für präventive Bemühungen wichtig sein zu unterscheiden, ob der sexuelle Kontakt gegen den Willen eines anderen Menschen auf den Wunsch nach Sex oder auf andere Motive zurückzuführen ist. Von Franqué (2019) schlägt daher vor, von sexualisierter Gewalt zu sprechen, wenn ein nichtsexueller Wunsch (z. B. Macht, Dominanz, Vergeltung) durch einen angedrohten, versuchten oder tatsächlichen sexuellen Kontakt mit einer nicht einwilligenden oder nicht einwilligungsfähigen Person befriedigt wird.

RECHTSLAGE

Strafbare Formen sexueller Handlungen laut Strafgesetzbuch

- § 173: Beischlaf zwischen Verwandten
- § 174: Sexueller Missbrauch von Schutzbefohlenen
- § 176: Sexueller Missbrauch von Kindern
- § 177: Sexuelle Nötigung und Vergewaltigung
- § 178: Sexuelle Nötigung und Vergewaltigung mit Todesfolge
- § 179: Sexueller Missbrauch widerstandsunfähiger Personen
- § 180: Förderung sexueller Handlungen Minderjähriger
- § 182: Sexueller Missbrauch von Jugendlichen
- § 183: Exhibitionistische Handlungen
- §§ 184b, c Verbreitung, Erwerb und Besitz kinder-/jugendpornografischer Schriften

18.10 Wie häufig sind Sexualdelikte?

Im Jahr 2022 waren dem Bundeskriminalamt zufolge 2,1 % aller registrierten Straftaten in Deutschland Sexualdelikte (ca. 118.000), davon 11.896 Vergewaltigungen bzw. sexuelle Nötigung im besonders schweren Fall, 15.520 sexuelle Missbrauchsdelikte zum Nachteil von Kindern, 8.469 exhibitionistische Handlungen und ein Sexualdelikt mit Todesfolge. Die tatsächliche Inzidenz sexueller Übergriffe dürfte dabei jedoch deutlich höher sein (vgl. Stoltenborgh et al. 2011).

MERKE

Es ist wichtig, zwischen einer paraphilen Störung und einem Sexualdelikt im Sinne des Strafgesetzbuches zu unterscheiden. Das Vorliegen einer pädophilen Störung lässt beispielsweise nicht automatisch auf verübte Missbrauchsdelikte schließen. Ebenso findet sich hinter einer begangenen Vergewaltigung selten eine manifeste sexuell sadistische Störung.

18.11 Wie häufig werden Menschen, die eine Sexualstraftat begangen haben, rückfällig?

Zur Rückfälligkeit von Personen, die eine Sexualstraftat begangen haben, gibt eine Reihe von Metaanalysen Auskunft (Hanson und Bussière 1998; Harris und

Hanson 2004; Helmus et al. 2012). Die Ergebnisse legen je nach Beobachtungszeitraum (5–15 Jahre) eine Rückfallrate zwischen 10 und 24 % nahe. Allerdings variieren die Ergebnisse beträchtlich innerhalb verschiedener Stichproben und in Abhängigkeit von den Untersuchungsbedingungen.

In einer bundesdeutschen Arbeit untersuchten Jehle et al. (2021, S. 199–212) 6.708 sexualdelinquent gewordene Probanden während eines 12-jährigen Nachbeobachtungszeitraums. Bei ungefähr 25 % der Personen wurde eine erneute Straftat gefunden, die jedoch weder ein Sexual- noch ein Gewaltdelikt darstellte. Rund 11 % der Stichprobe fielen durch ein erneutes Gewaltdelikt auf, während 2 % wegen einer Vergewaltigung oder sexuellen Nötigung und 3 % wegen eines erneuten sexuellen Kindesmissbrauchs verurteilt wurden. Erneute exhibitionistische Delikte fanden sich in 3 % und sonstige Sexualdelikte in ca. 2 % der Fälle.

18.12 Begehen Menschen mit einer paraphilen Störung Sexualstraftaten?

Bei einigen paraphilen Störungen besteht ähnlich wie bei der antisozialen Persönlichkeitsstörung die Gefahr, psychopathologische und rechtliche Aspekte miteinander zu vermischen. Es sollte bedacht werden, dass Menschen, die eine Sexualstraftat begehen, nicht zwangsläufig eine paraphile Störung haben, während wiederum Menschen mit einer paraphilen Störung nicht unbedingt eine Sexualstraftat begehen. Lediglich eine Schnittmenge von Personen wird vor dem Hintergrund eines ungewöhnlichen sexuellen Interesses auch straffällig. Wie groß genau diese Schnittmenge letztlich ist, ist noch weitgehend unbekannt. Allerdings haben Personen mit paraphiler Störung, die bereits eine Sexualstraftat begangen haben, statistisch betrachtet eine höhere Rückfallgefahr als Menschen ohne entsprechende Diagnose (Hanson und Yates 2013). Hieraus lässt sich jedoch nicht ableiten, dass Menschen mit paraphiler Störung und ohne bisherige Sexualdelinquenz häufig auffallen (wozu quantifiziert werden müsste, wann von häufig gesprochen werden soll). Dessen ungeachtet wird man sich im Behandlungskontext immer einen Überblick über das individuelle Fremdgefährdungspotenzial verschaffen müssen (vgl. z.B. von Franqué und Nieder 2018).

Literatur

Balon R. Controversies in the diagnosis and treatment of paraphilias. J Sex Marital Ther 2013; 39(1): 7–20.

Beier KM. Paraphilien und Sexualdelinquenz. In: Beier KM, Bosinski H, Loewit K (Hrsg.): Sexualmedizin. 2. A. München: Elsevier Urban & Fischer 2005; 437–553.

Blanchard R, Lykins AD, Wherrett D, Kuban ME, Cantor JM, et al. Pedophilia, hebephilia, and the DSM-V. Arch Sex Behav 2009; 38: 335–350.

Briken P, von Franqué F, Berner W. Paraphilie und hypersexuelle Störungen. In: Briken P, Berner M (Hrsg.): Praxisbuch sexuelle Störungen. Sexuelle Gesundheit, Sexualmedizin, Psychotherapie sexueller Störungen. Stuttgart: Thieme 2013; 239–250.

Cantor JM. Can pedophiles change? Curr Sex Health Rep 2018; 10: 203–206.

Dombert B, Schmidt AF, Banse R, Briken P, Hoyer J, et al. How common is males' self-reported sexual interest in prepubescent children? J Sex Res 2015; 53(2): 214–223.

Eher R, Rettenberger M, Turner D. The prevalence of mental disorders in incarcerated contact sexual offenders. Acta Psychiatr Scand 2019; 193(6): 572–581.

Fedoroff JP. Paraphilic worlds. In: Levine SB, Risen CB, Althof SE (eds.): Handbook of Clinical Sexuality for Mental Health Professionals. New York: Brunner-Routledge 2010; 401–424.

Fedoroff JP. „Can people with pedophilia change? Yes they can!" Curr Sex Health Rep 2018; 10: 207–212. https://doi.org/10.1007/s11930-018-0166-1.

Fiedler P. Sexuelle Orientierung und sexuelle Abweichung. Heterosexualität – Homosexualität – Transgenderismus und Paraphilien – sexueller Missbrauch – Vergewaltigung. Weinheim: Beltz PVU 2004.

Frances A, First MB. Hebephilia is not a mental disorder in DSM-IV-TR and should not become one in DSM-5. J Am Acad Psychiatry Law 2011; 39: 78–85.

Green R. Hebephilia is a mental disorder? Sexual Offender Treatment 2010; 5: 1–7.

Hanson RK, Bussière MT. Predicting relapse: A meta-analysis of sexual offender recidivism studies. J Consult Clin Psychol 1998; 66(2): 348–362.

Hanson RK, Yates PM. Psychological treatment of sex offenders. Curr Psychiatry Rep 2013; 15: 1–8.

Harris A, Hanson RK. Sex Offender Recidivism: A simple question. Report No. 2004-03. Ottawa: Public Safety and Emergency Preparedness Canada 2004.

Hart SD, Kropp PR, Laws DR. The risk for sexual violence protocol (RSVP). Structured professional guidelines for assessing the risk of sexual violence. Vancouver, Canada: Mental Health, Law, & Policy Institute of the Simon Fraser University, Pacific Psychological Assessment Cooperation and The British Columbia Institute against Family Violence 2003.

Helmus L, Hanson RK, Thornton D, Babchishin KM, Harris AJR. Absolute recidivism rates predicted by Static-99R and Static-2002R sex offender risk assessment tools vary across samples: A meta-analysis. Crim Justice Behav 2012; 39(9): 1148–1171. https://doi.org/10.1177/0093854812443648.

Jehle J-M, Albrecht H-J, Hohmann-Fricke S, Tetal C. Legalbewährung nach strafrechtlichen Sanktionen. Eine bundesweite Rückfalluntersuchung 2013 bis 2016 und 2004 bis 2016. Stand: 2021; https://www.uni-goettingen.de/de/document/download/ef86549f51526ea61aeefc22edc66f4c.pdf/RF_Bericht_2020_Version_Feb21.pdf (letzter Zugriff: 10.5.2024).

Joyal CC, Carpentier J. The prevalence of paraphilic interests and behaviors in the general population: A provincial survey. J Sex Res2017; 54(2): 161–171.

Marsh PJ, Odlaug BL, Thomarios N, Davis AA, Buchanan SN, et al. Paraphilias in adult psychiatric inpatients. Ann Clin Psychiatry 2010; 22(2): 129–134.

Marshall WL, Marshall LE, Serran GA, O'Brien MD. Rehabilitating Sexual Offenders. A strength-based approach. Washington, DC: American Psychological Association 2011.

Seto MC. Is pedophilia a sexual orientation? Arch Sex Behav 2012; 41: 231–236.

Stoltenborgh M, van Ijzendoorn MH, Euser EM, Bakermans-Kranenburg MJ. A global perspective on child sexual abuse: meta-analysis of prevalence around the world. Child Maltreatment 2011; 16(2): 79–101.

Thibaut F, Cosyns P, Fedoroff JP, Briken P, Goethals K, Bradford JMW; WFSBP Task Force on Paraphilias. The World Federation of Societies of Biological Psychiatry (WFSBP) 2020 guidelines for the pharmacological treatment of paraphilic disorders. World J Biol Psychiatry 2020; 21(6): 412–490. DOI: 10.1080/15622975.2020.1744723.

Tozdan S, Kalt A, Keller LB, Briken P. Keep faith in yourself! A pilot study on the relevance of specific self-efficacy for modifying sexual interest in children among men with a risk to sexually abuse children. J Sex Marital Ther 2018; 44(6): 591–604.

von Franqué F. Was ist sexuelle Gewalt? Ein Differenzierungsversuch vor dem Hintergrund nativer Theoriebildung. In: Briken P (Hrsg.): Perspektiven der Sexualforschung. Gießen: Psychosozial-Verlag 2019; 403–429.

von Franqué F, Nieder TO. Allgemeine Psychotherapie bei paraphiler Störung. Ein Behandlungsvorschlag. PSYCH up2date 2018; 4: 307–326.

19 Artifizielle Störungen

Manuela Dudeck

19.1 Was sind artifizielle Störungen?

Grundsätzlich werden Erkrankungen, bei denen die Betroffenen bei sich oder anderen ohne ersichtlichen Grund körperliche oder psychische Symptome angeben oder diese herbeiführen, artifizielle Störungen genannt. Die Symptome werden heimlich erzeugt; Behandelnde und psychosoziales Umfeld werden über die Ursachen im Unklaren gelassen. Auch wenn die selbst- und/oder fremdschädigenden Handlungen willentlich durchgeführt werden, wird währenddessen ein Zustand qualitativer Bewusstseinsveränderung diskutiert.

19.2 Welche Formen artifizieller Störungen werden klinisch unterschieden?

Es lassen sich drei Syndrome unterscheiden:

- Die Kerngruppe artifizieller Störungen, bei denen sich Patientinnen und Patienten selbst schwere und anhaltende Schäden zufügen.
- Das sog. Münchhausen-Syndrom beschreibt Patientinnen und Patienten, die mit verschiedensten Symptomen ein Doctor Hopping betreiben und sich freiwillig auch schwierigen diagnostischen und therapeutischen Eingriffen unterziehen.
- Das sog. Münchhausen-by-proxy-Syndrom (oder Münchhausen-Stellvertreter-Syndrom) bezeichnet Patientinnen und Patienten, die als primäre Bezugsperson einer nahen Person wissentlich Schaden zufügen.

19.3 Sind artifizielle Störungen ein transdiagnostisches Phänomen?

Ja. Artifizielle Störungen finden sich diagnoseübergreifend vor allem im Bereich der somatoformen und Substanzkonsumstörungen. Im Bereich der Persönlichkeitsstörungen finden wir ebenfalls Symptome, die einer artifiziellen Störung zugeordnet werden können (▶ Abb. 19.1).

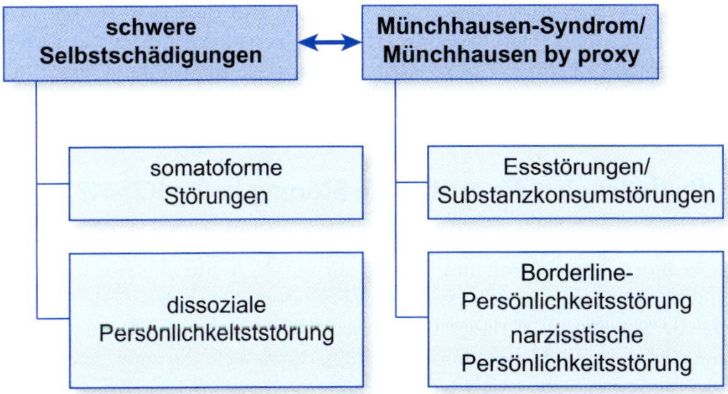

Abb. 19.1 Artifizielle Störungen als transdiagnostisches Phänomen [L231/P1440]

19.4 Wird die Pseudologia phantastica unter die artifiziellen Störungen subsumiert?

Die Pseudologia phantastica wird terminologisch nicht zu den artifiziellen Störungen gezählt. Zumeist wird sie als Symptom einer Persönlichkeitsstörung gesehen. Dennoch steht dieses Symptom unter klinischen Aspekten den artifiziellen Störungen sehr nahe, denn es beschreibt ein Lügen, das zu einem durchstrukturierten Fantasiegebilde wird, um Aufmerksamkeit und Zuwendung zu bekommen.

Fallbeispiel Ein lediger junger Mann (23 Jahre) mit einer Intelligenz im unteren Normbereich ohne Schul- und Berufsabschluss wird wegen eines Betäubungsmitteldelikts gem. § 64 StGB in den Maßregelvollzug aufgenommen. In der Patientengemeinschaft wird er wenig ernst genommen. Zum Teil erlebt er Hänseleien, die die Bezugspflege unterbrechen muss. Nun erzählt er, dass er sowieso nicht lange bleiben würde, denn er habe bei sich zu Hause im Wald noch ca. 75.000 Euro vergraben. Bei der ersten Lockerung wolle er flüchten, sich das Geld holen und verschwinden. Auch in der therapeutischen Auseinandersetzung bleibt er dabei. Da er deliktanamnestisch durchaus große Summen transferiert hat, glaubt ihm das behandelnde Team, und der Patient erhält keine Lockerungen. Sein Anwalt schreibt einen Beschwerdebrief. Es wird klar, dass der Anwalt die Geschichte über das vergrabene Geld das erste Mal hört. Es folgen mehrere therapeutische Gespräche mit dem Patienten. Auch der Anwalt spricht mehrmals mit ihm. Es vergehen mehrere Monate, bis der Patient unter massivem Weinen einräumt, die Geschichte erfunden zu haben, um in der Patientengemeinschaft gut dazustehen. Seine Scham habe verhindert, das zuzugeben. Mittlerweile hat der Patient unbegleiteten Ausgang.

19.5 Wie häufig kommen artifizielle Störungen vor?

Im somatischen Versorgungsbereich liegt die 1-Jahres-Prävalenz der artifiziellen Störungen mit vorwiegend körperlichen Symptomen zwischen 0,5 und 2 %, wobei die Erhebung der Prävalenz deutlich begrenzt bleibt. Die Prävalenzwerte resultieren aus Schätzungen oder Untersuchungen in hochselektierten Stichproben.

19.6 Welche klinischen Erscheinungsbilder finden sich in der Praxis?

Im Jahr 1998 veröffentlichten Kapfhammer und Kollegen eine Studie, in der in einem 18-Jahres-Zeitraum im psychiatrischen Konsildienst 93 Fälle identifiziert werden konnten (>Tab. 19.1). Die allgemeine Rate an induzierten Operationen lag bei 29 %. 50 % der betroffenen Frauen waren in medizinischen Berufen tätig; bei den Männern betrug die Rate nur 6 %.

19.7 Wo findet sich die artifizielle Störung in der ICD-11?

Die artifizielle Störung wird in der ICD-11 an drei verschiedenen Stellen geführt. Die klassische Störung findet sich unter dem Code 6D51 „Artifizielle Störung auf andere gerichtet“ (inkl. Haustier, exkl. Simulation). Zudem gibt es den Code 6D5Z für die „Artifizielle Störung nicht näher bezeichnet“. Die „Artifizielle Störung der Haut“ hat einen eigenen Code bekommen (ED00). Inwieweit darunter auch selbstverletzendes Verhalten subsumiert werden kann, muss gegenwärtig offenbleiben.

Tab. 19.1 Symptome artifizieller Störungen (N = 93; Kapfhammer et al. 1998)

Symptomkomplex	N
Unerklärtes Fieber	21
Wundheilungsstörung	21
Blutungen/Anämie	13
Diffuse dramatische Schmerzen als Notfall	10
Neurologische Syndrome als Notfall, z. B. Lähmung	9
Vorgabe einer schweren Erkrankung, z. B. Karzinom	6
Verstümmelung, als Unfall kaschiert	6
Hypoglykämie	3
Hypertone Krise	2
Mydriasis	2

19.8 Welche Ursachen spielen für die artifizielle Störung eine Rolle?

Psychodynamisch betrachtet sind artifizielle Störungen Reinszenierungen real erlebter frühkindlicher Traumata. Bei den meisten Patientinnen und Patienten finden sich in der Biografie körperliche, sexuelle und emotionale Misshandlungen in einer invalidierenden Umgebung. Zumeist beginnt die Störung mit einer medizinischen Intervention, während der viel Zuwendung erlebt wurde. Lerntheoretisch werden in der frühen Entwicklung emotionale Nähe und Zuwendung nur bei eigenen Erkrankungen erlebt und dann erinnert. Danach wird eine Erkrankung herbeigeführt, um diesen Zustand wiederherzustellen.

19.9 Kann man die artifiziellen Störungen therapeutisch erreichen?

Ja. Zumeist sind psychotherapeutische Interventionen sinnvoll, wobei sich der jeweilige Therapeut bzw. die jeweilige Therapeutin engmaschig supervidieren lassen muss, da das manipulative Verhalten der Patientinnen und Patienten die therapeutische Bindung immer wieder auf die Probe stellt.

19.10 Welche Rolle spielen artifizielle Störungen in der Begutachtungspraxis?

In der strafrechtlichen Begutachtung sind die Sachverständigen mit Fällen betraut, in denen Menschen andere Menschen verletzen. Zumeist handelt es sich um die eigenen Kinder. Aber auch Personen in medizinischen Berufen, die Patientinnen und Patienten bewusst falsch behandeln oder töten, werden begutachtet. Zumeist können die artifiziellen Störungen einer weiteren Störung zugeordnet werden, die je nach Diagnose in die Schuldfähigkeitsbeurteilung einfließt. Stellt sich die artifizielle Störung als singulär zum Tatzeitpunkt vorhanden heraus, kann sie unter das vierte Eingangsmerkmal der schweren anderen seelischen Störung subsumiert werden.

19

19.11 Welche zivilrechtlichen Aspekte sind zu beachten?

Eine artifizielle Störung allein bedarf im Allgemeinen keiner gesetzlichen Betreuung. Je nach Ausmaß der Selbstschädigung oder der komorbiden Störung kann diese aber notwendig werden. Ist das der Fall, wird das Amtsgericht einen Gutachtenauftrag an Sachverständige vergeben, um das Ausmaß der Betreuung festzustellen und die Aufgaben zu definieren, die der Patient oder die Patientin nicht mehr allein besorgen kann.

19.12 Kommen artifizielle Störungen in der sozialrechtlichen Begutachtung oder bei der Beurteilung der Fahreignung vor?

Zumeist nicht. Hier ist es aber wichtig, zwischen Simulation, Aggravation und artifiziellen Störungen unterscheiden zu können. Simulation ist das bewusste Vortäuschen von multiplen Krankheitssymptomen oder das bewusste Klagen über Beschwerden, die man tatsächlich nicht hat. Aggravation meint hingegen das demonstrative und übertriebene Klagen oder Darstellen von tatsächlich vorhandenen Symptomen. Simulation und Aggravation haben zum Ziel, etwas dafür zu bekommen. Zumeist treten diese Phänomene bei Begutachtungen zur Erwerbsfähigkeit auf. Im Bereich der Fahreignung kommt die Beurteilung von artifiziellen Störungen nicht vor.

MERKE

Es ist zwingend zwischen Simulation, Aggravation und artifiziellen Störungen zu unterscheiden.

Literatur

BfArM (Bundesinstitut für Arzneimittel und Medizinprodukte). ICD-11 in Deutsch – Entwurfsfassung; https://www.bfarm.de/DE/Kodiersysteme/Klassifikationen/ICD/ICD-11/uebersetzung/_node.html (letzter Zugriff: 10.5.2024).

Eckhardt-Henn A. Artifizielle Störungen. Psychotherapeut 2015; 60: 18–24.

Freyberger HJ, Stieglitz R-D. Artifizielle Störungen. In: Berger M. Psychische Erkrankungen. Klinik und Therapie. 4. A. München: Elsevier Urban & Fischer 2012; 803–809.

Garlipp P. Pseudologia phantastica. Nervenheilkunde 2011; 30(10): 823–827.

Grimm A, Kocalevent RD, Eckhardt-Henn A, Gieler U, Martin K, Keller A et al. Zum Vorkommen artifizieller Störungen in Klinik und Praxis – Eine Expertenbefragung unter Ärzten. Psychother Psychosom Med Psychol 2005; 55: S030.

Kapfhammer HP. Artifizielle Störungen. Nervenarzt 2017; 88: 549–570.

Kapfhammer HP, Rothehäusler HB, Dietrich E, Dobmeier P, Mayer C. Artifizielle Störungen – zwischen Täuschung und Selbstschädigung. Nervenarzt 1998; 69: 401–409.

20 Neurokognitive Störungen

Helena Schneider und Alisha-Lynn Winter

20.1 Welche neurokognitiven Störungen gibt es?

Bislang wurden im Diagnoseklassifikationssystem ICD-10 der WHO unter Kapitel F0 organische einschließlich symptomatischer psychischer Störungen erfasst. Diese Einteilung wird in der ICD-11 durch das Kapitel 06 *Psychische Störungen, Verhaltensstörungen oder neuronale Entwicklungsstörungen* und der dortigen Sektion **Neurokognitive Störungen (6D7 und 6D8)** abgelöst, die auf erworbene Erkrankungen mit einer Störung der Kognition fokussiert. Demnach sind hier Störungen aufgeführt, die eine Verschlechterung eines zuvor erreichten Funktionsniveaus abbilden und deren Hauptmerkmale kognitiv sind. Daher sind kognitive Defizite im Kontext bestimmter psychischer Erkrankungen, wie z. B. Schizophrenie (▶ Kap. 8), nicht Bestandteil dieses Kapitels, ebenso wenig wie angeborene oder durch Entwicklungsstörungen bedingte kognitive Leistungsstörungen (▶ Kap. 7). Die Sektion Neurokognitive Störungen umfasst neben dem Delir, der leichten neurokognitiven Störung und dem amnestischen Syndrom auch unterschiedliche Demenzsyndrome.

20.2 Was versteht man unter einem Delir?

Ein **Delir** (6D70) ist ein akuter Verwirrtheitszustand. Es zeichnet sich durch eine typischerweise fluktuierende Störung der Aufmerksamkeit, der Orientierung und des Bewusstseins aus. Diese Störungen entwickeln sich innerhalb eines kurzen Zeitraums und können je nach zugrunde liegender Ursache oder Ätiologie schwanken. Zudem können Störungen des Verhaltens und der Emotionen auftreten. Als Kernsymptome lassen sich demnach eine akut auftretende Aufmerksamkeitsstörung und Bewusstseinstrübung definieren.

20.3 Welche Arten von Delir gibt es?

Auslöser für ein Delir können direkte physiologische Auswirkungen eines medizinischen Zustands (nicht-psychische Störungen, Verhaltensstörungen oder Störungen der Neuroentwicklung), direkte physiologische Auswirkungen einer Substanz oder eines Medikaments, einschließlich Entzug, oder auch mehrere bzw. unbekannte ätiologische Faktoren sein. Deshalb wird zwischen verschiedenen Subtypen des Delirs unterschieden:

- Bei einem **Delir aufgrund einer anderenorts klassifizierten Krankheit** (6D70.0) handelt es sich um ein monokausales Delir, das sich bspw. häufig bei jüngeren Menschen oder Kindern mit schweren Infektionskrankheiten findet.
- Ein **Delir durch psychoaktive Substanzen, einschließlich Medikamenten (6D70.1)**, wird, wie die Bezeichnung schon sagt, durch die direkten physiologischen Auswirkungen einer Substanz oder eines Medikaments (einschließlich Entzug) verursacht. Je nach identifizierter Substanz ergeben sich entsprechende Subtypen. Diese werden in der ICD-11 anderenorts unter Verwendung der entsprechenden Unterkategorie klassifiziert, z. B. **alkoholinduziertes Delir** (ICD-11: 6C40.5). Auch beim raschen Anfluten einer Depotmedikation kann in

seltenen Fällen ein solches Delir auftreten („post-injection delirium/sedation syndrome", PDSS).

- Eine Delirform, die neben postoperativen Deliren (diese sind unter **Delir, sonstige näher bezeichnete Ursache 6D70.Y** zu verschlüsseln) am häufigsten bei älteren Menschen auftritt, ist das **Delir durch multiple ätiologische Faktoren** (6D70.2).

20.4 Was ist bei der Diagnose eines Delirs zu beachten?

Zur Diagnosestellung eines Delirs sind eine ausführliche (Fremd-)Anamnese (inkl. Medikamenten-, Alkohol- und Drogenanamnese) sowie eine neurologisch-psychiatrische körperliche Untersuchung notwendig. Da bei einem Delir eine Eigenanamnese aufgrund der Kernsymptomatik meist nur schwer erhoben werden kann, werden zur Informationssammlung häufig Angehörige oder das betreuende Personal herangezogen. Ergänzend ist eine Labordiagnostik, ggf. einschließlich bildgebender Verfahren, erforderlich. Ein schweres Delir lässt sich recht eindeutig an der genannten akuten Aufmerksamkeits- und Bewusstseinsstörung erkennen. Für eine systematische Diagnostik (leichter ausgeprägter Delire) können interprofessionelle Delir-Screeningverfahren eingesetzt werden. Empfohlene Delir-Monitoringinstrumente sind bspw. die *Confusion Assessment Method* (CAM) und die *Intensive Care Delirium Screening Checklist* (ICDSC). Zur Quantifizierung und Einordnung eines Delirs eignet sich die *Delirium Motor Subtype Scale* (DMSS), die auch als deutsche Version validiert ist.

MERKE

Ein Delir aufgrund von Alkohol oder Alkoholentzug ist nach ICD-11 nicht im Kapitel Neurokognitive Störungen inkludiert und wird als Alkoholinduziertes Delir (6C40.5) unter Störungen durch Substanzgebrauch und dort wiederum unter Störungen durch Alkohol kodiert. Es handelt sich dabei um eine potenziell lebensbedrohliche akute Folge des Konsums. Die Kernsymptome sind vorübergehende quantitative und qualitative Bewusstseinsstörungen sowie kognitive Defizite.

20.5 Was ist eine leichte neurokognitive Störung?

Unter einer leichten neurokognitiven Störung (ICD-11: 6D71; LNS) versteht man Beeinträchtigungen in einem oder mehreren kognitiven Bereichen im Vergleich zur Altersnorm und zum allgemeinen prämorbiden Niveau der kognitiven Funktionen einer Person. Hinzu kommt, dass sie nicht auf normale Alterungsprozesse zurückzuführen sind.

20.6 Was unterscheidet eine leichte neurokognitive Störung von einer Demenz?

In Abgrenzung zu einer Demenz sind die vorhandenen kognitiven Beeinträchtigungen nicht in dem Maße einschneidend, dass sie wichtige Fähigkeiten der betroffenen Person (persönliche, familiäre, schulische oder berufliche Funktionen) erheblich beeinträchtigen. LNS können sowohl statisch als auch progressiv sein und sich unter Umständen auflösen oder verbessern (gerade bei jüngeren Betroffenen). Sie können aber auch progredient in eine Demenz übergehen und damit einen Zwischenbereich zwischen normaler Leistungsfähigkeit und einer Demenz darstellen. Mögliche Ursachen für eine LNS können u. a. erworbene Erkrankungen des Nervensystems, Traumata, eine Infektion, das Gehirn beeinträchtigende Krankheitsprozesse, aber auch der Konsum bestimmter Substanzen (nicht akute Substanzintoxikation oder Entzug) oder Medikamente sein.

20.7 Wie wird eine leichte neurokognitive Störung diagnostiziert?

Zur Diagnosestellung einer LNS wird die Durchführung einer quantifizierenden klinischen Bewertung oder eines standardisierten kognitiven Tests gefordert (siehe dazu auch ▶ 20.13). Beim gesamten diagnostischen Vorgehen ist ein Vergleich der erhobenen Testwerte mit alters- und ausbildungsangepassten Normwerten unabdingbar. Aufgrund ihrer Ausführlichkeit und einer umfangreichen, aktuellen Normierung eignen sich z. B. der CERAD oder die NAB. Kurztests wie MMSE bzw. MMST oder MoCA eignen sich in diesem Kontext eher zur Schweregradeinteilung einer Demenz und verfügen nicht über ausreichende Differenzierungsmöglichkeiten bei LNS. Auch eine Medikamentenübersicht sowie ein Routinelabor kann u. U. sinnvoll sein. Sowohl zur Diagnose als auch zur Abgrenzung von einer Demenz ist die Erfassung und Einschätzung der Beeinträchtigung in den Alltagsaktivitäten als entscheidendes Kriterium anzusehen. Trotz der resultierenden Relevanz wird den durchführenden Diagnostikerinnen und Diagnostikern bei der Einschätzung viel Spielraum gelassen. Ein standardisiertes Erfassungsinstrument ist derzeit als Pilotversion verfügbar *(Instrument zur Erfassung von Alltagsbeeinträchtigungen bei neurokognitiven Störungen*, A-NKS; verfügbar als Selbst- [A-NKS-SB] und Fremdbeurteilungsversion [A-NKS-FB]).

20.8 Was versteht man unter einer amnestischen Störung?

Eine **amnestische Störung** (6D72) ist eine ausgeprägte isolierte Störung des Gedächtnisses im Vergleich zur Altersnorm, ohne dass eine andere signifikante kognitive Beeinträchtigung vorliegt. Sie äußert sich in einem Defizit bei der Aneignung, beim Erlernen und/oder Behalten neuer Informationen und kann die Unfähigkeit beinhalten, sich an zuvor gelernte Informationen zu erinnern. Das Kurzzeitgedächtnis ist in der Regel stärker gestört als das Langzeitgedächtnis. Charakteristisch ist ein gestörter Spätabruf, während eine begrenzte Menge an Informationen in der Regel kurzfristig abgerufen werden kann.

20.9 Was ist der Unterschied zwischen einer amnestischen Störung und einer LNS?

In Abgrenzung zur LNS ist die auftretende Gedächtnisstörung so schwerwiegend, dass sie zu erheblichen Beeinträchtigungen in wichtigen Funktionsbereichen führt.

20.10 Gibt es verschiedene Typen einer amnestischen Störung?

Ja. Je nach Ursache wird zwischen verschiedenen Subtypen unterschieden:

- Eine **amnestische Störung durch anderenorts klassifizierte Krankheiten** (6D72.0) tritt am häufigsten auf. Ursächlich können traumatische, vaskuläre oder entzündliche Erkrankungen sein. An dieser Stelle seien beispielhaft eine amnestische Störung nach Schädel-Hirn-Trauma, die transiente globale Amnesie als vorübergehende Form eines amnestischen Syndroms oder auch eine limbische Enzephalitis mit dem Symptom einer Amnesie genannt. Auch das

Herpes-simplex-Virus kommt als Auslöser einer viralen Enzephalitis mit amnestischem Syndrom infrage.

- Altgedächtnis- und Merkfähigkeitsstörungen, die als direkte Folge des Konsums psychoaktiver Substanzen auftreten, werden als **amnestische Störung durch psychoaktive Substanzen, einschließlich Medikamenten** (**6D72.1**), verschlüsselt. Die Intensität und Dauer des Substanzkonsums müssen ausreichend sein, um Gedächtnisstörungen hervorzurufen. Die Gedächtnisstörung kann sich während oder kurz nach einer Substanzintoxikation oder einem Entzug entwickeln, aber ihre Intensität und Dauer gehen deutlich über das hinaus, was normalerweise mit diesen Zuständen verbunden ist. Je nach auslösender Substanz wird die auftretende amnestische Störung verschlüsselt, z. B. als Folge von Alkohol (6D7210) oder als Folge von Benzodiazepinen (6D72.11).

20.11 Was versteht man unter Demenz?

Unter dem Begriff Demenz versteht man eine Mehrzahl an Krankheitsbildern unterschiedlicher Ursache. Eine Demenz umfasst ausgeprägte Beeinträchtigungen in mindestens zwei kognitiven Bereichen, die einen Rückgang gegenüber dem früheren Funktionsniveau der betroffenen Person darstellen. Gedächtnisstörungen treten bei den meisten Demenzformen auf, die kognitiven Beeinträchtigungen können aber auch Exekutivfunktionen, Aufmerksamkeit, Sprache, soziale Wahrnehmung und Urteilsvermögen, psychomotorische Geschwindigkeit, visuell-perzeptive oder visuell-räumliche Fähigkeiten betreffen. Diese Einschränkungen weiterer kognitiver Bereiche unterscheiden die Demenz von einer reinen Amnesie. Es können auch Verhaltensänderungen auftreten und bei einigen Formen der Demenz sogar das Hauptsymptom darstellen. Die vorhandenen kognitiven Beeinträchtigungen sind nicht auf normales Altern zurückzuführen und gleichzeitig so schwerwiegend, dass sie die selbstständige alltägliche Lebensführung einer Person erheblich beeinträchtigen. Durch Letzteres unterscheidet sich eine Demenz von der leichten neurokognitiven Störung (▶ 20.7).

MERKE

In Abgrenzung zu einer amnestischen Störung umfasst eine Demenz mindestens zwei gestörte kognitive Leistungsbereiche. Das Schweregradkriterium hingegen unterscheidet die Demenz von einer leichten neurokognitiven Störung. Eine unabhängige Bewältigung des alltäglichen Lebens ist nicht mehr möglich.

20.12 Welche demenziellen Erkrankungen werden unterschieden?

Grundsätzlich kann man zwei Haupttypen von demenziellen Erkrankungen unterscheiden:

- **Demenz durch Alzheimer-Krankheit** (**6D80**)
- **Demenz durch zerebrovaskuläre Krankheit** (**6D81**)

Durch auftretende Veränderungen im Verhalten und in der Persönlichkeit kann besonders die **Frontotemporale Demenz** (**6D83**) forensische Relevanz aufweisen. Alle neurodegenerativen Demenzerkrankungen weisen progressive Erkrankungsverläufe auf, wobei die Dauer variabel ist. Auch der Verlauf kann sich sehr individuell gestalten. Neben der Einteilung in die verschiedenen Demenzformen kann nach ICD-11 zusätzlich der Schweregrad der Erkrankung (leicht, mittel, schwer) kodiert werden. Die **Demenz durch die Alzheimer-Erkrankung** ist die häufigste Form der

Demenz (ca. 60–80 %) und weist einen schleichenden Beginn auf. Wie in ▶ 20.6 erwähnt, kann zuvor das Stadium einer LNS vorliegen. Neben der Einteilung des Schweregrades (leicht, mittel, schwer) wird eine Einteilung in eine früh (< 65. Lebensjahr) und eine spät beginnende Form der Erkrankung vorgenommen. Durch den schleichenden Verlauf bei oft zunächst leichten und vielfältigen Verhaltensänderungen lassen sich frühe Symptome ggf. nur schwer von einer affektiven Symptomatik im Rahmen einer depressiven Erkrankung unterscheiden. Hinweise für das Vorliegen einer Demenz können dann eine Dissimulation der kognitiven Defizite, Vermeidungsverhalten hinsichtlich nicht mehr bewältigbarer Aufgaben oder eine ausbleibende Besserung der kognitiven Symptome unter antidepressiver Medikation sein.

MERKE

Die Diagnose der Alzheimer-Krankheit zu Lebzeiten des Patienten ist immer eine Verdachts- und Ausschlussdiagnose.

Nach der Demenz durch die Alzheimer-Erkrankung tritt die **Demenz durch die zerebrovaskuläre Krankheit** am zweithäufigsten auf. Charakteristisch sind eine kognitive Verlangsamung oder auch exekutive Leistungseinbußen. Häufig treten sowohl ein plötzlicher Beginn als auch im Verlauf stufenweise Verschlechterungen der Symptomatik auf. Zudem wird in der ICD-11 deutlich der zeitliche Zusammenhang mit einem oder mehreren vaskulären Ereignissen formuliert.

Die **frontotemporale Demenz** ist eine seltene (ca. 3–9 %), durch einen Nervenzelluntergang unbekannter Ätiologie im Frontal- und Temporallappen verursachte Demenz, die durch eine frühe, langsam fortschreitende Persönlichkeitsänderung und Verlust sozialer Fähigkeiten charakterisiert ist. Im späteren Verlauf kommen kognitive Beeinträchtigungen sowie Aphasie, Apathie oder Euphorie und gelegentlich auch extrapyramidale Phänomene hinzu. Die Symptome setzen in der Regel im mittleren Lebensalter (ca. 50. bis 60. Lebensjahr) ein und treten im Vergleich zu anderen Demenzformen somit deutlich früher auf. In Abhängigkeit der Symptomatik zu Erkrankungsbeginn werden drei klinische Varianten der frontotemporalen Demenz unterschieden:

- **Behaviorale Variante** (Persönlichkeits- und Verhaltensveränderungen)
- **Sprachliche Variante** (primär progressive Aphasie)
- **Motorische Variante** (motorische Einschränkungen, Störungen der Exekutivfunktionen, Aufmerksamkeitsstörungen und anfangs kaum beeinträchtigte Gedächtnisfunktionen)

20.13 Wie ist bei Verdacht auf eine Demenz-Erkrankung vorzugehen?

Voraussetzung für die Diagnose einer Demenz ist zunächst die Abnahme in zwei kognitiven Leistungsbereichen und eine dadurch entstandene Beeinträchtigung der Aktivitäten des täglichen Lebens. Während Screeningverfahren der Feststellung des Vorliegens bzw. des Schweregrades einer Demenzerkrankung dienen, unterstützen neuropsychologische Testungen bei der Bestimmung der Ätiologie und entsprechend bei der Differenzialdiagnostik.

Die am häufigsten verwendeten Screeningverfahren zur Schweregradeinteilung sind Kurztests wie die *Mini-Mental State Examination* oder der *Mini-Mental Status*

Test (MMSE bzw. MMST). Eine ebenfalls eher kurze Durchführungsdauer weist das *Montreal Cognitive Assessment* (MoCA) auf. Beiden Tests fehlt jedoch die wichtige Normierung nach Alter und Ausbildungsstand, weshalb sie sich eher zur Schweregradeinteilung, Befunddokumentation oder Verlaufskontrolle eignen. Das MoCA kann zum Ausschluss einer Demenz beitragen, da das Instrument über eine hohe Sensitivität verfügt. Durch dieses Merkmal führt es andersherum jedoch auch schnell zu falsch positiven Ergebnissen. Die Testbatterie des *Consortium to Establish a Registry for Alzheimer's Disease* (CERAD) oder die *Neuropsychological Assessment Battery* (NAB) sind zwar deutlich zeitaufwendiger, aber besser zur Diagnosestellung geeignet. Ergänzend zur kognitiven Testung i. S. einer standardisierten Fremdanamnese kann der *Informant Questionnaire on Cognitive Decline in Elderly* (IQCODE) herangezogen werden Zur Abschätzung der alltäglichen Beeinträchtigung wiederum kann z. B. das *Clinical Dementia Rating* (CDR) dienen. In Spätstadien einer Demenz ermöglicht das *Functional Assessment Staging* (FAST) eine bessere Verlaufsbeurteilung. Zudem kann es generell zur Einschätzung des Schweregrads durchgeführt werden. Zur Erfassung von Aufmerksamkeit und Reaktionszeit, z. B. bei Verdacht auf eine frontotemporale Demenz, eignet sich das *Wiener Testsystem* (WTS) oder auch die *Testbatterie zur Aufmerksamkeitsprüfung* (TAP).

Wird diagnostisch von einer Demenz ausgegangen, muss differenzialdiagnostisch nach der zugrunde liegenden Erkrankung oder zerebralen Schädigung gesucht werden, um die Form der Demenzerkrankung identifizieren zu können. Mögliche Ursachen für eine Demenz können eine neurologische Erkrankung, vaskuläre Schädigungen, Schädel-Hirn-Traumata oder auch Infektionen sein. Außerhalb von Europa können auch Mangelernährung, Toxine oder Umweltgifte eine Rolle spielen. Schließlich gibt es auch Demenzen unklarer Genese.

Zu jeder Erstabklärung und zur Differenzialdiagnostik gehört deshalb neben einer kognitiven Testung immer eine zerebrale Bildgebung (MRT/CT). Bei einer Alzheimer-Erkrankung liegen z. B. bereits früh im Erkrankungsverlauf typische progrediente Gehirnatrophien mit besonderer Beteiligung der Strukturen des medialen Temporallappens vor, während ausgeprägte frontale Atrophien auf eine frontotemporale Demenz hinweisen (▶ Tab. 20.1).

Tab. 20.1 Typische Befundkonstellationen für die beschriebenen Demenzerkrankungen

Erkrankung	Frühe kognitive bzw. psychopathologische Auffälligkeit	Bildgebung (MRT/CT)	Liquor
Demenz durch Alzheimer-Krankheit	Gedächtnis	Mediotemporale Atrophie	$A\beta_{1-42}$ ↓ phospho-Tau ↑
Demenz durch zerebrovaskuläre Krankheit	Gemischte Symptome Störung der exekutiven Funktionen	Infarkt Subkortikale vaskuläre Enzephalopathie	
Frontotemporale Demenz	Verhalten und/oder Sprache	Frontale und tempolaterale Atrophie	(Tau ↑)

Info

Biomarker finden diagnostisch in der ICD-11 bislang keine Berücksichtigung. Nach heutigem Stand der Forschung werden diese bei der Demenzdiagnostik jedoch zukünftig eine immer wichtigere Rolle einnehmen. Die liquorbasierte neurochemische Demenzdiagnostik ist hierbei von zentraler Bedeutung und wird von Demenzleitlinien für die verbesserte Früh- und Differenzialdiagnostik empfohlen. Hinsichtlich sämtlicher diagnostischer Maßnahmen sind die Entscheidungs- und die Einwilligungsfähigkeit der zu untersuchenden Person im Blick zu behalten.

20.14 Gibt es Syndrome mit neurokognitiven Auffälligkeiten, die sich nicht direkt einer spezifischen neurokognitiven Störung zuordnen lassen?

Ja. Ein neurokognitives Syndrom aufgrund eines Gesundheitszustands, der nicht unter psychische Störungen und Verhaltensstörungen fällt (z. B. kognitive Veränderungen aufgrund eines Hirntumors), wird in der ICD-11 unter **Sekundäres neurokognitives Syndrom** (6E67) verschlüsselt. Diese Kategorie sollte dann zusätzlich zur Diagnose der mutmaßlich zugrunde liegenden Störung oder Erkrankung verwendet werden, wenn die kognitiven Symptome so schwerwiegend sind, dass sie besondere klinische Aufmerksamkeit erfordern.

20.15 Wie häufig sind neurokognitive Störungen in der deutschen Allgemeinbevölkerung?

Delire treten bei ca. 10–20 % aller stationär behandelten Patientinnen und Patienten auf und zählen damit zu den häufigsten neurokognitiven Störungen. Für 10–40 % aller Delire sind Schätzungen zufolge versehentliche Medikamentenüberdosierungen ursächlich.

Die Anzahl der Personen mit einer **Demenzerkrankung** in Deutschland wird auf ca. 1,8 Millionen geschätzt. Die Inzidenz liegt bei ca. 200.000. Dabei ist hauptsächlich die Altersgruppe ab 65 Jahren betroffen. Beinahe zwei Drittel der Betroffenen sind weiblich. Etwa 60–80 % der Betroffenen leiden unter einer Demenz durch die Alzheimer-Krankheit, und ca. 5–10 % sind der Demenz durch eine zerebrovaskuläre Krankheit zuzuordnen (▸ Abb. 20.1). Aussagen zu den Prävalenzraten seltener Demenzformen (Demenz bei Parkinson-Krankheit, Demenz bei Lewy-Körper-Krankheit und frontotemporale Demenz) sind aufgrund der mangelnden Datenlage für Deutschland limitiert.

20.16 Können neurokognitive Störungen behandelt werden?

Delire können kurativ behandelt werden, wobei der Fokus auf der Behandlung der kausalen Delirauslöser liegt (z. B. Antibiotika bei bakteriellen Infektionen, Infusionstherapie bei Exsikkose, Medikamentenreduktion bei Medikamentenintoxikation). Zusätzlich ist auf eine stressreduzierende Umgebungsgestaltung zu achten, um der Hyperaktivität entgegenzuwirken. Die medikamentöse Behandlung eines Delirs erfolgt mit Antipsychotika (Haloperidol, Risperidon, Aripiprazol, Quetiapin).

Für **Demenzen** existieren derzeit keine kurativen therapeutischen Maßnahmen, weshalb prognostisch von einer weitreichenden Pflegebedürftigkeit und reduzierter Lebenserwartung ausgegangen werden muss. Bei der zerebrovaskulären

Demenz können dagegen auch stufenförmige Verläufe mit langen Phasen ohne Progredienz oder sogar leichter Besserung auftreten. Um die Kernsymptome zu lindern und den Erkrankungsverlauf hinauszuzögern, empfehlen die S3-Leitlinien für Demenzerkrankungen Behandlungsstandards für die pharmakologische Therapie und für psychosoziale Interventionen.

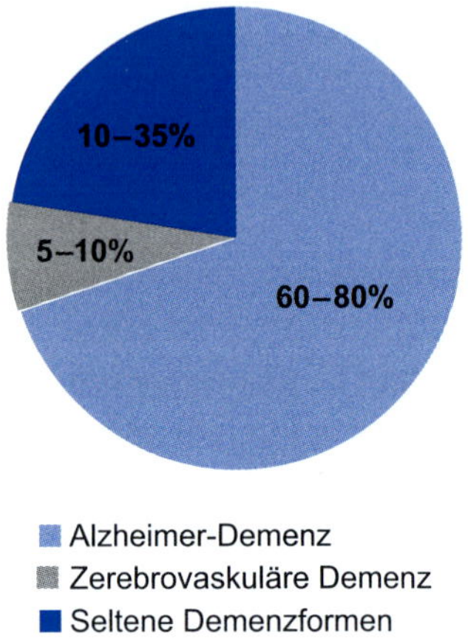

Abb. 20.1 Häufigkeit von Demenzerkrankungen [L231/P1453/P1454]

20.17 Welche Medikamente sind bei der Demenzbehandlung zugelassen?

Die zur Behandlung einer Demenz durch die **Alzheimer Erkrankung** zugelassenen Medikamente (sog. Antidementiva) sind die Acetylcholinesterasehemmer Donepezil, Galantamin und Rivastigmin (leichter bis mittlerer Schweregrad) sowie der nichtkompetitive NMDA-Antagonist Memantin (mittlerer bis hoher Schweregrad). Außerdem gibt es Hinweise auf die Wirksamkeit von Ginkgo biloba auf die Kognition bei Patientinnen und Patienten mit leichter bis mittelgradiger Alzheimer-Demenz oder zerebrovaskulärer Demenz. Die Behandlung mit Vitamin E wird aufgrund mangelnder Evidenz und des Nebenwirkungsrisikos (u. a. kardiovaskuläre Ereignisse) nicht empfohlen.

Bei einer Demenz durch eine **zerebrovaskuläre Krankheit** fokussiert die pharmakologische Therapie neben der Prävention weiterer vaskulärer Schädigungen auf die Symptomstabilisierung und -verbesserung der Demenz. Im Gegensatz zur Demenz durch die Alzheimer-Erkrankung ergibt sich aufgrund der unscharfen Konzeptualisierung der zerebrovaskulären Demenz deutlich weniger Evidenz für eine wirksame medikamentöse Therapie. Es gibt jedoch Hinweise für eine Wirksamkeit von Acetylcholinesterasehemmern und Memantin auf exekutive Funktionen. Thrombozytenfunktionshemmer eignen sich nicht für eine primäre Demenzbehandlung.

Die Demenz durch die **Parkinson-Krankheit** ist, ebenso wie die Alzheimer-Demenz, durch ein Acetylcholindefizit charakterisiert. Bezüglich einer medikamentösen antidementiven Behandlung haben sich Rivastigmin (Kapseln) und Donepezil als wirksam erwiesen. Für eine antidementive Behandlung einer Demenz durch die **Lewy-Körper-Krankheit** existiert derzeit keine zugelassene oder ausreichend belegte Medikation. Es gibt jedoch Hinweise auf eine Wirksamkeit von Rivastigmin und Memantin auf Verhaltenssymptome (▶ 20.18) und von Donepezil auf die kognitive Funktion. Bezüglich der **frontotemporalen Demenz** liegt derzeit ebenfalls keine überzeugende Evidenz zur Behandlung vor. Acetylcholinesterasehemmer und Memantin erzielen keinen positiven Effekt auf den Krankheitsverlauf.

20.18 Welche Medikamente können bei psychischen und Verhaltenssymptomen eingesetzt werden?

Durch die Veränderung der Gehirnstruktur und -funktion bei Demenzerkrankungen sind Betroffene besonders vulnerabel, unter bestimmten Umweltbedingungen (u. a. ungünstige Kommunikation, Umgebungsveränderungen) oder wegen körperlicher Symptome (z. B. Schmerzen) mit verändertem psychischem Erleben oder Verhalten zu reagieren. Verhaltenssymptome stellen eine große Belastung für das System (Betroffene, Angehörige, Pflegende) dar und sind ein wichtiger Prädiktor für die Aufnahme in eine Pflegeeinrichtung.

Zur Milderung von ausgeprägten Verhaltensauffälligkeiten wie Unruhe, Aggressivität, Wahn oder Sinnestäuschungen bei Demenzen wird die **Behandlung mit Psychopharmaka** empfohlen. Vor der medikamentösen Behandlung sollte ein psychopathologischer Befund erhoben und person- sowie umweltbezogene Bedingungsfaktoren identifiziert und, soweit möglich, modifiziert werden. Eine Indikation für eine psychopharmakologische Behandlung besteht überdies, wenn psychosoziale Interventionen (z. B. kognitives Training, multisensorische Verfahren (basale Stimulation, Snoezelen), Ergo-/Musik-/Kunsttherapie, Aktivierungstraining, Validierung und Erinnerungspflege) nicht effektiv, nicht ausreichend oder nicht verfügbar sind. Die Gabe von **Antipsychotika** bei Demenzen ist mit einem erhöhten Risiko für Mortalität und zerebrovaskuläre Ereignisse assoziiert. Außerdem besteht das Risiko für eine beschleunigte Verschlechterung der kognitiven Funktion. Vor einer psychopharmakologischen Behandlung müssen Betroffene und Angehörige über diese Risiken aufgeklärt werden. Die Leitlinien empfehlen eine möglichst geringe Dosierung und möglichst kurze Behandlungsdauer.

Gegen Depressivität und Angst haben sich serotonerge **Antidepressiva** als wirksam erwiesen. Insbesondere bei der frontotemporalen Demenz verbessern serotonerge Antidepressiva auch Antriebslosigkeit, Gereiztheit und übermäßiges Essen. Auf die Gabe von trizyklischen Antidepressiva sollte wegen ihres Nebenwirkungsprofils verzichtet werden. **Benzodiazepine** sollten nur bei einer klaren Indikation und kurzfristig eingesetzt werden.

20.19 Sind neurokognitive Störungen forensisch relevant?

Obgleich der Anteil älterer Menschen und damit auch altersassoziierte Erkrankungen in unserer Gesellschaft zunehmen, wird der Anteil demenzkranker Personen in Haft oder Unterbringung (Maßregelvollzug) aktuell als gering eingeschätzt. Begangene Delikte betreffen den Straßenverkehr, Diebstähle, Sexual- oder Gewaltkriminalität, wobei jeweils der Anteil älterer Täterinnen und Täter als gering im Vergleich zu jüngeren Personen bezeichnet werden muss.

Seniorenkriminalität ist also ein seltenes Phänomen. Dennoch kommt es längsschnittlich bei ca. 50 % von Personen mit einer frontotemporalen Demenz und bei ca. 10 % von Personen mit einer Alzheimer-Demenz zu Delikten im Erkrankungsverlauf. Gründe hierfür sind Beeinträchtigungen der sozialen Kognition, Empathiefähigkeit und der Verhaltenskontrolle. Spezielle forensische Aspekte zeigen sich also für die Alzheimer-Demenz sowie die frontotemporale Demenz. Über die Prävalenz im Maßregelvollzug kann aufgrund der mangelnden Datenlage keine Aussage getroffen werden.

Bei der Entzugsbehandlung nach § 64 StGB kann ein Delir im Rahmen von Entzugskomplikationen auftreten. Die Substanzentzugsdelire werden unter den jeweiligen Abhängigkeitserkrankungen gruppiert und erläutert.

20.20 Spielen neurokognitive Störungen in der forensisch-psychiatrischen Begutachtung eine Rolle?

Häufig wird das Gebiet der Forensischen Psychiatrie ausschließlich mit der strafrechtlichen Begutachtung und der Behandlung von psychisch kranken Straftätern assoziiert. Daneben umfasst sie jedoch auch zivil-, sozial-, betreuungs- und verwaltungsrechtliche Begutachtungen. So sind bspw. im Kontext demenzieller Erkrankungen diverse Teilgebiete des Rechts relevant: Schuldfähigkeit und Prognose (Strafrecht), Geschäfts- und Testierfähigkeit (Zivilrecht), Fahreignung (Verwaltungsrecht), Erwerbsfähigkeit (Sozialrecht) und Betreuungsrecht (vgl. ▶ Kap. 2, ▶ Kap. 3, ▶ Kap. 5 und ▶ Kap. 6).

Gerade für die Sektion der neurokognitiven Störungen ergeben sich dabei jedoch durch den Wandel von der ICD-10 zur ICD-11 bedeutsame Änderungen, da hier einige wichtige Krankheitskategorien wegfallen:

- Die Zusammenfassung der heterogenen vaskulären Demenzen zu einer einheitlichen Kategorie **Demenz durch zerebrovaskuläre Krankheit** (6D81) ist z. B. für die zivilrechtliche Begutachtung und die Begutachtung der Testierfähigkeit relevant.
- Klinisch und forensisch bedeutsam ist bspw. auch die **organische Persönlichkeitsstörung** gemäß ICD-10, die nach ICD-11 so nicht mehr verschlüsselt werden kann.

MERKE

Insgesamt lässt sich festhalten, dass die verbindliche Einführung der ICD-11 zwar die medizinischen Diagnosekategorien einschließlich der dafür geltenden Kriterien ändern wird, nicht jedoch deren Beurteilung in rechtlicher Hinsicht.

20.21 Welche Auswirkungen ergeben sich auf Schuldfähigkeit bzw. auf die Einsichts- und Steuerungsfähigkeit (§§ 20, 21 StGB)?

Bei der Beurteilung der Schuldfähigkeit ist dem Gesetzestext des § 20 bzw. 21 nach zu prüfen, ob die Einsichts- oder Steuerungsfähigkeit aufgehoben oder vermindert ist. Die Schuldfähigkeitsbegutachtung selbst ist ein zweistufiger Prozess, in dessen Rahmen zunächst das Vorliegen einer psychischen Erkrankung überprüft wird und anschließend deren Zuordnung zu einem der vier Eingangsmerkmale des § 20 StGB erfolgt (vgl. ▶ 1.83 ff., ▶ Kap. 4). Grundsätzlich ist eine Demenz unter das erste Merkmal der krankhaften seelischen Störung zu subsumieren. Auf die Eingangsmerkmale des § 20 StGB hat aber das Alter eines Menschen ab Strafmündigkeit zunächst keinen Einfluss. Ebenso wenig gibt es ein Altersstrafrecht oder Ähnliches, da alle psychischen Erkrankungen per se in jedem Alter auftreten können. Sie tun dies lediglich mit unterschiedlicher Wahrscheinlichkeit. Mit höherem Alter steigt bspw. die Wahrscheinlichkeit, an einer Demenz zu erkranken. Bei der Begutachtung älterer Personen mit Hinblick auf deren Straffähigkeit muss die Frage nach dem Vorliegen eines Abbauprozesses und damit nach forensisch-psychiatrisch relevanten Demenz-Syndromen gestellt werden. Bei Personen, die bis zur Deliktbegehung strafrechtlich nicht in Erscheinung getreten sind, kann das delinquente Verhalten als Erstmanifestation einer neurokognitiven Störung auftreten und sollte in solchen Fällen geprüft werden. Eine Diagnose von demenziellen Erkrankungen ist, wie in ▶ 20.13 beschrieben, ein aufwendiger Prozess und sprengt den Rahmen einer forensisch-psychiatrischen Begutachtung. Aus diesem Grund empfiehlt sich eine Fremdanamnese, ggf. die Anregung der Einvernahme von Zeugen im Rahmen einer Gerichtsverhandlung, die Einholung einer stationären Verhaltensbeobachtung oder eine externe Diagnostik in Vorbereitung auf ein Gutachten, einschließlich laborchemischer und apparativer Untersuchungen.

Diagnostisch gesichert sind sämtliche Demenz-Syndrome unter das Eingangsmerkmal der krankhaften seelischen Störung zu subsumieren. Dabei können sowohl kognitive als auch nichtkognitive Symptome die Schuldfähigkeit vermindern oder gar die Schuldunfähigkeit begründen. Forensisch relevant sind vor allem Enthemmungssymptome, Persönlichkeits- oder Verhaltensveränderungen, wie sie besonders häufig im Rahmen einer frontotemporalen Demenz auftreten. Auch Wahn und Halluzinationen im Rahmen von demenziellen Erkrankungen können mit erhöhter Aggression verbunden sein. Identifizierte tatbezogene Symptome müssen dann auf eine mögliche Einschränkung der Steuerungs- und Einsichtsfähigkeit geprüft werden. Dieses Vorgehen unterscheidet sich nicht nach dem Alter der zu begutachtenden Person oder der vorliegenden psychischen Störung. Eine leichte Ausprägung demenzieller Erkrankungen geht in der Regel mit einer Störung der Steuerungsfähigkeit einher, während bei schweren Beeinträchtigungen bereits die Einsichtsfähigkeit gestört ist.

Fallbeispiel

Herr G. (geb. 1942)

Herr G. befand sich nach drei stationären Aufnahmen in einer psychiatrischen Klinik aufgrund von Demenz mit depressiver Symptomatik bzw. Alzheimer-Demenz in einem Pflegeheim. Dort schlug der 80-jährige Herr G. dem Urteil zufolge eines Morgens ohne rechtfertigenden Grund mit der Schublade seines Nachtkästchens mindestens fünfmal auf den Schädel seines Zimmernachbarn ein. Dieser erlitt hierdurch zahlreiche feststellbare Verletzungen, die teilweise bis auf den Knochen reichten, eine weitgehende Zerstörung der linken Ohrmuschel, erhebliche Einblutungen und Verletzungen im Bereich der linken Halsseite, Verletzungen der rechten Kopfschwarte, teilweise bis auf den Knochen reichend, eine Fraktur des Nasenbeins, ein ausgeprägtes Brillenhämatom sowie Einblutungen in die Mundschleimhäute. Infolge der ihm zugefügten massiven Verletzungen verstarb das Tatopfer zeitnah. Mit Urteil eines Landgerichts wurde wegen Totschlags die Unterbringung in einem psychiatrischen Krankenhaus gem. §§ 63, 20 StGB angeordnet. Im verfahrensgegenständlichen Gutachten wurde eine Demenz bei Alzheimer-Krankheit mit spätem Beginn, zusätzlich gemischten psychischen Symptomen und einer schweren Ausprägung (ICD-10: F00.142) diagnostiziert. Zudem äußerte der Sachverständige den Verdacht auf ein Delir bei Demenz (ICD-10: F05.1) zum Tatzeitpunkt. Die medizinischen Voraussetzungen der §§ 20 und 63 StGB sah er als erfüllt an. Über den gesamten Unterbringungszeitraum in der Forensischen Psychiatrie hinweg imponierte Herr G. durch unvorhersehbare, raptusartige Aggressionen. Es zeigte sich ein ausgeprägtes demenzielles Krankheitsbild. Herr G. wirkte wiederholt desorientiert, neigte zu Wut-/bzw. Gewaltausbrüchen (raptusartiges Schreien oder Schlagen nach dem Personal) und zeigte einen defizitären Schlaf-Wach-Rhythmus. Zudem zeigten sich Gedächtnis, Denken, Orientierung,

Rechnen, Lernfähigkeit, Sprache und Urteilsvermögen betreffende Funktionsstörungen. Diese wurden von Veränderungen in der emotionalen Kontrolle, des Sozialverhaltens und der Motivation begleitet. Zudem zeigten sich eine zunehmende Gangunsicherheit bei hoher Sturzgefahr und eine Inkontinenz. Eine Therapiefähigkeit bestand zu keinem Zeitpunkt. Etwa ein Jahr nach seiner Aufnahme in der Forensischen Psychiatrie wurde Herr G. ohne Lebenszeichen aufgefunden. Es ist davon auszugehen, dass Herr G. an einer Aspirationspneumonie infolge von Erbrechen mit verminderten Schutzreflexen im Rahmen seiner schweren neurodegenerativen Erkrankung verstarb.

20.22 Bestehen relevante Beeinträchtigungen der Fahreignung?

Eine psychische Erkrankung wird mit einem 2- bis 5-fach erhöhten Verkehrsunfallrisiko assoziiert und kann die zeitweilige Beschränkung oder sogar die Aufhebung der Fahreignung zur Folge haben. Im Zusammenhang mit neurokognitiven Störungen kann es bereits im Rahmen einer LNS zu Unsicherheiten im Fahrverhalten kommen. Die Aufhebung der Fahreignung erfolgt in der Regel spätestens bei Demenzerkrankungen im mittelschweren Stadium (vgl. ▶3.20, ▶3.22 sowie ▶6.51).

Literatur

BfArM (Bundesinstitut für Arzneimittel und Medizinprodukte). ICD-11 in Deutsch – Entwurfsfassung; https://www.bfarm.de/DE/Kodiersysteme/Klassifikationen/ICD/ICD-11/uebersetzung/_node.html (letzter Zugriff: 10.5.2024).

Brunnauer A, Laux G. Fahreignung und psychische Erkrankungen. In: Brunnauer A, Zwanzger P, Laux G (Hrsg.): Klinische Neuropsychologie psychischer Erkrankungen: Praxishandbuch zur neuropsychologischen Untersuchung und Behandlung. Berlin: Medizinisch Wissenschaftliche Verlagsgesellschaft 2022; 217–230.

Brunnauer A, Buschert V, Laux G. Demenz und Autofahren. Nervenarzt 2014; 85(7): 811–815; https://doi.org/10.1007/s00115-013-3992-4.

Deutsche Alzheimer Gesellschaft e. V. Informationsblatt 11: Die Frontotemporale Demenz. 2017; https://www.deutsche-alzheimer.de/fileadmin/Alz/pdf/factsheets/infoblatt11_frontotemporale_demenz.pdf (letzter Zugriff: 10.5.2024).

Deutsche Alzheimer Gesellschaft e. V. Informationsblatt 14: Die Lewy-Körperchen-Demenz. 2018; https://www.deutsche-alzheimer.de/fileadmin/Alz/pdf/factsheets/infoblatt14_lewy-koerperchen-demenz_dalzg.pdf (letzter Zugriff: 10.5.2024).

DGAI (Deutsche Gesellschaft für Anästhesiologie und Intensivmedizin e. V.), DIVI (Deutsche Interdisziplinäre Vereinigung für Intensiv- und Notfallmedizin e. V.) (Hrsg.). S3-Leitlinie Analgesie, Sedierung und Delirmanagement in der Intensivmedizin (DAS-Leitlinie 2020). Stand: 31.3.2021; gültig bis: 30.3.2026; https://register.awmf.org/de/leitlinien/detail/001-012 (letzter Zugriff: 10.5.2024).

DGN (Deutsche Gesellschaft für Neurologie e. V.) (Hrsg.). S1-Leitlinie Delir und Verwirrtheitszustände inklusive Alkoholentzugsdelir. Version 8.1. Stand: 5.12.2020; gültig bis 4.12.2025; https://register.awmf.org/de/leitlinien/detail/030-006 (letzter Zugriff: 10.5.2024).

DGPPN (Deutsche Gesellschaft für Psychiatrie und Psychotherapie, Psychosomatik und Nervenheilkunde e. V.), DGN (Deutsche Gesellschaft für Neurologie e. V.) (Hrsg.). S3-Leitlinie Demenzen. Version 4.0. Stand: 28.11.2023; gültig bis: 28.11.2024; https://register.awmf.org/de/leitlinien/detail/038-013 (letzter Zugriff: 10.5.2024).

Frölich L, von Arnim C, Bohlken J, Pantel J, Peters O, Förstl H. Leichte kognitive Beeinträchtigung (MCI) in der altersmedizinischen Praxis: Patientenorientierung, Diagnostik, Behandlung und Ethik. Z Gerontol Geriatr 2023; 56(6): 492–497; https://doi.org/10.1007/s00391-022-02098-4.

Funke K, Bernard M, Luppa M, Riedel-Heller SG, Luck T. Alltagsbeeinträchtigungen bei neurokognitiven Störungen: Entwicklung eines differenzierten Erfassungsinstrumentes für Forschung und Praxis. Nervenarzt 2022; 93(8): 840–843; https://doi.org/10.1007/s00115-021-01257-z.

Gertz H-J. Demenz, Wahn und bloßes Altsein: Regeln und Besonderheiten der Schuldfähigkeitsbegutachtung älterer Straftäter. In: Kunz F, Gertz H-J (Hrsg.): Straffälligkeit älterer Menschen. Berlin, Heidelberg: Springer 2015; 167–192; https://doi.org/10.1007/978-3-662-47047-3_10.

Habermeyer E, Lau S. Sozialpsychiatrische Aspekte der Forensischen Psychiatrie. In: Rössler W, Kawohl W (Hrsg.): Soziale Psychiatrie. Band 2: Anwendung: Das Handbuch für die psychosoziale Praxis. Stuttgart: Kohlhammer 2013; 265–275.

Hahn G, Kolbe HJ. Altern und Sterben im Maßregelvollzug? Ein zahlenmäßig kleines, aber qualitativ feines Problem. In: Wallenstein B (Hrsg.): Jahrbuch Forensische Psychiatrie 2023: Maßregelvollzug. Therapieverfahren. Pflege. Rechtsfragen. Ethik. Berlin: Medizinisch Wissenschaftliche Verlagsgesellschaft 2023; 67–76.

Haußmann R, Krug C, Noppes F, Brandt M, Lange J, Donix M. Delinquentes Verhalten im Rahmen frontotemporaler Demenzen und der Alzheimer-Erkrankung. Nervenarzt 2022; 93(1): 59–67; https://doi.org/10.1007/s00115-021-01070-8.

Hermes C, Ottens T, Knitter P, Hauss O, Bellgardt M, von Dossow V. Delir – Beurteilung, Vorbeugung und Behandlung: Aufgabe im interprofessionellen Team der Intensivstation. Medizinische Klinik – Intensivmedizin und Notfallmedizin 2022; 117(6): 479–488; https://doi.org/10.1007/s00063-022-00943-3.

Hüll M. Neurokognitive Störungen. In: Tebartz van Elst L, Schramm E, Berger M (Hrsg.): Psychiatrie und Psychotherapie. Klinik und Therapie von psychischen Erkrankungen. 7. A. München: Elsevier Urban & Fischer 2024; 172–177; https://doi.org/10.1055/s-0044-101607.

Lange J, Haußmann R. Schuldfähigkeit älterer Straftäter. In: Pohlmann S (Hrsg.): Alter und Devianz: Ein Handbuch. Stuttgart: Kohlhammer 2022; 187–204.

Nitschke J. Eine Bestandsaufnahme sowie eine Darstellung geplanter Änderungen. InFo Neurologie & Psychiatrie 2014; 16(12): 34–40; https://doi.org/10.1007/s15005-014-1061-6.

Rösler M. Rechtliche Probleme und forensische Beurteilungsfragen. In: Wallesch C-W, Förstl H (Hrsg.): Demenzen. 2., akt. u. überarb. A. Stuttgart: Thieme 2014; 388–390; https://doi.org/10.1055/b-0034-22448.

Saß H, Cording C. Psychiatrische Diagnosesysteme, Konzepte psychischer Störungen, der zivilrechtliche Krankheitsbegriff und das Problem der neurokognitiven Störungen in ICD-11. Forens Psychiatr Psychol Kriminol 2021; 15(1): 4–12; https://doi.org/10.1007/s11757-020-00639-4.

Töpper M, Jahn T. Neurokognitive Störungen (F0). In: Brunnauer A, Zwanzger P, Laux G (Hrsg.): Klinische Neuropsychologie psychischer Erkrankungen: Praxishandbuch zur neuropsychologischen Untersuchung und Behandlung. Berlin: Medizinisch Wissenschaftliche Verlagsgesellschaft 2022; 19–35).

Verhülsdonk S. Strafe trotz Demenz. In: Pohlmann S (Hrsg.): Alter und Devianz: Ein Handbuch. Stuttgart: Kohlhammer 2022; 306–317.

WHO (World Health Organization). Global status report on the public health response to dementia. 2021; https://digitalcommons.fiu.edu/cgi/viewcontent.cgi?article=-1962&context=srhreports (letzter Zugriff: 10.5.2024).

Zieschang T, Schütze S. Allgemeine Aspekte demenzieller Erkrankungen. Innere Medizin 2023; 64(2): 127–130; https://doi.org/10.1007/s00108-022-01462-1.

IV Behandlungsformen für psychisch kranke Straftäter

21 Formen der Behandlung psychisch kranker Straftäter und Straftäterinnen

Präventionsstellen bzw. -ambulanzen

Manuela Dudeck

21.1 Was ist eine Präventionsstelle?

Präventionsstellen sind ein Bindeglied zwischen Allgemeinpsychiatrie und Maßregelvollzug (▶ Abb. 21.1) und sollen die Betreuung von Menschen mit der Diagnose einer Schizophrenie und/oder einer Persönlichkeitsstörung, die zur Gewalt neigen, intensivieren und auf diese Weise Gewaltstraftaten verhindern.

Durch forensisch-psychiatrische Präventionsarbeit wird so eine Lücke in der Versorgung schwer psychisch kranker Patienten mit hohem Gewaltrisiko unter Verhinderung von Delinquenz geschlossen.

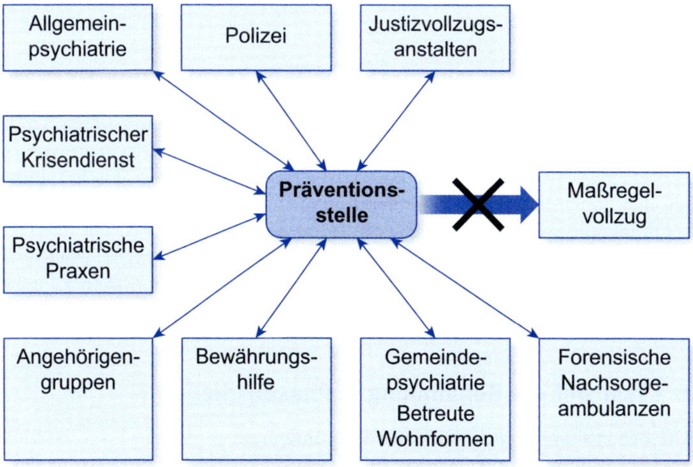

Abb. 21.1 Interaktionspartner einer Präventionsstelle [L231/P1440]

21.2 Seit wann gibt es Präventionsstellen?

Das Bezirksklinikum Ansbach in Bayern implementierte bereits 2012 eine forensische Präventionsambulanz als Modellprojekt. Mit Inkrafttreten von Art. 38b Abs. 1 Ziffer 27 Bayerisches Psychisch-Kranken-Hilfe-Gesetzes (BayPsychKHG) wurde 2019 die Errichtung eines bedarfsgerechten Angebots an Präventionsstellen in Art. 51 Bayerisches Maßregelvollzugsgesetz (BayMRVG) aufgenommen. Mittlerweile hat jeder bayerische Bezirk eine Präventionsstelle etabliert, und diese arbeiten in Bayern flächendeckend.

21.3 Wer arbeitet in einer Präventionsstelle?

In einer Präventionsstelle arbeitet ein **multiprofessionelles Team,** das sich aus einem Facharzt oder Fachärztin für Psychiatrie und Psychotherapie, einem Psychologen oder einer Psychologin, einem Sozialpädagogen oder einer Sozialpädagogin, einer Fachpflegekraft und einem oder einer medizinischen Fachangestellten (MFA) zusammensetzt.

21.4 Welche Aufgaben haben die Mitarbeitenden einer Präventionsstelle?

Die Aufgaben bestehen zum einen in der **Gewaltprävention** und zum anderen im **Opferschutz.** Es werden u. a. forensisch-psychiatrische Screeningverfahren angewendet, die es ermöglichen, ein Risikoprofilmodell zu erstellen. Das Angebot ist durchweg ambulant und niederschwellig. Allein durch die Zielgruppe ist eine Präventionsstelle von anderen ambulanten Angeboten abgegrenzt; dennoch erweitert sie die allgemeinpsychiatrische Versorgung in der Gemeinde.

MERKE

Präventionsstellen haben die Aufgabe der Gewaltprävention, die wiederum dem Opferschutz dient.

21.5 Wie arbeitet das multiprofessionelle Team?

Die Mitarbeitenden arbeiten ausschließlich **ambulant** und zum größten Teil **aufsuchend.** Es werden Sprechstunden vor Ort, aber auch in der Allgemeinpsychiatrie angeboten. Zur Vernetzung aller Hilfesysteme werden „Runde Tische" initiiert. Neben den Patientinnen und Patienten können sich auch die Angehörigen an die Präventionsstelle wenden. Zur Behandlung ist **keinerlei Überweisung** notwendig. Die Kosten werden durch das Bayerische Sozialministerium getragen. Die Kontaktaufnahme und die Behandlung sind **freiwillig.** Für eine Präventionsstelle kann keine Weisung ausgesprochen werden, und die Mitarbeitenden unterliegen natürlich der **Schweigepflicht.**

21.6 Lässt sich die Behandlung in Phasen gliedern?

Ja. Die Behandlung beginnt mit einer **Screeningphase,** in der die Voraussetzungen für eine Behandlung geprüft werden. Hinzu kommt eine erste **Einschätzung des Gewaltrisikos.** Die hierfür genutzten Instrumente kommen aus der Psychometrie und aus dem Bereich der in der Strafrechtsbegutachtung etablierten Prognoseinstrumente. Darüber hinaus wird nach Entbindung von der Schweigepflicht eine möglichst umfassende **Fremdanamnese** erhoben.

Wenn der Patient bzw. die Patientin die Aufnahmevoraussetzung erfüllt, beginnt die Behandlungsphase, in der ein **individualisierter Behandlungs- und Therapieplan** erstellt wird. Jeder Patient erhält eine Bezugsmitarbeiterin oder einen Bezugsmitarbeiter im Sinne des Case Managements. In dieser Phase werden Einzel- und Gruppentherapien sowie aufsuchende Hilfen angeboten. Diese Arbeit erfolgt nach dem RNR-Prinzip (▶ 21.12). Ein Ziel der Arbeit ist die Intensivierung der Compliance der Patientinnen und Patienten, die Präventionsstelle bei Problemen selbstständig aufzusuchen. Darüber hinaus erfolgen individuell abgestimmte Kontakte. Es gibt **keine Dropout-Politik**: Die Betroffenen können die Angebote der Präventionsstelle so lange nutzen, wie sie Hilfe benötigen. Die Anbindung wird primär dann beendet, wenn sie nicht mehr compliant sind und sich keine Therapieadhärenz herstellen lässt. Gründe für eine Beendigung sind natürlich auch Wegzug, Strafen im regulären Strafvollzug und Versterben. Im besten Fall kommt es zu einer deutlichen Verbesserung der Gewaltprognose.

21.7 Wie erfolgreich ist die Arbeit einer Präventionsstelle?

Das Ansbacher Pilotprojekt wurde begleitend evaluiert. Das Studiendesign erfüllte die Kriterien eines quasiexperimentellen Längsschnittdesigns. Im Vergleich zur Kontrollgruppe verbesserte sich bei den Patientinnen und Patienten der Präventionsambulanz das allgemeine Funktionsniveau und die dynamischen Risikofaktoren wurden durch die Behandlung signifikant reduziert. Die klinischen Risikofaktoren veränderten sich im Vergleich zur Kontrollgruppe nicht. Ebenso verhielt es sich mit dem Item Gewalttätigkeit. Dennoch hat sich die Nützlichkeit einer Präventionsstelle für die Gemeindepsychiatrie gezeigt.

Literatur

Nitschke J, Sünkel Z, Mokros A. Die forensische Präventionsambulanz Ansbach. Evaluation des Modellprojekts zur Behandlung psychiatrischer Risikopatienten. Nervenarzt 2020; 91: 439–445; https://doi.org/10.1007/s00115-019-0752-0.

Stationäre Maßregelbehandlung

Manuela Dudeck

21.8 Welche Paragrafen führen zur Aufnahme in den Maßregelvollzug (MRV)?

Die Maßregeln der Unterbringung in einem psychiatrischen Krankenhaus (§ **63 StGB**) und der Unterbringung in einer Entziehungsanstalt (§ **64 StGB**) werden in einer Maßregelvollzugseinrichtung bzw. in einer Klinik für Forensische Psychiatrie und Psychotherapie vollstreckt (s. näher ▶ 1.66 und ▶ 1.67).

Während der Dauer der Führungsaufsicht kann das Gericht die ausgesetzte Unterbringung nach §§ 63, 64 StGB für eine Dauer von höchstens 3 Monaten gem. § **67h StGB** wieder in Vollzug setzen, wenn eine akute Verschlechterung des Zustands der aus der Unterbringung entlassenen Person oder ein Rückfall in ihr Suchtverhalten eingetreten und die Maßnahme erforderlich ist, um einen Widerruf nach § 67g StGB zu vermeiden. Die Dauer der Maßnahme darf insgesamt 6 Monate nicht überschreiten.

Das Gericht kann aber auch einen Menschen, dem eine rechtswidrige Tat im Zustand der Schuldunfähigkeit oder verminderten Schuldfähigkeit gem. §§ 20, 21 StGB vorgeworfen wird, gem. § **126a StPO** vorläufig in einem psychiatrischen Krankenhaus oder einer Entziehungsanstalt unterbringen, wenn es die öffentliche Sicherheit erfordert.

Darüber hinaus gibt es die Möglichkeit, einen Beschuldigten zur Vorbereitung eines Gutachtens gem. § **81 StPO** im Maßregelvollzug unterzubringen. Allerdings darf hier die Dauer von 6 Wochen nicht überschritten werden (vgl. ▶ Kap. 4, insb. ▶ 4.2).

21.9 Welches Gesetz regelt die Behandlung im MRV?

Die Behandlung im Maßregelvollzug wird auf Länderebene und durch das jeweils geltende Maßregelvollzugsgesetz (MRVG) geregelt.

21.10 Findet die Behandlung unter Zwang statt?

Ja. Die Betroffenen kommen nicht freiwillig in die Therapie, und deshalb besteht von Beginn an ein Ungleichgewicht zwischen Patient/Patientin und Arzt/Ärztin. Aber nicht nur die untergebrachte Person befindet sich in einem Zwangskontext, sondern auch der Arzt oder die Ärztin. Hier gilt die (Muster-)Berufsordnung für Ärztinnen und Ärzte nur bedingt, denn Ärztinnen und Ärzte sind in der Behandlung nicht nur ihrem Gewissen, den Geboten der ärztlichen Ethik und der Menschlichkeit verpflichtet, sondern sie müssen hier juristische Grundsätze und Vorschriften sowie Anweisungen beachten und auch nach diesen handeln. Dadurch unterliegen sie automatisch dem Einfluss Dritter und vertreten die Interessen des Gesetzgebers.

CAVE

Die Maßregelvollzugsbehandlung ist eine Therapie unter Zwang, und es besteht ein Machtgefälle zwischen Untergebrachten und Therapeutinnen bzw. Therapeuten. Deshalb ist die Einhaltung der Nähe-Distanz-Regeln geboten.

21.11 Was ist die Hauptaufgabe in der Behandlung im MRV?

In der Behandlung geht es zum einen darum, die der Delinquenz zugrunde liegende Diagnose zu bessern, und zum anderen darum, das damit verbundene kriminogene Risiko zu minimieren. Das bedeutet, dass die psychiatrisch-psychologische Behandlung in Verbindung mit einem Risikomanagement durchgeführt wird (▶ 21.13).

21.12 Welchen Grundlagen folgt die Therapie im MRV?

Die Therapie der im Maßregelvollzug untergebrachten Personen erfolgt entlang der Rehabilitationsmodelle des Risk-Need-Responsivity-Ansatzes (RNR-Prinzip) nach Ross und Fabiano sowie dem Good-Lives-Modell (GLM) nach Ward.

Das **R&R-Programm** zielt auf die Veränderung des Denkens und Handelns von Straftätern und Straftäterinnen ab und soll folgende **Zielfertigkeiten** entwickeln bzw. verbessern (▶ Kap. 22):

- Selbstkontrolle
- Metakognitionen
- Kritisches Denken

- Soziale Fertigkeiten
- Interpersonelles Problemlösen
- Soziale Perspektivübernahme
- Werteentwicklung
- Ärgermanagement

Das **Good-Lives-Modell** geht davon aus, dass es **Grundbedürfnisse** gibt, die alle Menschen gleich erfüllt haben möchten, um ein zufriedenes Leben führen zu können, und dass auch Straftäterinnen und Straftäter ein Recht darauf haben. Primäre Güter sind gemäß diesem Modell Dinge, die zu seelischem Wohlbefinden führen und auf diese Weise Straftaten verhindern und deshalb gefördert werden müssen:

1. **Leben:** körperliche Bedürfnisse und Faktoren, die für ein gesundes Leben und eine physische Funktionsfähigkeit bedeutsam sind
2. **Wissen:** das Bedürfnis, bestimmte Dinge über sich selbst, über andere Personen oder über die natürliche Umgebung zu verstehen
3. **Vortrefflichkeit in Spiel und Arbeit:** das Bedürfnis, Aktivitäten aufzunehmen und sich in diesen fortlaufend zu verbessern
4. **Autonomie:** das Bedürfnis, eigene Ziele zu formulieren und diese in selbstbestimmter Art und Weise zu verfolgen, ohne durch andere hierin beeinträchtigt zu werden
5. **Innerer Frieden:** das Bedürfnis, mit Gefühlen umzugehen und einen Zustand emotionalen Ausgleichs zu erreichen
6. **Verbundenheit:** das Bedürfnis, warme und liebevolle Beziehungen zu anderen Menschen aufzubauen und aufrechtzuerhalten
7. **Gemeinschaft:** das Bedürfnis, sozialen Gruppen anzugehören, welche die eigenen Werte, Sorgen und Interessen teilen
8. **Spiritualität:** das Bedürfnis, im eigenen Leben Bedeutung und Sinn zu finden
9. **Glück:** das Bedürfnis nach Vergnügen, einschließlich sexueller Zufriedenheit sowie der Erfahrung, mit dem eigenen Leben einverstanden und zufrieden zu sein
10. **Kreativität:** das Bedürfnis nach Neuem und Erfinderischem, anderen Herangehensweisen oder dem Hervorbringen von neuen, künstlerischen oder kreativen Werken

21.13 Welche Instrumente gehören zu einem gelingenden Risikomanagement?

Das Risikomanagement beinhaltet eine regelmäßige Risikobeurteilung, d. h. ein **Risikomonitoring.** Dabei werden Änderungen des Risikos fortlaufend beobachtet und beurteilt. Die Methoden reichen von einem kontinuierlichen Gesprächskontakt bis hin zu Durchsuchungen des Patientenzimmers. Ein weiteres Instrument des Risikomanagements ist die Einschränkung von Handlungs- und Bewegungsspielräumen, sodass der untergebrachten Person die äußeren Möglichkeiten für Übergriffe aller Art intra- wie extramural erschwert und im besten Fall unmöglich gemacht werden. Die Ausgestaltung dieser Einschränkungsmöglichkeiten regeln die MRV-Gesetze der Länder, die ein abgestuftes Lockerungs- oder Stufensystem beinhalten. Darüber hinaus wird das Risiko regelmäßig mittels standardisierter Prognoseinstrumente evaluiert, was zu einer allseitigen Einschätzung des Risikos beiträgt (▶ 4.40 ff.).

21.14 Verläuft die Maßregelvollzugsbehandlung in Phasen?

Ja. Nachdem die im MRV untergebrachte Person in den ersten 24 Stunden über die Rechte und Pflichten im MRV aufgeklärt wurde, erhält sie einen Mentor aus der Patientengruppe, der sie auf der Station begleitet und einführt.

In der **Aufnahmephase** wird in den ersten 4 Wochen gemeinsam mit der untergebrachten Person ein *Aufnahme- und Diagnostikplan* erstellt. Dieser beinhaltet alle psychiatrischen, somatischen und juristischen Informationen, welche die untergebrachte Person betreffen. Auf dieser Basis wird eine Diagnose, das von der untergebrachten Person ausgehende kriminogene Risiko und schlussendlich eine Delinquenzhypothese (▶ 21.15) erstellt, welche Grundlage der multiprofessionellen Behandlung ist. In der Aufnahmephase beginnt die psychotherapeutische und bezugspflegerische Arbeit, deren Aufgabe in der Motivierung zur Therapie besteht. Daneben wird mit der untergebrachten Person ein Störungsmodell ihrer psychischen Erkrankung erarbeitet, das Grundlage der nachfolgenden Psychoedukation ist. Hier erfolgt die erste Verknüpfung von Diagnose und Delinquenz.

Der Aufnahme- und Diagnostikplan geht nach 6 Monaten in einen *Behandlungs- und Wiedereingliederungsplan* über, der halbjährlich aktualisiert wird. Auf der Basis dieser Pläne werden die gutachterlichen Stellungnahmen gem. § 67e StGB formuliert. Mit der Behandlung geht ein *Lockerungsprozess* einher, der an den Therapiefortschritt und an das von der untergebrachten Person ausgehende kriminogene Risiko gekoppelt ist. Die Lockerungsbögen werden von allen an der Behandlung beteiligten Berufsgruppen ausgefüllt. Die Lockerungsentscheidung trifft die Maßregelvollzugsleitung.

Nach der Aufnahmephase beginnt die **Kerntherapie,** in der hauptsächlich die Deliktbearbeitung entlang der Lebenslinie der untergebrachten Person erfolgt. Dafür ist der Bundeszentralregisterauszug (BZR) von großer Bedeutung, der die Delinquenzentwicklung der untergebrachten Person verdeutlicht. Anhand der Ermittlungsakten kann so die Bearbeitung zurückliegender Straftaten und der zur Einweisung führenden Delinquenz beginnen.

Nach Abschluss der Kerntherapie startet die **Rehabilitationsphase,** in der die *Wiedereingliederung* im Vordergrund steht. Gemeinsam mit der untergebrachten Person wird ein sozialer Empfangsraum vorbereitet, den die untergebrachte Person mithilfe der Sozialtherapeutin bzw. des Sozialtherapeuten mit erhöhten Freiheitsgraden bis zur Beurlaubung gestaltet. Dieser Prozess wird auch psychotherapeutisch begleitet. Da dies die Phase ist, an deren Ende die *bedingte Entlassung* stehen kann, ist hier ein besonders engmaschiges Risikomonitoring notwendig, damit extramural keine Straftaten passieren. Nach Entlassung tritt *Führungsaufsicht* gem. § 68 StGB ein.

MERKE

Die Maßregelvollzugsbehandlung gliedert sich in drei Phasen: Phase der Aufnahme und Diagnostik, Phase der Kerntherapie und Deliktbearbeitung, Phase der Außenorientierung und Rehabilitation.

21.15 Was ist eine Delinquenzhypothese?

Die Delinquenzhypothese ist die Voraussetzung für eine gelingende Therapie im MRV. Alle an der Therapie beteiligten Mitarbeitenden des MRV müssen sich prinzipiell mit der Frage auseinandersetzen, wann die untergebrachte Person mit welchen Eigenschaften unter welchen Bedingungen eine Straftat begangen hat, um diese in der Zukunft verhindern zu können. Es geht also in der Zusammenschau aller Befunde um eine **prognostische Einschätzung** nicht nur hinsichtlich des Behandlungsergebnisses der psychischen Erkrankung, sondern auch des Wiederauftretens von kriminellem Verhalten. Das gelingt zum einen über die Einzelfallanalyse und zum anderen über etablierte Prognoseinstrumente (▶ 1.124 ff.).

21.16 Wie ist ein therapeutischer Wochenplan für im MRV untergebrachte Personen ausgestaltet?

Die Wochenpläne unterscheiden sich von denen in der Allgemeinpsychiatrie u. a. darin, dass neben störungsspezifischen auch deliktspezifische Therapien angeboten werden (▶ Kap. 22). In ▶ Abb. 21.2 ist ein typischer Wochenplan für eine gem. § 64 StGB untergebrachte Person auf einer Rehabilitationsstation abgebildet. Jede untergebrachte Person verfügt über einen individuellen Therapieplan, der neben den im Wochenplan aufgeführten Angeboten auch um Schule und Ausbildung ergänzt werden kann.

Montag	Dienstag	Mittwoch	Donnerstag	Freitag
Frühstück Morgenrunde 7.00–8.00 Uhr	Frühstück Morgenrunde 7.00–8.00 Uhr	Frühstück Morgenrunde 7.00–8.00 Uhr	Frühstück Morgenrunde 7.00–8.00 Uhr	Frühstück Morgenrunde 7.00–8.00 Uhr
Sozial-sprechstunde 8.00–9.00 Uhr	Arbeitstherapie 8.00–11.45 Uhr	Lockerungs-/Behandlungs-konferenz 9.30–11.45 Uhr	Patienteneinkauf 8.00–10.00 Uhr	Arbeitstherapie 8.00–11.45 Uhr
Meditations-gruppe/DBT 8.00–8.45 Uhr		Arbeitstherapie 8.00–11.45 Uhr	Arbeitstherapie 8.00–11.45 Uhr	
Mittag + Mittagsruhe 11.45–13.00 Uhr	Mittag + Mittagsruhe 11.45–13.00 Uhr	Mittag + Mittagsruhe 11.45–13.00 Uhr	Mittag + Mittagsruhe 11.45–13.00 Uhr	Mittag + Mittagsruhe 11.45–13.00 Uhr
Sporttherapie 8.45–10.00 Uhr	Schule 13.00–16.00 Uhr	Schule 13.00–15.00 Uhr	DBT-Gruppentherapie 13.00–14.00 Uhr	Musiktherapie 13.00–14.00 Uhr
Soziales Kompetenztraining/DBT 13.30–15.00 Uhr	Rückfallprophylaxetraining 13.30–15.00 Uhr	Achtsamkeits-gruppe/DBT 13.30–15.00 Uhr	Forum 15.00–15.30 Uhr	Freitagsaktivität 14.00–16.00 Uhr
		Sporttherapie 15.30–17.00 Uhr	Ober-/Chefarztvisite 15.30–17.00	
Abendessen 17.00 Uhr	Abendessen 17.00 Uhr	Abendessen 17.00 Uhr	Abendessen 17.00 Uhr	Abendessen 17.00 Uhr

Abb. 21.2 Wochenplan für eine gem. § 64 StGB untergebrachte Person auf einer Rehabilitationsstation inkl. Einzelgespräch [P1440]

21.17 Wie erfolgreich ist eine Maßregelbehandlung?

Die Essener Prognosestudie, an der 23 MRV in 7 Bundesländern teilnehmen, überblickt katamnestisch einen Zeitraum von 16½ Jahren und kann immer noch den Weg von 321 (initial 333) untergebrachten Personen nachzeichnen. Etwa jeder dritte entlassene Proband weist mindestens eine neue Eintragung im BZR auf. Der Anteil an schwerer Delinquenz stieg in dieser Zeit auf 12,8 %, wobei die Straftatschwere unter derjenigen der Indexdelikte lag. Ein Freiheitsentzug zeigte sich bei einem Sechstel der Fälle. Diese Rückfallzahlen sind deutlich geringer als nach Strafhaft, weil die Wiedereingliederung für gem. § 63 StGB untergebrachte Personen in der Regel in eng strukturierten Einrichtungen erfolgt, wo die soziale Integration besser gelingt als die Rückkehr in die eigene Wohnung oder in die Ursprungsfamilie. Ebenso verbessert eine hohe Medikamentencompliance die Legalprognose, die in betreuten Wohnformen besser aufrechterhalten werden kann.

Die Entziehungsbehandlung gem. § 64 StGB wird seit fast 40 Jahren evaluiert. Dabei wird jeweils eine Katamnese von 1–3 Jahren gewählt. Diese Katamnesen konnten zeigen, dass zwei Drittel der Untergebrachten eine Legalbewährung erreichen und somit die Therapie in einer Entziehungsanstalt einen Beitrag zu Rehabilitation und Risikominimierung suchtkranker Straftäterinnen und Straftäter leistet.

MERKE

Die Maßregelbehandlung gem. §§ 63, 64 StGB führt im Vergleich zur Strafhaft zu einer deutlichen Verringerung der Delinquenzrückfälle.

Literatur

Bezzel A. Können Patienten aus dem Maßregelvollzug (§ 64 StGB) resozialisiert werden? Forens Psychiatr Psychol Kriminol 2010; 4: 264–268.

Dudeck M, Franke I, Bezzel A, Otte S, Ormanns N, Nigel S, Segmiller F, Streb J. Wer profitiert von einer Behandlung im Maßregelvollzug? Ergebnisse einer bayernweiten Katamnesestudie für den Bezirk Schwaben. Psychiatr Prax2018; 45: 375–382.

Dudeck M. Forensische Psychiatrie interdisziplinär. In: Horizonte der Psychiatrie und Psychotherapie-Karl Jaspers Bibliothek. Stuttgart: Kohlhammer 2021; 95–96.

Gretenkord L. RNR- Das Reasoning and Rehabilitation Programm. In: Müller-Isberner R, Born E, Eucker S, Eusterschulte (Hrsg.): Praxishandbuch Maßregelvollzug. Grundlagen, Konzepte und Praxis der Kriminaltherapie. 3., erw. u. akt. A. Berlin: Medizinisch Wissenschaftliche Verlagsgesellschaft 2017; 433–435.

Jehle J-M, Albrecht H-J, Hohmann-Fricke S et al. Legalbewährung nach strafrechtlichen Sanktionen. Eine bundesweite Rückfalluntersuchung 2010–2013 und 2004–2013. Berlin: Bundesministerium für Justiz und für Verbraucherschutz 2016.

Laws DR, Ward T. Desistance from Sex Offending. Alternatives from throwing away the keys. New York: Guilford Press 2011.

Müller JL, Saimeh N, Briken P, Eucker S, Hoffmann K, Koller M et al. Standards für die Maßregelbehandlung im Maßregelvollzug nach §§ 63 und 64 StGB. Berlin: Medizinisch Wissenschaftliche Verlagsgesellschaft 2018.

Seifert D, Klink M, Landwehr S. Rückfalldaten behandelter Patienten im Maßregelvollzug nach § 63 StGB. Forens Psychiatr Psychol Kriminol 2018; 12: 136–148.

Ross RR, Fabiano EA, Ewles CD. Reasoning and rehabilitation. Int J Offender Ther 1988; 32: 29–36.

Ward TC. Criminogenic needs and human needs: A theoretical model. Psychol Crime Law 2003; 9: 125–143.

Forensische Nachsorgeambulanzen

Manuela Dudeck

21.18 Seit wann gibt es Forensische Nachsorgeambulanzen (FoNa)?

Mit dem Gesetz zur Reform der Führungsaufsicht und zur Änderung der Vorschriften über die nachträgliche Sicherungsverwahrung (FührAufsRuaÄndG) von 2007 wurde die Forensische Nachsorge integraler Bestandteil der Führungsaufsicht. Infolgedessen wurden die Forensischen Ambulanzen in Deutschland etabliert. In den §§ 68a, 68b StGB wird zudem gefordert, dass die forensische Ambulanz der verurteilten Person helfend und betreuend zur Seite steht.

21.19 Was ist das Besondere an einer FoNa?

Für den Bewährungshelfer oder die Bewährungshelferin, das Gericht, die Staatsanwaltschaft, die Führungsaufsichtsstelle und die FoNa besteht untereinander eine Überwachungs- und Offenbarungspflicht. Das bedeutet für die Mitarbeitenden einer FoNa, dass sie keine Schweigepflicht gegenüber den o. g. Behörden und de Bewährungshelferinnen und -helfern haben. Darüber sind die aus dem MRV entlassenen Probandinnen und Probanden gleich zu Beginn der ambulanten Versorgung aufzuklären.

21.20 Welche Weisungen sind in der Führungsaufsicht möglich?

Das Gericht kann die verurteilte Person für die Dauer der Führungsaufsicht anweisen, sich zu bestimmten Zeiten oder in bestimmten Abständen bei einer Ärztin oder einem Arzt, einer Psychotherapeutin oder einem Psychotherapeuten oder einer forensischen Ambulanz vorzustellen. Das geschieht im Rahmen einer **Vorstellungsweisung.** Der Zweck dieser Weisung besteht in der Klärung einer etwaigen Behandlungsindikation, in der Überwachung der Medikamenteneinnahme, im frühzeitigen Erkennen eines Krankheitsrezidivs oder eines Rückfalls bei suchtkranken Probandinnen und Probanden. Das Nichteinhalten der Vorstellungsweisung ist strafbewehrt.

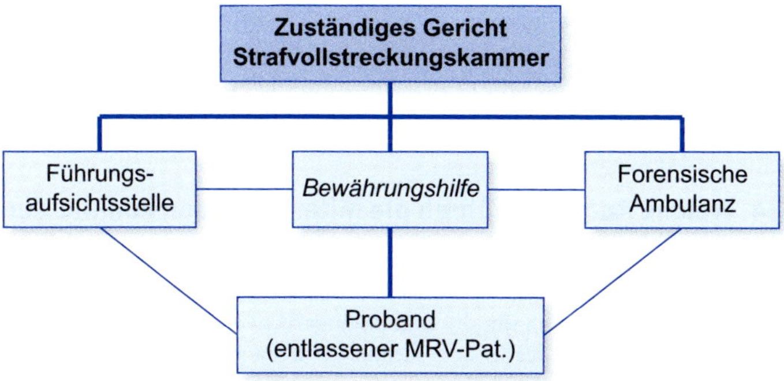

Abb. 21.3 Die Organisation der Führungsaufsicht [L231/P1440]

Zudem gibt es eine **Therapieweisung,** d. h., ein Gericht kann die verurteilte Person insbesondere anweisen, sich psychiatrisch, psycho- oder sozialtherapeutisch betreuen und behandeln zu lassen. Diese Betreuung kann durch eine forensische Ambulanz erfolgen und dient der Förderung der Behandlungsmotivation und dem frühzeitigen Erkennen einer krisenhaften Zuspitzung oder einer erneuten Krankheitsphase. Hierbei handelt es sich um eine medizinische Überwachung; die Nichteinhaltung dieser Weisung ist nicht strafbewehrt.

21.21 Was sind die Zugangsvoraussetzungen für eine FoNa?

Die Zugangsvoraussetzungen sind auf Länderebene geregelt und können so von Bundesland zu Bundesland variieren. Unabhängig davon können in einer FoNa folgende Probandinnen und Probanden betreut werden:

- Entlassene Probandinnen und Probanden des MRV (§§ 63, 64 StGB) mit entsprechender Weisung in der Bewährungs- und Führungsaufsicht (bis zu 5 Jahren)
- Ggf. haftentlassene Probandinnen und Probanden mit Maßregel im Urteil (§§ 63, 64 StGB)
- Aussetzung der Maßregel (sofort) zur Bewährung § 67b StGB
- Entlassung aus der einstweiligen Unterbringung § 126a StPO
- Therapieweisungen nach Entlassung aus dem Regelvollzug einer JVA (zumeist sind aber die Fachambulanzen zuständig)
- Psychisch kranke entlassene Strafgefangene nach Haft (zumeist sind aber die niedergelassenen Psychiaterinnen und Psychiater zuständig)

21.22 Was sind die übergeordneten Ziele einer FoNa?

Die Ziele einer FoNa bestehen in der Sicherung des Behandlungserfolgs nach der stationären Behandlung und dienen so der Resozialisierung und Reintegration der Probandinnen und Probanden. Damit trägt eine FoNa zur Sicherheit der Bevölkerung bei. Außerdem kommt es zu einer deutlichen Kostenreduktion des Maßregelvollzugs, da die Behandlung u. U. von stationär in Richtung ambulant früher abgegeben werden kann. Voraussetzung dafür ist ein dezidiertes Risikomanagement.

21.23 Welche Berufsgruppen arbeiten in einer FoNa?

Eine FoNa bietet den Probandinnen und Probanden ein multiprofessionell arbeitendes Team, bestehend aus einem Facharzt oder einer Fachärztin für Psychiatrie und Psychotherapie, Fachpflegekräften, einem Psychologen oder einer Psychologin sowie einem Sozialpädagogen oder einer Sozialpädagogin. Dieses Team arbeitet größtenteils aufsuchend.

21.24 Welche Aufgaben führen die Mitarbeitenden konkret durch?

Zum einen arbeiten die Mitarbeitenden helfend und stützend im Alltag der Probandinnen/Probanden und koordinieren die notwendigen Behandlungen. Zum anderen geht es in der FoNa um die engmaschige aktive Verlaufsüberwachung der Krankheit zur Erhaltung der in der stationären Behandlung erreichten Stabilität. Hinzu kommt das Monitoring des kriminogenen Risikos durch Kontrollen von Medikamentenspiegeln und Überprüfung der Abstinenz mittels Drogenscreenings.

Darüber hinaus sind die FoNa-Mitarbeitenden für die Überwachung der Einhaltung der medizinischen Weisungen verantwortlich und stellen den Informationsaustausch mit allen Interaktionspartnern sicher.

21.25 Wie erfolgreich arbeiten die FoNas?

Seit Beginn der FoNas wird deren Outcome evaluiert. Die empirische Grundlage der rückfallpräventiven Wirksamkeit einer FoNa ist allerdings relativ gering. Sauter und Kollegen identifizierten 2017 lediglich 9 Untersuchungen, die sich dieses Themas annahmen. Fast alle Studien zeigten eine eingeschränkte methodische Qualität und untersuchten nahezu ausschließlich die Rückfallrate für entlassene Probandinnen und Probanden, die gem. § 63 StGB im MRV untergebracht waren. Bei einer mittleren Beobachtungszeit von 54 Monaten fanden Stübner und Kollegen in einer Stichprobe aus mehrheitlich gem. § 63 StGB untergebrachten Personen eine Rezidivrate (inkl. Verdacht) für erneute Straftaten von < 10 %. Zusammenfassend kann also schon von einer Wirksamkeit ambulanter Nachsorge ausgegangen werden.

Literatur

Sauter J, Voss T, Dahle K-P. Wirksamkeit ambulanter Nachsorge bei Strafvollzugsentlassenen. Nervenarzt 2015; 86: 571–578.
Sauter J, Seewald K, Dahle KP. Wirksamkeit ambulanter forensischer Nachsorge –Was wissen wir wirklich? Übersichtsarbeit über den aktuellen Forschungsstand in der Bundesrepublik Deutschland. Bewährungshilfe 2017; 64(2): 146–162.
Stübner S, Nedopil N. Ambulante Sicherungsnachsorge. Psychiatr Prax 2009; 36: 317–319.

Gewalt- und Sexualstraftäterambulanzen

Markus G. Feil

21.26 Was sind Gewalt- und Sexualstraftäterambulanzen?

Gewalt- und Sexualstraftäterambulanzen zählen in der Regel zu den forensisch-psychiatrischen Ambulanzen, wie sie in § 68 StGB (Führungsaufsicht) benannt sind. In diesem Beitrag sind damit Einrichtungen gemeint, die Menschen versorgen, die nicht in den psychiatrischen Maßregelvollzug (§ 63 StGB) oder die Entziehungsanstalt (§ 64 StGB) kommen oder deren Vollzug zur Bewährung ausgesetzt wurde. Gemeint sind in diesem Beitrag unter Bewährungs- oder Führungsaufsicht stehende Menschen, die statt oder nach einer Inhaftierung im Strafvollzug oder nach der Sicherungsverwahrung (§ 66 StGB) die Auflage bekommen, sich in einer Gewalt- und Sexualstraftäterambulanz in Behandlung zu begeben bzw. dort regelmäßig vorstellig zu werden. In manchen Bundesländern sind Einrichtungen geschaffen worden, die ausschließlich diese Klientel versorgen (Bayern, Hamburg, Sachsen). In anderen Bundesländern werden auch ehemalige im Maßregelvollzug Untergebrachte gemeinsam mit ehemaligen Gefangenen in einer Einrichtung versorgt (z. B. Berlin, Sachsen-Anhalt).

21.27 Wie sind die Gewalt- und Sexualstraftäterambulanzen entstanden?

Systematisch eingerichtet wurden Gewalt- und Sexualstraftäterambulanzen in Deutschland nach der Reform des § 68 StGB im Jahr 2007. Seitdem steht der Begriff „Forensische Ambulanz" in einem deutschen Gesetzestext. Damit waren alle Bundesländer aufgefordert, entsprechende Einrichtungen zu schaffen. Einige wenige Einrichtungen (Universitätsklinikum Hamburg-Eppendorf, Verein Bewährungshilfe Stuttgart, ProFamilia Schleswig-Holstein) hatten zuvor Projekte zur rückfallpräventiven Behandlung der entsprechenden Zielgruppe betrieben. 2007 existierten auch schon einige sog. Graue Ambulanzen des psychiatrischen Maßregelvollzugs (Berlin, Hessen oder Hamburg), die weitgehend in Eigenregie der jeweiligen Träger quer- oder über Spenden bzw. Bußgeldzuweisungen finanziert wurden.

Mit der Einrichtung von Gewalt- und Sexualstraftäterambulanzen wurde eine wissenschaftliche Erkenntnis in die Versorgungspraxis umgesetzt, wonach (vor allem ambulante) spezifisch ausgerichtete Behandlungsprogramme (sexuell) gewalttätige Rückfälle deutlich reduzieren helfen.

21.28 Wie sieht die Versorgungslandschaft in Deutschland heute aus?

Heute gibt es in fast allen Bundesländern mehrere solcher Einrichtungen bzw. Initiativen. Die Zählweise ist schwierig, da in vielen Bundesländern mehrere Träger an unterschiedlichen Standorten Ambulanzen installiert haben (Baden-Württemberg, Bayern, Sachsen-Anhalt, Schleswig-Holstein) und jährlich neue Ambulanzen hinzukommen. Dennoch sind gerade im ländlichen Raum noch Versorgungslücken zu verzeichnen. Einzelne Bundesländer wie Bremen oder Nordrhein-Westfalen haben bislang keine Gewalt- und Sexualstraftäterambulanzen oder vergleichbare Einrichtungen geschaffen.

Die Bundesländer haben sich für sehr unterschiedliche Finanzierungs- und Versorgungsformen entschieden. In einigen Bundesländern sind die Ambulanzen sicher in den Ressort-Haushalten (Bayern, Rheinland-Pfalz) verankert und über ein Jahresbudget finanziert. In anderen werden Fallpauschalen abgerechnet (Baden-Württemberg), oder die Finanzierung basiert auf Zuweisung von Bußgeldern. Manchmal gibt es eine definierte Zahl von Behandlungsplätzen (Berlin), manchmal ist der Auftrag auf bestimmte Weisungsformen oder bevorzugte „Straftäterpopulationen" (wie aus der Sicherungsverwahrung und/oder Sozialtherapeutischen Abteilungen Entlassene wie in Rheinland-Pfalz) beschränkt.

21.29 Welche Methoden werden angewandt?

Im Rahmen von Führungs- und Bewährungsaufsicht erteilte Behandlungs- und/oder Vorstellungsweisungen werden durch die Ambulanzen erfüllt. Dementsprechend unterscheiden sich Gewalt- und Sexualstraftäterambulanzen hinsichtlich der Erkrankungen ihrer Population. Schwerpunkte sind eher Erkrankungen aus dem schizophrenen Formenkreis (▶ Kap. 8) und/oder Persönlichkeitsstörungen (▶ Kap. 16) und/oder paraphile Störungen (▶ Kap. 17). Auch hier werden die psychopharmakologischen und psychotherapeutischen Methoden angewandt, die sich im stationären Setting bewährt haben. Die Aufgaben der Ambulanzen reichen von Betreuung bis zu dezidierter Behandlung.

21.30 Wie steht es um die Wirksamkeit und Notwendigkeit von Gewalt- und Sexualstraftäterambulanzen?

Eine ambulante Straftäterbehandlung senkt die Rückfälligkeit von Gewalt- und Sexualstraftätern deutlich, wenn sie nach dem sog. Risk-Need-Responsivity-Prinzip (RNR) ausgerichtet ist. Hinsichtlich Wirksamkeit und Kosten ist sie zudem einer stationären Maßnahme (Inhaftierung; Sicherungsverwahrung, Maßregelvollzug) deutlich überlegen.

Zudem sind demokratische Gesellschaften aus rechtlicher und ethischer Sicht zu einer angemessenen Behandlung und Versorgung von Straftätern und Straftäterinnen im Spannungsfeld zwischen Freiheit und Sicherheit, somit zum Betrieb solcher Einrichtungen aufgefordert. Dennoch werden Menschen, die Straftaten begangen haben, nicht wie etwa alte Menschen als vulnerable Bevölkerungsgruppe angesehen, und der Umgang mit ihnen wird oft nicht als gesellschaftlicher Auftrag verstanden. Vielmehr wird ehemals Gefangenen mit Vorurteilen und heftigen Bestrafungswünschen begegnet. Aber auch Straftäterinnen und Straftäter sind gemäß der Deklaration von Helsinki eine vulnerable Personengruppe.

Literatur

Bonta J, Andrews DA. The Psychology of Criminal Conduct. 6th ed. New York: Taylor & Francis 2017.

Briken P, Rauchfleisch U, Dulz B, Kernberg O F (Hrsg.). Handbuch der Antisozialen Persönlichkeitsstörung. Stuttgart: Klett Cotta 2016.

Franke I, Streb J, Leichauer K, Handke S, Dudeck M, Tippelt S. Efficacy of outpatient treatment of sex offenders. Int J Law Psychiatry 2021; 79: 101738.

Freese R. Ambulante Versorgung von psychisch kranken Straftätern im Maßregel- und Justizvollzug – Analysen, Entwicklungen, Impulse. Recht Psychiatrie 2003; 2(21): 52–57.

Freese R. Zum Stand der forensischen und forensisch-psychiatrischen Nachsorge in der Bundesrepublik Deutschland (Daten aus der sog. Pfingstabfrage 2013). Forens Psychiatr Psychol Kriminol 2014; 2(8): 137–144.

Hall GCN. Sexual offender recidivism revisited: A meta-analysis of recent treatment studies. J Consult Clin Psychol 1995; 5(63): 802–809.

Müller-Isberner R, Rohdich R, Cabeza SG. Zur Effizienz ambulanter Kriminaltherapie. Bewährungshilfe 1997; 3 :272–285.

Sauter J, Voss T, Dahle K-P. Wirksamkeit ambulanter Nachsorge bei Strafvollzugsentlassenen. Nervenarzt 2015; 5(86): 571–578.

Scanlon C. Working with dilemmas and disappointment in difficult places: Towards a psychosocial model for team-focused reflective practice. In: Vaspe A (ed.): Psychoanalysis, the NHS, and Mental Health Work Today. London: Routledge 2017; 115–133.

Schwarze C, Voß T, Kliesch O, Bauer A, Braunisch S, Feil MG et al. Qualitätskriterien forensischer Ambulanzen des Strafvollzugs. Forens Psychiatr Psychol Kriminol 2018; 4(12): 369–379.

Weltärztebund. WMA Deklaration von Helsinki – Ethische Grundsätze für die medizinische Forschung am Menschen. Juni 1964; https://www.bundesaerztekammer.de/fileadmin/user_upload/_old-files/downloads/pdf-Ordner/International/Deklaration_von_Helsinki_2013_20190905.pdf (letzter Zugriff: 10.5.2024).

Sozialtherapie im Justizvollzug

Elisabeth Richter

Allgemeines

21.31 Wofür steht die Sozialtherapeutische Abteilung (SothA)?

SothA ist die Abkürzung für Sozialtherapeutische Abteilung oder Sozialtherapeutische Anstalt, je nachdem, ob es sich um eine Abteilung innerhalb einer Justizvollzugsanstalt (JVA) oder um eine der Justiz zugehörige eigenständige Einrichtung handelt.

Info

Gesetzliche Regelung

Das Inkrafttreten der im 2. Gesetz zur Reform des Strafrechts (StrRG) eingeführten Bestimmung zur Unterbringung in einer Sozialtherapeutischen Anstalt (§ 65 StGB) wurde nach mehrfacher Verschiebung mit dem Gesetz zur Änderung des Strafvollzugsgesetzes vom 20.12.1984 aufgehoben. In der gesellschaftlichen Aufbruchsstimmung der späten 1960er-Jahre diskutierte behandlungspraktische Ansätze zum Umgang mit straffälligen Menschen wurden durch die folgende therapiekritische Gegenbewegung abschlägig beschieden. Ab 1977 wurde in den alten Bundesländern auf Grundlage des § 9 StVollzG mit der Einrichtung sozialtherapeutischer Abteilungen begonnen. 1998 wurde in § 6 Abs. 2 StVollzG im Rahmen des Gesetzes zur Bekämpfung von Sexualdelikten und anderen gefährlichen Straftaten eine gründliche Prüfung der Verlegung in eine sozialtherapeutische Anstalt entsprechend Verurteilter als Verwaltungsakt der Justiz verfügt. In den Neufassungen der Strafvollzugsgesetze der Länder sind inzwischen ähnliche Regelungen erlassen worden.

21.32 Wie ist die Aufnahme in eine SothA gesetzlich geregelt?

Derzeit ist die Aufnahme in Anlehnung an § 9 StVollzG durch die jeweiligen Strafvollzugsgesetze der Bundesländer auf Länderebene geregelt.

RECHTSLAGE

Verlegung in eine sozialtherapeutische Anstalt gem. § 9 StVollzG

(1) Ein Gefangener ist in eine sozialtherapeutische Anstalt zu verlegen, wenn er wegen einer Straftat nach den §§ 174–180 oder 182 StGB zu zeitiger Freiheitsstrafe von mehr als zwei Jahren verurteilt worden ist und die Behandlung nach § 6 Abs. 2 Satz 2 oder § 7 Abs. 4 angezeigt ist. Der Gefangene ist zurückzuverlegen, wenn der Zweck der Behandlung aus Gründen, die in der Person des Gefangenen liegen, nicht erreicht werden können.

(2) Andere Gefangene können mit ihrer Zustimmung in eine sozialtherapeutische Anstalt verlegt werden, wenn die besonderen therapeutischen Mittel und sozialen Hilfen der Anstalt zu ihrer Resozialisierung angezeigt sind. In diesen Fällen bedarf die Verlegung der Zustimmung des Leiters der sozialtherapeutischen Anstalt.

21.33 Ist die Sozialtherapie als eigenständige Maßregel definiert?

Die Sozialtherapie unterliegt den Verwaltungs- und Sicherheitsvorschriften des Strafvollzugs.

21.34 Werden in einer SothA Untergebrachte als in ihrer Schuldfähigkeit verändert betrachtet?

Für Menschen, die z. B. aufgrund einer Persönlichkeitsstörung als vermindert schuldfähig beurteilt worden sind, kann die Unterbringung nach § 63 StGB in einem psychiatrischen Krankenhaus des Maßregelvollzugs infrage kommen.

21.35 Können Strafgefangene gegen ihren Willen in einer SothA untergebracht werden?

Grundsätzlich muss eine Behandlungsmotivation bei den Betroffenen vorhanden sein. Allerdings ist in begründeten schweren Einzelfällen die Unterbringung gegen den Willen im Rahmen einiger Ländergesetzgebungen möglich.

21.36 Welchen Zweck sollen sozialtherapeutische Einrichtungen erfüllen?

Menschen, die wegen erheblicher oder wiederholter Straftaten verurteilt wurden und bei denen weitere Wiederholungen zu befürchten sind, soll es durch therapeutische Mittel und soziale Hilfe ermöglicht werden, neue Einsichten zu gewinnen und sich neue Formen der Lebensbewältigung anzueignen.

21.37 Wie kommt man in die SothA?

Der Zugang zu einer SothA erfolgt auf der Grundlage einer rechtskräftigen Verurteilung, entweder durch eine eigene Bewerbung oder durch die Einweisung aus anderen geschlossenen JVAs des jeweiligen Bundeslandes.

21.38 Wann ist eine Aufnahme in die SothA angezeigt?

Die kognitiven und sprachlichen Fähigkeiten für eine Behandlung sowie eine Änderungsbereitschaft vorausgesetzt, ist eine Aufnahme indiziert, wenn die therapeutischen Mittel und die sozialen Hilfen der SothA zum Erreichen des Vollzugsziels geeignet sind und wenn von den Betroffenen gefährliche Straftaten wegen einer erheblichen Störung ihrer persönlichen und sozialen Entwicklung zu befürchten sind.

Info

Gemäß Stichtagserhebung am 31.3.2023 zur Sozialtherapie im Strafvollzug gab es in Deutschland 71 sozialtherapeutische Einrichtungen, 6 davon für Frauen, mit insgesamt 2.379 SothA-Plätzen (das entsprach 3,2 % der Haftplätze), wovon 1.872 also 78,8 % belegt waren. Der Anteil Gefangener im Alter von 14 bis < 21 Jahre betrug 8,0 %, von 21 bis < 50 Jahre 65,0 % und > 50 Jahre 27,0 %. Der Anteil Gefangener mit Freiheitsstrafen von > 2 bis 5 Jahren betrug 38,7 %, von > 5 bis 10 Jahren 35,1 % und > 10 Jahre bis lebenslänglich 20,7 %. 49,7 % der Gefangenen in den SothAs waren vorbestraft. Der Anteil der Sexualdelikte betrug 53,2 %, der Anteil der Tötungsdelikte 26,2 %, der Anteil der Eigentums- oder Vermögensdelikte 10,1 % und der Anteil sonstiger Delikte 10,5 %.

21.39 Wann ist eine Verlegung in eine SothA nicht angezeigt?

Die Verlegung in eine SothA ist nicht angezeigt,

- wenn andere Behandlungsmaßnahmen eine hinreichende oder bessere Wirksamkeit erwarten lassen,
- wenn bei schweren Abhängigkeitserkrankungen, Hirnschädigungen oder psychischen Störungen vorrangig andere Hilfen angezeigt sind oder wenn die Reststrafe zu kurz oder lang ist,
- wenn der Gebrauch von Suchtmitteln oder prokriminelle Aktivitäten nicht aufgegeben werden,
- bei unbeeinflussbarer Behandlungsablehnung oder
- bei erwartbarer unverantwortbarer Destabilisierung einer Person.

21.40 Wann erfolgt eine Rückverlegung in den Normalvollzug?

Untergebrachte Personen werden in den Normalvollzug zurückverlegt, wenn sie in dieser Unterbringungsform therapeutisch nicht erreicht werden können oder ein Behandlungserfolg nicht mehr zu erwarten ist.

21.41 Können Sicherungsverwahrte in SothAs behandelt werden?

Ja, in Ausnahmefällen.

21.42 Gibt es Altersobergrenzen für die Aufnahme in eine SothA?

Es werden keine Altersgrenzen für Therapiefähigkeit mehr angenommen.

21.43 Ist der Aufenthalt in einer SothA eine „Hafterleichterung“?

In ihrem Selbstverständnis ist die Sozialtherapie ein anspruchsvoller Weg der Auseinandersetzung mit den eigenen Defiziten und Ressourcen. Allerdings sind aus therapeutischen Gründen beispielsweise zusätzliche Besuche, vermehrte gemeinsame Aktivitäten oder Lockerungen möglich.

Struktur

21.44 Wie können sozialtherapeutische Einrichtungen organisiert sein?

Sie können als selbstständige Anstalt oder als Abteilung einer JVA organisiert sein.

21.45 Wie viele Haftplätze soll eine SothA durchschnittlich haben?

Eine SothA sollte über 20–60 Plätze mit Wohngruppen für 8–10 Gefangene verfügen. Jede Wohngruppe soll über mindestens einen Wohnraum, einen Gruppenraum, Räume für Selbstversorgung (Küche, Waschmaschine usw.) sowie drei Einzeldiensträume (Allgemeiner Vollzugsdienst, besondere Fachdienste) verfügen. Wohngruppenübergreifend sollen Behandlungsräume, Unterrichtsräume, Freizeiträume, Einzeldiensträume (externe Fachkräfte) und Konferenzräume vorhanden sein.

21.46 Wie soll eine SothA personell strukturiert sein?

Eine Mitarbeiterin bzw. ein Mitarbeiter des allgemeinen Vollzugsdienstes sollte 1–3 Gefangene betreuen. Ein Psychologe oder eine Psychologin sollte 10 Gefangene betreuen. Weitere Stellen sollten für die Leitung sowie medizinische und pädagogische Fachdienste vorhanden sein. Eine SothA kann über einen Schreib- bzw. Bürodienst sowie über Mittel zur externen Supervision verfügen. Zusätzliche Personalstellen können sich ergeben, wenn die Einrichtung mit Aufgaben der Nachsorge betraut ist.

Behandlung

21.47 Welche Schwierigkeiten birgt die gesetzliche Regelung der Unterbringung in einer SothA?

Kriterien für eine Behandlungsindikation werden ebenso unterschiedlich gehandhabt wie entsprechende Behandlungsangebote. Insbesondere im Bereich der Diagnostik von Persönlichkeitsstörungen gibt es Unsicherheiten. Ausdruck einer mangelhaften Entwicklung von Behandlungszielen kann eine hohe Rückverlegungsrate aus den Spezialabteilungen in den Regelvollzug gewesen sein. Zudem kann die Unterbringung eher eine Vollzugsvergünstigung als eine spezifische Behandlung bedeuten. Behandlung und Strafe sind grundsätzlich gegensätzliche Ziele.

21.48 Welche allgemeinen Behandlungsbedingungen können formuliert werden?

Es sollten keine vollzuglichen Sicherheitsanordnungen vorliegen, ebenfalls keine multiple Substanzkonsumstörung und keine behandlungsbedürftige psychotische Störung. Es sollten Belastbarkeit für eine Therapie und ein mindestens teilweises Eingeständnis der Tat bestehen.

21.49 Welchen Prinzipien folgt eine sozialtherapeutische Behandlung?

Die Sozialtherapie folgt den Prinzipien der störungs- und deliquenzspezifischen Deliktbearbeitung und Rückfallprävention, wobei eine gezielte Beeinflussung kriminogener Faktoren durch geeignete, sich auf veränderbare Bereiche richtende Interventionen erfolgen soll. Auf der Grundlage einer differenzierten Persönlichkeits- und Störungsdiagnostik wird hierfür ein an den individuellen Ressourcen ausgerichteter Behandlungsplan erstellt.

21.50 Wie erfolgt die Behandlungsplanung?

In einer interdisziplinären Vollzugsplankonferenz.

21.51 Was beinhaltet eine Sozialtherapie?

In der Sozialtherapie werden Behandlungseinheiten zu sozialen Kompetenzen und Problemlösefertigkeiten, zur Ärger- und Selbstkontrolle, zu allgemeinen und deliktspezifischen Kognitionen und zur Rückfallprävention angewendet, wobei verhaltenstherapeutische Ansätze überwiegen. Im Vordergrund steht die Resozialisierung durch eine Verbesserung der Fähigkeiten zur Beziehungsgestaltung, zur Arbeit und zur Organisation des persönlichen Alltags.

21.52 Wodurch ist integrative Sozialtherapie gekennzeichnet?

Kennzeichen einer integrativen Sozialtherapie sind:
- Berücksichtigung und Einbeziehung des gesamten Lebensumfelds in und außerhalb der SothA bis hin zur Entlassung
- Gestaltung der Handlungsmöglichkeiten und Beziehungsformen innerhalb der SothA im Sinne einer therapeutischen Gemeinschaft
- Modifizierung und Verknüpfung psychotherapeutischer, pädagogischer und arbeitstherapeutischer Vorgehensweisen

21.53 Sehen die Behandlungskonzepte auch suchtpräventive Arbeit vor?

Gefangene mit stoffgebundenen und nicht stoffgebundenen Suchtproblemen sollen, z.B. im Rahmen von gruppentherapeutischen Angeboten oder Suchtberatung, bei der Veränderung ihres Konsumverhaltens unterstützt werden.

21.54 Worin liegt der Schwerpunkt soziotherapeutischer Verfahren?

Mit den Säulen Psycho-, Milieu- und Arbeitstherapie liegt der Schwerpunkt auf Maßnahmen zur Förderung von sozialen, lebenspraktischen und beruflichen, auf die soziale Interaktion fokussierten Fähigkeiten. Der Unterschied zu individuenzentrierten Ansätzen liegt vor allem in der Multiprofessionalität der Durchführung. Neben Arbeits- und Bildungsmaßnahmen sowie Sport- und Freizeitangeboten werden strukturell dezidiert milieutherapeutische Ansätze verfolgt, indem die Wohngruppe den Mittelpunkt der therapeutischen Bemühungen darstellt.

21.55 Welchen milieutherapeutischen Hintergrund hat die strukturelle Einheit der Wohngruppen in SothAs?

Die Wohngruppe wird als Lern-, Erprobungs- und Erfahrungsfeld verstanden.

21.56 Welche Ziele verfolgt eine sozialtherapeutische Behandlung?

- Erlernen von Opferempathie durch Verbesserung der Einsicht in die Zusammenhänge
- Erlernen von Verantwortungsübernahme
- Umgang mit Gefühlen
- Erwerb sozialer Kompetenzen

21.57 Welche psychotherapeutischen Verfahren kommen in der SothA zum Einsatz?

Es erfolgen Einzelpsychotherapien und delikt- oder problemspezifische Gruppenpsychotherapie. Dabei kommen manualisierte, traditionell verhaltenstherapeutische Methoden (operantes und klassisches Konditionieren, Token Economies, Behandlungsverträge), kognitiv-behaviorale Methoden (Training sozialer Fertigkeiten, Entscheidungsmatrix, Aggressionsregulation) und Methoden zur Rückfallvermeidung (Deliktkette, Bewältigungsstrategien) zur Anwendung.

21.58 Welche Therapieprogramme sind gebräuchlich?

Zum Einsatz kommen u. a.:
- *Reasoning and Rehabilitation Program* (R&R)
- *Sex Offender Treatment Program* (SOTP)
- Dauerhafte Veränderung zur Rückfallprävention für Missbrauchstäter
- Behandlungsprogramm für Sexualstraftäter (BPS)
- Behandlungsprogramm für Gewaltstraftäter (BPG)

(s. dazu auch ▶ Kap. 22)

21.59 Wie ist die Behandlung gegliedert?

Die Behandlung ist unterteilt in eine Aufnahmephase, in der es eine Probezeit geben kann, eine Behandlungsphase und eine Entlassungs- bzw. Transferphase, ggf. mit Überleitung in die sozialtherapeutische Ambulanz (Nachsorge), und in der Regel mit einer schrittweisen Lockerung des Vollzugs verbunden.

21.60 Warum sind Lockerungen während der sozialtherapeutischen Behandlung vorgesehen?

Mit dem Ziel der sozialen Integration sollen extramurale soziale Kontakte gefördert und schrittweise erweiterte Freiräume vor einer Haftentlassung erprobt werden. Lockerungen werden meist aufgrund von Stellungnahmen der an der Behandlung beteiligten Bediensteten sowie diagnostisch prognostischer Einschätzungen des psychologischen Dienstes gewährt. Die psychologische Prognoseeinschätzung erfolgt fallspezifisch unter Berücksichtigung anerkannter Prognosekriterien und -instrumente, z. B. die Prognosekriterien nach Dittmann, HCR-20+3 oder SVR-20. Vorliegende Sachverständigengutachten können ebenfalls einbezogen werden.

Nachsorge

21.61 Gibt es eine nachstationäre Sozialtherapie?

Es gibt sozialtherapeutische ambulante Nachsorge mit den Schwerpunkten Ausgestaltung der Wohngruppen, modulgestützte Gruppentherapieprogramme für Sexual- und Gewaltstraftäter und Langzeit-Einzelpsychotherapie.

21.62 Wie ist die Nachsorge organisiert?

Die Nachsorge erfolgt in speziellen Psychotherapeutischen Ambulanzen der Justiz (PAJu), in forensisch-therapeutischen Ambulanzen psychiatrischer Kliniken oder in einem Nachsorgenetzwerk mit kompetenten unabhängigen Kooperationspartnern.

21.63 Wozu dient sozialtherapeutische Nachsorge?

Die Nachsorge dient der Absicherung des stationären Behandlungserfolgs durch geeignete Interventionen.

21.64 Gibt es Krisenintervention in der SothA?

Die Strafvollzugsgesetze der Länder sehen zur Gewährleistung des Behandlungserfolgs vor, dass sich aus der Sozialtherapie Entlassene auf freiwilliger Basis zur Krisenintervention wiederaufnehmen lassen können.

21.65 Was soll die Nachsorge leisten?

Die Nachsorge soll einen Beitrag zum Opferschutz bzw. zum Schutz der Allgemeinheit leisten, indem Straffälligen individuelle, an die jeweilige Lebenssituation angepasste Angebote zur Rückfallverhinderung zur Verfügung gestellt werden.

21.66 Aus welchen Berufsgruppen setzt sich das interdisziplinäre Team der Ambulanz normalerweise zusammen?

Aus Psychotherapeutinnen bzw. Psychotherapeuten, Psychologinnen bzw. Psychologen und Sozialarbeiterinnen bzw. Sozialarbeitern.

21.67 Wie funktioniert die Überleitung in die Nachsorge?

Drei bis sechs Monate vor der Entlassung nimmt die empfehlende Einrichtung Kontakt auf. Dann erfolgt ein gemeinsames Gespräch mit der Bewerberin bzw. dem Bewerber und der Bewährungshilfe bzw. der Führungsaufsichtsstelle. Aufgrund der engen Zusammenarbeit mit den Justizinstitutionen ist die Schweigepflicht eingeschränkt. Im Fall einer Übernahme erfolgt ein Behandlungsvertrag.

21.68 Welche Therapien werden in der Nachsorge angeboten?

Angeboten werden z. B. Einzelpsychotherapie, paar- und familientherapeutische Sitzungen bzw. Angehörigenarbeit, Gruppentherapie, Krisenintervention, soziales Training, psychologische Beratung, Einzelcoaching und sozialarbeiterische Maßnahmen.

21.69 Welche Behandlungsprogramme kommen im ambulanten Bereich zur Anwendung?

Auch im ambulanten Bereich kommt z. B. das Behandlungsprogramm für Sexualstraftäter (BPS) oder das Anti-Gewalt-Training (AGT) zum Einsatz (vgl. auch ▶ Kap. 22).

21.70 Wer kommt für die frühzeitige Anbindung nach der Haft nicht infrage?

Tatgeneigte oder Selbstmelderinnen bzw. Selbstmelder werden an spezialisierte präventionsorientierte Anlaufstellen verwiesen.

Literatur

Arbeitskreis Sozialtherapeutische Anstalten im Justizvollzug e. V. Sozialtherapeutische Anstalten und Abteilungen im Justizvollzug. Mindestanforderungen an Organisation und Ausstattung sowie Indikation zur Verlegung - Revidierte Empfehlungen (Stand 2016). Form Strafvollzug. Zeitschrift für Strafvollzug und Straffälligenhilfe 2016; 65: 37–40.

Biedermann L, Moosburner M. Sozialtherapie im Strafvollzug 2022. Ergebnisübersicht der Stichtagserhebung zum 31.03.2023. BM-Online Elektronische Schriftenreihe der KrimZ, Band 37.

Dreßing H, Habermeyer E (Hrsg.). Psychiatrische Begutachtung: Ein praktisches Handbuch für Ärzte und Juristen. München: Elsevier Urban & Fischer 2020.

Egg R. Entwicklung und Perspektiven der sozialtherapeutischen Einrichtungen in Deutschland. In: Wischka B, Specht F, Foppe E, Willems R (Hrsg.): Sozialtherapie im Justizvollzug. Lingen: Kriminalpädagogischer Verlag 2005; 18–28.

Etzler S, Moosburner M, Rettenberger M. Therapie bei Straffälligkeit. Zur Entwicklung der Sozialtherapie im deutschen Justizvollzug. Forens Psychiatr Psychol Kriminol 2020; 14: 95–105.

Freese R, Schmidt-Quernheim F. Mindeststandard forensischer Nachsorge. Forens Psychiatr Psychol Kriminol 2014; 8(3): 191–198.

Internetseiten der SothAs Adelsheim, 0000 Asperg, Offenburg, Außenstelle Oberndorf der JVA Rottweil, Aichach, Amberg, Bayreuth, Bernau am Chiemsee, Ebrach, Erlangen, Kaisheim, Landsberg am Lech, Laufen-Lebenau, München, Neuburg-Herrenwörth, Straubing, Würzburg, Berlin, Brandenburg an der Havel, Wriezen, Bremen, Hamburg, Hahnöfersand in Jork, Frankfurt am Main III, Kassel II, Rockenberg, Waldeck in Dummersdorf, Neustrelitz, Celle, Hameln, Hannover, Lingen, Meppen, Rosdorf, Vechta, Wolfenbüttel, Aachen, Bochum, Detmold, Euskirchen, Herford, Remscheid, Schwerte, Siegburg, Willich, Wuppertal-Ronsdorf, Diez, Ludwigshafen, Schifferstadt, Ottweiler, Saarbrücken, Chemnitz, Regis-Breitingen, Waldheim, Burg, Raßnitz in Schkopau, Lübeck, Schleswig, Arnstadt, Tonna.

Konrad N, Huchzermeier C, Rasch W. Forensische Psychiatrie und Psychotherapie. Stuttgart: Kohlhammer 2019.

Lammel UA, Pauls H (Hrsg.). Sozialtherapie. Sozialtherapeutische Interventionen als dritte Säule der Gesundheitsversorgung. Dortmund: Verlag modernes Lernen 2017; 7–14.

Lösel F. Entwicklungspfade der Straftäterbehandlung: skizzierte Wege und Evaluation der Zielerreichung. Forens Psychiatr Kriminol 2020; 14: 35–49.

Schwarze C, Voß T, Kliesch O, Bauer A, Braunisch S, MG et al. Qualitätskriterien forensischer Ambulanzen des Strafvollzugs. Forens Psychiatr Psychol Kriminol 2018; 12(4): 369–379.

Wischka B, Specht F. Integrative Sozialtherapie. Mindestanforderungen, Indikation und Wirkfaktoren. In: Rehn G, Wischka B, Lösel F, Walter M (Hrsg.): Behandlung „gefährlicher Straftäter“. Grundlagen, Konzepte, Ergebnisse, Herbolzheim: Centaurus 2001; 249–263.

21

Gefängnispsychiatrie

Julia Krebs

Allgemeines zum Justizvollzug

21.71 Zahlen – Daten – Fakten: Wie viele Inhaftierte gibt es in Deutschland?

Die Inhaftiertenraten (Anzahl Inhaftierte pro 100.000 Einwohnerinnen und Einwohner) sind international sehr verschieden. Grundsätzlich gestalten sich Ländervergleiche schwierig, da die Einrichtung Justizvollzug auf zum Teil sehr unterschiedlichen rechtlichen und organisatorischen Rahmenbedingungen beruht. Deutschland liegt europaweit im unteren Drittel, wobei die Inhaftiertenraten auch hierzulande heterogen verteilt sind. So sind in urbanen Ballungsräumen höhere Raten zu finden als in ländlichen Gebieten. Die Anzahl der Inhaftierten nahm in Deutschland in den letzten Jahren und Jahrzehnten kontinuierlich ab.

Der Frauenteil an den inhaftierten Personen betrug 5 %. Offizielle deutschlandweite Zahlen zu Personen mit dem Geschlechtseintrag divers oder mit Transidentität existieren nicht.

21.72 Warum bedarf es einer medizinischen Versorgung im Justizvollzug und wie ist diese geregelt?

Die inhaftierten Personen können bereits mit Vorerkrankungen in Haft geraten bzw. während der Inhaftierung erkranken. Der Staat hat eine besondere Fürsorgepflicht für die Personen, die sich in einer Freiheitsentziehung befinden. Dies schließt grundsätzlich die gesundheitlichen Belange mit ein. Die Vermeidung bzw. die Diagnose und Behandlung von Erkrankungen in Haft ist ein wichtiger Bestandteil des Justizvollzugsalltags.

Die Finanzierung der medizinischen Versorgung erfolgt in der Regel über die jeweiligen Justizbehörden. Ausnahmen betreffen Gefangene, die – beispielsweise im Rahmen von Lockerungen – aufgrund eines freien Beschäftigungsverhältnisses krankenversichert sind, oder Untersuchungsgefangene, die prinzipiell das Recht hätten, sich privatärztlich behandeln zu lassen.

Tab. 21.1 Zahlen für Deutschland aus dem Jahr 2022 (Stichtagserhebung)

JVAs	172
Inhaftiertenrate	71/100.0000
Gefangene insgesamt	56.557
Freiheitsstrafe	40.199
Untersuchungshaft	11.663
Jugendstrafvollzug	2753
Sicherungsverwahrung	602
Sonstige Freiheitsentziehung (u. a. Ersatzfreiheitsstrafe)	1.338

Info

Nach den Mindestgrundsätzen der Vereinten Nationen für die Behandlung von Gefangenen (**„Nelson-Mandela-Regeln"**) besteht für den Staat die Pflicht, die Gesundheit der Gefangenen zu schützen und Krankheiten ausschließlich aus medizinischen Gründen zu verhüten und zu behandeln.

Aus diesen Grundsätzen leiten sich auch Handlungs- und Gewährleistungspflichten ab, die sich in den jeweiligen gesetzlichen Normen auf Bundes- und Landesebene (§§ 56 ff. StVollzG [Bund] bzw. jeweilige Landesstrafvollzugsgesetze) widerspiegeln.

MERKE

Nach dem sog. **Äquivalenzprinzip** erhalten die inhaftierten Personen den gleichen Standard der Gesundheitsversorgung, der auch außerhalb der Justizvollzugsanstalten zur Verfügung steht.

Entsprechend diesem Ansatz orientiert sich die Gleichwertigkeit der medizinischen Versorgung an der Leistungsart und dem Leistungsumfang der Vorgaben der gesetzlichen Krankenversicherung bzw. der Sozialgesetzbücher. Prävention (inkl. medizinischer Vorsorgeleistungen), Diagnostik und Behandlung (einschließlich der Versorgung mit Hilfsmitteln) sind daher Bestandteil der medizinischen Versorgung. Wie außerhalb der JVAs gilt auch hier das Prinzip „ambulant vor stationär". Die gesundheitliche Versorgung im Justizvollzug unterliegt ebenfalls dem Wirtschaftlichkeitsgebot (analog § 12 SGB V), nach dem die Versorgung ausreichend und zweckmäßig sein muss und aus wirtschaftlichen Gründen das Notwendige nicht übersteigen darf.

Der sog. **Throughcare Approach** soll dabei eine Versorgungskontinuität von Gefangenen vom ersten Kontakt mit der Justiz bis zur Wiedereingliederung in die Gesellschaft im Sinne eines integrierten Übergangsmanagements gewährleisten. Dieser Ansatz scheitert häufig an der Versorgungsrealität, da mit der Entlassung aus dem Justizvollzug andere Kostenträger, wie die gesetzliche Krankenkasse, eintreten müssten und es im Hinblick auf das Schnittstellenproblem deutschlandweit an strukturellen-konzeptionellen Ansätzen fehlt.

Eine Schlüsselfunktion der medizinischen Versorgung übernehmen in den JVAs die sog. Anstaltsärztinnen/-ärzte, deren Leistungsspektrum weitgehend dem der Basisversorgung der Bevölkerung durch Hausärztinnen/-ärzte entspricht. Die medizinische Versorgung im Justizvollzug ist meist primärärztlich organisiert, womit die freie Arztwahl hier in der Regel stark eingeschränkt ist.

21.73 Welche medizinischen Bedarfe werden im Justizvollzug besonders häufig geäußert?

Die Anstaltsärztinnen/-ärzte werden vor allem wegen administrativer, den Vollzugsalltag betreffender, und psychiatrischer Fragestellungen, respiratorischer Probleme und Magen-Darm-Beschwerden konsultiert. Bei Bedarf ziehen diese ggf. andere Fachrichtungen, wie z. B. Psychiaterinnen oder Psychiater, konsiliarisch hinzu. Grundsätzlich ist jeder bzw. jede Gefangene bei Aufnahme in eine Justizvollzugsanstalt ärztlich vorzustellen.

21.74 Unterliegen Ärztinnen und Ärzte im Justizvollzug der Schweigepflicht?

Die ärztliche Schweigepflicht gilt auch im Justizvollzug; ein prinzipielles Offenbarungsrecht der Ärztinnen und Ärzte in Bezug auf persönliche Daten besteht nicht. Lediglich in Einzelfällen, in denen es um die Abwehr erheblicher Gefahren für Leib und Leben der gefangenen Personen oder Dritter geht, kann im Einzelfall eine Befugnis für die ärztliche Offenbarung bestehen. In Bezug auf Situationen, welche die medizinische Fürsorge tangieren, wie z. B. eine notwendige externe medizinische Ausführung zu diagnostisch-therapeutischen Zwecken oder die Prüfung der Arbeitsfähigkeit, muss der Anstaltsarzt die dafür notwendigen Informationen der Anstaltsleiterin mitteilen. Auch gegenüber externen Gutachterinnen und Gutachtern besteht prinzipiell eine Schweigepflicht.

Psychiatrische Versorgung im Justizvollzug

21.75 Wie sieht die psychiatrische Versorgung in Justizvollzugsanstalten konkret aus?

Das psychiatrische Versorgungssystem im Justizvollzug unterscheidet sich in den verschiedenen Bundesländern. Es können ambulante, (teil-)stationäre, stationsäquivalente Behandlungsoptionen sowie konsiliar- und liaisonpsychiatrische Angebote unterschieden werden. Die Versorgungsangebote haben dabei primär einen psychiatrisch-psychotherapeutischen Behandlungsauftrag mit dem Ziel, die Gefangenen wieder in den Regelvollzug einzugliedern. Eine Reduktion der Gefährlichkeit oder Verringerung des Delinquenzrisikos entspricht nicht der primären Zielsetzung.

Der überwiegende Anteil der psychiatrisch behandelten Strafgefangenen wird ambulant von Psychiaterinnen und Psychiatern konsiliarisch in den Haftanstalten versorgt, wobei die Anstaltsärztinnen und -ärzte in Bezug auf psychiatrische Fragestellungen häufig die ersten Ansprechpersonen sind.

Typische **Indikationen** für eine stationäre Aufnahme sind die Exazerbation von Psychosen, Suizidalität, gewalttätiges Verhalten unklarer Herkunft vor dem Hintergrund einer anzunehmenden psychiatrischen Störung oder Erkrankung, Anpassungsstörungen und Depressionen, Persönlichkeitsstörungen und/oder Substanzkonsumstörungen.

Während in wenigen Bundesländern spezielle Bettenabteilungen in den Justizkrankenhäusern vorgehalten werden, erfolgt in anderen Bundesändern – auf der Grundlage entsprechender Kooperationsverträge – eine transiente Aufnahme in die jeweiligen Maßregelvollzugskliniken. Prinzipiell kommt auch eine Verlegung in ein externes psychiatrisches Krankenhaus in Betracht, sofern die stationäre Behandlung ansonsten nicht gewährleistet werden kann. Dies stellt aber einen hohen logistischen Aufwand dar. Im Vergleich zur extramuralen Versorgungssituation bestehen für die stationäre Behandlung im Justizvollzug jedoch keine verbindlichen Aufnahme- und Entlassungsregelungen und keine Personalbemessungsgrenze. Analog dem extramuralen allgemeinpsychiatrischen Versorgungsangebot sollten auch spezifische einzel- und gruppentherapeutische, sozio- und milieutherapeutische Angebote intramural vorgehalten werden, was bislang nur sehr eingeschränkt der Fall ist.

21.76 Welche Behandlungsmöglichkeiten gibt es im Justizvollzug für Menschen mit psychischen Erkrankungen?

Prinzipiell könnten alle in den Behandlungsleitlinien genannten Therapieverfahren zur Anwendung kommen, der Fokus liegt dabei vor allem auf medikamentösen und psychotherapeutischen Angeboten. Bei den Psychotherapien muss allerdings die spezifische Situation der Schweigepflicht Berücksichtigung finden.

21.77 Wie sieht es mit suchtspezifischen Angeboten bzw. einer Substitutionstherapie für opioidabhängige Inhaftierte aus?

Eine umfassende Strategie zur Eindämmung des Drogengebrauchs beinhaltet die Prävention, die Beratung und Behandlung, die Hilfen zum Ausstieg sowie Maßnahmen zur Schadensreduzierung. Selbsthilfegruppen und externe Beratungsangebote finden sich auch im Justizvollzug, die Umsetzung ist aber nicht einheitlich geregelt. Angebote externer Suchtberatungsstellen werden oft nur von Inhaftierten in Anspruch genommen, die eine Rückstellung der Strafe nach § 35 BtMG wünschen. Für inhaftierte Personen mit Alkoholabhängigkeit stehen diese Angebote insgesamt seltener zur Verfügung.

In Deutschland ist die Richtlinie der Bundesärztekammer zur Durchführung der substitutionsgestützten Behandlung Opioidabhängiger verbindlich anzuwenden. Die Behandlung wird dabei nicht als rein ärztliche Maßnahme, sondern auch als Vollzugsmaßnahme aufgefasst, die im Einklang mit den Vorschriften des jeweils geltenden Strafvollzugsgesetzes zu stehen hat. Auch hier ist aber die Schweigepflicht zu beachten.

Info

Substitutionsbehandlungen sind bei Opioidabhängigkeit weltweit die First-Line-Therapie. Eine in und nach der Haft bestehende Substitutionsbehandlung führt zu einer Senkung von Morbiditäts- und Mortalitätsrisiken, wie z.B. infektiöser Begleiterkrankungen und auch des Mortalitätsrisikos nach Inhaftierung (**„post-release death“**).

Eine vorbestehende Substitutionsbehandlung wird nach Inhaftierung meist fortgeführt, aber auch eine Einleitung während der Inhaftierung kann angezeigt sein. In den deutschen Haftanstalten lag im Jahre 2021 die Substitutionsrate bei 41,9 % der infrage kommenden Inhaftierten mit einer Opioidabhängigkeit. Dabei wurden zwar fast 71 % der infrage kommenden weiblichen, aber nur 39,5 % der infrage kommenden männlichen Inhaftierten substituiert. In Deutschland ist in Haft prinzipiell eine Substitution mit allen zugelassenen Substanzen möglich (Ausnahme: Diacetylmorphin). Die intramurale Verordnungspraxis unterscheidet sich aber oft aufgrund der Besonderheiten des Settings von der extramuralen. Dazu zählen:

- der höhere Aufwand bei der Verabreichung von nichtflüssig zur Verfügung stehenden Substituten und damit einhergehende Adhärenzprobleme,
- das Risiko der Weitergabe von Opioiden oder
- die höheren Kosten von Levomethadon, Buprenorphin und retardiertem Morphin.

Lang wirksame Buprenorphin-Präparate dürften in den Justizvollzugsanstalten trotz hoher Kosten häufiger verordnet werden, da aufgrund der Depotgabe das Risiko eines Missbrauchs minimiert wird und der Personalaufwand geringer ist.

Diese Unterschiede sind bedeutsam in Bezug auf das Schnittstellenmanagement, da eine solche Behandlung direkt nach Entlassung fortgeführt werden muss.

Zu präventiven Maßnahmen im Bereich der suchtmedizinischen Versorgung gehört die Schadensminimierung für Infektionserkrankungen. Extramural etablierte Spritzen- und Nadeltauschprogramme bzw. die Konsumutensilienvergabe sind nur in einzelnen Haftanstalten verfügbar, ebenso wenig sind flächendeckende Schulungen von Betroffenen und nahen Angehörigen in der Anwendung des Opioidantagonisten Naloxon bei Intoxikationen etabliert.

21.78 Gibt es auch (medikamentöse) Zwangsbehandlungen im Justizvollzug?

Die Durchführung medizinischer Behandlungsmaßnahmen setzt eine wirksame Einwilligung der Gefangenen nach vorheriger Aufklärung durch die behandelnden Ärztinnen und Ärzte voraus.

MERKE

Die zwangsweise Durchführung medizinischer Untersuchungen, Behandlungen oder einer Ernährung ist nur bei Lebensgefahr, bei schwerwiegender Gefahr für die Gesundheit des Gefangenen oder bei Gefahr für die Gesundheit anderer Personen zulässig und in den jeweiligen Strafvollzugsgesetzen geregelt.

Auch bei Gefangenen besteht prinzipiell ein Recht auf Krankheit. Im strafrechtlichen Kontext müssen die besondere Verantwortung des Staates in einem Zwangskontext und die Gewährleistungsrolle Berücksichtigung finden. Im Justizvollzug sind medizinische Zwangsmaßnahmen – mit wenigen Ausnahmen in wenigen Bundesländern – auf dem Gebiet der Gesundheitsfürsorge geregelt. Eine externe Überprüfung ist nur in wenigen Ländern vorgesehen. Anders als extramural besteht häufig kein Richtervorbehalt, sondern es kann lediglich eine richterliche Entscheidung herbeigeführt werden.

Die Anordnung besonderer Sicherungsmaßnahmen, zu denen auch die Unterbringung in einem besonders gesicherten Haftraum oder eine Fesselung/Fixierung gehören, erfolgt nach dem Strafvollzugsgesetz (Bund) §§ 88 ff. durch die Anstaltsleitung, bei denen aber die Ärztinnen und Ärzte „gehört" werden müssen. Auch im Justizvollzug unterliegen Fixierungen von längerer Dauer einer richterlichen Genehmigung.

21.79 Welche Patientinnen und Patienten mit welchen psychischen Erkrankungen bzw. Störungen sind im Justizvollzug anzutreffen?

Bei den psychiatrisch Erkrankten im Justizvollzug handelt es sich oft um einen marginalisierten Personenkreis mit hohem Exklusionsrisiko, der durch das reguläre extramurale Versorgungssystem häufig nicht erreicht wird. Viele inhaftierte Erkrankte, insbesondere Menschen in Untersuchungshaft oder auch mit einer Ersatzfreiheitsstrafe, hatten extramural gar keinen gesetzlichen Leistungsanspruch nach den Sozialgesetzbüchern bzw. dem Asylbewerberleistungsgesetz.

Auch in Ländern mit spezialisierten forensisch-psychiatrischen Einrichtungen werden die meisten Straftäterinnen und Straftäter mit psychischen Störungen in den Haftanstalten gefunden. Die Prävalenz psychischer Störungen ist im Vergleich zur Allgemeinbevölkerung bei Strafgefangenen deutlich erhöht. Ältere Untersuchungen legen nahe, dass bei 85 % aller inhaftierten Personen irgendeine psychiatrische Diagnose nach DSM-IV besteht. Häufig treten mehrere Störungen komorbid auf. Es finden sich häufig psychotische Störungen, depressive Syndrome (inkl. Anpassungsstörungen), Persönlichkeitsstörungen (vor allem dissoziale und emotional instabile), Aufmerksamkeitsdefizit-Hyperaktivitätsstörungen (ADHS) sowie verschiedene Substanzkonsumstörungen.

Die Prävalenz für **Psychosen** wurde in verschiedenen Studien mit ca. 3,5 % bei Strafgefangenen (vs. ca. 1 % in der Allgemeinbevölkerung) angenommen. Meist handelt es sich um endogene Psychosen, die sich entweder erstmalig im Rahmen einer Inhaftierung manifestieren oder erneut exazerbieren. Psychoseerkrankte Menschen machen zudem den größten Anteil der stationär-psychiatrisch im Justizvollzug behandelten Personen aus.

Anpassungsstörungen gehören zu den häufigsten psychischen Störungen im Justizvollzug, wobei meist eine ambulante Behandlung ausreichend ist. Die spezifische Symptomatik kann vielgestaltig sein und von ängstlich-depressivem, suizidalem, selbstverletzendem, fremd- bzw. sachaggressivem bis hin zu querulatorischem Verhalten reichen.

Substanzkonsumstörungen machen einen großen Anteil psychischer Störungen im Justizvollzug aus. So hatten im Rahmen der jährlichen bundesweiten Stichtagserhebung im Jahre 2021 42 % der Inhaftierten eine stoffgebundene Suchtproblematik (Abhängigkeit oder Missbrauch) zum Zeitpunkt des Haftantritts. Sowohl die Anstaltsärztinnen und -ärzte als auch die Psychiaterinnen und Psychiater sind mit der Behandlung von Entzugs-, aber auch mit Intoxikationssyndromen konfrontiert. Direkt nach der Inhaftierung ist häufig aufgrund der Zwangsabstinenz bei Bestehen einer oder mehrerer komorbider Abhängigkeitserkrankungen eine medikamentös gestützte Behandlung von Entzugssyndromen notwendig. Der Ausprägungsgrad der Entzugssyndrome ist sehr verschieden, wobei die körperliche Entgiftung in der Regel ambulant in den Haftanstalten durch die Anstaltsärztinnen und -ärzte nach fixen Dosierschemata (z. B. Methadon und Diazepam) erfolgt. Treten Komplikationen wie z. B. epileptische Anfälle oder ein schweres Entzugssyndrom mit Delir auf, erfolgt eine Verlegung in das jeweilige Justizvollzugskrankenhaus oder in seltenen Fällen (z. B. bei intensivmedizinischer Überwachungsnotwendigkeit) die Ausführung in ein externes Krankenhaus.

21.80 Wie kommt es, dass in Justizvollzugseinrichtungen Drogen und Alkohol konsumiert werden?

Eine komplett drogenfreie Umgebung könnte nur durch eine völlige Abschottung erreicht werden und ist daher illusorisch. Drogen werden über verschiedene Wege, wie z. B. Besucherinnen und Besucher, eingebracht. Die gehandelten Drogen sind intramural um ein Vielfaches teurer, sodass der Erwerb zu persönlichen Abhängigkeitsverhältnissen einzelner Gefangener von Mitgefangenen und Repressalien führen kann. Nicht selten sind auch Rückzugs- oder selbstverletzendes Verhalten bei den inhaftierten Personen aufgrund von „Schulden" bei anderen Inhaftierten infolge eines Drogenerwerbs zu beobachten. Alkohol kann aus Hefe, Brot und

Früchten bzw. Fruchtsaft mittels Wärmezufuhr angesetzt werden. Daneben wird auch medizinischer Alkohol aus Desinfektionsmitteln getrunken, wobei dieser den deutlich stärker berauschenden Propylalkohol enthält.

21.81 Mit welchen (haft-)spezifischen Fragestellungen sind im Justizvollzug tätige Ärztinnen und Ärzte oder konsiliarisch tätige Psychiaterinnen und Psychiater konfrontiert?

Spezielle Situationen stellen insbesondere die Untersuchungshaft, die lebenslange Freiheitsstrafe, die Sicherungsverwahrung und auch die Jugendstrafe dar:

- In **Untersuchungshaft** sind Entzugssyndrome sowie Anpassungsstörungen klinisch bedeutsam.
- Bei **lebenslangen Freiheitsstrafen** bzw. **Sicherungsverwahrung** ist nach initialer depressiver Verstimmtheit häufig über den Verlauf eine psychische Stabilisierung beobachtbar.
- In den **Jugendstrafanstalten** zeichnet sich zum einen ab, dass dissoziale Persönlichkeits- und Verhaltensmuster schon früh beobachtbar sein können, zum anderen, dass junge Gefangene auch erstmalig an einer schweren psychischen Erkrankung wie z. B. einer paranoiden Schizophrenie erkranken können.
- Auch müssen aufgrund des demografischen Wandels Bedarfe an **alternde Inhaftierte** angepasst werden, und es können zusätzliche Erkrankungen, wie z. B. demenzielle Verläufe, beobachtet werden.

Inhaftierte Personen, die an einer schweren psychischen Störung leiden, sind dabei häufiger Diskriminierungen und Viktimisierungen durch verbale Bedrohung, aber auch körperlicher und psychischer Gewalt durch andere Inhaftierte ausgesetzt. Neben den schwer psychisch-erkrankten Personen können spezifische Inhaftiertengruppen, beispielsweise Inhaftierte wegen „Taten gegen die sexuelle Selbstbestimmung" (z. B. sexueller Missbrauch oder Vergewaltigung) schweren Repressalien seitens anderer Inhaftierter ausgesetzt sein.

Konsiliarisch tätige Psychiaterinnen und Psychiater sind neben Fragestellungen zur Behandlung der oben aufgeführten Störungen auch mit Fragestellungen konfrontiert, die einen psychiatrischen Störungshintergrund haben können, aber nicht zwangsläufig haben müssen. Derartige Fragestellungen betreffen suizidales und selbstschädigendes Verhalten (▶ Kap. 25) und auch den Hungerstreik. **Hungerstreiks** stellen eine Protestform dar. 70–80 % der Hungerstreikenden nehmen spätestens nach 7 Tagen die Nahrungsaufnahme wieder auf. Fortgesetzte Nahrungskarenz über einen Zeitraum von mehr als 6–10 Wochen kann zu lebensbedrohlichen Zuständen führen. Die Psychiaterinnen und Psychiater sind dabei häufig mit der Fragestellung konfrontiert, ob dieses gezeigte Verhalten eine psychische Ursache, wie z. B. eine psychotische Störung mit einem Vergiftungswahn, hat.

Literatur

Aebi M, Cocco E, Molnar L, Tiago MM. Prisons and Prisoners in Europe 2021: Key Findings of the SPACE I Report. Series UNILCRIM 2022/3. Council of Europe and University of Lausanne 2022.

BfArM (Bundesinstitut für Arzneimittel und Medizinprodukte). Bericht zum Substitutionsregister – Januar 2023; https://www.bfarm.de/SharedDocs/Downloads/DE/

Bundesopiumstelle/SubstitReg/Subst_Bericht2023.pdf?__blob=publicationFile (letzter Zugriff: 10.5.2024).

Die Drogenbeauftrage der Bundesregierung (2021). Drogen- und Suchtbericht 2021; https://www.bundesgesundheitsministerium.de/service/publikationen/details/jahresbericht-der-drogenbeauftragten-2021 (letzter Zugriff: 10.5.2024).

Fazel S, Hayes AJ, Bartellas K, Clerici M, Trestman R. Mental health of prisoners: Prevalence, adverse outcomes, and interventions. Lancet Psychiatry 2016; 3(9): 871–881.

Fuß J, Marquardt I, Briken P, Konrad N. Zwangsmedikation psychisch erkrankter Menschen im Justizvollzug: Situation in Deutschland und Empfehlungen für die Praxis. Nervenarzt 2021; 92(1): 27–35.

Konrad N, Huchzermeier C, Rasch W. Justizvollzugspsychiatrie. In: Forensische Psychiatrie und Psychotherapie: Rechtsgrundlagen, Begutachtung und Praxis. Stuttgart: Kohlhammer 2019.

Krebs J, Konrad N, Opitz-Welke A. Suchtmedizin unter kustodialen Bedingungen am Beispiel des Berliner Justizvollzuges. Forens Psychiatr Psychol Kriminol 2020; 14: 85–94.

Lesting W. Die rechtlichen Grundlagen der medizinischen Versorgung im deutschen Strafvollzug. Medizinrecht 2018; 36(2): 69–73.

Malta M, Varatharajan T, Russell C, Pang M, Bonato S, Fischer B. Opioid-related treatment, interventions, and outcomes among incarcerated persons: A systematic review. PLoS One Med 2019; 16(12): e1003002.

Opitz-Welke A, Konrad N. Psychiatrische Probleme im Justizvollzug. In: Dreßing H, Habermeyer E (Hrsg.). Psychiatrische Begutachtung: Ein praktisches Handbuch für Ärzte und Juristen. München: Elsevier Urban & Fischer 2020; 393–405.

Opitz-Welke A, Lehmann M, Seidel P, Konrad N. Medizin im Justizvollzug. Dtsch Arztebl 2018; 115(48): 808–814.

Statistisches Bundesamt. Anzahl der Justizvollzugsanstalten in Deutschland nach Bundesländern im Jahr 2023; https://de.statista.com/statistik/daten/studie/993902/umfrage/anzahl-der-justizvollzugsanstalten-in-deutschland/#statisticContainer (letzter Zugriff: 10.5.2024).

Stöver H, Keppler K. Opioidsubstitutionsbehandlung im Justizvollzug: Der Vergabeaufwand von Buprenorphin-Depot im Vergleich zu anderen Substitutionsmedikamenten – eine gesundheitsökonomische Modellrechnung. Gesundheitswesen 2023; 85: 573–577.

WHO (World Health Organization). Status report on prison health in the WHO European Region. February 2019; https://www.who.int/europe/publications/i/item/9789289058674 (letzter Zugriff: 10.5.2024).

22 Therapie psychisch kranker Straftäter und Straftäterinnen

Reasoning and Rehabilitation Program (R&R)

Thomas Ross und María Isabel Fontao

22.1 Wie wurde R&R entwickelt?

Das R&R-Programm ist ein multimodales kognitiv-behaviorales Straftäterbehandlungsprogramm, das jugendlichen und erwachsenen Straftäterinnen und Straftätern kognitive Fähigkeiten und Werte vermittelt, die für ein prosoziales Verhalten unerlässlich sind. Die Grundlagen des Programms wurden ab Mitte der 1960er-Jahre gelegt, als Psychologinnen und Psychologen der Universität Waterloo in Kanada begannen, mit dem Justizministerium von Ontario (Ministry of Correctional Services of Ontario, Kanada) zusammenzuarbeiten. Im Mittelpunkt der Zusammenarbeit stand die Identifizierung von effektiven Interventionsmöglichkeiten zur Kontrolle antisozialen Verhaltens in einer Hochsicherheitseinrichtung für jugendliche Straftäterinnen und Straftäter. In der Folge entstanden wesentliche Impulse für das Management von institutionalisierten Straftäterinnen und Straftätern im Allgemeinen und für die Entwicklung von Ansatzpunkten zur Reduktion von Rückfälligkeit. Basierend auf der damals vorhandenen Forschungsliteratur zur Straftäterbehandlung wurde das Programm Schritt für Schritt zu dem heute vorliegenden R&R-Programm weiterentwickelt.

Zu Beginn wurden wissenschaftliche Studien zu Rehabilitationsprogrammen für Straftäterinnen und Straftäter recherchiert und ausgewertet (Gendreau und Ross 1983). Ein Vergleich von effektiven mit nichteffektiven Interventionen führte zur Identifikation von kognitiven Techniken als zentrales Element wirksamer Interventionen. Ein Review der wissenschaftlichen Literatur zu kognitiven Defiziten bei Straftätern (u. a. die Fähigkeit, die Konsequenzen des eigenen Verhaltens zu erkennen und das Denken in Sinnzusammenhängen anzuwenden) zeigte, dass viele Straftäter Defizite in sozialen Kompetenzen und Problemlösefertigkeiten aufweisen und dadurch ein höheres Risiko haben, einen antisozialen Lebensstil zu entwickeln (Ross und Fabiano 1985). Weiterführende Analysen bestätigten, dass **kognitives Training** die zentrale Komponente effektiver Rehabilitationsprogramme darstellt, und so wurden anschließend verschiedene kognitive Techniken identifiziert, die in

Straftäterprogrammen erfolgreich angewandt werden können. Diese Reihe wissenschaftlicher Studien mündete schließlich in die experimentelle Überprüfung eines kognitiven Programms zur Reduktion der Rückfälligkeit. Dieser Schritt stellte den Kern des R&R-Projekts dar (Ross et al. 1988).

Erste Evaluationsstudien zeigten, dass R&R die kognitiven Fähigkeiten von Straftätern und die Entwicklung prosozialer Einstellungen erfolgreich fördern konnte (u. a. Raynor und Vanstone 1996; Ross et al. 1988). Das R&R-Programm wurde in der Folge in verschiedenen Einrichtungen mit Straftäterinnen und Straftätern sowie Personen durchgeführt, die ein hohes Risiko für die Begehung erheblicher Straftaten aufwiesen (Übersicht bei Tong und Farrington 2006). Heute wird es in vielen westlichen Industrieländern angewandt, darunter Australien, Dänemark, Deutschland, England, Estland, Hongkong, Kanada, Lettland, Neuseeland, Schottland, Schweden, Wales sowie in den meisten US-amerikanischen Bundesstaaten. Durchgeführt wird das Programm vor allem im Justizvollzug, aber auch in gemeindenahen Einrichtungen für Straftäterinnen und Straftäter. Vor allem in den angloamerikanischen Ländern ist es auch Bestandteil einiger Präventionsprogramme für kriminalitätsgefährdete Jugendliche und kommt ergänzend in Programmen zum Schutz und zur Unterstützung für die Familien von Straftäterinnen und Straftätern zur Anwendung (vgl. ▶ 22.7).

22

22.2 Was sind die theoretischen Grundlagen von R&R?

Das R&R-Programm zählt zu den kognitiv-behavioralen Straftäterbehandlungsprogrammen, fokussiert aber nur auf einen Ausschnitt der kognitiv-behavioralen Behandlungstechniken. Im Fokus stehen der Aufbau kognitiver Fertigkeiten und die Schaffung von Werturteilen, die genutzt werden, um antisozialem Verhalten entgegenzuwirken bzw. prosoziales Verhalten zu fördern. Die theoretischen Grundlagen des Programms liegen in der empirischen Beziehung zwischen (sozialer) Kognition und Kriminalität. Basierend auf der bis dahin vorliegenden Forschungsliteratur zu diesem Themenschwerpunkt arbeiteten Ross und Fabiano (1985) die folgenden Korrelate kognitiver Funktionen als maßgeblich heraus:

- **Impulsivität:** Viele Straftäterinnen und Straftäter neigen dazu zu handeln, bevor sie nachdenken. Handlungen werden nicht reflektiert bzw. psychologisch repräsentiert.
- **Konkretistisches Denken:** Dies geht mit Schwierigkeiten einher, den Sinn von sozialen und rechtlichen Konzepten zu verstehen, z. B. (soziale) Regeln, Gesetze, Recht, Gerechtigkeit.
- **Externalität:** Viele Straftäterinnen und Straftäter haben externale Kontrollüberzeugungen. Soziale Handlungen oder Ereignisse werden als Folge unbeeinflussbarer Größen betrachtet (Schicksal, Glück, Zufall).
- **Soziale Wahrnehmung:** Dies umfasst die soziale Perspektivenübernahme, die Fähigkeit, sich in andere Rollen hineinzuversetzen, und Empathie. Viele Straftäterinnen und Straftäter zeigen Defizite in der Perspektivenübernahme, was zum Teil eine verzerrte Risikowahrnehmung erklären könnte.
- **Konzeptuelle Rigidität:** Viele Straftäterinnen und Straftäter denken häufig rigide, inflexibel und intolerant anderen Ideen bzw. Deutungen gegenüber.
- **Interpersonelle kognitive Problemlösekompetenzen:** Hiermit sind soziale Fertigkeiten gemeint, die notwendig sind, um Probleme im sozialen Umgang mit anderen Menschen zu lösen. Im Umgang mit anderen erkennen viele Straftäterinnen und Straftäter nicht, dass es ein Problem bzw. eine Diskrepanz

in der Bewertung konkreter Situationen geben könnte. Sie erkennen nicht, wie andere Menschen denken und fühlen, und haben Schwierigkeiten, Ursachen und Wirkungen sozialer Handlungen zu unterscheiden.
- **Egozentrismus:** Stark selbstzentriertes Verhalten und Härte im Umgang mit anderen wird hier weniger mit persönlichkeitspsychologischen Konzepten in Verbindung gebracht, sondern als kognitives Defizit interpretiert. Egozentrisches Denken verhindert eine realistische Wahrnehmung von sich selbst und basiert auf Dogmen.
- **(Soziale) Werte:** Als Folge der beschriebenen kognitiven Defizite fällt es vielen Straftätern schwer, Werte aufzubauen bzw. ein Wertegefüge zu schaffen, das über eine egozentristische Interpretation hinausgeht. Was Recht bzw. Unrecht ist, wird in erster Linie mit dem Affekt in Verbindung gesetzt, den eine Situation oder eine Handlung auslöst (nach dem Motto „Wenn es für mich gut ist, ist es gut").
- **Kritisches Denken und Urteilen:** Viele Straftäterinnen und Straftäter haben Schwierigkeiten mit logischem Denken. Die Technik des logischen Schlussfolgerns ist ihnen unbekannt. Beispielsweise wissen sie häufig nicht, dass es verschiedene Typen von logischen Schlüssen gibt und dass (beim syllogistischen Schließen) jeweils zwei Prämissen (ein Obersatz und ein Untersatz) notwendig sind, um zu einer logisch gültigen Schlussfolgerung zu kommen.

Die aufgeführten Defizite werden der Theorie des R&R folgend als Hauptursachen für die Entstehung und Aufrechterhaltung antisozialer Einstellungen und Werthaltungen betrachtet. Die sozial-kognitiven Defizite von Straftäterinnen und Straftätern werden nicht mit Problemen der allgemeinen Intelligenzentwicklung (gemessen mit Intelligenztests) bzw. mit einem niedrigen IQ in Verbindung gebracht. In diesem Zusammenhang weisen die Autoren dezidiert auf den **Unterschied zwischen sozialer Intelligenz**, auf deren Ausbau das R&R abzielt, und der **allgemeinen (akademischen) Intelligenz** (IQ), hin.

> **Info**
> Der vorhandenen Evidenz zufolge weisen nicht alle, aber viele Straftäterinnen und Straftäter kognitive Defizite auf, und erfolgreiche Straftäterprogramme beinhalten häufig Elemente kognitiven Trainings. Folglich ist die Kernaussage des kognitiven Modells der Delinquenzprävention und Straftäterrehabilitation, dass das Denken von Straftäterinnen und Straftätern das primäre Ziel der Rehabilitation darstellen soll (Ross und Fabiano 1985).

22.3 Wie ist R&R aufgebaut?

Im R&R werden verschiedene kognitive Fertigkeiten vermittelt. In der Originalversion des Programms wird in jedem eigenständigen Modul jeweils eine kognitive Fertigkeit bearbeitet. Zwei weitere Module dienen der Integration und Einübung der erlernten Fertigkeiten an echten Problemen. Im Folgenden werden die Modulinhalte auf Grundlage des R&R-Handbuchs kurz beschrieben (Ross et al. 1986/2004).

1 Problemlösen

In diesem Programmteil sollen die Teilnehmer lernen, sich mit (Alltags-)Problemen auseinanderzusetzen. Hierzu werden die verschiedenen Facetten von Problemen erörtert und analysiert sowie Problemlösestrategien eingeübt.

Problemidentifikation: Die Kernfrage ist hier, woran man überhaupt erkennt, dass man vor einem Problem steht. Anhand von Bildern, Folien und Sketchen erlernen die Teilnehmenden, dass Situationen, die keine unmittelbare Lösung haben, durch Nachdenken gelöst bzw. entschärft werden können.

Informationssammlung: Ist eine Situation als Problem erkannt, sind in der Regel Zusatzinformationen nötig, um das Problem zu bewerten. Die Teilnehmenden lernen an Beispielen, wie man (fast immer) Informationen sammeln kann, um eine konflikthaltige Situation adäquat zu bewerten.

MERKE
Problemidentifikation und Informationssammlung dienen einer ganzheitlichen **Problemerfassung** und helfen, die Schwere des Problems zu beurteilen.

Nonverbale Kommunikation: In diesem Programmteil lernen die Teilnehmenden, was nonverbale Kommunikation ist und dass sie eine wesentliche Rolle in der Kommunikation zwischen Menschen spielt.

Verbale Kommunikation: Viele Programmteilnehmende kennen zunächst nur ihren eigenen verbalen Kommunikationsstil. In vielen Fällen ist er dysfunktional. Deshalb steht hier die Vermittlung von verschiedenen verbalen Kommunikationsformen und -Möglichkeiten im Mittelpunkt.

Selbstsichere Kommunikation: Aggressive Kommunikationsstile zeugen von Selbstunsicherheit. Viele Straftäterinnen und Straftäter wissen das nicht; sie halten das Gegenteil für richtig. Das Erlernen selbstsicherer Kommunikationsformen ohne aggressives Verhalten gilt als wichtiger Bestandteil des R&R-Programms.

MERKE
Übungen zum **alternativen Denken** fördern die Flexibilität des Denkens. Viele Teilnehmende halten ihre eigene Art, zu denken und Probleme zu bewerten, für die einzig mögliche. Dass Denken und Handeln fast nie alternativlos ist und es immer Möglichkeiten gibt, andere Handlungsentscheidungen zu treffen oder Werturteile zu fällen, wird hier vermittelt.

Konsequenzenorientiertes Denken: Ein Merkmal vieler Straftäterinnen und Straftäter ist es, dass sie die Konsequenzen ihres Handelns wenig oder gar nicht bedenken. Handeln hat aber immer Konsequenzen. Schriftliche Übungen und Rollenspiele stehen hier im Vordergrund.

2 Soziale Fertigkeiten

Das Erlernen und Vertiefen sozialer Fertigkeiten nehmen einen bedeutenden Raum im Curriculum des R&R-Programms ein. Die Teilnehmenden lernen beispielsweise, wie man ein Gespräch beginnt (ohne negativ aufzufallen), wie man Gespräche in Gang hält, wie man sie beendet, ohne grob zu wirken, und sie lernen, dass Zuhören-Können eine sehr wichtige Fähigkeit ist, die helfen kann, Kommunikationsproblemen aus dem Weg zu gehen oder sie zu entschärfen. Des Weiteren wird trainiert, Anerkennung und Lob auszudrücken, um Hilfe zu bitten (ohne schwach zu wirken), Kritik zu üben und sich zu beschweren, ohne destruktiv zu sein, andere zu überzeugen, sich zu entschuldigen oder auch Ärger auszudrücken, ohne dabei aggressiv zu entgleisen. Die Teilnehmenden üben, auf Beschwerden und

Kritik, die an sie gerichtet wird, mit sozial akzeptablen Mitteln zu antworten. Insgesamt werden 37 verschiedene Fertigkeiten thematisiert und eingeübt.

3 Verhandlungsfertigkeiten
Unter Verhandlungsfertigkeiten versteht man im R&R-Programm alle Fertigkeiten, die notwendig sind, um persönliche Wünsche zu erreichen, wenn deren Erfüllung (teilweise) von anderen Personen abhängt. Verhandlungsfertigkeiten dienen grundsätzlich dazu, sich mit konflikthaltigen Situationen zweckmäßig auseinanderzusetzen. Es wird z.B. geübt, wie man Gehälter verhandelt, d.h., es werden die Möglichkeiten, die man hat, erörtert, und deren Konsequenzen beleuchtet. Es wird geübt, wie man jemanden um Geld oder andere Formen der Unterstützung bitten oder dazu bewegen kann, von seinem Standpunkt abzurücken und auf die eigenen Wünsche einzugehen. Anhand von 15 komplexen Beispielen werden die Verhandlungsmöglichkeiten und deren Konsequenzen sowie gesellschaftlich akzeptable Verhandlungstechniken eingeübt.

4 Ärgermanagement/Umgang mit Emotionen
Die Teilnehmenden lernen, welche Emotionen es gibt und welche Funktionen sie ausüben. Der Fokus des Moduls liegt auf dem Umgang mit negativen Emotionen und Affekten, vor allem Ärger. Die Probanden führen ein Ärgertagebuch, in dem sie Datum und Uhrzeit, Stärke, Dauer und Auslöser ihres Ärgers aufzeichnen. Sie lernen, dass Ärger kein Alles-oder-Nichts-Ereignis sein muss, dass es verschiedene Auslöser und verschiedene Intensitäten gibt. Sie lernen und üben ein, wie man den bedeutendsten Auslösern aus dem Weg gehen, sie kontrollieren bzw. entschärfen kann.

5 Kreatives Denken
Viele Straftäterinnen und Straftäter zeigen eine Unbeweglichkeit im Denken. Ihre Denkstrukturen sind verhältnismäßig rigide. Es fällt ihnen schwer, mehr als nur eine Lösung für Probleme zu erkennen. Die Forschung ist sich einig darüber, dass kognitive Rigidität bei diesen Menschen ein erhebliches Risiko für die Fortführung sozial unangemessenen bzw. riskanten Verhaltens darstellt. In diesem Zusammenhang haben einige Straftäterinnen und Straftäter eine geringe Frustrationstoleranz und reagieren kaum auf externe Ratschläge. Dies tun sie nicht nur aus Mangel an Motivation, sondern aus der Schwierigkeit heraus, ihre Perspektive zu verändern. Das Modul „Kreatives Denken“ stellt eine Reihe von Denktechniken vor, die helfen können, rigides Denken zu lockern und einen kontrollierten, systematischen Denkprozess in Gang zu setzen. Eine Reihe von Anwendungsbeispielen und Übungsthemen stehen hierfür zur Verfügung.

6 Werte
Aus der Sicht der Entwickler des Programms ist es notwendig, sich ein Urteil über das Wertesystem der Teilnehmenden zu bilden.

MERKE
Kompetenzen müssen in ein Wertegerüst eingebettet sein, das kontinuierlich zu einem prosozialen Wertesystem ausgebaut werden muss. Der Ausbau bzw. die Aktivierung kognitiver Kompetenzen auf einer unverändert dissozialen Wertebasis wäre ausgesprochen kontraproduktiv. Man würde das Gegenteil dessen erreichen, was beabsichtigt ist, nämlich kompetentere Straftäterinnen und Straftäter.

Das Modul verfügt deshalb über eine **Wertentwicklungskomponente,** in der regelmäßig prosoziale Äußerungen und Verhaltensweisen der Teilnehmenden verstärkt werden. Die Teilnehmenden werden hierbei nicht gemaßregelt, dysfunktionales Verhalten wird nicht moralisiert oder stigmatisiert. Stattdessen werden Werthaltungen infrage gestellt und die Teilnehmer dazu ermutigt, sich mit alternativen Sichtweisen, den möglichen Konsequenzen und den Sichtweisen, Wünschen, Einstellungen und Gefühlen anderer auseinanderzusetzen. Das Wertesystem vieler Straftäterinnen und Straftäter unterscheidet sich nur partiell von den Werten prosozial agierender Personen. Einige Straftäterinnen und Straftäter handeln aber ihren eigenen Überzeugungen zuwider, sie verhalten sich inkonsistent. Dieses Modul hilft den Teilnehmenden, dies zu erkennen und an Lösungen zu arbeiten.

7 Kritisches Urteilen

Kritisches Denken und Urteilen sind keine angeborenen Fähigkeiten. Sie werden von vielen Menschen im Laufe ihrer Sozialisation gelernt, von vielen Straftäterinnen und Straftätern aber nicht. Das Denkmuster von Personen, die erhebliche Straftaten begangen haben, ist häufig eher emotional als rational. Deshalb sollen die Programmteilnehmenden zu kritischem Denken befähigt werden. Der Ansatz für das Lehren kritischen Denkens und Urteilens bezieht sich hier auf die Einübung von Fertigkeiten in vier Bereichen:

A) **Überzeugung:** die Fähigkeit, Dinge kritisch einzuschätzen, die von anderen an die Teilnehmenden herangetragen werden.
B) **Denkfehler:** das Erkennen falscher Schlussfolgerungen.
C) **Annahmen, Fakten, Folgerungen:** hier geht es u. a. um die Unterscheidung von Tatsachen und Meinungen.
D) **Geistige Offenheit:** die Bereitschaft, das Urteilen manchmal auch aufzuschieben, um mehr Information einzuholen oder um andere Gesichtspunkte und Argumente als die eigenen zu berücksichtigen, bevor eine Schlussfolgerung gezogen wird.

Kritisches Urteilen wird in Form von Gruppenübungen gefördert.

8 Fertigkeiten im Überblick

Dieses Modul dient dazu, die in den vorangegangenen Sitzungen erlernten Fertigkeiten zu üben und sie miteinander zu kombinieren, um Probleme zu lösen. Hierzu werden Modellübungen ausgewählt, die zunächst unter Anleitung durchgeführt werden. Die Trainerinnen und Trainer führen beispielhaft einige Problemanalysen durch und dienen als Rollenmodelle. Danach wird diese Aufgabe an die Gruppenmitglieder übertragen. Die Inhalte für die Übungen werden einer sog. Problemkiste entnommen, d. h. einer Sammlung von Problemsituationen, an deren Lösung die Gruppe arbeiten kann. Hier werden auch die Arten von Fertigkeiten benannt, die nötig sind, um die Problemlösung zu erreichen, z. B. Durchsetzungs-, Verhandlungs-, Überzeugungsfähigkeit, Zuhören-Können, konsequenzenorientiertes (vorausschauendes) Handeln.

9 Kognitive Übungen

Durch kognitive Übungen erhalten die Gruppenmitglieder die Gelegenheit, ihre Fertigkeiten zur Problemlösung an echten Problemen auszuprobieren. Es werden Materialien bearbeitet, die nichtakademische Herausforderungen des Problemlösens und kreativen Denkens enthalten. Hierbei kommt es nicht primär darauf an, auf die „akademisch richtige“ Lösung zu kommen; wichtig ist vielmehr, dass ein kognitiver Problemlöseprozess in Gang kommt und dass die kognitive Arbeit weitergeführt wird, selbst wenn der Prozess ins Stocken gerät und nicht unmittelbar zu einer plausiblen Lösung führt. Kognitive Übungen werden häufig in Kleingruppen bearbeitet. Ein Beispiel für eine Übung dieser Art ist im folgenden Kasten aufgeführt.

Beispiel

Übung zum kreativen Denken am Beispiel des Umgangs mit Ideen

Idee: Aus Bussen sollten alle Sitze herausgenommen werden.

Frage: Was wären positive Aspekte? (Plus)
- Es würden mehr Leute in den Bus passen.
- Das Ein- und Aussteigen wäre einfacher.
- Die Busse könnten kostengünstiger hergestellt und repariert werden usw.

Frage: Was wären negative Aspekte? (Minus)
- Ältere Menschen oder Menschen mit einer Behinderung wären nicht in der Lage, Bus zu fahren.
- Die Fahrgäste würden beim Bremsen und Beschleunigen hinfallen.
- Man würde über abgestellte Taschen stolpern usw.

Frage: Was könnte an dieser Idee interessant sein?
- Man könnte zwei Arten von Bussen entwickeln, eine mit und eine ohne Sitze.
- Man könnte die Busse kennzeichnen, damit die Passagiere erkennen können, welcher Bus kommt. Die Busse ohne Sitze könnte man zu Stoßzeiten einsetzen, die Ticketpreise könnten sich unterscheiden usw.

Hinweis: Dem kreativen Denken werden keine Grenzen gesetzt. Die Ideen werden nicht gewertet. Kreativität wird in jedem Fall gefördert, auch wenn sie unrealistisch ist oder zu objektiv undurchführbaren oder falschen Schlüssen führt.

Beispiel für eine kognitive Übung

Herr A. besucht Herrn B. im Gefängnis. Ein Beamter sagt: „Sie sehen sich sehr ähnlich. Sind Sie verwandt?" Herr B. antwortet: „Ich habe keine Brüder oder Schwestern, aber der Vater von Herrn A. ist der Sohn meines Vaters."

Wie sind die beiden miteinander verwandt?

Auch hier kommt es nicht primär darauf an, die richtige Lösung zu finden. Entscheidend ist, dass Begründungen für Lösungen formuliert werden. Falsche Begründungen und Schlussfolgerungen können in der Gruppe dekonstruiert und besprochen werden.

Beispiel für die Trainingseinheit „Fakten vs. Meinungen"
- Verheiratete leben länger als Unverheiratete.
- Das Lösen von Kreuzworträtseln macht Spaß.
- Versicherungsgesellschaften erheben zu hohe Beiträge von jugendlichen Fahrerinnen und Fahrern.
- Wenn die Sonne erlischt, ist das Leben auf der Erde zu Ende.

22.4 Welche therapeutische Grundhaltung und welche Methoden kommen für die Durchführung von R&R zum Einsatz?

Die Grundhaltung der Trainerinnen und Trainer ist emphatisch, transparent, offen, flexibel und respektvoll gegenüber den Teilnehmenden. Gute Trainerinnen und Trainer sind nicht konfrontativ, sondern beziehungsorientiert, d. h., sie versuchen, eine Arbeitsbeziehung mit den Klientinnen und Klienten zu schaffen, indem sie sie bei ihren Versuchen, mit den Herausforderungen des Programms zurechtzukommen, unterstützen und fördern. Zugleich sind gute Trainerinnen und Trainer in der Lage, aggressiv konnotiertes Verhalten zu entschärfen, klare Grenzen zu setzen und die Grundregeln des Miteinanders in der Lerngruppe durchzusetzen (Ross et al. 2004).

Für die Durchführung von R&R empfehlen die Autoren einen Unterrichtsraum mit moderner technischer Ausstattung: Möglichkeit zur Aufnahme und Projektion von Videos, Overhead, Flipchart, Schreibtische, zusätzlicher Platz für Sitzkreise, Rollenspiele (Ross et al. 2004). Folgende **Materialien und Methoden** gibt es:

- Lernkarten und Arbeitskarten mit Beispielen für die Inhalte des jeweiligen Moduls
- Bilder, z. B. zur Übung der Identifikation/des Erkennens von Problemen: Eine Person sitzt zusammengekauert auf dem Fußboden. Hat sie ein Problem? Wenn ja, welches? Warum?
- Folien, z. B. zu Fakten und Meinungen (s. o).
- Arbeitsblätter mit Situationsbeschreibungen, z. B. im Modul Verhandlungsfertigkeiten
- Moralische Dilemmata
- Rollenspiele
- Ärgertagebuch
- Hausaufgaben
- Kognitive Übungen

Info

Äußerer Rahmen der Anwendung

In der englischen bzw. deutschen Langversion wird R&R in der Regel von zwei Personen (Trainer*in, Co-Trainer*in) geleitet (Ross und Fabiano 1986; Ross et al. 2004).

- 4–8 Teilnehmende.
- Raum mit Tischen, Flipchart/Overhead bzw. Beamer oder neuere Projektionstechnik.
- Alle Teilnehmenden besitzen ein Teilnehmerhandbuch.
- Am Ende des Trainings erhalten alle Teilnehmenden eine Urkunde.
- 35 Sitzungen; Dauer pro Sitzung: 2 Stunden.
- Mindestens zwei, besser drei Sitzungen pro Woche.
- Gesamtdauer je nach Sitzungsfrequenz: 5–10 Monate.

22.5 Was ist die Zielpopulation von R&R?

Das ursprüngliche R&R-Programm wurde für Straftäterinnen und Straftäter mit einem mittleren bis hohen Rückfallrisiko konzipiert. Weniger geeignet ist das Programm für folgende Personengruppen:

- Personen mit einem IQ < 70, da sie über die dafür notwendigen kognitiven Kompetenzen möglicherweise nicht verfügen
- Straftäterinnen und Straftäter, deren antisoziales Verhalten nicht auf kognitive Defizite zurückzuführen ist
- Straftäterinnen und Straftäter mit psychiatrischen Problemen

Im Zuge der **Weiterentwicklung** des R&R entstand jedoch die modifizierte Kurzversion R&R2 MHP für Straftäterinnen und Straftäter mit psychischen Störungen und eine Reihe weiterer R&R-Kurzversionen für spezifische Populationen mit strafrechtlich relevanten Verhaltensproblemen bzw. für Personen aus ihrem sozialen Umfeld (vgl. ▶ 22.7).

PRAXISTIPP

Zusammensetzung der Gruppe

Ältere können mit jüngeren Teilnehmenden unterrichtet werden. Die Teilnehmenden müssen bezüglich ihrer Delikte bzw. psychiatrischen Diagnosen nicht homogen sein. Wichtig ist jedoch, dass sie ungefähr **dasselbe soziale Risiko** besitzen, d. h., Personen mit niedrigem Rückfallrisiko sollten nicht mit Personen gemischt werden, bei denen ein hohes Rückfallrisiko besteht. Sollen Sexualstraftäterinnen/-täter gemeinsam mit Personen unterrichtet werden, die keine Sexualstraftaten begangen haben, ist die Zusammensetzung der Gruppe sorgsam abzuwägen.

22.6 Welche Voraussetzungen müssen die Anwenderinnen und Anwender von R&R mitbringen?

Die Zielgruppen für die Durchführung des Programms sind ebenso facettenreich wie die Zielpopulationen. Im klinischen Kontext wird R&R vom akademischen Personal, vom Pflegepersonal und von Sozialarbeiterinnen/-arbeitern geleitet. Im außerklinischen Kontext wird das Programm häufig durch das Gefängnispersonal vermittelt (Justizvollzugsbeamt*innen, Psycholog*innen). Vor allem in den angloamerikanischen Ländern kommt auch der Bewährungshilfe eine wichtige Rolle in der Anwendung des Programms zu. Straftäterinnen und Straftäter, die das Programm erfolgreich durchlaufen haben und Interesse zeigen, ihre Erfahrungen und Kenntnisse an andere weiterzugeben, werden häufig als Co-Trainerinnen und Co-Trainer eingesetzt. Dieses Vorgehen hat sich vor dem Hintergrund der Überlegung bewährt, dass Programmteilnehmende, die von ehemaligen Programmteilnehmenden angeleitet werden, Identifikationsprozesse durchlaufen, die einem erfolgreichen Durcharbeiten der Programminhalte zugutekommen können.

MERKE

Das R&R-Programm ist dezidiert nicht als therapeutische Methode konzipiert, die nur von akademisch ausgebildetem Personal angewendet werden kann. Voraussetzung für die korrekte Anwendung ist eine fachgerechte, von autorisierten Trainerinnen und Trainern durchgeführte Anwenderschulung. Grundsätzlich sollen alle Personengruppen, die beruflich mit Straftäterinnen und Straftätern zu tun haben, in die Lage versetzt werden, mit R&R zu arbeiten.

22.7 Gibt es Weiterentwicklungen? (modifizierte Versionen)

Auf der Grundlage von Forschungsergebnissen zum ursprünglichen R&R-Programm ist eine Reihe neuer und kürzerer Versionen von R&R entwickelt worden. Dies sind die sog. R&R2-Programme, für deren Durchführung jeweils 12–16 Sitzungen à 90 Minuten über 5–6 Wochen vorgesehen sind. Diese Nachfolgeversionen wurden für spezifische Populationen konzipiert und angepasst; Handbücher und Materialien sind über die Webseite der Autoren erhältlich:

- R&R2 für antisoziale Erwachsene
- R&R2 für antisoziale Jugendliche
- R&R2 für Mädchen und junge Frauen

- R&R2 für Familien und Unterstützungspersonen
- R&R2 für Jugendliche und Erwachsene mit ADHS
- R&R2 für Jugendliche und Erwachsene mit psychischen Problemen

Darüber hinaus gibt es auch ein Programm für die Schulung prosozialer Fahrerinnen und Fahrer (Cognitive Centre of Canada).

22.8 Ist R&R wirksam?

Eine vollständige Darstellung der bisherigen Studien zu R&R ist in diesem Buchkapitel nicht intendiert. Vorgestellt werden einschlägige Übersichtsarbeiten über die ersten Evaluationen von R&R sowie eine Auswahl relevanter Studien ab 2010, darunter Arbeiten im deutschsprachigen Raum. Letztere untersuchten vorwiegend Programmvarianten, die auf Basis der ursprünglichen R&R-Version von 1985 entwickelt wurden. Die älteren Arbeiten berichten dagegen meist über die Wirksamkeit des Programms für die Kerngruppe primär nicht psychisch kranker oder intelligenzgeminderter inhaftierter Straftäterinnen und Straftäter mit Gewalt- oder anderen schweren Delikten. Evidenz für die Wirksamkeit von R&R bzw. der Varianten wird in den meisten, aber nicht in allen Arbeiten berichtet.

Übersichtsarbeiten zu ersten Evaluationen von R&R Auf Basis von sieben Originalstudien zu R&R ermittelten **Pearson et al. (2002)** einen gewichteten Mittelwert von $r = .147$, was einem Binomial Effect Size Display (BESD) von 57,4 % Behandlungserfolgen in Bezug auf die Rückfälligkeit der R&R-Gruppe und 42,7 % Behandlungserfolgen in der Kontrollgruppe entspricht.

Nach **Wilson et al. (2005)** spricht die Evidenz für eine Reduktion der Rückfälligkeit; die mittlere Effektstärke für experimentelle und qualitativ hochwertige quasiexperimentelle Studien (fünf Studien) ist positiv und signifikant (mittlere Effektstärke 0,16, $p < .05$).

Die Studie von **Tong und Farrington (2006)** gilt immer noch als eine der wichtigsten Arbeiten zum Nachweis der Größenordnung der Effekte des R&R-Programms auf die Reduktion der Rückfälligkeit. In diese Übersichtsarbeit gingen 16 Programmevaluationen (mit 26 separaten Vergleichen) ein, in denen Versuchs- und Kontrollgruppen verglichen wurden. Die Originalstudien stammen aus Kanada (3), den Vereinigten Staaten (7), dem Vereinigten Königreich (5) und Schweden (1). An den Studien nahmen jugendliche und erwachsene Straftäterinnen und Straftäter (im niedrigen, mittleren oder hohen Risikobereich) in verschiedenen Settings (Gefängnis, Bewährung) teil. Die Follow-up-Dauer in den Originalstudien variierte zwischen 6 und 36 Monaten. Die Metaanalyse ergab eine signifikante Verringerung der Rückfälligkeit der Programmteilnehmenden um 14 % im Vergleich zu den Kontrollgruppen. R&R war sowohl in Einrichtungen und als auch im ambulanten Setting effektiv. Niedrig- und Hochrisikotäterinnen/-täter profitierten vom Programm, aber die Effektstärke war für Personen mit niedrigem Risiko größer. Signifikante Unterschiede in der Wirksamkeit im Zusammenhang mit dem Land, in dem die Studie durchgeführt wurde, fanden die Autoren nicht (Tong und Farrington 2006).

R&R bei psychisch kranken Straftätern Internationale Studien zur Wirksamkeit von R&R bei diesen Straftäterpopulationen lieferten gemischte Ergebnisse.

Young et al. (2010) führten eine Pilotstudie zu R&R2M bei psychisch kranken Straftäterinnen und Straftätern durch und fanden Hinweise auf Machbarkeit und positive Effekte auf die Reduktion von gewalttätigen Einstellungen und Störverhalten in der Behandlungsgruppe.

Cullen et al. (2012) legten die erste randomisierte kontrollierte Studie (RCT) zu R&R mit psychisch kranken Straftätern vor. 84 männliche stationäre Patienten mit einer psychotischen Störung und einer Gewaltvorgeschichte aus forensischen Kliniken mit mittlerer Sicherheitsstufe wurden rekrutiert und R&R bzw. „treatment as usual" (TAU) randomisiert zugewiesen. Gewalttätige Vorfälle und antisoziales Verhalten (verbale Aggression, Substanzkonsum und Urlaubsverstöße) wurden während der Behandlung und 12 Monate nach der Behandlung erfasst. Im Vergleich zur TAU-Gruppe waren die Raten der verbalen Aggression und der Urlaubsverstöße während des Behandlungszeitraums in der R&R-Gruppe signifikant niedriger; der Effekt auf die verbale Aggression blieb auch 12 Monate nach der Behandlung bestehen. Die Hälfte der Teilnehmer, die in die R&R-Gruppe randomisiert wurden, schlossen die Behandlung nicht ab; daher wurden Post-hoc-Analysen durchgeführt, um die Behandlungsergebnisse von Teilnehmern, die das R&R abschlossen, und von denen, die das Programm abbrachen, mit TAU zu vergleichen. Nach der Kontrolle für psychopathische Merkmale waren die Vorfälle von Gewalt, verbaler Aggression und Urlaubsverstößen während der Behandlung bei den Programmabsolventen signifikant niedriger, und es gab signifikante Auswirkungen auf verbale Aggression und Substanzkonsum 12 Monate nach Abschluss der Behandlung.

In einer quasiexperimentellen Studie untersuchten **Rees-Jones et al.** (2012) die Wirksamkeit des R&R2 MHP bei psychisch kranken männlichen Rechtsbrechern, die zur Unterbringung in einer forensisch-psychiatrischen Einrichtung verurteilt worden waren. Die R&R-Gruppe bestand aus 67 Personen, die Warteliste/TAU-Gruppe aus 54 Kontrollen. Nach Ende der Intervention zeigte die R&R-Gruppe signifikante Behandlungseffekte bei einem Teil der erhobenen Variablen, nämlich bei gewalttätigen Einstellungen, rationalem Problemlösen und Ärgerkognitionen, die Warteliste/TAU-Gruppe dagegen nicht.

Auch in der Studie von **Yip et al.** (2013) mit psychisch kranken männlichen Straftätern wurden für die R&R2 MHP-Gruppe ($n = 30$) signifikante Veränderungen in den Bereichen gewalttätige Einstellungen, soziale Problemlösungsprozesse und Bewältigungsstrategien berichtet. In der TAU-Gruppe ($n = 29$) gab es dagegen keine wesentlichen Veränderungen.

Jotangia et al. (2015) führten eine Machbarkeitsstudie zu R&R2 MHP bei psychisch kranken Straftäterinnen in forensischen Krankenhäusern durch. Im Vergleich zu den Kontrollen in der TAU-Bedingung ($n = 20$) zeigte die Behandlungsgruppe ($n = 18$) am Ende der Intervention signifikante Behandlungseffekte für positive Problemlösungsorientierung und Kontrollüberzeugung, aber keinen Behandlungseffekt für gewalttätige Einstellungen, Wut und Verhalten auf Station.

In die Übersichtsarbeit von **Rampling et al.** (2016) über die Wirksamkeit nichtpharmakologischer Interventionen bei psychisch kranken Straftätern zur Reduktion von Aggression und Gewalt wurden u. a. sieben Originalstudien (darunter die oben erwähnten Arbeiten) zu R&R eingeschlossen und in Bezug auf die Fragestellung kritisch bewertet. Es gibt Evidenz für die Wirksamkeit von R&R (Original und modifizierte Versionen) bezüglich der Reduktion von verbaler Aggression während der Behandlung und in der 12-monatigen Katamnese (Cullen et al. 2012), gewalttätigen Einstellungen gegen Ende der Behandlung und in der 3-monatigen Katamnese und im Gewaltverhalten gegen Ende der Behandlung (Young et al. 2010; Rees-Jones et al. 2012; Yip et al. 2013). Allerdings bemängelten die Autoren die methodischen Schwächen der Studien (hohe Dropout-Raten, fragliche Vergleichbarkeit der Gruppen, kleine Stichproben, fehlende Randomisierung) und forderten mehr Langzeitstudien und qualitativ hochwertige RCTs, um eine solidere Evidenzbasis zu schaffen.

Kingston et al. (**2018**) untersuchten in einer RCT die Wirkung des R&R2 (Reasoning and Rehabilitation 2: Short Version for Adults) bei Straftätern mit psychischen Erkrankungen. Dabei wurden $n = 101$ männliche inhaftierte Straftäter entweder R&R2 oder TAU zugewiesen. Nach der Intervention zeigten Teilnehmer in beiden Gruppen positive Veränderungen in den kriminellen Einstellungen, mit einem leichten Vorteil für die R&R2-Gruppe. Die Veränderungen in diesen Variablen vor und nach der Behandlung hingen nicht mit einer Verringerung der Rückfälligkeit 1,5 Jahre nach Entlassung zusammen. In dieser Hinsicht gab es keinen nachweisbaren Vorteil von R&R2 gegenüber TAU.

R&R bei deutschsprachigen Klienten bzw. Gruppen untergebrachter Personen Zu den Ersten, die das R&R-Programm in Deutschland einsetzten und wissenschaftlich untersuchten, gehörte die Arbeitsgruppe um Müller-Isberner und Gretenkord aus dem Institut für Forensische Psychiatrie in Haina (z. B. Gretenkord 2002). Von dieser Gruppe stammt auch die Übersetzung des englischsprachigen Originals ins Deutsche (Ross et al. 2004). In den letzten 10 Jahren wurden in Deutschland und in der Schweiz Interventionsstudien bei verschiedenen Straftäterpopulationen durchgeführt und Hinweise auf die Wirksamkeit von R&R und R&R2 gefunden.

Wettermann et al. (**2012**) untersuchten eine Stichprobe von 31 stationär untergebrachten Personen einer geschlossenen psychiatrischen Einrichtung zur Behandlung substanzabhängiger Straftäter nach § 64 StGB, die nach dem Zufallsprinzip einer Versuchs- (R&R: $n = 14$) und einer Kontrollgruppe (TAU: $n = 17$) zugewiesen wurden. Die meisten Studienteilnehmer hatten ein Tötungsdelikt oder andere schwere Gewaltdelikte begangen und mehrere Vorstrafen. Die Prä-Post-Vergleiche deuteten auf eine Verbesserung der Behandlungsgruppe gegen Ende der Intervention in einigen Bereichen hin, darunter Problemlösung, Bewusstsein für Konsequenzen, soziale Perspektivenübernahme, kognitiver Stil, die Fähigkeit, durch Erfahrung zu lernen und Durchhaltevermögen aus Sicht der Bezugstherapeuten. Nach Einschätzung der Behandelnden und der Teilnehmer hatte sich die Wahrnehmung zu den Konsequenzen eigenen Verhaltens deutlich verbessert.

In einer späteren Arbeit zur selben Studie berichteten **Wettermann et al.** (**2015**) die Ergebnisse der Untersuchung (Prä-, Post- und Follow-up-Messung) für die Gruppe, die am R&R-Programm teilnahm, und für die Kontrollen, die das übliche Behandlungsangebot der Entziehungsklinik für substanzabhängige Straftäter durchliefen. Nach Einschätzung des therapeutischen Personals verbesserten sich die R&R-Teilnehmer ($n = 10$) innerhalb von 6 Monaten nach der Durchführung der Intervention (Post- und Follow-up-Messung) in den Variablen „Alternativen bedenken und entwickeln, „Impulsivität“, „Kognitiver Stil“, „Lernen aus Erfahrung“ und „Soziale Einstellung“. In der TAU-Gruppe ($n = 12$) verbesserten sich in diesem Zeitraum die Beziehungsfähigkeit und die soziale Einstellung. In Bezug auf Rückfälle nach der Entlassung aus der Maßregel wurden jedoch keine signifikanten Unterschiede zwischen den R&R-Teilnehmern und der Kontrollgruppe gefunden.

In einer Folgestudie verglichen **Wettermann et al.** (**2020**) die Wirksamkeit von R&R ($n = 47$) und DBT-F (die für forensische Patienten modifizierte Version der Dialektisch-behavioralen Therapie; $n = 34$) mit TAU ($n = 28$) für die Behandlung von substanzabhängigen Straftätern. Die Daten zu kognitiven Fertigkeiten (u.a. kognitive Flexibilität, kognitive Leistungsfähigkeit, divergentes Denken, Problemlösefertigkeit/konvergentes Denken) wurden zu Beginn und Ende der Intervention über einen Zeitraum von 10 Jahren gesammelt. Die Teilnehmer in den drei Gruppen verbesserten ihre kognitiven Fertigkeiten zwischen der Prä- und der Post-Messung, aber Unterschiede zwischen der R&R- und der DBT-F-Gruppe, die eine Überlegenheit von R&R bzw. DBT-F in den gemessenen Konstrukten belegen, wurden nicht gefunden.

In der Arbeit von **Krammer et al.** (**2015**) wurde die Wirksamkeit eines Gruppentrainings anhand der deutschsprachigen Version des R&R2 bei inhaftierten Frauen (n = 11) untersucht. Mittels standardisierter Fragebögen wurden sozial-interpersonelle, motivationale, psychopathologische und emotionsregulatorische Merkmale vor und nach der Intervention gemessen. Zudem wurden die Zufriedenheit mit der Behandlung und der klinische Eindruck erhoben. Dabei fanden sich signifikante Veränderungen für interpersonale Probleme, Psychopathologie, Stress und Selbstwirksamkeitserwartung. Das Programm wurde sowohl von den Teilnehmerinnen als auch den Durchführenden positiv bewertet. Diese Ergebnisse stützten überwiegend die Hypothese einer Wirksamkeit des R&R2 bei inhaftierten Frauen; die Stichprobe war jedoch zu klein, um weitergehende Aussagen zur Wirksamkeit des Programms bei dieser Population zuzulassen.

22

Baggio et al. (**2020**) untersuchten die Wirksamkeit von R&R2 bei Männern, die wegen Gewaltdelikten inhaftiert waren. In dieser quasiexperimentellen kontrollierten Studie (R&R2: n = 129, TAU: n = 84) wurden Rückfälligkeit und Abbrecherquote sowie Selbstangaben zu Einstellungen und Verhalten (feindselige Attributionsverzerrung, Aggressivität, interpersonale Probleme und Bereitschaft zur Übernahme von Verantwortung) erhoben. In Bezug auf die Rückfälligkeit wurden marginale Effekte gefunden. Die Teilnehmer der R&R2-Gruppe waren im Vergleich zur TAU-Gruppe in der Intention-to-Treat- (n = 51, Odds Ratio = 0,75, p = .060) und der Per-Protocol-Analyse (ohne Abbrecher; n = 38, Odds Ratio = 0,65, p = .068) seltener rückfällig. Teilnehmer der R&R2-Gruppe brachen die Behandlung seltener ab. Für die R&R2-Teilnehmer wurden auch positive Wirkungen auf Aggressivität berichtet. Sie wiesen niedrigere Werte für spontane Aggressivität (p = .047) auf; marginale Effekte zeigten sich für reaktive Aggressivität (p = .070) und Erregbarkeit (p = .086). Aufgrund der Ergebnisse bewerteten die Autoren das R&R2-Programm als einen relevanten Ansatz zur Verringerung der Rückfälligkeit nach einer Inhaftierung, wiesen jedoch auch darauf hin, dass die Ergebnisse u. a. aus methodischen Gründen als vorläufig zu betrachten sind.

Eine kontrollierte Studie zur Wirksamkeit von R&R im Strafvollzug wurde von **Hosser und Weber** (**2021**) publiziert. Die Effektivität des R&R wurde in einer Stichprobe von 134 männlichen Inhaftierten untersucht (Prä-, Post- und Follow-up 3 Monate nach Abschluss des Trainings; n = 86 zum Post-Messzeitpunkt; n = 38 bei Follow-up). Erhoben wurden Selbstangaben (Normorientierung und moralisches Urteil, Aggression, Empathie, Impulsivität, Emotionsregulation, Selbstwert, Behandlungsmotivation) sowie Akteninformationen zu Regelverstößen. Letztere wurden mit den Angaben einer parallelisierten Kontrollgruppe (n = 113) verglichen. Der Vergleich der Prä- und Post-Messungen zeigte für alle erhobenen Variablen positive Effekte im kleinen bis mittleren Bereich. Diese Effekte blieben bis zur Follow-up-Messung stabil. Auf der Verhaltensebene zeigten sich zwischen den

R&R-Teilnehmern und den Kontrollen keine signifikanten Unterschiede für die dokumentierten Regelverstöße.

22.9 Abschließende Bewertung

Werden die R&R-Programme nach den in den jeweiligen Handbüchern ausgeführten Standards appliziert, bestehen keine wesentlichen Kontraindikationen. Wo dies möglich ist, sollte das R&R-Programm im Rahmen eines erweiterten individualspezifischen Behandlungskonzepts angewendet werden, z. B. parallel zu einer psychotherapeutischen Behandlung oder als Baustein einer engmaschigen psychosozialen Betreuung.

MERKE

R&R fokussiert dezidiert auf die Erweiterung kognitiver Kompetenzen zur Problemlösung im Rahmen sozialer Interaktion. Emotionale Probleme und Bedürfnisse oder biografische Ereignisse und Entwicklungen, die einer psychotherapeutischen Betreuung bedürfen, werden von den Programmkomponenten nicht oder allenfalls kursorisch berührt. Insofern enthalten die R&R-Programme wichtige Elemente, die für eine nachhaltige Reduzierung kriminellen Verhaltens notwendig sind, aber sie ersetzen keine umfassende, auf die individuellen Bedürfnisse der Klienten bzw. der untergebrachten Personen abgestimmte Behandlungsstrategie.

Das R&R-Programm wird in der S2-Behandlungsleitlinie für Persönlichkeitsstörungen (DGPPN 2009; Renneberg et al. 2010), in den Standards für die Behandlung im Maßregelvollzug nach §§ 63 und 64 StGB (Müller et al. 2018) und in der NICE Guideline zur antisozialen Persönlichkeitsstörung (NICE 2009) als Bestandteil einer evidenzbasierten Therapie empfohlen.

Die Auswahl der am R&R-Programm teilnehmenden Personen sollte sich nach den Andrews-Prinzipien (Risiko, kriminogene Bedürfnisse, Ansprechbarkeit) richten. Diese Forderung ist für die Wirksamkeitsforschung von Straftäterrehabilitationsprogrammen von zentraler Bedeutung und gilt für alle kognitiv-behavioralen Behandlungsprogramme. Es gibt einen nicht unerheblichen Teil von Straftätern mit schweren Delikten und einem komplexen Risikoprofil, die nicht mit R&R erreicht werden können. Für die Programmintegrität ist es besser, wenn diese Personen a priori oder aber sehr zügig nach Beginn des Programms ausgeschlossen werden. Geschieht dies nicht, werden sie mit hoher Wahrscheinlichkeit den Lernfortschritt bei den Personen, die davon profitieren können, behindern. Außerdem ist nachgewiesen worden, dass Langzeitoutcomes bei Abbrechern eher schlecht sind.

Die Wirksamkeit des R&R-Programms (Ross et al. 1986) zur Reduktion der Rückfälligkeit liegt im Schnitt zwischen 10 und 20 %. Das ist die Größenordnung, die Fachleute für realistisch halten. Wo größere Effekte berichtet werden, lassen sich häufig methodische Gründe anführen, die diese Effekte relativieren (größere Effekte gibt es z. B. in Einzelstudien mit nichtrandomisierten Designs oder anderen methodischen Problemen). Die Ergebnisse der Interventionsstudien zu Veränderungen in psychologischen und Verhaltensvariablen, die mit Straffälligkeit korrelieren, sind gemischt, aber insgesamt sprechen sie für die Relevanz von R&R in der Behandlung von Straftäterinnen und Straftätern – sowohl im internationalen als auch im deutschsprachigen Kontext.

Literatur

Baggio S, Weber M, Rossegger A, Endrass J, Heller P, Schneeberger A, et al. Reducing recidivism using the Reasoning and Rehabilitation program: A pilot multi-site-controlled trial among prisoners in Switzerland. Int J Public Health 2020; 65: 801–810.

Cognitive Centre of Canada. Treatment of Antisocial Behavior; https://www.cognitive-centre.ca (letzter Zugriff: 10.5.2024).

Cullen AE, Clarke AY, Kuipers E, Hodgins S, Dean K, Fahy T. A multisite randomized trial of a cognitive skills program for male mentally disordered offenders: Violence and antisocial behavior outcomes. J Consult Clin Psychol 2012; 80(6): 1114.

DGPPN (Deutsche Gesellschaft für Psychiatrie, Psychotherapie und Nervenheilkunde) (2009). Behandlungsleitlinie Persönlichkeitsstörungen. Reihe: S2-Praxisleitlinien in Psychiatrie und Psychotherapie. Bd 1. Darmstadt: Steinkopff.

Gendreau P, Ross RR. Correctional treatment: Some recommendations for effective intervention. Juvenile Family Court J 1983; 34: 31.

Gretenkord L. Das Reasoning and Rehabilitation Programm (R&R). In: Müller-Isberner R, Gretenkord L (Hrsg.). Psychiatrische Kriminaltherapie. Bd. 1. Lengerich: Pabst 2002; 29–40.

Hosser D, Weber S. Das „Reasoning-and-Rehabilitation"-Programm im deutschen Strafvollzug – Einstellungs- und Verhaltensveränderungen im Behandlungsverlauf. Forens Psychiatr Psychol Kriminol 2021; 15(4): 319–326.

Jotangia A, Rees-Jones A, Gudjonsson GH, Young S. A multi-site controlled trial of the R&R2MHP cognitive skills program for mentally disordered female offenders. Int J Offender Ther Comp Criminol 2015; 59(5): 539–559.

Kingston DA, Olver ME, McDonald J, Cameron C. A randomised controlled trial of a cognitive skills programme for offenders with mental illness. Crim Behav Ment Health 2018; 28(4): 369–382.

Krammer S, Peper M, Klecha D. Wirksamkeit des Programms „Reasoning and rehabilitation revised" für inhaftierte Frauen in der Schweiz: Erkundungsstudie. Forens Psychiatr Psychol Kriminol 2015; 9(1): 29–37.

Müller JL, Saimeh N, Briken P, Eucker S, Hoffmann K, Koller M et al. Standards für die Behandlung im Maßregelvollzug nach §§ 63 und 64 StGB. Forens Psychiatr Psychol Kriminol 2018; 12(2): 93–125.

NICE (National Institute for Care and Health Excellence). Antisocial Personality Disorder: Prevention and Management. London: NICE 2009.

Pearson FS, Lipton DS, Cleland CM, Yee DS. The effects of behavioral/cognitive-behavioral programs on recidivism. Crime & Delinquency 2002; 48(3): 476–496.

Rampling J, Furtado V, Winsper C, Marwaha S, Lucca G, Livanou M, Singh SP. Non-pharmacological interventions for reducing aggression and violence in serious mental illness: A systematic review and narrative synthesis. Eur Psychiatry 2016; 34: 17–28.

Raynor P, Vanstone M. Reasoning and rehabilitation in Britain: The results of the Straight Thinking on Probation (STOP) programme. Int J Offender Ther Comp Criminol 1996; 40(4): 272–284.

Rees-Jones A, Gudjonsson G, Young S. A multi-site controlled trial of a cognitive skills program for mentally disordered offenders. BMC Psychiatry 2012; 12: 44.

Renneberg B, Schmitz B, Doering S, Herpertz S, Bohus M. Behandlungsleitlinie Persönlichkeitsstörungen. Psychotherapeut 2010; 55(4): 339–354.

Ross R, Fabiano EA. Time to Think: A Cognitive Model of Delinquency Prevention and Offender Rehabilitation. Johnson City: Institute of Social Sciences & Arts, Inc. 1985.

Ross R, Fabiano EA, Ross RD. Reasoning and Rehabilitation: A Handbook for Teaching Cognitive Skills: Volumes 1 & 2, Handbook & Supplements. Ottawa: Cognitive Centre of Canada 1986 [dt. Reasoning and Rehabilitation: ein Handbuch zur Vermittlung kognitiver Fähigkeiten. Institut für Forensische Psychiatrie Haina 2004].

Ross R, Fabiano EA, Ewles CD. Reasoning and rehabilitation. Int J Offender Ther Comp Criminol 1988; 32(1): 29–35.

22

Tong LSJ, Farrington DP. How effective is the 'Reasoning and Rehabilitation' programme in reducing reoffending? A meta-analysis of evaluations in four countries. Psychol Crime Law 2006; 12(1): 3–24.
Wettermann A, Schläfke D, Fegert JM. The modification of criminogenic factors on addicted offenders the effectiveness of the Reasoning and Rehabilitation Program. Int J Law Psychiatry 2012; 35(3): 202–206.
Wettermann A, Schläfke D, Gerullis L, Fegert JM. Die Nachhaltigkeit der Veränderung kriminogener Faktoren durch das R&R-Training im Maßregelvollzug nach § 64 StGB. Forens Psychiatr Psychother 2015; 22(1): 31–51.
Wettermann A, Völlm B, Schläfke D. Highly structured treatment programs for addicted offenders: Comparing the effects of the reasoning & rehabilitation program and DBT-F. Front Psychiatry 2020; 11: 499241.
Wilson DB, Bouffard LA, MacKenzie DL. A quantitative review of structured, group-oriented, cognitive-behavioral programs for offenders. Crim Just Behav 2005; 32(2): 172–204.
Yip VCY, Gudjonsson GH, Perkins D, Doidge A, Hopkin G, Young S. A non-randomised controlled trial of the R&R2MHP cognitive skills program in high risk male offenders with severe mental illness. BMC Psychiatry 2013; 13: 267.
Young S, Chick K, Gudjonsson G. A preliminary evaluation of reasoning and rehabilitation 2 in mentally disordered offenders (R&R2M) across two secure forensic settings in the United Kingdom. J Forens Psychiatry Psychol 2010; 21(3): 336–349.

Das Behandlungsprogramm für Sexualstraftäter (BPS-R)

Bernd Wischka und Elisabeth Foppe

22.10 Wie ist das BPS-R entstanden?

Gravierende Sexualmorde an Kindern in den 1990er-Jahren und der daraufhin erfolgte Druck auf die Politik führten dazu, dass die Zugangsvoraussetzungen für Sexualstraftäter für die Verlegung in eine sozialtherapeutische Einrichtung des Justizvollzugs (SothA) durch das *Gesetz zur Bekämpfung von Sexualdelikten und anderen gefährlichen Straftaten* geändert wurden. Die §§ 9, 123–126 StVollzG gaben Strafgefangenen einen Rechtsanspruch auf Verlegung in eine SothA und verpflichteten die Anstalten zur Aufnahme, wenn die Behandlung dort angezeigt war. Weitere Veränderungen der rechtlichen Rahmenbedingungen ergaben sich dadurch, dass 2006 die Gesetzgebungskompetenz für den Strafvollzug auf die Bundesländer überging und durch ein Urteil des Bundesverfassungsgerichts 2011, das die Länder verpflichtete, die Unterbringung in der Sicherungsverwahrung (§§ 66, 66a, 66b StGB) mit Abstand zum Freiheitsentzug zu gestalten. Dabei hat es sozialtherapeutische Behandlungsmaßnahmen hervorgehoben (2 BvR 2365/09).

Integrative Sozialtherapie soll a) alle Lebensbereiche umfassen, b) verschiedene therapeutische und (sozial-)pädagogische Maßnahmen durchführen und c) einen Wohngruppenvollzug als therapeutische Gemeinschaft organisieren (Wischka und Specht 2001; Wischka und van den Boogaart 2018). Um dies zu gewährleisten, sind therapieorientierte Organisationsbedingungen und ein deutlich höherer Personalschlüssel erforderlich als im Normalvollzug üblich. 2022 waren in Deutschland 1.866 Gefangene in 71 Einrichtungen in sozialtherapeutischen Anstalten untergebracht und wurden mit 413,1 Fachdiensten (Verhältnis 1 : 4,6) behandelt (Moosburner 2022).

Durch die Schwerpunktverlagerung auf Sexualstraftäter hat das niedersächsische Justizministerium frühzeitig Maßnahmen ergriffen, um die Kapazität der Behandlungsplätze zu erweitern sowie die Diagnostik und die Behandlungsmethoden zu verbessern. Unter der Leitung des Erstautors dieses Beitrags wurde eine Projektgruppe beauftragt, ein Behandlungsprogramm für Sexualstraftäter zu entwickeln. Eine erste Fassung des BPS entstand 1999 (Wischka et al. 2001). Seit 2000 wird das Programm in Fortbildungsmaßnahmen vermittelt. Es folgten mehrere Weiterentwicklungen auf der Basis praktischer Erfahrungen und neuerer Forschungsbefunde, die 2012 zu einer revidierten Fassung des Programms, dem BPS-R (Wischka et al. 2012), und zu einer Programmversion des BPS-R für lernbehinderte Sexualstraftäter (Löhr und Wenzlaw 2013) führte (Rehder et al. 2013; Wischka et al. 2023). Eine Neubearbeitung ist in Vorbereitung.

22.11 Auf welchen theoretischen Grundannahmen basiert das BPS?

Das BPS-R ist ein manualisiertes Programm zur Gruppenbehandlung von Sexualstraftätern auf kognitiv-behavioraler Basis. Einbezogen wurden die aus der Suchttherapie bekannte Rückfallprävention (Relapse Prevention, RP) und die Praxiserfahrungen der Autoren. Basis für die theoretische und empirische Fundierung des Programms waren die damals vorliegenden Veröffentlichungen aus Nordamerika (Laws 1989; Marshall et al. 1990, 1998) und das sich gerade etablierende Sex Offender Treatment Programme (SOTP) in England und Wales (HM Prison Service 2000).

Eigene Erfahrungen haben von Anfang an dazu geführt, einen zweiteiligen Aufbau des Programms zu wählen. Es bestand die Überzeugung, dass viele Sexualstraftäter nicht erreicht werden können, wenn die Gruppenarbeit sich sofort auf die sexuelle Devianz und Deliktbearbeitung konzentriert und dabei eine offene, ehrliche Mitarbeit erwartet wird. Es erschien vielmehr notwendig, zunächst kommunikative Kompetenzen, Gruppenfähigkeit und Gruppenkohäsion zu entwickeln und die Veränderungsmotivation zu fördern, um dann eine zielfördernde Bearbeitung des Tatgeschehens und damit zusammenhängender problematischer Grundeinstellungen und Wahrnehmungsverzerrungen vornehmen und wirksame Maßnahmen zur Rückfallprävention entwickeln zu können. Das Programm sollte deshalb einen *deliktunspezifischen Teil* und einen *deliktspezifischen Teil* enthalten.

22.12 Welche Ziele verfolgt das BPS-R, und mit welchen Methoden werden sie angestrebt?

Info

Das BPS-R spricht im **deliktunspezifischen Teil (Teil U)** folgende Themen an:

- Motivierung und Befähigung zur Teilnahme an Gruppentherapie durch Erweiterung der Kompetenzen im Kommunikationsverhalten und in der Gefühlswahrnehmung
- Bearbeitung von kriminalitätsfördernden Einstellungen und Verhaltensmustern durch Thematisierung von Geschlechterrollen, moralischem Handeln und Suchtmittelgebrauch sowie durch Förderung der Kontaktfähigkeiten und des Umgangs mit Stresssituationen
- Vorbereitung auf den deliktspezifischen Teil durch Thematisierung menschlichen Sexualverhaltens

Der **deliktspezifische Teil (Teil S)** befasst sich mit
- der individuellen Lebens- und Deliktvorgeschichte,
- deliktrelevanten Einstellungen, Risikoverhalten, Rechtfertigungskognitionen und Kontrolle sexueller Fantasien,
- der individuellen Deliktbearbeitung,
- der Förderung von Opferempathie und
- der individuellen Rückfallpräventionsplanung als Schnittstelle zur Nachsorge.

Für die 12 Programmeinheiten im Teil U sind 33 Gruppensitzungen vorgesehen und 58 für Teil S, im Manual für lernbehinderte Sexualstraftäter sind es 26 und 97. Die Behandlungsmanuale sind so strukturiert, dass sie die Behandlungsziele jeder Programmeinheit definieren, die Vorgehensweise erläutern und Materialien zur Durchführung zur Verfügung stellen. Das Manual besteht aus einem Ringordner mit ca. 700 Seiten, das Manual für Lernbehinderte aus ca. 400 Seiten.

22.13 Wie wird das BPS-R in Fortbildungsmaßnahmen vermittelt?

In anderen Bundesländern entstand sehr bald ein reges Interesse am BPS, auch im Maßregelvollzug. In den sozialtherapeutischen Einrichtungen der BRD hat sich das BPS bzw. das BPS-R zu dem am häufigsten eingesetzten Gruppenprogramm für Sexualstraftäter entwickelt (Niemz 2014; Spöhr 2009). Es ist davon auszugehen, dass mehr als 100 Institutionen mit dem Programm arbeiten. Das BPS-R wird in zwei Fortbildungsblöcken mit je 4 Tagen durch Vermittlung der theoretischen und empirischen Fundierung und praktischen Übungen (insbesondere Rollenspielen) angeboten. Thematisiert wird auch die Bedeutung der therapeutischen Beziehung, der Umgang mit Störungen im Gruppenprozess, die Bereitstellung von Erprobungsräumen und die Vermeidung von negativen Auswirkungen dieser Arbeit auf das Personal (Rehder et al. 2019; Wischka 2013a). Inzwischen haben mehr als 1.200 Personen an BPS-Fortbildungen teilgenommen, überwiegend Psychologinnen und Psychologen, aber auch Ärztinnen und Ärzte sowie Mitarbeitende aus dem Sozialdienst und dem „Basispersonal“ (allgemeiner Vollzugsdienst, Pflegedienst).

22.14 Welche Belege gibt es für die Wirksamkeit des BPS-R?

Die Ergebnisse einer Befragung haben gezeigt, dass das BPS gut erlernbar und in der Praxis gut umsetzbar ist. Die Bereitschaft zur Mitarbeit der Gruppenteilnehmer ist positiv und wird von ihnen offenbar als nützlich angesehen. Das BPS-R besitzt in den Einrichtungen hohe Akzeptanz und hat sich vielfach zum Schwerpunkt im Behandlungskonzept entwickelt, der auch andere Behandlungsmaßnahmen unterstützt (Rehder et al. 2013).

Insgesamt führen die inzwischen umfangreichen Erfahrungen aus eigener und berichteter Praxis zu folgenden Schlussfolgerungen (Konrad 2017; Rehder et al. 2013; Wischka et al. 2023):
- Das BPS-R eignet sich besonders gut zum Einsatz in einer frühen Phase der Behandlung. Es wird ein breites Spektrum deliktrelevanter Themen bearbeitet, sodass danach gut eingeschätzt werden kann, ob bzw. in welchen Bereichen weitere therapeutische oder (sozial-)pädagogische Maßnahmen eingesetzt werden müssen.
- Es hilft bei einer Risikoabwägung für bestimmte Entscheidungen (Lockerungen, Entlassung), weil Veränderungen in dynamischen Risikofaktoren erkennbar werden.

- Das BPS-R eignet sich gut als Baustein in einem integrativen Gesamtkonzept. Themen aus der Gruppenarbeit lassen sich mit anderen Behandlungsmaßnahmen gut ergänzen.
- Das „Basispersonal" lässt sich im BPS-R sowohl in die Co-Leitung als auch in der Rolle der persönlich zugeordneten Betreuungsperson gut einbinden.
- Das BPS wirkt sich förderlich auf das therapeutische Klima und die Compliance aus.
- Das BPS wird von den Teilnehmenden zwar als intensiv und belastend erlebt, aber gern angenommen.
- Durch die Fokussierung auf verantwortungsfähige Anteile der Persönlichkeit und durch die Transparenz hinsichtlich der verfolgten Ziele und der eingesetzten Methoden wird die Maßnahme von den meisten Teilnehmenden positiv erlebt.
- Der Teil U hat sich auch für Nicht-Sexualstraftäter bewährt. Die Einheiten des Teil S sind auch zur Deliktbearbeitung und Rückfallpräventionsplanung von Tätern, die keine Sexualdelikte begangen haben (insbesondere Gewalttäter), sinnvoll.
- Durch den erarbeiteten Rückfallpräventionsplan ist das Programm für die Nachbetreuung gut anschlussfähig. Konkret definierte Risikosituationen und Copingstrategien erlauben eine gezielte Planung von Entlassungsvorbereitungen, Bewährungsauflagen, Kontrollen und Hilfen (Wischka 2013a).

Es gibt in der internationalen Forschung ausreichende Belege dafür, dass sich mit Behandlungskonzepten, die auf KVT in Kombination mit Rückfallprävention basieren, eine deutliche Reduzierung der Rückfälligkeit von Sexualstraftätern erreichen lässt. Die Befunde belegen außerdem, dass die von Andrews und Bonta (2010) aus der Behandlung von Straftätern allgemein extrahierten **RNR-Prinzipien** *(risk, need, responsivity)* auch für die Behandlung von Sexualstraftätern von großer Bedeutung sind (Gannon et al. 2019; Hanson et al. 2009; Lösel 2020; ▶ Tab. 22.1).

Tab. 22.1 Die RNR-Prinzipien von Andrews und Bonta (2010)

Risk	Risikoprinzip	Wähle das Niveau der Maßnahme nach dem Risiko, rückfällig zu werden, und erhebe das Rückfallrisiko über ein valides Instrument.
Need	Bedürfnisprinzip	Stelle die kriminogenen Bedürfnisse fest und ziele in der Behandlung mit geeigneten Interventionen darauf ab.
Responsivity	Ansprechbarkeits-prinzip	Passe die Behandlungsmaßnahmen den individuellen Merkmalen des Täters an (z. B. intellektuelle Fähigkeiten, Motivation, kulturelle Besonderheiten).

Nicht in diese Befundlage passt eine jüngere Einzelstudie zur Evaluation des britischen SOTP (Mews et al. 2017). Hier wurde zwar bei behandelten Sexualstraftätern eine geringe einschlägige Rückfälligkeit ermittelt (10 %; n = 2.562), die der unbehandelten Kontrollgruppe war aber noch geringer (8 %; n = 13.219). Inzwischen wurde deutliche methodische Kritik an der Studie geäußert (Lösel 2020; Marshall 2021), und die Gesamtbefundlage ist durch diese Einzelstudie nicht zu revidieren. Gannon et al. (2019) haben diese Untersuchung in eine Metaanalyse von 70 Studien mit 55.604 Sexualstraftätern einbezogen und insgesamt eine Verringerung der einschlägigen Rückfälle um 32,6 % ermittelt. Die besten Resultate wurden bei den Sexualstraftätern dann erzielt – und dieses Ergebnis liefert eine

22

mögliche Erklärung der Ergebnisse in der Studie zum SOTP – wenn, anders als im SOTP, qualifizierte Psychologinnen und Psychologen maßgeblichen Einfluss auf die Durchführung hatten und qualifizierte Supervision verfügbar war.

Weil die verpflichtenden gesetzlichen Grundlagen in Deutschland die Bildung von Untersuchungsdesigns mit randomisierten Kontrollgruppen unmöglich machen und die Behandlung in der Forensik oder in sozialtherapeutischen Einrichtungen des Justizvollzugs üblicherweise in einem integrativen Gesamtkonzept zusammen mit anderen Maßnahmen erfolgt, sind hier Studien, die den Effekt einer einzelnen Behandlungsmaßnahme auf die Rückfälligkeit bestimmen wollen, praktisch unmöglich. Eigene Untersuchungen erbrachten den Befund, dass mit dem BPS Veränderungen von Einstellungen und Persönlichkeitsmerkmalen, die mit Rückfälligkeit in einem Zusammenhang stehen, erreichbar sind (Wischka 2013b).

Zusammenfassend lässt sich festhalten, dass das BPS-R seit mehr als 20 Jahren im Justiz- und Maßregelvollzug und zunehmend auch in Nachsorgeeinrichtungen etabliert ist. Es hat sich zu einem Standardverfahren zur Behandlung von Sexualstraftätern entwickelt. Das mit dem BPS-R verfolgte Behandlungskonzept befindet sich in Übereinstimmung mit „Richtlinien" zur Behandlung von Sexualstraftätern, die sich aus der internationalen Forschung ergeben haben (z. B. Gannon et al. 2019; Lösel 2020; Marshall 2021). Der größte Effekt vom Einsatz des BPS-R ist zu erwarten,

- wenn die Behandlung unter förderlichen Rahmenbedingungen stattfindet (ausreichende personelle und materielle Ausstattung, auf die Behandlung ausgerichtete Organisationsstrukturen, Erprobungsräume),
- wenn das manualisierte Behandlungsprogramm nicht isoliert eingesetzt wird, sondern im Rahmen eines integrativen Gesamtkonzepts,
- wenn das Personal für diese Aufgaben in speziellen Fortbildungen qualifiziert worden ist und im Schwerpunkt Fachdienste mit der Gruppenleitung beauftragt werden,
- wenn nicht nur das Sexualdelikt und die sexuelle Devianz bearbeitet werden, sondern auch deliktunspezifische Behandlungsziele wie Entwicklung von sozialen Kompetenzen und Gruppenfähigkeit oder Verbesserung der Selbststeuerungsmöglichkeiten verfolgt werden,
- wenn wertschätzende respektvolle therapeutische Beziehungen und Umgangsformen in der Gruppe bestehen,
- wenn die Behandlung unter qualifizierter Supervision stattfindet.

Literatur

Andrews DA, Bonta J. The Psychology of Criminal Conduct. 5th ed. New Providence, NJ: Matthew Bender 2010.

Gannon TA, Olver ME, Mallion JS, James M. Does specialized psychological treatment for offending reduce recidivism? A meta-analysis examining staff and program variables as predictors of treatment effectiveness. Clin Psychol Rev 2019; 73: 101752.

Hanson RK, Bourgon G, Helmus L, Hodgson S. The principles of effective correctional treatment also apply to sexual offenders: A meta-analysis. Crim Just Behav 2009; 36: 865–891.

HM Prison Service. The SOTP Core-Programme Treatment Manual. London: HM Prison Service 2000.

Konrad G. Das Behandlungsprogramm für Sexualstraftäter (BPS) im forensisch stationären Setting. In: Saimeh N (Hrsg.): Abwege und Extreme: Herausforderungen der

Forensischen Psychiatrie. Berlin: Medizinisch Wissenschaftliche Verlagsgesellschaft 2017; 137–152.
Laws DR. Relapse Prevention with Sex Offenders. New York, London: Guilford Press 1989.
Löhr F, Wenzlaw S. Manual für Lernbehinderte. Behandlungsprogramm für Sexualstraftäter – revidiertes Manual. Lingen: Kriminalpädagogischer Verlag 2013.
Lösel F. Entwicklungspfade der Straftäterbehandlung: skizzierte Wege und Evaluation der Zielerreichung. Forens Psychiatr Psychol Kriminol 2020; 14: 35–49.
Lösel F, Schmucker M. Treatment of sex offenders: Concepts and empirical evaluations. In: Sanders T (ed.): The Oxford Handbook of Sex Offences and Sex Offenders. New York: Oxford University Press 2017; 392–414.
Marshall WL. Effective psychological treatment of adult male sexual offenders. Sexual Offending (16), 2021. Sexual Offending: Theory, Research, and Prevention 2021; 16: e7473; https://doi.org/10.5964/sotrap.7473.
Marshall WL, Laws DR, Barbaree HE. (eds.). Handbook of Sexual Assault – Issues, Theories and Treatment of the Offender. New York: Plenum 1990.
Marshall WL, Fernandez YM, Hudson T, Ward T (eds.). Sourcebook of Treatment Programs for Sexual Offenders. New York: Plenum 1998.
Mews A, Di Bella L, Purver M. Impact evaluation of the prison-based core sex offender treatment programme. 2017; https://assets.publishing.service.gov.uk/government/uploads/system/uploads/attachment_data/file/623876/sotp-report-web-.pdf (letzter Zugriff: 10.5.2024).
Moosburner M. Sozialtherapie im Strafvollzug 2022. Ergebnisübersicht der Stichtagserhebung zum 31.03.2022. Wiesbaden: Kriminologische Zentralstelle 2022; https://www.krimz.de/fileadmin/dateiablage/E-Publikationen/BM-Online/bm-online35.pdf (letzter Zugriff: 10.5.2024).
Niemz S. Sozialtherapie in Deutschland – eine Zwischenbilanz. Forum Strafvollzug 2014; 63: 212–217.
Rehder U, Wischka B, Foppe E. Das Behandlungsprogramm für Sexualstraftäter (BPS): Entwicklung, Aufbau, Praxis. In: Wischka B, Pecher W, van den Boogaart H (Hrsg.): Behandlung von Straftätern: Sozialtherapie, Maßregelvollzug, Sicherungsverwahrung, 2. A. Freiburg i. Br.: Centaurus 2013; 418–453.
Rehder U, Wischka B, Foppe E. Behandlung von Sexualstraftätern: Befürchtungen und Erwartungen von künftigen Gruppenleitern eines kognitiv behavioralen Behandlungsprogramms. Lingen: Institut für Tätertherapie und Rückfallprävention e. V. (IFTR) 2019; https://iftr.info.
Spöhr M. Sozialtherapie von Sexualstraftätern im Justizvollzug: Praxis und Evaluation. Mönchengladbach: Forum-Verlag Godesberg 2009.
Wischka B. Zur Notwendigkeit von Erprobungsräumen innerhalb und außerhalb der Mauern. In: Wischka B, Pecher W, van den Boogaart H (Hrsg.): Behandlung von Straftätern: Sozialtherapie, Maßregelvollzug, Sicherungsverwahrung. 2. A. Freiburg i. Br.: Centaurus 2013a; 487–509.
Wischka B. Das Behandlungsprogramm für Sexualstraftäter (BPS-R). Erfahrungen und Evaluationsergebnisse. Recht & Psychiatrie 2013b; 31: 138–145.
Wischka B, Specht F. Integrative Sozialtherapie: Mindestanforderungen, Indikation und Wirkfaktoren. In: Rehn G, Wischka B, Lösel F, Walter M (Hrsg.): Behandlung „gefährlicher Straftäter“: Grundlagen, Konzepte, Ergebnisse. 2. A. Herbolzheim: Centaurus 2001; 249–263.
Wischka B, van den Boogaart H. Sozialtherapie im Justizvollzug. In: Maelicke B, Suhling S (Hrsg.): Das Gefängnis auf dem Prüfstand. Zustand und Zukunft des Strafvollzugs. Wiesbaden: Springer 2018; 129–157.
Wischka B, Foppe E, Griepenburg P, Nuhn-Naber C, Rehder U. Das Behandlungsprogramm für Sexualstraftäter (BPS) im Niedersächsischen Justizvollzug. In: Rehn G, Wischka B, Lösel F, Walter M (Hrsg.): Behandlung „gefährlicher Straftäter“: Grundlagen, Konzepte, Ergebnisse. 2. A. Herbolzheim: Centaurus 2001; 193–205.

Wischka B, Rehder U, Foppe E. BPS-R. Behandlungsprogramm für Sexualstraftäter-revidiertes Manual. Lingen: Kriminalpädagogischer Verlag 2012.
Wischka B, Rehder U, Foppe E. Das Behandlungsprogramm für Sexualstraftäter (BPS-R) im Justiz- und Maßregelvollzug. In: Assion H-J, Habermeyer E, Huchzermeier C (Hrsg.): Innovative Therapie. Stuttgart: Kohlhammer 2023; 170–180.

Dialektisch-behaviorale Therapie Forensik (DBT-F)

Manuela Dudeck

22.15 Was ist die Dialektisch-behaviorale Therapie-Forensik (DBT-F)?

Die DBT ist eine Form der kognitiven Verhaltenstherapie, die schon vor über 30 Jahren für die Behandlung der Borderline-Persönlichkeitsstörung entwickelt wurde und in deren Mittelpunkt die Annahme steht, dass eine Störung der Affektregulation ursächlich ist. Die DBT-F ist die Adaptation durch die Entwicklerin Marsha Linehan selbst und zielt auf Straftäter mit einer Borderline- oder antisozialen Persönlichkeitsstörung ab, die impulsiv-dissozial agieren.

22.16 Welche Personen profitieren besonders?

Interessanterweise profitieren insbesondere dissoziale Straftäter, deren innere Präferenzen nicht gefestigt sind und denen deshalb realitätsnahe mittel- und langfristige Ziele im Leben fehlen. Es sind diejenigen, die parasitär leben und denen der Antrieb fehlt, an dieser Situation etwas zu ändern.

22.17 Wie werden Aggression und Gewalt bei den Betroffenen verstanden?

Aggression und Gewalt werden als Ausdruck von chronischer Reizbarkeit, emotionaler Instabilität und als Folge von Frustration verstanden, die im Wechsel von erlebter Langeweile und anhaltendem Reizhunger zu Straftaten führen.

22.18 Gibt es eine Behandlungsplanung in der DBT-F?

Ja. Wie zu Beginn jeder Therapie wird zunächst eine ausführliche Anamnese gemeinsam mit dem Betroffenen erarbeitet, indem das Problemverhalten definiert und analysiert und in eine Delinquenzhypothese integriert wird. Bei der Behandlung von Gefängnisinsassen und im Maßregelvollzug Untergebrachten wird die DBT-F in ein forensisch-psychiatrisches Risikomanagement eingebettet und durch weitere kriminaltherapeutische Interventionen ergänzt.

22.19 Was ist das Besondere an dieser Therapieform?

In der ersten Therapiephase geht es ausschließlich um die Verringerung der Verhaltenskontrollstörung. Die Therapieziele sind dabei wie in der originären DBT und anders als bei anderen Psychotherapieformen hierarchisch geordnet (▶ Tab. 22.2).

Tab. 22.2 Hierarchisierung der Therapieziele

N	Verringerung von	Beispiel
1.	lebensbedrohlichem Verhalten gegen andere und/oder sich selbst	Tätlichkeiten, Drang zu aggressivem Verhalten, Hochrisikoverhalten
2.	institutionsschädigendem Verhalten	Betrug, Drogenkonsum, Rachefeldzüge, Mobbing, Prahlen mit Delikten, Vorbereitung einer Flucht
3.	therapiezerstörendem Verhalten	Weigerung, Hausaufgaben zu lösen, Unpünktlichkeit, Fehlen bei der Therapie, wiederholtes Schweigen in der Therapie
4.	verbleibenden kriminogenen Faktoren	Antisoziale Ansichten und Einstellungen, Mangel an zwischenmenschlichen Fähigkeiten, soziale Inkompetenz, Schwierigkeiten bei vorausschauendem Handeln
5.	Verhaltensmustern, welche die Lebensqualität einschränken	Schwierigkeiten im Umgang mit Geld, fehlende Freizeitplanung, fehlende soziale Kontakte

22.20 Welche Therapieformen werden angewandt?

Im Zentrum steht die Analyse bestimmter Variablen für die den Patienten betreffenden Problembereiche mit der Erarbeitung von Lösungen im Einzelgespräch. In einer Basisgruppe steht die **Psychoedukation** hinsichtlich störungsspezifischen Wissens zu Persönlichkeitsstörungen im Fokus. Die dort auftretenden interaktionellen Probleme werden sofort zur Vermittlung herangezogen.

Hinzu kommt die Gruppentherapie, in der das **Fertigkeitentraining** erfolgt, das sechs Module beinhaltet (▶ Abb. 22.1):

- Im Modul **Stresstoleranz** geht es um die Vermittlung von Fertigkeiten zur Krisenbewältigung. Im Ergebnis sollen Hochstressphasen und Zustände intensiver Anspannung besser bewältigt werden.
- Das Modul **Umgang mit Gefühlen** verbessert die Gefühlswahrnehmung und deren Regulation, indem die Gefühle zunächst deskriptiv erlernt werden.
- Die **innere Achtsamkeit** kann die Teilnehmenden empfänglicher für Gefühle, Gedanken und Körpersignale im Augenblick werden lassen, um eine verbesserte Kontrolle für sich selbst zu erhalten.
- Das Modul **Zwischenmenschliche Fertigkeiten** versucht, die soziale Kompetenz im Alltag und besonders unter emotionaler Belastung zu erhöhen.

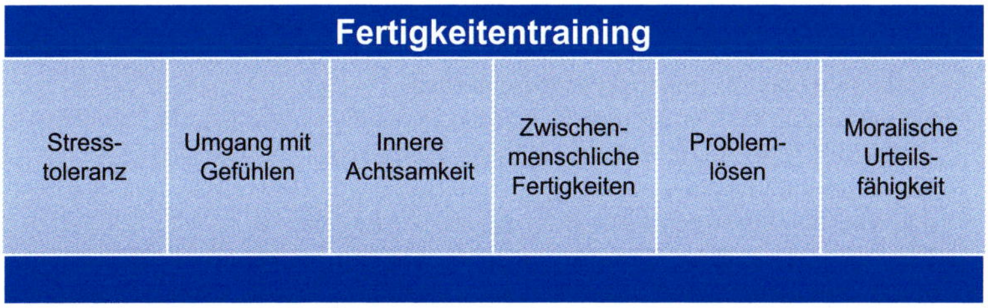

Abb. 22.1 Fertigkeitentraining [P1440]

- Das Modul **Problemlösen** ist an Straftäter adaptiert worden und zielt darauf ab, dass vorausschauendes Denken erlernt wird.
- Im letzten und in Bezug auf Antisozialität ausgerichteten Modul **Moralische Urteilsfähigkeit** geht es um die Dilemmadiskussion. Die Teilnehmenden werden befähigt, kritisch zu denken, die Wahrnehmung von Diskrepanzen zwischen eigenen moralischen Werten und den Werten anderer zu erkennen und sich schlussendlich sozial zu entscheiden.

Die Bezugsgruppe, die ähnlich wie eine Selbsthilfegruppe aufgebaut ist, wird nicht durch einen Therapeuten oder eine Therapeutin geführt und kann so die Selbstregulation und die soziale Kompetenz der Teilnehmenden fördern. Bei auftretenden Problemen kann ein Therapeut oder eine Therapeutin hinzugezogen werden.

Ergänzt wird das Programm durch eine suffiziente Psychopharmakotherapie.

22.21 Was ist die therapeutische Grundhaltung der DBT-F?

Einen besonderen Stellenwert hat die therapeutische Grundhaltung, die alle Mitarbeitenden innerhalb des Settings teilen. Diese sind in sog. **Grundannahmen** festgehalten. Eine Auswahl ist im Folgenden festgehalten:

- Jede Besprechung ohne die Teilnehmenden ist eine Besprechung mit den Teilnehmenden.
- Behandle die Teilnehmenden so, wie du selbst gerne behandelt werden möchtest.
- Jedes Verhalten ergibt im subjektiven Kontext Sinn.
- Menschen mit emotionaler Instabilität geben ihr Bestes.
- Sie wollen sich verändern.
- Es bedarf für sie einer größeren Anstrengung als für andere, sich zu verändern.

MERKE

Auch die Therapeutinnen und Therapeuten verpflichten sich per Behandlungsvertrag zu Offenheit und größtmöglicher Transparenz.

22.22 Welche Behandlungsstrategien werden angewandt?

In der DBT-F gibt es grundlegende Behandlungsstrategien, die in elf Gruppen zusammengefasst werden können:

1. **Dialektische Strategien:** Das wichtigste Prinzip ist die Veränderung im Rahmen von Akzeptanz der aktuellen Realität.
2. **Validierungsstrategien:** Die Mitarbeitenden vermitteln den Teilnehmenden, dass das, was im Moment ist, richtig ist.
3. **Strategien zur Problemanalyse:** Hier wird das Verhalten detailliert anhand von Verhaltens- und Kettenanalysen beschrieben.
4. **Strategien zur Problemlösung:** Es werden alternative Lösungen für Probleme entwickelt, bewertet und auch zukünftig angewandt.
5. **Kontingenzmanagement-Strategien:** Funktionales Verhalten der Teilnehmenden wird bestärkt und dysfunktionales Verhalten gelöscht.
6. **Expositionsstrategien:** Hier werden neben Ängsten auch konditionierte emotionale (Über-)Reaktionen von Scham, Schuld, Trauer, Ohnmacht und Ärger/Hass verringert.

7. **Strategien der kognitiven Umstrukturierung:** Die Teilnehmenden werden unterstützt, funktionalere Annahmen und Denkstile zu entwickeln und einzusetzen.
8. **Stilistische Strategien:** Diese Strategien beziehen auf die Therapeutinnen und Therapeuten. Es werden reziproke Kommunikationsstrategien von konfrontativen Strategien unterschieden.
9. **Strukturelle Strategien:** Hier geht es um die formale Durchführung der Therapie hinsichtlich Aufklärung, Verpflichtungen vs. Grenzen der Therapeutinnen und Therapeuten, Behandlungsverträge etc.
10. **Strategien zum Case-Management:** Diese Strategien stellen sicher, dass die Teilnehmenden ihre gesteckten Ziele erreichen. Dafür werden auch ihr soziales Umfeld bzw. die anderen Mitarbeitenden einbezogen.
11. **Protokollbasierte Strategien:** Für die formale Überwachung der Therapie werden Protokolle genutzt.

22.23 Wie wirksam ist die DBT-F?

Mittlerweile liegen umfangreiche Wirksamkeitsnachweise für weibliche und männliche Gefängnisinsassen und im Maßregelvollzug untergebrachte Personen vor. Bereits 2003 zeigte eine Studie nach einer 16-wöchigen Intervention und in dem 12-monatigen Follow-up eine deutliche Verbesserung in Bezug auf **zielgerichtetes Verhalten.** Weitere Untersuchungen belegten, dass sich schwer zu managendes **aggressives Verhalten** unter DBT signifikant verringerte. Zudem zeigte sich, dass auch Straftäterinnen und Straftäter mit einer Intelligenzminderung profitieren können. Eine italienische Stichprobe wies nach, dass nach DBT-Intervention die **motorische Impulsivität deutlich ab- und die emotionale Regulation zunahm.**

Eine kanadische Studie schloss in einer forensischen Einrichtung psychisch kranke Straftäterinnen und Straftäter mit einer Borderline-Persönlichkeitsstörung und komorbider Psychose ein. Die Studienleiter evaluierten vor und nach der Intervention und 1 Jahr danach die Ausprägung von z. B. Ärger und Hoffnungslosigkeit, aber auch vorhandene Bewältigungsstrategien und die emotionale Intelligenz. Alle Parameter veränderten sich in die richtige Richtung und waren auch nach 1 Jahr noch stabil. Zu erwähnen bleibt allerdings, dass alle Studien nur kleine Stichproben einschlossen.

Literatur

Andrews DA, Bonta J. The Psychology of Criminal Conduct. 6th ed. London: Taylor & Francis 2016.

Bianchini V, Cofini V, Curto M, Lagrotteria B, Manzi A, Navari S, et al. Dialectical behaviour therapy (DBT) for forensic psychiatric patients: An Italian pilot study. Crim Behav Ment Health 2019; 29(2): 122–130.

McCann RA, Ivanoff A, Schmidt H, Bradley B. Dialectical behavior therapy in residential forensic settings with adults and juveniles. In: Dimeff L, Koerner K (eds.): Dialectical Behavior Therapy in Clinical Practice. New York: Guilford Press 2007.

Moulden HM, Mamak M, Chaimowitz G. A preliminary evaluation of the effectiveness of dialectical behaviour therapy in a forensic psychiatric setting. Crim Behav Ment Health 2020; 30(2–3): 141–150.

Oermann A, Briken P, Kernberg OF, Rauchfleisch U (Hrsg.). Handbuch der antisozialen Persönlichkeitsstörung. Stuttgart: Schattauer 2017; 452–460.

Sakdalen JA, Shaw J, Collier V. Staying in the here- and-now: A pilot study on the use of dialectical behaviour therapy group skills training for forensic clients with intellectual disability. J Intellect Disabil Res 2010; 54(6): 568–572.
Shelton D, Sampl S, Kesten KL, Zhang W, Trestman RL. Treatment of impulsive aggression in correctional settings. Behav Sci Law 2009; 27(5): 787–800.
Shelton D, Kesten KL, Zhang W, Trestman R. Impact of a dialectic behaviour therapy-corrections modified (DBT-CM) upon behaviourally challenged incarcerated male adolescents. J Child Adolesc Psychiatr Nurs 2011; 24(2): 105–113.

Forensisches Therapieprogramm für junge Straftäter (ForTiS)

Manuela Dudeck

22.24 Worin liegen die entwicklungspsychologischen Besonderheiten von Jugendlichen?

In der Adoleszenz geht es insbesondere um die kognitive und Persönlichkeitsentwicklung des jungen Menschen im Spannungsfeld zwischen individuellen Bedürfnissen und gesellschaftlichen Anforderungen, die von straffälligen Jugendlichen aufgrund biografischer Brüche oft nicht geschafft worden sind. Dabei geht es um:

- den Aufbau eines Freundeskreises,
- die Akzeptanz und die Veränderung des eigenen Körpers,
- das Bewusstwerden der eigenen Rolle,
- den Aufbau einer Beziehung bei gleichzeitiger Loslösung vom Elternhaus,
- die Berufsfindung,
- die Ideen, wie eine Partnerschaft aussehen könnte,
- die Zukunftsperspektive des Selbst mit einer eigenen Weltanschauung und einem eigenen Wertesystem (s. auch ▶ Kap. 25).

22.25 Wie sinnvoll ist ein separater Maßregelvollzug für Jugendliche?

Die Eigenständigkeit des Jugendmaßregelvollzugs (JMRV) wird zwischen Kinder- und Jugend- sowie Erwachsenenpsychiaterinnen und -psychiatern immer wieder kontrovers diskutiert, obwohl sich bereits 2003 ein eigener Arbeitskreis JMRV konstituiert hat. Dieser stellte fest, dass es sich bei psychisch kranken jugendlichen Straftäterinnen und Straftätern um eine Hochrisikogruppe mit schweren biografischen Belastungen handelt, die schon vor dem zur Unterbringung führenden Indexdelikt das sozialpsychiatrische Hilfesystem in der Gemeinde erheblich in Anspruch genommen hat. Die Katamnese der LWL-Klinik Marsberg für Kinder- und Jugendpsychiatrie und Psychotherapie zwischen 2002 und 2015 konnte aber belegen, dass die Behandlung von Jugendlichen in einem eigenen Entwicklungsraum unter möglichst wenig gesicherten Bedingungen und etwas längeren Verweildauern positive Verläufe hervorbringt. Allerdings zeigte ein 2020 erschienener Vergleich zwischen einer eigenständigen Behandlung im JMRV mit einer Behandlung in einer integrierten Unterbringung keinerlei Unterschiede hinsichtlich Aufenthaltsdauer, Entlasszahlen und Legalbewährung.

22.26 Was macht die Behandlung von jugendlichen Untergebrachten im MRV besonders?

Zum einen befinden sich die Untergebrachten in der Persönlichkeitsentwicklung, in der sich häufig schon eine antisoziale Entwicklung abzeichnet, und sie haben zum anderen meistens jugendtypische Delikte wie Vermögens-, Gewalt- und/oder Verkehrsdelikte auch unter Substanzeinfluss begangen.

22.27 Was ist das ForTiS, und welche Ziele werden verfolgt?

Es handelt sich um ein deliktorientiertes Therapieprogramm, das für Jugendliche ab dem 12. Lebensjahr geeignet ist. Das Behandlungsziel liegt in der Verminderung des Rückfallrisikos, weswegen das Programm eine **deliktpräventive Wirkung** hat und hilft, künftige Opfer zu vermeiden.

Im Zentrum steht immer die Beschäftigung mit dem eigenen Delikt und den damit verbundenen Verhaltensmustern sowie die Motivation zur Verhaltensänderung. Ist das geschehen, werden neue Verhaltensstrategien erlernt und geübt. Das Programm kann in der Dyade oder in einem Gruppensetting stationär oder ambulant durchgeführt werden. Bewährt haben sich ungefähr 12 Gruppensitzungen à 90 Minuten.

22.28 Wie ist das ForTiS-Programm aufgebaut?

ForTiS beinhaltet insgesamt 17 Module und vier Wahlmodule, die in ▶ Tab. 22.3 aufgeführt sind.

22.29 Wie wird ForTis in den Gesamtbehandlungsplan eines JMRV integriert?

ForTiS wird wie jedes Therapieprogramm an einen individuellen, für jugendliche Untergebrachte speziell zugeschnittenen Behandlungs- und Wiedereingliederungsplan angepasst. Das bedeutet, dass die Module zusammengestellt und im Behandlungsplan festgelegt werden. Hinzu kommen Komplementärtherapien mit ergo-, arbeits-, sport- und kunsttherapeutischen Elementen. Abgerundet wird der Behandlungsplan durch die Soziomilieutherapie (▶ 22.36). Dieser kommt eine besondere Bedeutung zu, weil in der Bezugspflege auch heilpädagogische Elemente einfließen können. Sozialtherapie, Schule und Ausbildungsangebote komplettieren die Behandlung.

22.30 Gibt es darüber hinaus auch andere Therapieprogramme?

Ja. Die Angebote sind vielfältig und zielen zumeist auf antisoziales, aggressives und sexuell gewalttätiges Verhalten ab. Diese sollten von ausgebildeten Kinder- und Jugendpsychiaterinnen/-psychiatern sowie Kinder- und Jugendlichenpsychotherapeutinnen/-therapeuten durchgeführt werden.

Tab. 22.3 Aufbau des ForTiS-Programms

Nr.	Themen
Module	
1	Einführung und Kennenlernen
2	Recht und Gesetze
3	Bildliche Darstellung des Deliktablaufs
4	Deliktrekonstruktion
5	Vorteile und Nachteile der begangenen Delikte
6	Ziele und Ressourcen
7	Szenarien: Meine Zukunft mit oder ohne Delikte
8	Schlechte Gewohnheiten ändern
9	Selbstkontrolle durch Körpersignale
10	Selbstkontrolle durch Gedanken
11	Vorausdenken
12	Opferempathie
13	Faule Ausreden
14	Handlungspläne
15	Abschlussprüfung
16	Zertifizierung und Abschluss
17	Auffrischungssitzung
Wahlmodule	
A	Durchhalten lernen
B	Lösungen für mühsame Situationen finden
C	Konflikte mit Reden lösen
D	Nein sagen

Literatur

Best T, Aebi M, Bessler C. Forensisches Therapieprogramm für junge Straftäter (ForTis). Göttingen: Hogrefe 2015.

Burchard F, Hohmann L, Schulze A. Jugendforensische Patienten in einer Klinik für Kinder- und Jugendpsychiatrie. Katamnesestudie von 2002–2015. MschrKrim 2018; 101(5–6): 403–420.

Oerter R, Dreher E. Kapitel 7 Jugendalter. In: Oerter R, Montada L (Hrsg.): Entwicklungspsychologie. 5. A. Weinheim: Beltz 2002; 258–271.

Sickinger FC. Katamnestische Evaluation der psychiatrischen und Legalverläufe jugendlicher Maßregelvollzugspatienten aus Baden-Württemberg im Vergleich mit Daten aus Rheinland-Pfalz. Dissertation 2020; http://dx.doi.org/10.18725/OPARU-24372.

Stöver A, Hupp E, Wendt F. Jugendmaßregelvollzugspatienten-eine übersehene Hochrisikogruppe. Forens Psychiatr Psychol Kriminol 2013; 7: 183–192.

Mentalisierungsbasierte Therapie (MBT)

Jan Bulla, María Isabel Fontao und Thomas Ross

22.31 Was sind die theoretischen Grundlagen der MBT?

Die MBT basiert auf dem Konzept der Mentalisierung, das Anfang der 1990er-Jahre zunächst mit dem Ziel entwickelt wurde, die Mechanismen der Übertragung von Bindungsmustern von Eltern auf ihre Kinder theoretisch zu erklären.

Mentalisierung wird definiert als die implizite und explizite Fähigkeit, sich selbst und andere als Wesen mit mentalen Fähigkeiten wahrzunehmen und zu verstehen. Dabei werden mentale Prozesse und Zustände (Wünsche, Bedürfnisse, Gefühle, Ansichten, Motive) als Beweggründe für das eigene Verhalten und das Verhalten anderer herangezogen. Das Konzept des Mentalisierens ist multidimensional und überschneidet sich mit anderen Konzepten wie Achtsamkeit, Affektbewusstsein, Empathie, Introspektion und psychologischer Sensitivität. Mentalisieren wird als Prozess definiert und findet als solcher auf einem Kontinuum zwischen Polen auf vier Dimensionen statt:

1. automatisch (implizit) vs. kontrolliert (explizit)
2. internal- vs. external-fokussiert
3. selbst- vs. fremdorientiert (andere)
4. kognitiv vs. affektiv

Als optimal gelten ein Gleichgewicht zwischen den Polen sowie eine flexible Balance je nach psychosozialen Anforderungen.

Info

Was ist Mentalisierung?

Mentalisierung bezeichnet die Fähigkeit, sowohl das eigene Erleben und Verhalten als auch das anderer Menschen als Ausdruck psychischer Zustände, d. h. von Gedanken, Gefühlen und Wünschen, zu verstehen. Die Fähigkeit, soziale Situationen und das eigene Sein durch Mentalisierung psychologisch zu repräsentieren, gilt als wesentliche Voraussetzung für die Regulation von Verhalten und die sinnvolle Gestaltung zwischenmenschlicher Beziehungen.

Die beiden Pole einer Dimension hemmen sich teilweise gegenseitig; dies betrifft insbesondere das automatische und das kontrollierte Mentalisieren: Das **automatische Mentalisieren** ist wichtig für einen spontanen und lebendigen Austausch mit anderen Menschen sowie für ein anstrengungsarmes Funktionieren in alltäglichen sozialen Situationen. Wenn man jedoch in einen unerwarteten Konflikt gerät oder ein starker Affektzustand ausgelöst wird, ist es hilfreich, auf die Fähigkeit des **bewussten (kontrollierten) Mentalisierens** zurückgreifen zu können.

Eine gut funktionierende Mentalisierung zeichnet sich u. a. durch folgende Merkmale aus:

- Sicherheit und Offenheit in der Begegnung mit sich selbst und anderen Menschen.
- Fähigkeit zum Perspektivenwechsel und zur Berücksichtigung kognitiver, emotionaler, körperlicher und sozialer Aspekte.
- „Undurchschaubarkeit" fremder mentaler Zustände: Über das Erleben und die Beweggründe anderer Menschen können nur Vermutungen angestellt werden.

Tab. 22.4 Dimensionen der Mentalisierung

Dimension	Pol 1	Pol 2
Innen vs. außen	Subjektiv erlebte bzw. bei anderen vermutete mentale Zustände	Äußerlich erkennbare Eigenschaften, z. B. Mimik des Gegenübers
Selbst vs. andere	Fähigkeit, eigenes Erleben und Verhalten zu mentalisieren	Fähigkeit, mentale Zustände anderer zu erfassen Fähigkeit zur Affekt- und Impulskontrolle
Affektiv vs. kognitiv	Affektive Empathie	Theory of Mind (kognitiver Perspektivenwechsel möglich/unmöglich)
Automatisch vs. kontrolliert	Spontane, unwillkürliche Mentalisierung	Bewusste Mentalisierung

Allwissende Aussagen wie „Ich weiß genau, warum du das getan hast“ weisen auf einen nicht mentalisierten Modus (psychische Äquivalenz) hin;
- Fähigkeit, eigene Gefühle und Affekte sowie Störungen in zwischenmenschlichen Beziehungen zu regulieren.

Klinische Probleme können als anhaltendes Ungleichgewicht in diesen Mentalisierungsdimensionen verstanden werden (▶ Tab. 22.4).

Die **Affektregulation** ist ein zentrales Thema der MBT. Zur Aufrechterhaltung, Verstärkung, Abschwächung und Kontrolle des affektiven Verhaltens tragen u. a. die folgenden Fähigkeiten bei:
- Emotionen als existenziell bedeutsame Interpretationen sozialer Situationen zu erleben (affektiver und automatischer Pol),
- sich vom unmittelbaren Erleben lösen zu können, indem man darüber nachdenkt und alternative Szenarien für das Verhalten anderer und das eigene Erleben entwickelt (kognitiver und kontrollierter Pol),
- Affekte wahrzunehmen, die durch das eigene Verhalten bei anderen ausgelöst werden, z. B. Angst bei anderen, die durch die eigene Aggressivität ausgelöst wird („Außen“- und „Anderer“-Pol),
- die Handlungsbereitschaft zu hemmen, indem man über den anderen nachdenkt.

PRAXISTIPP

Eine didaktisch aufbereitete Einführung in die theoretischen Grundlagen der Mentalisierung und der MBT bietet das Interview mit P. Fonagy (zusammen mit A. Bateman, einem der führenden Autoren und Entwickler der MBT), das im offiziellen YouTube-Kanal des *Anna Freud Centre* frei verfügbar ist (*https://www.youtube.com/@AnnaFreudNCCF/featured*).

22.32 Wie sind Aufbau und Ablauf der MBT?

Die MBT wird als Einzel- oder Gruppentherapie im ambulanten, teilstationären und stationären Setting durchgeführt. Nach einer Diagnostikphase, die insbesondere auf Persönlichkeit und Mentalisierungsfähigkeit fokussiert, wird eine Fallformulierung mit der typischen Problematik und den Therapiezielen erstellt.

Daraus leiten sich die Inhalte des Therapievertrages sowie der Krisenpläne ab, die bei erheblich selbst- und fremdgefährdendem Verhalten zum Einsatz kommen:

- In einer **psychoedukativen Einführung** werden wichtige Grundlagen der MBT erläutert, u. a. zu Emotionen, Bindung, Mentalisierung sowie zur Durchführung der eigentlichen Behandlung.
- In der **Einzeltherapie** steht die Arbeit an interpersonellen Problemen im Vordergrund, die aus den Hauptproblembereichen der Patientinnen und Patienten hervorgehen. Selbst-, fremd- und therapiegefährdendes Verhalten wird immer vorrangig thematisiert. Bei erheblicher Gefährdung wird nach Krisenplan vorgegangen.
- In der **Gruppentherapie** (sechs bis acht Patientinnen und Patienten, zwei Therapeutinnen/Therapeuten) werden nach einem kurzen Rückblick auf die letzte Stunde zunächst in einer Eingangsrunde psychosoziale Probleme aus dem Lebensumfeld der Patientinnen und Patienten gesammelt. Aus diesen werden die vorrangingen Probleme herausgearbeitet. Hierbei handelt es sich typischerweise um Themen, die mehrere Gruppenmitglieder betreffen. Die zentrale Aufgabe der Therapeutinnen und Therapeuten ist es, die Patientinnen und Patienten bei der Mentalisierung von Problemen zu unterstützen. Am Ende der Stunde werden die wichtigsten Ergebnisse zusammengefasst. Praktische Übungen und Hausaufgaben sind häufige Ergänzungen in der Gruppenarbeit.

Die MBT dauert in der Regel 12–18 Monate und umfasst ca. 80–120 Sitzungen mit einer Frequenz von zwei Sitzungen pro Woche.

Info

Typischer Ablauf der Therapie

- Mentalisierungs- und Persönlichkeitsdiagnostik
- Diagnosestellung
- Fallformulierung
- Krisenplan inkl. Risikoprüfung
- Therapievertrag inkl. Grenzen der Therapie
- Einverständnis für Outcome/Feedback
- MBT-Kursinhalte (Psychoedukationsgruppe)
- MBT-Einzel- und -Gruppentherapie

22.33 Grundhaltung und Methoden

Die MBT entfaltet ihr therapeutisches Potenzial durch die Haltung der Therapeutinnen und Therapeuten gegenüber dem therapeutischen Prozess, die sog. mentalisierende Haltung. Mentalisieren lässt sich gut anhand von **Diskursmerkmalen** beschreiben, die für **sichere Bindungsbeziehungen** typisch sind:

- Reflektiertheit
- Waches Bewusstsein
- Ursprüngliche, authentische Sprache
- Humor
- Geringe Neigung zur Selbsttäuschung
- Bereitschaft und ausgeprägte Fähigkeit, eigene Standpunkte zu ändern
- Entspannte Akzeptanz der eigenen Schwächen und der Unvollkommenheit anderer Menschen
- Mitgefühl

Einige zentrale therapeutische **Techniken der MBT** sind:

- **Unterstützung und Empathie:** Empathische Äußerungen stärken die therapeutische Beziehung, die als eine wesentliche Grundlage der MBT gilt. Die Therapeutinnen und Therapeuten sollten in der Lage sein, ihre Klientinnen und Klienten emotional zu unterstützen und ihnen Autonomie zuzugestehen. Einfühlungsvermögen und Unterstützung sind in der MBT von zentraler Bedeutung. Sie stellen die Grundlage für die Schaffung einer gesunden Bindung zwischen Patient*in und Therapeut*in dar.
- **Klärung:** In der MBT müssen Therapeutinnen und Therapeuten Aussagen (kognitive Inhalte) und emotionale Zustände ihrer Patientinnen und Patienten klären und ausarbeiten, um ein detailliertes Bild von deren Verhalten und der damit verbundenen Gefühle zu erhalten. Diese Klärung kann den Betroffenen helfen, kognitiv-emotionale Verknüpfungen zwischen ihren Handlungen und ihren Gefühlen herzustellen.
- **Exploration:** Mithilfe der Exploration können Patientinnen und Patienten Neugierde für Gedanken, Gefühle und Motivationen entwickeln. Die Exploration ist eine Technik, die den Betroffenen helfen kann, die Perspektive ihrer Therapeutinnen bzw. Therapeuten zu teilen und alternative Erklärungen von Ereignissen bzw. Erfahrungen in Betracht zu ziehen. Die Exploration bietet Patientinnen und Patienten auch die Möglichkeit, an ihrer zwischenmenschlichen Beziehungsfähigkeit zu arbeiten.
- **Herausfordern:** Das Herausfordern ist eine Technik, bei welcher der zugrunde liegende emotionale Zustand der Patientinnen und Patienten durch Konfrontation mit ihrer Perspektive exploriert wird.
- **Analyse der Übertragung:** Die Übertragung ist ein genuin psychoanalytisches Konzept und spielt auch in der MBT eine wichtige Rolle.

Grundsätzlich wird in der MBT die Aufmerksamkeit auf Motive und Wünsche gerichtet, die den Handlungen zugrunde liegen könnten. Diese werden, wie im folgenden Beispiel illustriert, empathisch aufgegriffen und starke Handlungswünsche entschärft.

Beispiel

Mentalisierungsfördernde Interventionen

Am Vortag hatte der Patient einen Mitpatienten aus der Tür zum Raucherraum weggestoßen.

Pat.: Und dann stand der einfach so respektlos da und hat mir den Weg versperrt. Irgendwie muss ich ja reagieren, das kann ich mir nicht so bieten lassen.

Th.: Das würde mich genauer interessieren. Sie haben Herrn Y. als respektlos erlebt? (**Validierung**)

Pat.: Ja, ich wollte in den Raucherraum, und der steht einfach so rum.

Th.: Können Sie mir bitte genau beschreiben, was Sie erlebt und gefühlt haben? (**Exploration durch „Contrary Move" vom „Anderen" zum „Selbst"-Pol, von „Außen" zum „Innen-Pol"**)

Pat.: Der steht da und starrt ins Leere. Erst dachte ich, der sieht mich sicherlich gleich. Das ist aber nicht passiert.

Th.: Und was haben Sie gefühlt? (**Klärung**)

Pat.: Zunächst nichts, als der nicht reagiert hat, bin ich zunehmend wütend geworden.

Th.: Sie hatten den Eindruck, dass Herr Y. Streit suchen wollte? (**Exploration durch „Contrary Move": „Selbst" → „Anderer", „Innen" → „Außen"**)

Pat.: Nein, eigentlich nicht. Trotzdem muss der nicht im Weg rumstehen.

Th.: Wie sähe denn Streitsuchen aus?

Pat.: Mmh, wenn jemand mich provozierend anstarrt und genau weiß, dass ich da durchwill.

Th.: Könnte es sein, dass Herr Y. Sie gar nicht bemerkt hat?

Pat.: Ja, irgendwie schon, der war in seiner eigenen Welt. (**Hinweis auf wiedereinsetzende Mentalisierung**)

PRAXISTIPP

In einer Reihe frei verfügbarer Trainingsvideos im offiziellen YouTube-Kanal des *Anna Freud Centre* demonstriert A. Bateman, wie mentalisierungsfördernde Interventionen in der therapeutischen Praxis aussehen können: *https://youtube.com/playlist?list=-PLaZguIPxZjqbBBj3V_kwef1DPKoqXj1ok&si=tdqa24hAGIPouV12*

22.34 Wie werden Persönlichkeitsstörungen mit MBT behandelt?

Borderline-Persönlichkeitsstörung Patientinnen und Patienten mit der Diagnose einer emotional instabilen Persönlichkeitsstörung vom Borderline-Typ („borderline personality disorder", BPD) leiden vor allem an einer Störung der Emotionsregulation und an selbstverletzendem, selbstgefährdendem und gelegentlich auch fremdgefährdendem Verhalten.

Typisch für die BPD sind eine komplexe frühkindliche Traumatisierung und ein ängstlich-ambivalentes oder desorganisiertes Bindungsmuster. Insbesondere in sozialen Situationen, die das Bindungssystem aktivieren, entsteht eine hohe emotionale Anspannung. Diese hemmt den Zugang zu kontrolliertem Mentalisieren.

Zudem zeigen sich typische Ungleichgewichte in den anderen Dimensionen: Außen- und Fremdfokus sind überaktiviert. Mimisch erkennbare Affekte werden überempfindlich wahrgenommen und lösen im Modus der psychischen Äquivalenz heftige eigene Affekte aus. Der innere Fokus als Voraussetzung für die Generierung verschiedener Szenarien zur Erklärung des Wahrgenommenen ist eingeschränkt. Die Beschäftigung mit den (vermuteten) Affekten und Handlungsmotiven des Anderen ist übermäßig mit Kontrollversuchen verbunden. Der Zugang zu den Hintergründen der eigenen Befindlichkeit ist dagegen eingeschränkt, das Selbsterleben von Leere gekennzeichnet.

In einer mentalisierungsbasierten Therapie soll die Mentalisierung durch Gegenbewegungen hin zu kognitiven, kontrollierten, nach innen gerichteten und auf den Anderen fokussierten Modi gestärkt werden.

Antisoziale Persönlichkeitsstörung Personen mit der Diagnose einer antisozialen Persönlichkeitsstörung weisen in der Regel weniger ausgeprägte Einschränkungen der Mentalisierung auf als Personen mit einer BPS. Motive und affektive Zustände anderer Personen werden vergleichsweise gut erfasst. Affektbezogene Funktionen, z. B. die affektive Empathie, sind jedoch häufig beeinträchtigt. Die Wahrnehmung von (negativen) Emotionen, insbesondere die Fähigkeit, Angst und Ekel bei anderen Menschen adäquat zu erfassen (externaler Fokus), ist beeinträchtigt und kann zu einer verminderten Kontrolle von Gewaltimpulsen führen. Menschen mit antisozialer Persönlichkeitsstörung setzen Mentalisierung manchmal missbräuchlich ein, um andere zu täuschen, zu manipulieren und einzuschüchtern.

Bei Personen mit einer antisozialen Persönlichkeitsstörung wird die Mentalisierung vor allem durch die Beschäftigung mit den eigenen psychischen Zuständen (Selbstfokus) gefördert. Für die Gestaltung der therapeutischen Beziehung wird es als wichtig erachtet, das starke Bedürfnis der Betroffenen nach Kontrolle, Macht und Vermeidung von Beschämung ernst zu nehmen.

Info

Weitere Anwendungsfelder und Versionen

Mittlerweile gibt es einige MBT-Programme für spezifische Untergruppen von Patientinnen und Patienten mit herausforderndem Verhalten. Hierzu gehören die Mentalisierungsbasierte Therapie für Jugendliche (**MBT-A**) oder die Mentalisierungsbasierte Therapie für Jugendliche mit Störungen des Sozialverhaltens (**MBT-SSV**).
Es wurden weitere potenzielle Anwendungsfelder der MBT vorgeschlagen, z. B. für die Behandlung von Patientinnen und Patienten mit psychotischen Störungen (**MBT-P**), für Personen mit sexuellen Funktionsstörungen (**MBT-SA**), Essstörungen (**MBT-ED**) sowie für Pflegefamilien von Kindern mit emotionalen und Verhaltensstörungen.
Allen Weiterentwicklungen von MBT ist gemeinsam, dass überzeugende Wirksamkeitsnachweise noch ausstehen. Hier besteht weiterer intensiver Forschungsbedarf.

22.35 Ist die MBT wirksam?

Das jüngste systematische Cochrane Review zur Wirksamkeit psychologischer Therapien für Menschen mit einer BPD umfasst 75 randomisierte kontrollierte Studien mit 4.507 Teilnehmenden. Insgesamt wurden 16 Therapieansätze untersucht, wobei die Dialektisch-behaviorale Therapie (DBT) mit einem Drittel der Originalstudien und die MBT mit sieben Studien die am häufigsten untersuchten Therapieansätze darstellten. Im Vergleich zur Standardbehandlung (TAU) erzielten BPD-spezifische Therapieansätze eine stärkere Reduktion der BPD-Symptomatik. Im Vergleich zur TAU-Gruppe zeigten MBT-Patientinnen und -Patienten am Ende der Behandlung eine Reduktion von selbstverletzendem Verhalten (RR 0,62; 95 %-KI 0,49–0,80; drei Studien, 252 Teilnehmende) und Suizidalität (RR 0,10; 95 % KI 0,04–0,30; drei Studien, 218 Teilnehmende). Die Einschätzung der Wirksamkeit von MBT wurde von den Reviewautorinnen/-autoren nach der GRADE-Methode (Grading of Recommendations, Assessment, Development and Evaluation) vorgenommen; danach sind Behandlungseffekte von MBT auf die erfassten Outcomemaße als eher schwach zu bewerten.

In einer weiteren systematischen Übersicht und Metaanalyse mit den Methoden des Cochrane Reviews analysierte dieselbe Autorengruppe die verschiedenen Behandlungskomponenten (Einzeltherapie und weitere Begleitinterventionen, z. B. Skills-Training) im Hinblick auf ihre Wirksamkeit bei BPD. Berücksichtigt wurden 31 kontrollierte Studien (1.870 Teilnehmende), darunter vier MBT-Studien (378 Teilnehmende). Die vorhandene Evidenz weist darauf hin, dass Personen mit BPD von

Psychotherapie profitieren können; die Anwendung von begleitender Gruppentherapie wird empfohlen. Weitere qualitativ hochwertige Replikationsstudien von verschiedenen Forschungsgruppen und bei Personen mit Komorbiditäten sind notwendig.

In einem systematischen narrativen Review zur Wirksamkeit von MBT in der Behandlung von BPD wurden die Ergebnisse von 14 Originalstudien (885 Teilnehmende) berücksichtigt. MBT zeigte im Vergleich zu anderen Therapien (supportive Gruppentherapie, TAU bzw. psychiatrische Regelbehandlung, strukturiertes klinisches Management, spezialisiertes klinisches Management) gleich gute oder bessere Ergebnisse hinsichtlich der Reduktion von BPD- (parasuizidales Verhalten, interpersonelle Probleme) und komorbider Symptomatik (Depression, Angst) sowie der Lebensqualität der Patientinnen und Patienten.

Weitere Studien zur Wirksamkeit von MBT gibt es im Zusammenhang mit Borderline-Persönlichkeitsstörung, antisozialer Persönlichkeitsstörung, Substanzmissbrauch bzw. Störungen des Sozialverhaltens.

Info

Abschließende Einordnung

Die MBT ist eine Behandlungsform für Personen mit der Diagnose einer Borderline-Persönlichkeitsstörung und wird zunehmend auf ihre Anwendbarkeit für die Behandlung von forensisch auffälligen Personen mit dissozialen bzw. antisozialen Störungen hin erprobt. Die MBT ist im klinischen Kontext bereits weitverbreitet, die Wirksamkeit ist für die Behandlung von Patientinnen und Patienten mit BPD aber besser untersucht als für Personen mit der Diagnose einer antisozialen Persönlichkeitsstörung, für Straftäterinnen und Straftäter oder forensisch untergebrachte Personen.

Unter den (psycho-)therapeutischen Interventionen, die zur Behandlung von Menschen mit einer Borderline- oder einer antisozialen Persönlichkeitsstörung eingesetzt werden, dürfte die MBT eine Alternative darstellen, deren Einsatz besonders dann lohnenswert erscheint, wenn abzusehen ist, dass die kognitiven Grundfunktionen der zu behandelnden Personen intakt sind, sodass Mentalisierung, sofern sie in Grundzügen vorhanden ist, effektiv durch therapeutische Intervention gefördert werden kann.

Literatur

Allen JG, Fonagy P, Bateman A. Mentalisieren in der psychotherapeutischen Praxis. Stuttgart: Klett-Cotta 2011.

Anna Freud Centre. What is mentalization? Interview [Video]. YouTube March 11, 2015; https://youtu.be/OHw2QumRPrQ (letzter Zugriff: 10.5.2024).

Anna Freud Centre. Mentalization Based Treatment Training video with Anthony Bateman – Empathic Validation 1. [Video]. YouTube April 29, 2015); https://youtu.be/IzBHDSnR2jk (letzter Zugriff: 10.5.2024).

Bateman A, Fonagy P. Effectiveness of partial hospitalization in the treatment of borderline personality disorder: A randomized controlled trial. Am J Psychiatry 1999; 156(10): 1563–1569. DOI: 10.1176/ajp.156.10.1563.

Bateman A, Fonagy P. Mentalization-based Treatment for Borderline Personality Disorder: A Practical Guide. Oxford: Oxford University Press 2006.

Bateman A, Fonagy P. Mentalization-based treatment. Psychoanal Inq 2013; 33(6): 595–613. DOI: 10.1080/07351690.2013.835170.

Bateman AW, Fonagy P. Borderline-Persönlichkeitsstörung. In: Bateman AW, Fonagy P (Hrsg.): Handbuch Mentalisieren. Gießen: Psychosozial Verlag 2015a; 315–331.

Bateman AW, Fonagy P. Antisoziale Persönlichkeitsstörung. In: Bateman AW, Fonagy P (Hrsg.): Handbuch Mentalisieren. Gießen: Psychosozial Verlag 2015b; 333–354.
Bateman A, O'Connell J, Lorenzini N, Gardner T, Fonagy P. A randomised controlled trial of mentalization-based treatment versus structured clinical management for patients with comorbid borderline personality disorder and antisocial personality disorder. BMC Psychiatry 2016; 16(1): 304. DOI: 10.1186/s12888-016-1000-9.
Berry MD, Berry PD. Mentalization-based therapy for sexual addiction: Foundations for a clinical model. Sex Relatsh Ther 2014; 29(2): 245–260. DOI: 10.1080/14681994.2013.856516.
Choi-Kain LW, Gunderson JG. Mentalization: Ontogeny, assessment, and application in the treatment of borderline personality disorder. Am J Psychiatry 2008; 165(9): 1127–1135. DOI: 10.1176/appi.ajp.2008.07081360.
Dalgaard NT, Villumsen AMA, Sørensen KM, Midgley N, Væver MS, Almlund M, Pontoppidan M. Holding a foster child's mind in mind: Study protocol for a cluster-randomized controlled trial of mentalization-based therapy (MBT) for foster families. BMC Psychology 2023; 11(1): 62. DOI: 10.1186/s40359-023-01103-8.
Fonagy P, Bateman AW, Luyten P. Einführung und Übersicht. In: Bateman AW, Fonagy P (Hrsg.): Handbuch Mentalisieren. Gießen: Psychosozial Verlag 2015; 23–66.
Fonagy P, Gergely G, Jurist E, Target M. Affektregulierung, Mentalisierung und die Entwicklung des Selbst. Stuttgart: Klett-Cotta 2004.
Hauschild S, Kasper L, Volkert J, Sobanski E, Taubner S. Mentalization-based treatment for adolescents with conduct disorder (mbt-cd): A feasibility study. Eur Child Adolesc Psychiatry 2023; 2(12): 2611–2622. DOI: 10.1007/s00787-022-02113-4.
Hauschild S, Kasper LA, Taubner S. Was hat dir an der Therapie gefallen? Eine qualitative Studie zur Evaluation der Mentalisierungsbasierten Therapie für Jugendliche mit Störungen des Sozialverhaltens. Prax Kinderpsychol Kinderpsychiatr 2021; 70(5): 386–402. DOI: 10.13109/prkk.2021.70.5.386.
Luyten P, Fonagy P, Lowyck B, Vermote R. Beurteilung des Mentalisierens. In: Bateman AW, Fonagy P (Hrsg.): Handbuch Mentalisieren. Gießen: Psychosozial Verlag 2015; 67–89).
Philips B, Wennberg P, Konradsson P, Franck J. Mentalization-based treatment for concurrent borderline personality disorder and substance use disorder: A randomized controlled feasibility study. Eur Addict Res 2018; 24(1): 1–8. DOI: 10.1159/000485564
Rossouw TI, Fonagy P. Mentalization-based treatment for self-harm in adolescents: A randomized controlled trial. J Am Acad Child Adolesc Psychiatry 2012; 51(12): 1304–1313. DOI: 10.1016/j.jaac.2012.09.018.
Skårderud F. Eating one's words: Part III. Mentalisation-based psychotherapy for anorexia nervosa – an outline for a treatment and training manual. Eur Eat Disord Rev 2007; 15(5): 323–339. DOI: 10.1002/erv.817.
Stoffers-Winterling J, Storebø OJ, Simonsen E, Lieb K. Störungsspezifische Psychotherapie der Borderline-Persönlichkeitsstörung. Psychotherapeut 2020; 65(5): 344–350. DOI: 10.1007/s00278-020-00443-9.
Storebø O, Stoffers-Winterling J, Völlm B, Kongerslev M, Mattivi J, Jørgensen M, et al. Psychological therapies for people with borderline personality disorder. Cochrane Database Syst Rev 2020; 5: CD012955. DOI: 10.1002/14651858.CD012955.pub2.
Taubner S, Fonagy P, Bateman A. Mentalisierungsbasierte Therapie. Göttingen: Hogrefe 2019.
Vogt KS, Norman P. Is mentalization-based therapy effective in treating the symptoms of borderline personality disorder? A systematic review. Psychol Psychother 2019; 92(4): 441–464. DOI: 10.1111/papt.12194.
Weijers J, Ten Kate C, Eurelings-Bontekoe E, Viechtbauer W, Rampaart R, Bateman A, Selten JP. Mentalization-based treatment for psychotic disorder: Protocol of a randomized controlled trial. BMC Psychiatry 2016 Jun 8:16:191. DOI: 10.1186/s12888-016-0902-x.
Zeeck A, Flößer K, Euler S. Mentalisierungsbasierte Therapie für Essstörungen. Psychotherapeut 2018; 63(2): 129–134. DOI: 10.1007/s00278-018-0273-5.

Soziomilieutherapie am Beispiel Safewards und Recovery

Thomas Auerbach

22.36 Was bedeutet Soziomilieutherapie?

Milieutherapie beschreibt unterschiedliche Maßnahmen und Angebote, die Patientinnen und Patienten die Möglichkeit bieten, einen positiven Weg der Gesundung zu gehen. Zu diesem Zweck gestalten alle Mitglieder eines Behandlungsteams mit den Patientinnen und Patienten eine therapeutische Beziehung. Dabei begegnen sich alle mit

- Respekt,
- Akzeptanz,
- Bestätigung,
- Empathie und
- kooperativem Verhalten im Sinne einer reflektierenden akzeptierenden Grundhaltung.

In der Gestaltung des Milieus ist die Kommunikation das tragende Fundament. Fühlen sich die Patientinnen und Patienten in dieser Umgebung wohl, sicher aufgehoben und geborgen, können sie die angebotenen Therapien positiver annehmen. Fühlen sich Patientinnen und Patienten nicht sicher oder nicht wohl, kann sich selbst eine unangenehme Örtlichkeit (zu schmutzig, Überbelegungen oder vorherrschende Gewaltpotenziale) negativ auf die Gesundung eines psychisch erkrankten Menschen auswirken.

22.37 Was bedeutet Stationsatmosphäre?

Die Stationsatmosphäre wird durch die persönliche Haltung aller beteiligten Personen bestimmt. Bei einer guten Stationsatmosphäre und einem freundlichen Milieu kommt es erfahrungsgemäß zu einer Reduzierung von Gewalt und zu weniger Zwangsmaßnahmen.

Eine gute Stationsatmosphäre baut auf praktischen Faktoren auf:

- Respektvoller Umgang
- Wertschätzende und nicht regelorientierte individualisierte Haltung beim Team
- Positive Würdigung der Patientinnen und Patienten
- Wertlegung auf Prävention
- Reflexionsfähigkeit des Behandlungsteams
- Förderung der Autonomie und Partizipation der Patientinnen und Patienten
- Stabile Beziehungsgestaltung, auch wenn es zu Eskalationen kommt

22.38 Was bedeutet das für die Praxis?

In der Praxis bedeutet das, dass die Milieutherapie einen Behandlungsrahmen darstellt, der

- eine gesunde Norm vorgibt,
- ein soziales und institutionelles Umfeld darstellt,
- eine Realitätsnähe vorgibt,
- unter geschützten Bedingungen stattfindet.

22

Edgar Heim beschreibt das therapeutische Milieu als eine bewusste Strukturierung der Umwelt in den verschiedenen Settings (Krankenhäuser, Einrichtungen oder Wohngemeinschaften).

22.39 Was macht eine gute professionelle Beziehung aus?

Die S3-Leitlinie Verhinderung von Zwang (DGPPN 2018, S.92) formuliert dazu:

Empfehlungsgrad A, Evidenzgrad 4
„Die Interaktion mit psychisch erkrankten Menschen soll empathisch sein, mit dem Ziel, eine vertrauensvolle therapeutische Beziehung aufzubauen und die individuelle Sichtweise des psychisch erkrankten Menschen wertfrei zu verstehen. Hierdurch können aggressive Vorfälle und die Häufigkeit von Zwangsmaßnahmen reduziert werden."

Empfehlungsgrad B, Evidenzgrad 4
„Die Beziehung zu den Patientinnen und Patienten sollte möglichst partnerschaftlich gestaltet werden und auf Vertrauen beruhen."

Safewards-Modell

22.40 Was ist das Safewards-Modell?

Das Modell erklärt die Entstehung von Konflikten auf psychiatrischen Stationen. Im Mittelpunkt steht die Wechselbeziehung von Konfliktverhalten und den damit verbundenen Maßnahmen. Damit erklärt das Modell, dass Aggressionen, Selbstverletzungen oder Behandlungsablehnung der Patientinnen und Patienten immer eine Gegenmaßnahme des Behandlungsteams hervorrufen.

Dabei beschreibt es, dass die Eindämmungsmaßnahmen auch Anlass für Konflikte sein könnten.

22.41 Welches Ziel verfolgt Safewards?

Das Modell unterstützt die Reduzierung der Zwangsmaßnahmen. Dabei reflektiert es, dass zuerst die Zahl der Aggressionsereignisse und deren Intensität minimiert werden müssen. Zwingend notwendig ist hierbei eine reflektierte Haltung der Mitarbeitenden, die bereits präventiv erkennen müssen, wo Krisenherde entstehen.

22.42 Wie ist das Safewards-Modell aufgebaut?

Das Modell zeigt sechs Ursprungsfaktoren, die für die Entstehung von Krisen und Konflikten verantwortlich sind:

- Stationsteam
- Räumliche Umgebung
- Krankenhausexterne Faktoren
- Patientengruppe
- Patientencharakteristika
- Regulatorische Rahmenbedingungen

Neben dem Einfluss des Verhaltens durch die Erkrankung der untergebrachten Personen werden hier auch Mitarbeitende, Angehörige und Besucherinnen/Besucher, vorhandene Regularien sowie die aufgestellten Verhaltens- und Kulturregeln beachtet. Safewards fordert alle Mitarbeitenden auf, die Ursprungsfaktoren genau zu erkennen. Wenn diese Faktoren nicht professionell dem aktuellen Standard angepasst werden, werden sie Ursachen von Konflikten.

22.43 Welche Interventionen bietet das Safewards-Modell?

Das Safewards-Modell beschreibt zehn Interventionen, die sich als besonders geeignet herauskristallisiert haben, um Konflikte und Eindämmungsmaßnahmen reduzieren zu können. In jeder einzelnen Intervention werden Anteile der therapeutischen Beziehungsgestaltung und Anreize für eine Milieugestaltung beschrieben. Dazu gehören:

- Gegenseitige Erwartungen klären
- Verständnisvolle Kommunikation
- Positive Kommunikation
- Deeskalierende Gesprächsführung
- Unterstützende Kommunikation
- Gegenseitiges Kennenlernen
- Gemeinsame Unterstützungskonferenz
- Methoden der Beruhigung
- Sicherheit bieten
- Entlassungsnachrichten

PRAXISTIPP

Jede Intervention zeigt für sich eine positive Wirkung bei der Umsetzung und Anwendung des Modells. Jedoch sollten alle zehn Interventionen im Zusammenhang gesehen werden, um auch ein nachhaltiges positives und gewaltreduziertes Milieu erreichen und erhalten zu können.

22.44 Welche Bedeutung hat das Safewards-Modell für die Stationsatmosphäre?

Der Name Safewards setzt sich zusammen aus engl. „safe", was übersetzt sicher, wohlbehalten, geborgen bedeutet, und aus „ward", was eine Krankenhausstation meint. Damit wird der Zusammenhang zwischen einem stabilen Milieu und einer angenehmen Stationsatmosphäre zum Ausdruck gebracht.

Drei Faktoren unterstützen die Milieugestaltung:

- Halten der therapeutischen Beziehung
- Selbsterfahrung und Reflexion der eigenen Praxis
- Entwicklung einer neuen Kultur, um frühzeitig Krisen oder Konflikte erkennen zu können

Das Safewards-Modell fasst viele Ansätze von Milieugestaltung zusammen, um mit angepassten Interventionen vorhandene Gewalt und Zwangsmaßnahmen zu reduzieren. Dabei geht es immer um die Herstellung von Sicherheit, Strukturangebote für die Untergebrachten und die Förderung ihrer Selbstfürsorge.

22.45 Was lernen wir aus dem Safewards-Modell?

Das Safewards-Modell fördert eine partizipative Milieu- und Beziehungsgestaltung. Natürlich bedeutet das nicht, dass sich jeder Konflikt und jede Eindämmungsmaßnahme verhindern lässt. Doch bietet es durch eine Recovery-orientierte Haltung des Personals eine „safe" Station für Untergebrachte und Mitarbeitende.

Recovery

22.46 Für welche Patientinnen und Patienten ist Recovery gedacht?

Recovery ist vor allem für Menschen gedacht, die als zunehmend chronisch erkrankte und als Langzeitpatientinnen und -patienten beschrieben werden. Gleichwohl stellt das Recovery-Modell auch die Basis eines therapeutischen Milieus für alle Patientinnen und Patienten dar. Recovery strebt nach dem Ziel, die Hoffnung nicht zu verlieren und trotz Krankheiten, Rückfällen oder immer wieder im Zusammenhang mit der Erkrankung auftretenden negativen Lebenserfahrungen ein gutes Leben führen zu können.

Recovery setzt auf Gleichwertigkeit, Teilhabe und Kommunikation auf Augenhöhe. Unterstützt wird Recovery durch den Einsatz von ExIn (Experten in eigener Sache) oder durch „Betroffene helfen Betroffenen".

22.47 Was bedeutet Recovery und welche Verbindung besteht zu Empowerment?

Das Recovery-Modell verfolgt bei Menschen mit psychischen Erkrankungen das Ziel, vorhandene Ressourcen und das Genesungspotenzial hervorzuheben, zu unterstützen und zu fördern. Dabei definiert Recovery individuelle Schritte und stellt einen persönlichen Prozess dar, in dessen Mittelpunkt „Hoffnung" steht. Die Verbindung zu Empowerment besteht darin, dass die Eigeninitiative der Betroffenen gefördert wird. Sie sollen trotz ihrer Erkrankung motiviert und begleitet werden, ihre Interessen selbst durchzusetzen, sich zu organisieren und ihre Lebensverhältnisse individuell bestimmen zu können.

In der S3-Leitlinie „Psychosoziale Therapien bei schweren psychischen Erkrankungen" wird Recovery unter der Überschrift „Grundlagen psychosozialen Handelns" empfohlen.

22.48 Was bedeutet Genesung im Recovery-Modell?

DEFINITION

- **Klinische Genesung** bedeutet, dass sich ein Mensch von einer Krankheit erholt und die Symptome nicht mehr auftreten.
- **Persönliche Genesung** bedeutet die Wiederherstellung eines lebenswerten Lebens (mit oder ohne Symptome). Es geht darum, ein befriedigendes, erfülltes und erfreuliches Leben aufzubauen.

Genesung bedeutet für Menschen mit einer psychischen Erkrankung, ihr eigenes Leben trotzdem soweit wie möglich selbst zu kontrollieren und Entscheidungen zu treffen, statt ständig Anweisungen oder Ratschläge von anderen anzunehmen.

22.49 Wie wichtig ist die therapeutische Beziehung im Recovery-Modell?

Auch bei Recovery hat die Beziehungsgestaltung einen sehr hohen Stellenwert. Eine tragfähige Beziehung zu den Patientinnen und Patienten ermöglicht die Bearbeitung und Festigung von Ressourcen, hilft bei der Problembewältigung und fördert die psychoedukativen Prozesse.

In der S3-Leitlinie „Psychosoziale Therapien bei schweren Erkrankungen“ wird die Beziehungsgestaltung wie folgt beschrieben:

„Die Beziehungsgestaltung zwischen Behandlern und Patienten sollte es ermöglichen, über Behandlungsstrategien und deren Vor- und Nachteile im Rahmen eines Prozesses partizipativer Entscheidungsfindung zu informieren und zu Entscheidungen zu gelangen.“

DGPPN (2018b, S. 36)

22.50 Was ist Gesundheit, und was ist Krankheit aus Sicht des Recovery-Modells?

Recovery betrachtet diese Faktoren unter einem anderen Blickwinkel: „Entweder ich bin gesund, dann kann ich nicht krank sein“ oder „Ich bin krank, dann kann ich nicht gesund sein“. Es gibt kein Leben ohne psychische Probleme und Krankheiten.

22.51 Was ist der Recovery-Prozess?

Den Recovery-Prozess können nur die Betroffenen selbst durchlaufen. Das Behandlungsteam kann einen Rahmen schaffen, in dem sich die Patientinnen und Patienten wohl, geborgen und sicher fühlen.

Dabei verläuft der Prozess nie linear, sondern wird mit Höhen und Tiefen beschrieben. Da solch ein Prozess höchst individuell verläuft, stellt er eine besondere Herausforderung für das gesamte Therapiesetting dar.

22.52 Was bedeutet das Recovery-Modell in besonders gesicherten Einrichtungen?

Das Alltagsleben von Menschen, die in einer JVA inhaftiert oder im Maßregelvollzug untergebracht sind, ist aufgrund der Zwangsunterbringung durch Demotivation gegenüber Therapien und einem therapeutischen Beziehungsaufbau sowie durch Frustration und Verzweiflung geprägt.

Trotzdem setzt das Recovery-Modell auch hier folgende Schwerpunkte:

- Förderung der sozialen Teilhabe
- Übernahme von Verantwortung für sich selbst
- Aufbau von Stärke, um sich mit der Krankheit und dem Delikt auseinanderzusetzen
- Zugang zu Bildung
- Stabilisierung des sozialen Umfelds
- Stabile und tragfähige Nachsorge

22.53 Kann Recovery im Maßregelvollzug umgesetzt werden?

Aufgrund vieler rechtlicher, aber auch therapeutischer Gründe ist die Aufenthaltsdauer bei im Maßregelvollzug untergebrachten Personen länger als in der Akut- oder Allgemeinpsychiatrie. Durch diesen Aufenthaltszeitraum kann aber auch eine durchaus positiv zu wertende therapeutische Beziehung entstehen, die einen individuellen Genesungsweg ermöglicht. Außer durch die Vorstellungen, Träume und Wünsche der Untergebrachten wird Recovery durch viele Aspekte beeinflusst, die in der Person, aber auch in der Unterbringung selbst liegen. Dazu gehören:

- Persönlicher sozialer Hintergrund
- Erfahrungen aus der Vergangenheit
- Alter
- Geschlecht
- Weltanschauungen
- Krankheit
- Anlassdelikt
- Verschiedene Kulturen in der Gemeinschaft
- Strenge Regeln
- Bestimmte Hierarchien
- Gesetzesvorgaben
- Gefährlichkeitseinschätzungen
- Externe Gutachten

Das Recovery-Modell bedeutet für im Maßregelvollzug untergebrachte Personen nicht nur Wachstum und ständiges Lernen, sondern ermöglicht auch die Erfahrung, mit Niederlagen, neuen Grenzen und plötzlichem Verlust von erreichten Freiheiten umzugehen. In diesem Zusammenhang wird Hoffnung als einer der wichtigsten Schlüsselfaktoren gesehen. Hoffnung und Zuversicht zu erhalten und zu spüren beeinflusst die Lebensgestaltung enorm.

22.54 Welche Herausforderungen ergeben sich für das therapeutische Setting?

Das Recovery-Modell bietet den Patientinnen und Patienten in Zusammenarbeit mit dem Behandlungsteam ein stabiles Stationsmilieu an. Es schafft Platz, damit sie wieder Eigenverantwortung erlernen können. Sie finden dort Raum, um mit ihrer Autonomie, ihren persönlichen Erklärungen, mit ihrer Krankheit, ihrem Delikt und ihrer persönlichen Lebenserwartung entsprechend gesund umgehen können.

Dabei ist die persönliche Haltung eines jeden therapeutischen Profis entscheidend; sie bildet die Grundlage dafür, dass die Patientinnen und Patienten in die therapeutischen Vorhaben eingebunden und gemeinsame Entscheidungen getroffen werden können. Transparenz-Zeigen, Anleiten und Begleiten und nicht Vormachen oder Übernehmen von Tätigkeiten, welche die Patientinnen und Patienten selbst ausführen sollten, ergänzen die persönliche Einstellung der Mitarbeitenden gegenüber den Patientinnen und Patienten. Das benötigt Zeit und Raum, damit die Verantwortung bei den Betroffenen selbst bleibt und ihnen nicht genommen wird.

Für das therapeutische Personal bedeutet das, den Patientinnen und Patienten Wahlmöglichkeiten offenzulassen, um unter geschlossenen Bedingungen eine größtmögliche Autonomie und Partizipation zu ermöglichen.

Literatur

DGGPN (Deutsche Gesellschaft für Psychiatrie und Psychotherapie, Psychosomatik und Nervenheilkunde e. V.). S3-Leitlinie Verhinderung von Zwang: Prävention und Therapie aggressiven Verhaltens bei Erwachsenen. Stand: 12.2.2018a (in Überarbeitung); https://register.awmf.org/de/leitlinien/detail/038-022 (letzter Zugriff: 10.5.2024).
DGGPN (Deutsche Gesellschaft für Psychiatrie und Psychotherapie, Psychosomatik und Nervenheilkunde e. V.). S3-Leitlinie Psychosoziale Therapien bei schweren psychischen Erkrankungen. Stand: 2.10.2018b (in Überarbeitung); https://register.awmf.org/de/leitlinien/detail/038-020 (letzter Zugriff: 10.5.2024).
Drennan G, Deborah A. Secure Recovery – Approaches to recovery in forensic mental health settings. London: Routledge/Taylor & Francis 2012; 1–88.
Heim E. Praxis der Milieutherapie. Berlin, Heidelberg: Springer 1984; 4–7.
Knuf A. Empowerment und Recovery. 5. A. Köln: Psychiatrie Verlag 2016; 10–15.
Löhr M, Schulz M, Nienaber A. Safewards – Sicherheit durch Beziehung und Milieu. 3. A. Köln: Psychiatrie Verlag 2023; 22–119.
Sauter D, Abderhalden C et al. Lehrbuch der Psychiatrischen Pflege. Bern: Huber 2011; 475–477 und 870–878.
Zuabonie G, Burr C et al. Recovery und psychische Gesundheit – Grundlagen und Praxisprojekte. Köln: Psychiatrie Verlag 2019; 22.

Psychopharmakotherapie von Aggression und Paraphilien

Manuela Dudeck

Psychopharmakotherapie der Aggression

22.55 Wie wird Aggression definiert?

Der Begriff Aggression ist eine allgemeine Bezeichnung für jegliches Angriffsverhalten des Menschen. Das Ausmaß des Verhaltens ist das Ergebnis einer Gen-Umwelt-Interaktion und abhängig von der genetischen Aggressionsdisposition, der Umwelt, in die der Mensch hineingeboren wurde, und der Anwesenheit äußerer, situativer Auslösereize. Menschliche Aggression umfasst jede Form von Verhalten, das sich gegen Personen oder Sachen richtet und dazu dienen soll, unmittelbar zu schaden, um damit ein bestimmtes Ziel zu erreichen.

22.56 Welche Formen der Aggression werden unterschieden?

Man unterscheidet grundsätzlich zwischen instrumenteller und reaktiver Aggression:

- Lerntheoretisch wird unter **instrumenteller Aggression** fremdschädigendes Verhalten verstanden, das dazu dient, etwas zu bekommen, das man haben möchte.
- Die **reaktive Aggression** ist der Schutz bzw. die Verteidigung vor Bedrohung durch fremdschädigendes Verhalten.

Weierstall und Elbert haben darüber hinaus noch die Form der **appetitiven Aggression** definiert. Diese beschreibt die Lust bzw. die Faszination an Gewalt und hat forensisch-psychiatrische Bedeutung.

22.57 Ist Aggression immer Ausdruck einer psychischen Erkrankung?

Nein. Aggressives Verhalten ist in jedem Menschen abgebildet. Dennoch können psychische Erkrankungen mit Selbst- oder Fremdaggression einhergehen. Damit kann Aggression ein Symptom der jeweiligen psychischen Erkrankung darstellen.

MERKE
Aggressives Verhalten ist nicht Ausdruck einer psychischen Störung.

22

22.58 Welche Leitlinie regelt den Einsatz von Psychopharmaka bei Gewalt?

Dabei handelt es sich um die S3-Leitlinie „Verhinderung von Zwang: Prävention und Therapie aggressiven Verhaltens bei Erwachsenen“ in der Langversion vom 10.9.2018; sie enthält Empfehlungen sowohl zur Darreichungsform als auch zu den einzelnen Substanzen.

22.59 Gibt es Medikamente, die zur Behandlung von Aggression zugelassen sind?

Ja. Treten ein Erregungszustand und Aggressivität im Zusammenhang mit psychischen Erkrankungen auf, handelt es sich in der Regel um einen Notfall, der in Deutschland in psychiatrischen Kliniken bis zu fünfmal pro Behandlungsplatz und Behandlungsjahr vorkommt. Sofern eine verbale Deeskalation nicht gelingt, kann eine medikamentöse Behandlung unumgänglich sein. Das Antipsychotikum **Melperon** hat die Indikation Erregungszustand bei Psychosen, organisch bedingter Demenz und alkoholassoziierten Störungen. Das atypische Antipsychotikum **Risperidon** kann für eine Kurzzeitbehandlung (bis zu 6 Wochen) von anhaltender Aggression bei Patientinnen und Patienten mit mäßiger bis schwerer Alzheimer-Demenz, die auf nichtpharmakologische Methoden nicht ansprechen, verabreicht werden. Zusätzlich muss das Risiko für Fremd- und Eigengefährdung bestehen.

22.60 Welche Medikamente können bei Aggression off-label eingesetzt werden?

Hirsch und Steinert (2019) berichten, dass gute Evidenz für die Behandlung mit typischen und atypischen Neuroleptika und Benzodiazepinen vorliegt. Allerdings sind die vorliegenden Studien ausschließlich mit einwilligungsfähigen Patientinnen und Patienten durchgeführt worden und dadurch limitiert. Haloperidol in Kombination mit Benzodiazepinen oder Promethazin sowie die Substanzen Lorazepam, Olanzapin, Ziprasidon und Aripiprazol jeweils als Monotherapien sind bei parenteraler Verabreichung wirksam in der Behandlung aggressiver Erregungszustände.

CAVE
Haloperidol als Monotherapie hat eine vergleichsweise geringe antiaggressive Wirkung und sollte, auch wegen möglicher Nebenwirkungen wie Frühdyskinesien und epileptischen Anfällen, nicht mehr als Monotherapie angewendet werden.

Psychopharmakotherapie der Paraphilien

22.61 Haben alle Sexualstraftäter eine Paraphilie/paraphile Störung?

Nein. Personen mit Paraphilien sind nicht deckungsgleich mit Sexualstraftätern, denn nur wenige Sexualstraftäter leiden unter einer Paraphilie, wenngleich es eine Schnittmenge gibt (▶ Abb. 22.2).

22.62 Gibt es Leitlinien für eine Pharmakotherapie von Paraphilien?

Ja. Die *World Federation of Societies of Biological Psychiatry* (WFSBP) hat 2020 die aktuellen „Guidelines for the pharmacological treatment of paraphilic disorders" herausgegeben. Die deutsche „Behandlungsleitlinie Störungen der sexuellen Präferenz" wurde letztmalig 2007 überarbeitet (Berner et al. 2007).

Darüber hinaus hat der Gesetzgeber in Deutschland das Gesetz über die freiwillige Kastration und andere Behandlungsmethoden (KastrG) erlassen, das am 15.8.1969 in Kraft trat und letztmalig am 4.11.2016 geändert wurde. In der Begriffsbestimmung des Gesetzes ist Kastration eine gegen die Auswirkungen eines abnormen Geschlechtstriebes gerichtete Behandlung, durch welche die Keimdrüsen eines Mannes absichtlich entfernt oder dauernd funktionsunfähig gemacht werden. § 4 KastrG regelt aber auch die Geltung analog für eine gegen die Auswirkungen eines abnormen Geschlechtstriebes gerichtete ärztliche Behandlung beim Mann und bei der Frau, mit der nicht beabsichtigt ist, die Keimdrüsen dauernd funktionsuntüchtig zu machen, die aber eine solche Folge haben kann.

MERKE

Die medikamentöse Behandlung ist in Deutschland an strikte Auflagen gebunden. Dabei sind medizinische, juristische und ethische Betrachtungen unerlässlich.

22.63 Sollte eine psychopharmakologische Behandlung als Monotherapie angewendet werden?

Nein. Grundsätzlich gilt, dass medikamentöse Strategien immer in Psycho- und Sozialtherapien eingebunden sein sollten. Liegen komorbide psychische Erkrankungen vor, sollten diese ebenfalls konsequent behandelt werden.

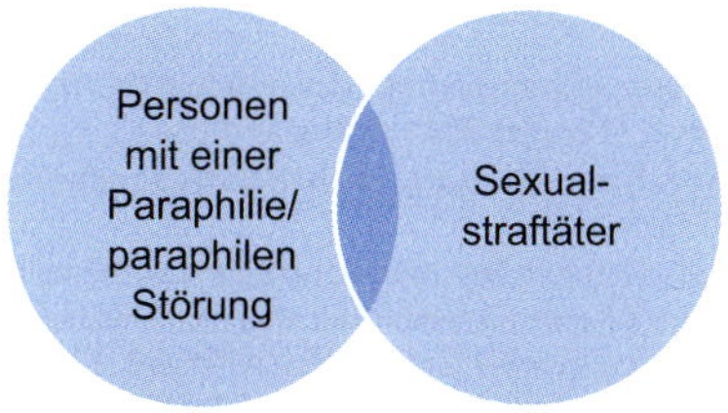

Abb. 22.2 Überschneidungsbereich zwischen Personen mit einer Paraphilie und Sexualstraftätern [L231/P1440]

22.64 Was muss grundsätzlich bei der medikamentösen Behandlung von Paraphilien beachtet werden?

Ein Drug-Monitoring mit der Erfassung von Wirkung und Nebenwirkung sollte 1- bis 3-monatlich erfolgen. Dies beinhaltet Fragen zu paraphilen und nichtparaphilen sexuellen Aktivitäten und Fantasien (Art, Intensität und Häufigkeit) sowie das Risiko eines Sexualdelikts mindestens alle 1–3 Monate durch Selbstauskünfte des Patienten und, falls sinnvoll und möglich, durch Befragung von Familienmitgliedern oder Betreuungspersonen. Daneben müssen alle somatischen und Laborparameter ½-jährlich kontrolliert werden.

22.65 Welche Medikamente werden in den Leitlinien diskutiert?

Die Datenlage für Psychopharmaka (ausgenommen SSRIs) zur Behandlung von Paraphilien ohne psychiatrische Komorbidität wie Dopaminagonisten (z. B. Pramipexol), Stimmungsstabilisatoren (z. B. Lithium), Antikonvulsiva (z. B. Carbamazepin) oder atypischen Neuroleptika (Quetiapin) beruhen zumeist nur auf Fallstudien. Ebenso verhält es sich mit trizyklischen Antidepressiva, Mirtazapin und Naltrexon. Deshalb gibt es für diese Medikamente keine Empfehlung.

Bei fehlendem Risiko für Übergriffe bzw. bei geringem Risiko für sog. Hands-off-Delikte werden **selektive Serotonin Wiederaufnahmehemmer** (SSRIs) empfohlen. Sie werden „off label" zur Behandlung paraphiler Störungen mit spezifischen Indikationen eingesetzt, wobei Forschungsarbeiten zum Wirksamkeitsnachweis noch fehlen. Dennoch gibt es klinische Hinweise darauf, dass zumindest Sertralin und Fluoxetin bei paraphilem Sexualverhalten in leichten Fällen wie z. B. Exhibitionismus mit einem angemessenen Nutzen-Risiko-Verhältnis einhergehen.

Ist die Behandlung mit SSRIs erfolglos oder besteht ein moderates Risiko für sexuelle Übergriffe, kommt eine Behandlung mit **Cyproteronacetat** in Betracht. Liegt ein höheres Risiko für Übergriffe vor oder lässt sich eine pädophile bzw. eine sexuell sadistische Störung diagnostizieren, sind GnRH-Analoga wie **Triptorelin** zu diskutieren. Dabei handelt es sich um ein 12-Wochen-Depot, das mittelfristig den Testosteronspiegel auf Kastrationsniveau senkt (▶ Kap. 17).

CAVE

Die Behandlung mit Cyproteronacetat oder GnRH-Analoga entspricht einer medikamentösen, reversiblen und partiellen Kastration. Hier findet unter Umständen das Kastrationsgesetz Anwendung.

Literatur

Benkert O, Hippius H (Hrsg.). Kompendium der psychiatrischen Pharmakotherapie. 12. A. Berlin, Heidelberg: Springer 2019; 450 und 482.

Berner W, Hill A, Briken P, Kraus Ch, Lietz K. Behandlungsleitlinie Störungen der sexuellen Präferenz: Diagnose, Therapie und Prognose. Darmstadt: Steinkopff 2007.

DGPPN (Deutsche Gesellschaft für Psychiatrie und Psychotherapie, Psychosomatik und Nervenheilkunde e. V.). S3-Leitlinie Verhinderung von Zwang: Prävention und Therapie aggressiven Verhaltens bei Erwachsenen. Stand: 12.2.2018 (in Überarbeitung); https://register.awmf.org/de/leitlinien/detail/038-022 (letzter Zugriff: 10.5.2024).

Hirsch S, Steinert T. Medikamentöse Notfallbehandlung psychomotorischer Erregungszustände und aggressiven Verhaltens. Dtsch Arztebl Int 2019; 116: 445–452.
Margraf J, Müller-Spahn FJ. Pschyrembel-Psychiatrie, Klinische Psychologie, Psychotherapie. Berlin: Walter de Gruyter 2009; 17.
Thibaut F, Cosyns P, Fedoroff JP, et al.; The WFSBP Task Force on Paraphilias. The World Federation of Societies of Biological Psychiatry (WFSBP) 2020 guidelines for the pharmacological treatment of paraphilic disorders. World J Biol Psychiatry 2020; 21(6): 412–490; https://doi.org/10.1080/15622975.2020.1744723.
Weierstall R, Elbert T. Formen und Klassifikation menschlicher Aggression. In: Endrass J, Rossegger A, Urbaniok F, Bochard B (Hrsg.): Interventionen bei Gewalt- und Sexualstraftätern: Risk-Management, Methoden und Konzepte der forensischen Therapie Berlin: Medizinisch Wissenschaftliche Verlagsgesellschaft 2013; 3–14.

V Spezielle Themen

23 Schweigepflicht und Offenbarung in der Therapie unter Zwang

Markus G. Feil

23.1 Was sind die relevanten gesetzlichen Regelungen?

Zunächst einmal garantiert § 203 StGB in Deutschland auch in der Forensischen Psychiatrie und Psychotherapie einen umfassenden Schutz von Privatgeheimnissen, die Mitarbeitende des Maßregelvollzugs während der Berufsausübung erfahren. Das gilt ausnahmslos für bisher nicht bekannte Delikte aus der Vergangenheit. Eine Einschränkung der Vertraulichkeit entsteht vor allem dadurch, dass eine untergebrachte Person den Therapeuten bzw. die Therapeutin von der Schweigepflicht entbindet. Dann dürfen Letztere Privatgeheimnisse offenbaren, vor Gericht müssen sie dies tun (§ 48 Abs. 1 S. 2 sowie § 53 Abs. 2 S. 1 StPO).

Offenbarungspflichten können grundsätzlich im Hinblick auf konkret bevorstehende Straftaten entstehen, die in § 138 StGB genannt sind. Straftaten gegen die sexuelle Selbstbestimmung gehören nicht dazu. Im Hinblick darauf kann aus § 34 StGB ein **Offenbarungsrecht** abgeleitet werden, es besteht aber keine Offenbarungspflicht. Zudem bleibt man in diesen Fällen straffrei, *„wenn [man] sich ernsthaft bemüht hat, [die Person] von der Tat abzuhalten“* (§ 139 StGB). Geplante Tötungs- oder Morddelikte sowie schwerer Menschenraub müssen jedoch immer angezeigt werden. Psychotherapeutische und psychiatrische Tätigkeit zählt zu den genannten *„ernsthaften Bemühungen“* (§ 139 StGB). Davon kann allerdings nur gesprochen werden, wenn man sich bemüht, das zu tun, was nach fachlichem Ermessen zur Abwendung der geplanten Tat erforderlich ist und hierbei alle fachlichen Möglichkeiten ausgeschöpft werden. Wenn man Veranlassung hat zu befürchten, dass fachliche Maßnahmen zur Abwendung der Tat nicht mehr genügen, wird man gem. § 138 StGB anzeigepflichtig.

Einschränkungen der Schweigepflicht bestehen, wenn eine Behandlung im Rahmen einer Inhaftierung bzw. Unterbringung stattfindet oder nach der Entlassung im Rahmen einer gerichtlichen Weisung auferlegt wurde. Näheres regeln die Maßregel- und Strafvollzugsgesetze der Länder. Ist ein vormals Untergebrachter bzw. Inhaftierter entlassen und unterliegt er einer gerichtlichen Therapieweisung, so hängt der Schutz der Privatgeheimnisse von der Aufsichtsform ab:

- Bei *Bewährungsaufsicht* gilt § 203 StGB – abgesehen vom Anwendungsbereich des § 34 StGB – uneingeschränkt.
- Bei *Führungsaufsicht* (§ 68 StGB) haben Führungsaufsichtsstelle, Bewährungshilfe und Therapeut bzw. die Ambulanz Privatgeheimnisse auch ohne Einwilligung des oder der Betroffenen *„einander zu offenbaren, soweit dies notwendig ist, um der verurteilten Person zu helfen, nicht wieder straffällig zu werden“*, zur Abwehr unmittelbarer Gefahren (§ 68a Abs. 8 StGB) sowie unter den sonstigen Voraussetzungen des § 68a Abs. 8 S. 2 StGB.

Die Berufsordnungen der Ärzte- und Psychotherapeutenkammern enthalten explizite Regelungen, die eine Abwägung im Einzelfall vorschreiben.

23.2 Welche ethischen Aspekte sind für die Entscheidung zu schweigen oder zu offenbaren wichtig?

Kriterien für eine Entscheidung sind in der Regel der mögliche, auf ein Minimum zu begrenzende Schaden für die untergebrachte oder inhaftierte Person und die Behandlung, aber auch für die Schweigepflicht als ethisches Gut. Ein weiteres Kriterium ist der mögliche Schaden für andere (neue Opfer). Es muss mit Sicherheit eine erhebliche Schädigung eines wichtigen Rechtsguts eintreten und die Gefahr unmittelbar, permanent und nicht anders abwendbar sein. Dafür ist eine differenzierte Einschätzung des Risikos notwendig, nicht zuletzt um kurzschlüssige Gleichsetzungen von Fantasien und Handlungsbereitschaften zu vermeiden.

23.3 Spielen emotionale Aspekte bei der Entscheidung zu schweigen oder zu offenbaren eine Rolle?

Ja. Die in ▶ 23.1 und ▶ 23.2 referierten Regelungen bzw. Kriterien gehen von rein rationalen Abwägungsvorgängen aus. Diese gehen aus psychologischer Sicht jedoch mit Emotionen einher, gerade bei den Professionellen. Dabei spielen die Angst vor neuen Straftaten, vor der eigenen Schuld, vor eigenem Versagen, aber auch der Wunsch zu bestrafen eine Rolle, um nur einige zu nennen.

Versteht man diese Emotionen nicht nur als individuelle Persönlichkeitseigenschaften der Professionellen, sondern auch als **forensische Gegenübertragungsphänomene,** könnte man etwa von folgenden psychodynamischen Zusammenhängen ausgehen: Menschen, die Straftaten begehen, also die Grenzen anderer verletzen und überschreiten, haben in ihrer Biografie selbst solche Erfahrungen gemacht. Oft wurden ihre Grenzen gerade von Personen verletzt, welche die späteren untergebrachten oder inhaftierten Personen hätten schützen sollen. Diese Erfahrungen, insbesondere die damit einhergehenden unerträglichen, unverarbeiteten inneren Zustände geben Geschädigte in ihren Straftaten und tatanalogen Verhaltensweisen an andere weiter. Sie lassen andere darunter leiden, worunter sie selbst leiden – in der Hoffnung, das eigene Leiden loszuwerden. Diese Dynamiken zwischen Angst vor erneuten Grenzverletzungen, Wut, Verletzung, Scham usw. ereignen sich unweigerlich im Verhältnis zwischen Behandelnden und Behandelten, nun hoffentlich „nur" in der Übertragung und nicht in Form psychischer oder körperlicher Übergriffe.

Daraus entstehen ständig präsente spezifisch **forensisch-psychiatrische Dilemmata:**

1. Können Untergebrachte/Inhaftierte den Professionellen vertrauen, die ja (wie Eltern/frühere Autoritätsfiguren) Macht über sie haben?
2. Können die Professionellen den ihnen psychiatrisch/psychotherapeutisch anvertrauten Personen vertrauen?
3. Müssen nicht ständig alle Beteiligten fürchten, dass ihr Vertrauen missbraucht wird und sie selbst oder jemand anderes geschädigt wird?
4. Wenn ich schweige, mache ich mich dann zum Komplizen, zum Mitwisser?
5. Wenn ich mich offenbare, schade ich dann dem/der Untergebrachten/Inhaftierten, weil ich Vertrauen als wichtige Voraussetzung für den Behandlungserfolg verspiele?

23.4 Worauf ist im Hinblick auf das Schweigen bzw. Offenbaren in der Behandlungspraxis zu achten?

Zunächst einmal ist angezeigt, sich der in ▶ 23.3 angesprochenen Dilemmata und Konflikte möglichst bewusst zu sein. Darüber sollte grundsätzlich in der Intervision der Kolleginnen und Kollegen und natürlich auch auf einzelne Fälle bezogen gesprochen werden. Selbstverständlich sollen diese Dilemmata vor allem mit den Untergebrachten/Inhaftierten zu Beginn des Kontakts offen angesprochen werden, auch i.S. der ethisch wie rechtlich geforderten Aufklärung. Die intrapsychischen und interpersonellen Konflikte rund um diese Dilemmata können zwar als Komplikationen erscheinen, sie sind aber auch als therapeutische Chance und ihre Auflösung als Aufgabe zu betrachten.

Geben Behandelnde Auskünfte an Dritte außerhalb der Behandlung, sind sie Sachverständige und nicht Behandelnde. Soll man beide Aufgaben in Personalunion erfüllen, drohen ethische wie reale Schäden durch die entstehende Rollenkonfusion.

MERKE

Insofern empfiehlt sich eine **strukturelle bzw. personelle Trennung sachverständiger und therapeutischer Rollen** innerhalb von forensisch-psychiatrischen Organisationen.

Sie erscheint schon aus methodischen Gründen der Validität der Einschätzung angezeigt. Als Grundlage sachverständiger Beurteilungen taugen therapeutische Aufzeichnungen oder Auskünfte viel weniger als Aussagen und Verhaltensweisen der Untergebrachten/Inhaftierten. Valide Beurteilungsinstrumente zu Risiko und Prognose ermöglichen eine von Auskünften aus der Behandlung unabhängige Datenerhebung und Einschätzung sowie die Privatgeheimnisse schützende Risikokommunikation und Risikomanagement. So wird auch das Vertrauensverhältnis zwischen Behandelnden und Behandelten optimal geschützt.

Literatur

Allroggen M, Kliemann A, Spröber N, Rau T, Fegert JM. Bedrohungsszenarien und Gewalt gegenüber Dritten in der Psychotherapie. Rechtliche Rahmenbedingungen und Handlungsempfehlungen. Psychotherapeut 2012; 57: 142–147.

Berner W, Kleber R, Lohse H. Psychotherapie bei sexueller Delinquenz. In: Strauß B (Hrsg.): Psychotherapie der Sexualstörungen. Krankheitsmodelle und Therapiepraxis – störungsspezifisch und schulenübergreifend. Stuttgart: Thieme 2004; 135–154.

Böllinger L. Ein Schlag gegen das Resozialisierungsprinzip. Offenbarungspflicht der Therapeuten im Strafvollzug. Zeitschrift für Sexualforschung 1998; 12(2): 140–158.

Dahle KP, Schneider V, Konrad N. Psychotherapie im Justizvollzug nach der Änderung des Strafvollzugsgesetzes. Psychother Psychosom Med Psychol 2003; 53: 178–184.

Feil MG. Zwischen Scylla und Charybdis. Vertraulichkeit in der forensischen Psychotherapie. Recht & Psychiatrie 2012; 30(4): 191–196.

Fischer T. Strafgesetzbuch und Nebengesetze. München: Beck 2011.

Kemper A, Fegert JM, Fangerau H. Bruch der ärztlichen Schweigepflicht bei Androhung von Gewalt- und Sexualstraftaten? Ethische und rechtliche Grundsätze als Wegweiser. Nervenheilkunde 2010; 7–8: 460–464.

Kindler H, Lillig S, Blüml H, Meysen T, Werner A (Hrsg.). Handbuch Kindeswohlgefährdung nach § 1666 BGB und Allgemeiner Sozialer Dienst (ASD). München: Deutsches Jugendinstitut e. V. 2006.

Koller M. Rechtsfragen zu Geheimhaltung und Offenbarung im neuen Kontrollsystem der Führungsaufsicht. In: Pollähne H, Rode I (Hrsg.): Schweigepflicht und Datenschutz. Neue kriminalpolitische Herausforderungen – alte Antworten? Berlin: LIT Verlag 2010; 133–163.
Konrad N. Schriftliche Stellungnahme vor der Öffentlichen Anhörung zu BT-Drs. 16/1993 am 07.03.2007; Archiv des Rechtsausschusses aus der 16. Wahlperiode; https://webarchiv.bundestag.de/cgi/show.php?fileToLoad=1251&id=1134 (letzter Zugriff: 10.5.2024).
Kröber HL. Schweigepflicht. Forens Psychiatr Psychol Kriminol 2012(6): 136–137.
von Franqué F, Rettenberger M (Hrsg.). Handbuch kriminalprognostischer Verfahren. Göttingen: Hogrefe 2011.
Welldon EV. Playing with Dynamite. A Personal Approach to the Psychoanalytic Understanding of Perversions, Violence, and Criminality. London: Karnac 2011.
Woods J. Ethical problems treating paedophile patients. In: Morgan D, Ruszczynski S (eds.): Lectures on Violence, Perversion and Delinquency. London: Karnac 2011; 203–219.

24 Suizidalität im Maßregelvollzug und im Justizvollzug

Annette Opitz-Welke

24.1 Ist suizidales Verhalten immer Ausdruck einer psychischen Erkrankung?

Häufig ist suizidales Verhalten Symptom einer psychischen Erkrankung. Seit Entstehung der Psychiatrie als eigenständiges medizinisches Fachgebiet waren und sind Ausführungen zum Umgang mit Suizidalität Gegenstand der psychiatrischen Lehre. Da bei zahlreichen psychischen und körperlichen Erkrankungen eine erhöhte Suizidneigung beobachtet wurde, kann das Konzept der Suizidalität sowohl als Symptom einer psychischen Erkrankung als auch als **Krankheitsmodell** beschrieben werden. Neben dem Krankheitsmodell hat das **Krisenmodell** der Suizidalität Geltung, das Suizidalität als Ergebnis einer Reaktion einer grundsätzlich stabilen Persönlichkeit auf eine unlösbar erscheinende Konfliktsituation versteht.

Der anhaltenden ätiologischen Unklarheit wird in der aktuellen Fassung der Forschungskriterien des DSM-5 sowie der ICD-11 Rechnung getragen. **Suizidales Verhalten** wird hier als **eigenständige diagnostische Kategorie** operationalisiert – eine Auffassung, die bereits W. Griesinger 1845 auf der Grundlage neuroanatomischer Veränderungen bei durch Suizid verstorbenen Personen vertrat.

24.2 Ist Suizid die häufigste Todesursache im Gefängnis?

In Deutschland ist, wie in allen Ländern, die Gefängnissuizidzahlen publizieren, der Tod durch Suizid die häufigste Todesursache im Gefängnis. Obwohl systematische Untersuchungen fehlen, ist davon auszugehen, dass in Ländern, in denen die Lebensbedingungen in Gefangenschaft durch Faktoren wie Überbelegung, Mangelernährung und fehlende Gesundheitsversorgung besonders ungünstig sind, andere Todesursachen (z. B. Infektionskrankheiten) im Gefängnis häufiger sind als der Tod durch Suizid.

24.3 Warum wird für einen Suizid im Gefängnis der Begriff Gefängnissuizid verwendet?

Grundsätzlich sind alle Ergebnisse der Suizidforschung auf Suizide im Gefängnis übertragbar. Allerdings ist für eine wirksame Suizidprävention im Gefängnis und im Maßregelvollzug eine Kenntnis der spezifischen Lebensbedingungen von Gefangenen und Verwahrten notwendig.

Der Begriff Gefängnissuizid (engl. „prison suicide“) bezieht sich auf wissenschaftliche Untersuchungen, die sich spezifisch mit Suiziden unter diesen besonderen Lebensbedingungen beschäftigen. Internationale Vergleiche der Häufigkeit von Gefängnissuiziden konnten zeigen, dass die Gefängnissuizidraten in allen untersuchten Ländern höher waren als die Suizidraten der entsprechenden Wohnbevölkerung und dass zwischen der Höhe der Suizidrate von Gefangenen und der Suizidrate der Wohnbevölkerung kein Zusammenhang festgestellt werden konnte. Daraus lässt sich schließen, dass die **Lebensumstände innerhalb der Gefängnisse** einen **Einfluss auf die Suizidhäufigkeit** nehmen. Es ist davon auszugehen, dass bei einem Teil der Personen, die im Gefängnis suizidal werden, schon vor der Inhaftierung ein erhöhtes Suizidrisiko vorlag (**Importmodell**), wohingegen sich bei anderen die Suizidalität im Rahmen der Krise durch die Inhaftierung entwickelt (**Deprivationsmodell**).

24.4 Was sind die Besonderheiten von Gefängnispopulationen in Deutschland und weltweit?

Gefängnispopulationen sind, unabhängig von der Inhaftierungsrate, weltweit durch demografische Besonderheiten und, bezogen auf die körperliche und psychische Gesundheit, spezifische Charakteristika gekennzeichnet. Während die Mehrheit der Wohnbevölkerung weiblich ist, stellen Männer im Gefängnis die Mehrheit. Außerdem liegt der Altersdurchschnitt wesentlich niedriger. Im März 2022 waren nach Angaben des Statistischen Bundesamtes 95 % der Inhaftierten in Deutschland männlich und nur 5,5 % älter als 60 Jahre. Die Ergebnisse der Untersuchung psychiatrischer Morbidität von Gefangenen in Deutschland verdeutlichen, dass Gefangene im Vergleich mit der Wohnbevölkerung bis zu 10-mal häufiger an Schizophrenie erkrankt sind und Substanzkonsumstörungen (außer Nikotin) bis zu 4-mal häufiger festgestellt werden können. Da die Gefängnispopulation durch jüngere Männer dominiert wird, sind die Angebote im Hinblick auf Gesundheitsfürsorge, Ausbildungs- und Arbeitsmöglichkeiten sowie Freizeitgestaltung auf diese Personengruppe zugeschnitten.

24.5 Wie häufig sind Suizide im Gefängnis und im Maßregelvollzug?

Das relative Risiko, an einem Suizid zu versterben, ist nach dem Ergebnis internationaler Untersuchungen bei männlichen Gefangenen im Vergleich zur Wohnbevölkerung 3- bis 6-fach, bei weiblichen Gefangenen 6- bis 9-fach erhöht. In einer Untersuchung zu deutschen Suizidzahlen konnte festgestellt werden, dass die Suizidraten bei älteren Gefangenen höher sind als bei jüngeren Gefangenen. Dabei korreliert das geschlechtsspezifische Suizidrisiko von Personen in Gefangenschaft mit dem der Referenzbevölkerung, sodass männliches Geschlecht in den meisten Ländern der Welt ein Risikofaktor für Gefängnissuizid ist, obwohl weibliche Gefangene relativ zur Referenzbevölkerung häufiger durch Suizid versterben.

Über die Suizidrate im Maßregelvollzug ist weniger bekannt als über die Suizidrate im Gefängnis. Eine vergleichende Untersuchung fand keinen Unterschied zwischen der Suizidrate im Gefängnis und im Maßregelvollzug.

MERKE

Gefangene und im Maßregelvollzug untergebrachte Personen sind eine Hochrisikogruppe für Suizid, wobei Untersuchungsgefangene am stärksten gefährdet sind. Die Besonderheiten der Lebensbedingungen im Strafvollzug haben Einschränkungen der Möglichkeiten suizidpräventiver Maßnahmen zur Folge, da viele soziale Ressourcen nicht zugänglich sind und die Resilienz und Anpassungsfähigkeit der in Gefangenschaft oder Unterbringung lebenden Personen durch ein hohes Frustrations- und Kränkungspotenzial dieser Lebenssituation stark gefordert werden.

24.6 Welchen Einfluss haben Inhaftierung und Unterbringung im Maßregelvollzug auf die psychische Gesundheit?

Obwohl eine Inhaftierung in der Regel als negative Lebenserfahrung wahrgenommen wird, gibt es bisher keine Untersuchungen, die mit zufriedenstellender Evidenz nachgewiesen hätten, dass eine längere Inhaftierung in Deutschland psychische Schäden zur Folge hat. Mögliche protektive Faktoren während einer Inhaftierung sind der stabile Zugang zu medizinischer Versorgung, der deutlich erschwerte Zugang zu Alkohol und die Regulierung der Lebensführung. Allerdings sind Gefangene für die Entwicklung reaktiv-depressiver Störungsbilder eine Risikopopulation. Depressive Anpassungsstörungen, teilweise auch mit paranoider Symptomatik, treten insbesondere während der Untersuchungshaft vermehrt auf und sind als Ausdruck der erhöhten psychosozialen Vulnerabilität von Gefangenen aufzufassen. Obwohl für die Gruppe der Personen, die im Maßregelvollzug untergebracht sind, keine entsprechenden Untersuchungen vorliegen, sollte nach klinischer Erfahrung davon ausgegangen werden, dass auch hier die Belastung zu Beginn der Unterbringung am höchsten ist.

24.7 Warum sterben Gefangene häufiger durch Suizid als in Freiheit lebende Personen, und wodurch lässt sich das Suizidrisiko Gefangener wirksam senken?

Die Ergebnisse wissenschaftlicher Untersuchungen zum Gefängnissuizid sprechen dafür, dass bei Suizidhandlungen im Gefängnis **personenbezogene und institutionelle Faktoren** zusammenwirken:

- Zum einen bringen die Personen, die in Haft kommen, Faktoren mit, die das Suizidrisiko erhöhen, denn Gefangene leiden häufiger unter unbehandelten psychischen Erkrankungen, die unabhängig von der Inhaftierung Einfluss auf das Suizidrisiko nehmen.
- Zum anderen beeinflusst die spezifische Lebenssituation im Gefängnis die Suizidwahrscheinlichkeit, denn depressive Entwicklungen sind häufig, auch in Zusammenhang mit den Belastungen durch das Strafverfahren.

Zusätzlich liegt bei vielen Gefangenen eine Substanzkonsumproblematik vor, sodass insbesondere zu Beginn einer Inhaftierung häufig Entzugssyndrome auftreten, die als Auslöser suizidaler Krisen anzunehmen sind.

CAVE
Unbehandelte Entzugssymptome erhöhen das Suizidrisiko.

Zur **Prävention** von Suizid im Maßregelvollzug und im Gefängnis sind folgende Maßnahmen wirksam:

- Diagnose und Behandlung psychischer Erkrankungen
- Vorhalten und Angebot einer Opioidersatztherapie bei Vorliegen einer Opioidabhängigkeit
- Hinzuziehung von Sprachmittler*innen bei fehlenden Deutschkenntnissen
- Angebot einer Tagesstruktur, z. B. durch Arbeit

Es ist zu empfehlen, die Identifikation von Personen mit erhöhtem Hilfebedarf und die nachgehende Betreuung durch Anwendung eines standardisierten deutschsprachigen Screeninginstruments für Gefängnissuizid zu operationalisieren.

PRAXISTIPP

- Neben dem Angebot einer qualifizierten Entzugsbehandlung ist die Integration in ein Ersatzdrogenprogramm suizidpräventiv wirksam.
- Der Einsatz eines standardisierten deutschsprachigen Suizidscreenings erleichtert die Identifikation von Personen mit erhöhtem Behandlungsbedarf.

Literatur

Bachmann S. Epidemiology of suicide and the psychiatric perspective. Int J Environ Res Public Health 2018; 15(7): 1425.

Barker E, Kolves K, De Leo D. Management of suicidal and self-harming behaviors in prisons: systematic literature review of evidence-based activities. Arch Suicide Res 2014; 18(3): 227–240.

Brieger P, Menzel S, Hamann J. Wird die Rolle von psychischen Erkrankungen beim Suizid überbewertet? Bundesgesundheitsbl – Gesundheitsforsch – Gesundheitsschutz 2022; 65(1): 25–29.

Dudeck M, Muller JL, Vollm BA, Khalifa N. Editorial: Therapeutic process and well-being in forensic psychiatry and prison. Front Psychiatry 2020; 11: 626241.

Fazel S, Hayes AJ, Bartellas K, Clerici M, Trestman R. Mental health of prisoners: prevalence, adverse outcomes, and interventions. Lancet Psychiatry 2016; 3(9): 871–881.

Fazel S, Ramesh T, Hawton K. Suicide in prisons: An international study of prevalence and contributory factors. Lancet Psychiatry 2017; 4(12): 946–952.

Franke I, Vogel T, Eher R, Dudeck M. Prison mental healthcare: recent developments and future challenges. Curr Opin Psychiatry 2019; 32(4): 342–347.

Large MM. The role of prediction in suicide prevention. Dialogues Clin Neurosci 2018; 20(3): 197–205.

Opitz-Welke A, Konrad N. Suizide im deutschen Strafvollzug: Häufigkeit, Risikofaktoren und Prävention. Bundesgesundheitsbl – Gesundheitsforsch – Gesundheitsschutz 2022; 65(1): 18–24.

Opitz-Welke A, Lehmann M, Seidel P, Konrad N. Medicine in the penal system. Dtsch Arztebl Int 2018; 115(48): 808–814.

Voulgaris A, Kose N, Konrad N, Opitz-Welke A. Prison suicide in comparison to suicide events in forensic psychiatric hospitals in Germany. Front Psychiatry 2018; 9: 398.

25 Jugendliche und Heranwachsende im Maßregel- und Justizvollzug

Wolfgang Weissbeck

25.1 Wieso werden Jugendliche und Heranwachsende von Erwachsenen getrennt?

Mit dem Jugendgerichtsgesetz (JGG) ist es möglich, dem Entwicklungsabschnitt der Adoleszenz juristisch in geeigneter Weise Rechnung zu tragen. Unter Beachtung des Erziehungsgedankens soll erneuten Straftaten entgegengewirkt werden (§ 2 JGG). Es besteht ein Trennungsgebot (Eisenberg 2022). Adoleszenz, die Lebensphase zwischen Kindheit und Erwachsenenalter, zeichnet sich durch eine besondere Vulnerabilität aus – insbesondere im Bereich der Kriminalität. Jugendliche fallen, bezogen auf ihren Bevölkerungsanteil, deutlich häufiger durch Straftaten, aber auch durch eine Zunahme an psychischen Störungen auf. Bei rund 20 % der Kinder und Jugendlichen in Deutschland finden sich Anhaltspunkte für psychische Auffälligkeiten (vgl. KiGGS 2018). Für Kinder und Jugendliche sind zudem eigene Behandlungsstandards etabliert.

25.2 Welche besonderen rechtlichen Voraussetzungen gibt es?

Lediglich die Unterbringung in einer sogenannten Entziehungsanstalt wird durch ein Bundesgesetz (§ 93a JGG) dahingehend geregelt, dass die Maßregel in einer Einrichtung vollzogen wird, *„in der die für die Behandlung suchtkranker Jugendlicher erforderlichen besonderen therapeutischen Mittel und sozialen Hilfen zur Verfügung stehen."* Eine solche Rechtsvorschrift gibt es für die Unterbringung gemäß § 63 StGB nicht. Hier obliegt die Ausgestaltung allein den Bundesländern, die nur teilweise in ihren jeweiligen Maßregelvollzugsgesetzen oder PsychKGs (nicht alle Bundesländer haben ein eigenständiges Maßregelvollzugsgesetz) die Unterbringung von Jugendlichen und Heranwachsenden explizit regeln. Tondorf und Tondorf (2009) kommen zu dem Schluss, dass analog der Forderung des Bundesverfassungsgerichts zur Schaffung von Jugendstrafvollzugsgesetzen Ähnliches nun auch für den Maßregelvollzug erfolgen müsse, um eine Willkür auch juristisch auszuschließen. Insbesondere müsse die Unterbringung im Erwachsenenmaßregelvollzug ausschließlich zur Sicherung und Verwahrung prinzipiell ausgeschlossen werden.

25.3 Gibt es in allen Bundesländern Abteilungen, die man als Jugendmaßregeleinrichtung bezeichnen kann?

Lediglich neun Bundesländer haben eigene Abteilungen, die eine Trennung von Jugendlichen und Heranwachsenden von erwachsenen Untergebrachten ermöglichen (Boysen et al. 2022). In fünf von insgesamt elf Einrichtungen ist eine gemischtgeschlechtliche Unterbringung möglich.

Aufgrund der föderalen Struktur unterscheiden sich die Einrichtungen erheblich und richten sich in der Regel nach den entsprechenden Landesgesetzen. Die Organisationsstruktur unterscheidet einerseits die Eingliederung der kleinen Einheiten (maximal 26 Plätze; eine Ausnahme stellt Bayern mit 59 Plätzen für die Unterbringung von nach § 64 StGB Unterzubringenden dar) in forensischen Kliniken für Erwachsene oder die Eingliederung in vier Bundesländern in eine kinder- und jugendpsychiatrische Klinik. Nicht überall sind die nach § 63 StGB Untergebrachten von denjenigen getrennt, die nach § 64 StGB untergebracht sind. Aufgrund der kleinen Einheiten werden diese häufig gemeinsam behandelt, was eine besondere Herausforderung darstellt.

Die Unterbringung in Haft ist in allen Bundesländern durch Landesgesetze (Jugendstrafvollzugsgesetze) geregelt.

25.4 Welche Unterschiede gibt es außer dem Alter noch?

Die Reife ist zentraler Aspekt dieser Lebensphase. In der Adoleszenz sind sogenannte **Entwicklungsaufgaben** zu bewältigen. Hierbei geht es um die Entwicklung der eigenen Identität sowie um moralische Entwicklung und Selbstständigkeit, aber auch um Selbstkontrolle. Es soll gelingen, reifere Beziehungen zu Gleichaltrigen beiderlei Geschlechts aufzunehmen, eine soziale Rolle zu erwerben und das eigene körperliche Aussehen zu akzeptieren (Havighurst 1952, zit. nach Flammer 2009). Gerade bei psychisch auffälligen Entwicklungen gelingt diese Bewältigung nicht immer. Mitunter kommt es eben auch zu Fehlentwicklungen, was sich teilweise in der Delinquenzentwicklung in diesem Altersbereich widerspiegelt, sofern es sich nicht nur um ein Durchgangsphänomen handelt (Remschmidt 2010).

Nicht zu vergessen ist, dass die **Hirnreifung** erst im jungen Erwachsenenalter abgeschlossen ist. Dies gilt insbesondere für die Entwicklung des Frontalhirns, aber auch der Amygdala sowie für die Reifung im Nucleus accumbens. Dies kann zu stärkeren emotionalen Reaktionen führen, aber auch zu ausgeprägter Langeweile und damit verbunden zu Sensation-Seeking, um dieser Langeweile zu begegnen. Das kann mitunter extrem risikofreudiges Verhalten auslösen, insbesondere bei mangelndem vorausschauendem Denken. Hinzu kommt eine altersgemäß höhere Impulsivität, als sie für Erwachsene typisch ist.

Gleichzeitig ist in dieser Entwicklungsphase von einer **erhöhten Kontaktsuche**, insbesondere zu Gleichaltrigen, auszugehen, während es zu vermehrter Reibung und Auseinandersetzung mit der Erwachsenenwelt kommt.

In diesem Altersbereich beginnt zudem eine erhöhte **Gefährdung durch Substanzmissbrauch** und seine Folgen, wobei es nicht zwangsläufig schon zum Vollbild einer Abhängigkeitserkrankung kommen muss. Zu berücksichtigen ist jedoch auch, dass der Ausbildung des Vollbildes einer Suchterkrankung in der Adoleszenz deutlich besser begegnet werden kann. Aus kinder- und jugendpsychiatrischer Sicht sollte – insbesondere, wenn andere Maßnahmen, einer Suchtentwicklung entgegenzuwirken, bereits gescheitert sind – eine frühzeitige und intensive Behandlung auch i. S. d. § 64 StGB eingeleitet werden.

Unterschiede ergeben sich auch im Bereich der **Diagnosen**. So finden sich in der Stichtagserhebung des Arbeitskreises Jugendmaßregelvollzug in 60 % der Unterbringungen Störungen durch psychotrope Substanzen; Erkrankungen aus dem schizophrenen Formenkreis finden sich lediglich bei 8 %. Zudem werden als Hauptdiagnose bei 13 % der Untergebrachten Diagnosen aus dem Spektrum der Verhaltens- und emotionalen Störungen mit Beginn in Kindheit und Jugend angegeben; bei den nach § 63 StGB Untergebrachten sind es sogar 24 % (BADO 2022).

Info
Bei inhaftierten Jugendlichen und Heranwachsenden ist von einer erheblich höheren Belastung mit psychischen Störungen auszugehen als in der Allgemeinbevölkerung (u.a. Köhler und Müller 2016; Allroggen 2018). Die Belastungszahlen erreichen bis zu 90 %. Hinzu kommt, dass die Inhaftierten häufig traumatogenen Ereignissen wie Gewalt und Isolierung ausgesetzt sind.

Der Umgang mit diesen psychisch Kranken erscheint oft unzureichend, wenngleich durchaus positive Ansätze wie z.B. die Einrichtung einer Station für psychisch Kranke in der JSA Hameln zu verzeichnen sind. Allgemein mangelt es an diagnostischen und therapeutischen Maßnahmen (Kury 2020).

25.5 Was unterscheidet den Jugendmaßregelvollzug vom Maßregelvollzug bei Erwachsenen?

Während gerade die Peer-Orientierung für die altersgemäße Entwicklung eine große Rolle spielt, so stellt diese doch gleichzeitig eine besondere Herausforderung in der Behandlung dar, da es mitunter auch zu erheblichen Eskalationen und Zusammenschlüssen der Adoleszent*innen kommen kann, die gemeinsam gegen das Personal opponieren. Bei im Maßregelvollzug untergebrachten Adoleszent*innen handelt es sich um eine besondere Risikogruppe (Stöver et al. 2013).

Daher ist es vor allem auch erforderlich, hinsichtlich der **Personalausstattung** neben anderen Berufsgruppen insbesondere Erziehungs-, Gesundheits- und Krankenpflegefachkräfte, Kinder- und Jugendlichenpsychotherapeutinnen und -therapeuten sowie Kinder- und Jugendpsychiaterinnen und -psychiater einzubinden. Die Personalzumessung sollte sich an der Kinder- und Jugendpsychiatrie orientieren, da Jugendliche und Heranwachsende alters- und reifebedingt deutlich zuwendungsorientierter sind als erwachsene forensische Untergebrachte.

Zudem sollten die **baulichen Voraussetzungen** auf diese Klientel zugeschnitten sein, d.h., es sollte auf altersgerechte Architektur und wohngruppenähnliche Ausgestaltung mit altersgemäßen Freizeitmöglichkeiten geachtet werden. Gleichzeitig sollte die Einrichtung ausreichend räumlich von den Unterbringungen für Erwachsene abgegrenzt sein (Boysen et al. 2022; Weissbeck 2022; Schläfke und Häßler 2001).

Auch ein **schulisches Angebot** sowie die Möglichkeit einer **Berufsausbildung** oder zumindest Berufsfindung sind essenzielle Bestandteile eines altersgemäßen Settings. Es bedarf auch eines klaren pädagogischen Konzepts und einer pädagogischen Milieugestaltung, um insbesondere Regellernen, Abgrenzung, aber auch persönliche Nachreifung zu ermöglichen und die Entwicklung neuer, nichtdelinquenter Interessen zu erlernen. Gerade die hohen Beschäftigungs- und Aktivitätsbedürfnisse der Untergebrachten sind zu berücksichtigen. Auch **ethische Gesichtspunkte** sind gerade in der Behandlung dieser vulnerablen Altersgruppe zu berücksichtigen. Insbesondere müssen Aspekte der Würde und die Einbeziehung von Angehörigen im Blick behalten werden (Riittakerttu 2015).

25.6 Gibt es Unterschiede in Diagnostik und Therapie?

Hinsichtlich Intelligenztestung und Verhaltensauffälligkeiten gibt es eine Reihe von altersadäquaten testpsychologischen Testverfahren. Daneben sind zur Beurteilung von sexueller Devianz und von Gewalt geeignete Prognoseinstrumente verfügbar, die teilweise nicht nur das Alter, sondern auch etwaige vorhandene Ressourcen mit in den Blick nehmen (Rettenberger und von Franqué 2013). Therapeutisch steht eine Reihe von altersadäquaten Behandlungskonzepten und Therapiemodulen zur Verfügung (siehe auch Weissbeck und Boysen 2022). Was die Diagnostik und Therapie nach § 64 StGB betrifft (Boysen et al. 2022), so ist insbesondere auf die **Bearbeitung der assoziierten kriminogenen Faktoren** als Grundlage für die Reduktion der Gefahr von Rückfällen in neue Straftaten, aber auch in einen erneuten Suchtmittelgebrauch zu achten. Die Sucht- und Delinquenzanamnese sowie die Erarbeitung von **Rückfallvermeidungsstrategien** unter Berücksichtigung der altersspezifischen und entwicklungspsychopathologischen Besonderheiten stehen im Zentrum.

Im Rahmen der Behandlung sollten frühzeitig erste **Lockerungen** eingeführt werden, sobald die Absprachefähigkeit ausreichend erscheint; insbesondere sind hier begleitete Ausgänge zu nennen, da die Teilhabe am Leben außerhalb des Maßregelvollzugs der Korrektur bisheriger Lebenserfahrungen dient und eine pädagogische Begleitung erforderlich macht.

25.7 Was fehlt?

Wie bereits ausgeführt, mangelt es an einer **bundesweit einheitlichen gesetzlichen Regelung**. Lediglich in einigen Bundesländern finden sich Einrichtungen, die jugendforensisch arbeiten. Darüber hinaus sollte der Fokus sehr viel stärker auf die **Prävention** ausgerichtet sein. Bislang wird diese Prävention der Jugendhilfe oder der Kinder- und Jugendpsychiatrie überlassen – häufig ohne dass ausreichende jugendforensische Kenntnisse bestehen. Daher wäre die Schaffung von jugendforensischen Ambulanzen nach Schweizer Vorbild gerade zur indizierten Prävention dringend erforderlich.

MERKE

Oberstes Ziel der Behandlung ist die Resozialisierung, also die Ermöglichung erneuter Teilhabe am Leben in der Gesellschaft.

Bislang **psychiatrisch und psychotherapeutisch weitgehend unterversorgt** sind explizit Jugendliche und Heranwachsende im **Jugendstrafvollzug**. Bekanntermaßen ist auch diese Population erheblich psychisch belastet (Allroggen 2018). Hinzu kommt, dass es sich hier um die deutlich größere Gruppe handelt. Im Jugendmaßregelvollzug sind bundesweit nur ca. 300 Personen untergebracht (die Anzahl der in den Bundesländern ohne jugendforensische Abteilung Untergebrachten ist unbekannt); dem stehen in Deutschland 2.760 Strafgefangene im Jugendstrafvollzug gegenüber, wobei die Zahlen für den geschlossenen und offenen Vollzug zusammengefasst sind (Statista 2022). Auch hier bedarf es zur Verbesserung von Diagnostik und Behandlung einer deutlich besseren Kooperation.

PRAXISTIPP

Eine gelingende Kriminalprävention erfordert Ansätze, die auf die Beseitigung von Risikofaktoren sowohl für Delinquenz als auch für psychische Erkrankungen abzielen. Dazu gehören die Schaffung einer gewaltfreien Umgebung, die Stärkung der elterlichen Erziehungskompetenz und die Integration von Jugendlichen in nichtdelinquente Gleichaltrigengruppen (Allroggen 2018).

Literatur

Allroggen M. Das ist doch Wahnsinn! – Psychische Störungen und Jugenddelinquenz. Zeitschrift für Jugendkriminalrecht und Jugendhilfe 2018; 2: 105–109.

BADO e. V. (Basisdokumentation im Sachbereich). Statusbericht 2022; https://bado.de/publikationen/2023/12/statusbericht-2022/ (letzter Zugriff: 10.5.2024).

Boysen A, Dreisigacker R, Frey M, Gehrig J, Hartl C, Häßler F et al. Forensische Transitionspsychiatrie im Jugendmaßregelvollzug. Z Forens Psychiatr Psychother 2022; 2: 132–171.

Eisenberg U, Kölbel R. Jugendgerichtsgesetz. 22. A. München: Beck 2022.

Flammer A. Entwicklungsaufgaben in der Adoleszenz. In: Fegert JM, Streeck-Fischer A, Freyberger HJ (Hrsg.): Adoleszenzpsychiatrie. Psychiatrie und Psychotherapie der Adoleszenz und des jungen Erwachsenenalters. Stuttgart: Schattauer 2009; 92–104.

KIGGS. Der Verlauf psychischer Auffälligkeiten bei Kindern und Jugendlichen – Ergebnisse der KiGGS-Kohorte. J Health Monitoring 2018; 3(1). DOI 10.17886/RKI-GBE-2018-011.

Köhler D, Müller R. Zur psychischen Gesundheit von männlichen Jugendlichen und Heranwachsenden im Jugendstrafvollzug und Jugendarrest in Deutschland. Bewährungshilfe 2016; 63(2): 157–164.

Kury H. Umgang mit psychischen Erkrankungen im (Jugend-) Strafvollzug. Zeitschrift für Jugendkriminalrecht und Jugendhilfe 2020; 1: 36–43.

Remschmidt H. Was wird aus delinquenten Kindern? Marburger Kinderdelinquenzstudie: Verlauf von straffälligem Verhalten. Dtsch Arztebl 2010; 107(27): 477–483.

Rettenberger M, von Franqué F (Hrsg.). Handbuch Kriminalprognostischer Verfahren. Göttingen: Hogrefe 2013.

Riittakerttu Kaltiala-Heino KH, Eronen M. Ethical issues in child and adolescent forensic psychiatry: A review. J Forens Psychiatry Psychol 2015; 26(6): 759–780.

Schläfke D, Häßler F. Maßregelvollzug bei Jugendlichen und Heranwachsenden. In: Fegert J, Späth K, Salgo L (Hrsg.): Freiheitsentziehende Maßnahmen in Jugendhilfe und Jugendpsychiatrie. Münster: Votum-Verlag 2001; 223–242.

Statista. Anzahl der Strafgefangenen im geschlossenen und offenen Jugendstrafvollzug in Deutschland von 2014 bis 2022; https://de.statista.com/statistik/daten/studie/1353214/umfrage/strafgefangene-im-geschlossenen-und-offenen-jugendstrafvollzug/ (letzter Zugriff: 10.5.2024).

Stöver A, Hupp E, Wendt F. Jugendmaßregelvollzugspatienten – eine übersehene Hochrisikogruppe. Was sie kennzeichnet. Was zu tun ist. Forens Psychiatr Psychol Kriminol 2013; 7(3): 183–192.

Tondorf G, Tondorf B. Brauchen wir Gesetze zum Jugend- und Frauenmaßregelvollzug? Zeitschrift für Jugendkriminalrecht und Jugendhilfe 2009; 1: 54–57.

Weissbeck W. Jugendliche und Heranwachsende mit Reifeverzögerung im Maßregelvollzug. In: Habermeyer E, Dreßing H, Seifert D, Lau S (Hrsg.): Praxishandbuch Therapie in der Forensischen Psychiatrie und Psychologie. München: Elsevier Urban & Fischer 2022; 287–296.

Weissbeck W, Boysen A. Psychotherapeutische Behandlung delinquenter Jugendlicher im Maßregelvollzug. In: Häßler F, Kinze W, Nedopil N. (Hrsg.): Praxishandbuch Forensische Psychiatrie. Grundlagen, Begutachtung, Interventionen im Erwachsenen-, Jugendlichen- und Kindesalter. Berlin: Medizinisch Wissenschaftliche Verlagsgesellschaft 2022; 546–585.

26 Frauen im Maßregelvollzug

Verena Klein

26.1 Wie hoch ist der Anteil von Frauen bei Gesetzesverstößen und deren Folgen?

Laut polizeilicher Kriminalstatistik werden Frauen deutlich seltener als Männer kriminell und noch seltener gewalttätig. So waren im Jahr 2021 nur rund 25 % der registrierten Tatverdächtigen weiblichen Geschlechts, unter den Tatverdächtigen mit Tötungsdelikten waren nur 12 % Frauen. Der Anteil der Frauen unter den Verurteilten betrug etwa 18 %, unter den Strafgefangenen 5,7 %, unter den im Maßregelvollzug Untergebrachten 5–8 %. Jedoch wird in vielen Ländern ein überproportionaler Anstieg weiblicher Kriminalität insbesondere von Gewaltstraftaten und Straftaten junger Frauen beschrieben.

In der Bundesrepublik Deutschland fand sich 2021 in der Altersgruppe der 14- bis 17-Jährigen bei allen registrierten Straftaten ein Anteil von 27 % weiblicher Tatverdächtiger. Möglicherweise wird der Anteil von Frauen jedoch unterschätzt, da Frauen eher im Dunkelfeld agieren und weniger sichtbare bzw. seltener zur Anzeige gebrachte Delikte wie Kindesmisshandlungen sowie Gewalthandlungen gegen den Partner oder pflegebedürftige Angehörige begehen.

MERKE

Unter den Tatverdächtigen, unter den Verurteilten sowie in den Justizvollzugsanstalten und im Maßregelvollzug stellen Frauen eine Minderheit dar.

26.2 Wie unterscheidet sich die Delinquenzentwicklung von Frauen und Männern?

Bei Frauen setzt die kriminelle Karriere später als bei Männern ein, sodass sie seltener nach dem Jugendstrafrecht verurteilt werden. Jedoch findet sich eine altersbezogene frühere Belastungsspitze bei weiblichen im Vergleich zu männlichen Kindern, Jugendlichen und Heranwachsenden. Im weiteren Verlauf werden Frauen seltener rückfällig. Frauen zeigen eine geringere Rückfallgeschwindigkeit, wenden sich von delinquentem Verhalten früher wieder ab und fallen in höherem Alter nur noch selten mit Rückfällen auf. Deutlich seltener werden Frauen zu stationären Sanktionen verurteilt.

26.3 Welche Arten von Straftaten verüben Frauen?

Frauen werden häufiger mit Eigentums- und Drogendelikten straffällig. In den seltenen Fällen, in denen Frauen ein Gewaltdelikt begehen, handelt es sich in 70–80 % um eine Beziehungstat, der Angehörige oder Familienmitglieder zum Opfer fallen. Unter den Tötungsdelikten werden lediglich Neonatizide häufiger von Frauen als von Männern verübt. Nur selten sind Frauen in Gruppendelinquenz verwickelt.

26.4 Welche Besonderheiten finden sich bei delinquentem Verhalten von Frauen?

- Frauen, die ein Gewaltdelikt begehen, sind häufiger psychotisch und schuldunfähig.
- Alkoholintoxikationen sind bei Frauen deutlich mit Gewaltverhalten assoziiert und prädiktiver für das Auftreten von Gewaltdelikten als bei Männern.
- In dem Bedingungsgeflecht Drogen/Delinquenz kommt bei Frauen der Droge bei der Verstärkung der Delinquenz eine größere Bedeutung zu als bei Männern. Hingegen ist die Drogendelinquenz bei Frauen seltener Ausdruck einer dissozialen Entwicklung einer Täterin, die nebenbei auch Drogen konsumiert.
- Eine bei Frauen im Maßregelvollzug oft gestellte Diagnose ist die einer emotional instabilen Persönlichkeitsstörung vom Borderline-Typ. Dabei finden sich weniger ausgeprägte dissoziale und psychopathische Züge als in der männlichen Maßregelvollzugspopulation.
- Kriminelle Frauen waren häufiger schon als Kind Gewalt ausgesetzt bzw. werden erst nach eigener Opfererfahrung straffällig. Das Phänomen, dass misshandelte Kinder ein höheres Risiko haben, später selbst gewalttätig zu werden, wurde unter dem Begriff „Cycle of Violence" bekannt.
- Viktimisierung im Kindes- und Erwachsenenalter, dysfunktionale Beziehungen, zerrüttete Familien sowie prekäre wirtschaftliche Verhältnisse spielen bei der Delinquenz von Frauen eine größere Rolle als bei Männern.
- Während die reaktive Aggression, d. h. sich in einer Notsituation zu wehren und um sich zu schlagen, bei Männern und Frauen gleichermaßen auftritt, findet sich bei Frauen nicht das Phänomen der sog. appetitiven Aggression i. S. von Freude und Lust an aggressiven Handlungen. Insgesamt fallen Männer häufiger durch direkte körperliche Aggression auf, während Frauen eher mit indirekter Aggression imponieren.

26.5 Wodurch zeichnet sich die Behandlung von Frauen im Maßregelvollzug aus?

Aufgrund der beschriebenen Spezifika sind in vielen Maßregelvollzugseinrichtungen außerhalb Bayerns frauenforensische Abteilungen bzw. Stationen eingerichtet worden. In Bayern steht mit der Klinik für Forensische Psychiatrie und Psychotherapie am kbo-Isar-Amper-Klinikum Taufkirchen (Vils) eine reine frauenforensische Maßregelvollzugsklinik zur Verfügung. In diesen Settings können die Biografien vieler Frauen als Opfer männlicher Gewalt oder sexuellen Missbrauchs, die abhängigen oder emotional instabilen Beziehungsmuster und die besondere Problematik berücksichtigt werden, die sich aus Partnerschaften auf einer gemischtgeschlechtlichen Station bzw. zusätzlich aus der Schwangerschaft einer untergebrachten Frau von einem in derselben Einrichtung untergebrachten Mann ergibt.

Frauen mit emotional instabiler Persönlichkeitsstörung So können in der Behandlung von Straftäterinnen mit emotional instabiler Persönlichkeitsstruktur störungsspezifische Angebote wie DBT-F (das an die Forensik adaptierte Dialektisch-behaviorale Programm nach Linehan) sowie traumatherapeutische Verfahren Anwendung finden. Nonverbale Therapieverfahren (Musik- und Kunsttherapie, Körpertherapie) erleichtern den Zugang der untergebrachten Frau zu ihrer instabilen Gefühlswelt. Einen wichtigen Aspekt stellt die Suizidprävention u. a. durch bauliche Maßnahmen (suizidsichere Armaturen, Türklinken etc.) dar, nachdem suizidale Krisen und massive Selbstzerstörung Teil des Störungsbildes sind. In Time-out-Räumen können die Frauen bei ihren ausgeprägten Wutausbrüchen vor Verletzungen geschützt werden.

Suchttherapie von Frauen im Maßregelvollzug Im Rahmen der Suchttherapie stehen neben den emotional instabilen auch abhängige Persönlichkeitsaspekte im Vordergrund. Ein Schwerpunkt liegt hier neben der Bearbeitung biografischer Traumata in der Verbesserung der Abgrenzungsfähigkeit gegenüber suchtkranken Partnern. Komorbide Essstörungen bedürfen spezieller Konzepte. Obwohl die Kriminaltherapie im eigentlichen Sinne oft von geringerer Relevanz ist, darf sie aber auch bei den Frauen nicht außer Acht gelassen werden. Ein besonderes Augenmerk muss auf die Elternschaft gelegt werden. Insbesondere unter den suchtkranken Frauen im Maßregelvollzug finden sich viele Mütter, bei denen eine Unterbringung im Maßregelvollzug in der Regel mit der Inobhutnahme ihrer Kinder beispielsweise in Pflegefamilien einhergeht. Während Kinder drogenabhängiger Eltern ebenso wie andere Kinder ein Recht haben, durch die eigene Mutter erzogen zu werden, stellen die Kinder drogenabhängiger Eltern auf der anderen Seite eine Risikogruppe für eine maligne psychische und soziale Entwicklung dar. So sollten Defizite in der Erziehungskompetenz dieser Mütter im Rahmen der Behandlung im Maßregelvollzug so weit wie möglich verringert werden.

Frauen mit schizophrener Störung Bei der Mehrzahl der im Maßregelvollzug untergebrachten psychisch kranken Straftäterinnen ist eine schizophrene Störung zu diagnostizieren (▶ Kap. 8). Die Reduktion von aggressiven und kriminellen Verhaltensweisen durch antipsychotische Medikation ist dabei neben beispielsweise psychoedukativen, psychotherapeutischen, soziotherapeutischen Maßnahmen ein wichtiges Ziel der Behandlung im Maßregelvollzug.

Pharmakotherapie bei Frauen im Maßregelvollzug Auch in der Pharmakotherapie sind Genderaspekte zu berücksichtigen. So finden sich hinsichtlich der Pharmakodynamik von Medikamenten Hinweise auf eine unterschiedlich ausgeprägte pharmakodynamische Effektivität von Medikamenten in Bezug auf Wirkung und unerwünschte Wirkung. Zugrunde liegen unter anderem Unterschiede auf der Zell- und der Rezeptorebene.

MERKE

Bei Frauen ist besonders auf folgende Aspekte zu achten:

- Zahlreiche Neuroleptika bedingen eine Erhöhung des Prolaktinspiegels, was langfristig zu Osteoporose beitragen und akut zu Zyklusstörungen, Schmerzen in der Brust und Milchfluss führen kann.
- Bei Mammakarzinom sollten Antipsychotika mit Hyperprolaktinämie-Risiko vermieden werden.
- Die Medikamentendosis ist stets an die klinische Symptomatik und Verträglichkeit anzupassen.
- Im Falle hormoneller Kontrazeption sollte die Begleitmedikation auf Medikamenteninteraktionen, welche die Wirksamkeit reduzieren, überprüft werden.
- Bei Änderung des Rauchverhaltens besteht Intoxikationsgefahr durch Erhöhung der Medikamentenspiegel.
- Eine Behandlung mit Valproat bei Frauen im gebärfähigen Alter darf nur unter besonderen Auflagen stattfinden.

26.6 Welche weiteren Herausforderungen bringt die Behandlung von Frauen im Maßregelvollzug mit sich?

Intramurale Gewalt wurde in einigen Studien als häufiger von Männern, in anderen Studien dagegen als häufiger von Frauen verübt berichtet. Möglicherweise ist dies auf die besondere krankheitsbedingte Risikosteigerung von gewalttätigem Verhalten bei Frauen zurückzuführen. So finden sich im Maßregelvollzug vergleichsweise schwerkranke Frauen.

Die Persönlichkeitsstörungen mit ihren sehr tiefen und frühen Störungen, mit dem sehr niedrigen Funktionsniveau und mit dem hohen Anteil an Traumatisierungen äußern sich bei im Maßregelvollzug untergebrachten Frauen insbesondere auch in **indirekter Aggression**, u. a. in folgender Form:

- Verbreitung von Unwahrheiten und Gerüchten
- Drohungen und Einschüchterungen
- Angriffe auf den Selbstwert und Provokationen
- Manipulatives Verhalten, Ausgrenzung durch Bildung von Seilschaften und Gruppen
- Lügen bezüglich biografischer Angaben oder anderer Ereignisse aus der Vergangenheit

Angriffe auf die Wahrheit können dem Identitätsschutz, aber auch parasitären und destruktiven Interessen dienen. Typische Abwehrformen wie Spaltung, Entwertung, Idealisierung sowie Rollenumkehr von Täter und Opfer begünstigen Teamspaltung, Parteilichkeit und Polarisierung sowie narzisstische Kränkung des Behandlungspersonals.

26

Schwerpunkteinrichtungen mit frauenspezifischen Angeboten für psychisch kranke und suchtkranke Straftäterinnen gehen für viele Frauen mit einer Unterbringung in erheblicher räumlicher Entfernung zu ihrer Herkunftsfamilie einher. Selbst wenn die Trennung vom Herkunftsmilieu für die Therapie, insbesondere zu Beginn, oft auch förderlich sein kann, verursacht die räumliche Distanz den Angehörigen bei Besuchen ggf. erhebliche Schwierigkeiten. Die Vorbereitung des sozialen Empfangsraums bedarf ebenso einer besonderen Herangehensweise wie der Verlegung in eine Maßregelvollzugseinrichtung in Heimatnähe oder eine Übergangswohnform.

26.7 Welche Problematik ergibt sich bei der legalprognostischen Beurteilung von Straftäterinnen?

Die meisten Prognoseinstrumente wurden für Männer entwickelt, an Männern überprüft und nicht für Frauen validiert. Eine höhere **Rückfallrelevanz** haben bei Frauen hingegen **Risikofaktoren** wie

- Alkoholkonsum,
- mangelnder Selbstwert,
- krimineller Partner,
- unsichere Wohn- und Arbeitssituation,
- Beeinträchtigungen der psychischen Gesundheit (insbesondere der Emotionsverarbeitung und -regulation).

Als geschlechtsspezifische **protektive Faktoren** gelten:

- Mutterschaft
- Höhere Kinderzahl
- Positive Freundschafts-, Familien- und Partnerbeziehungen

- Finanzielle Sicherheit
- Motivation
- Veränderungsbereitschaft
- Zurückhaltung („restraint")
- Lossagen von kriminellem Verhalten
- Kontrollerleben
- Intelligenz

Im Vergleich der Prognoseinstrumente scheinen das LSI-R bzw. die dem Risk/Needs-Assessment zugrunde liegenden Instrumente für weibliche Stichproben die höchsten Vorhersageleistungen zu erzielen.

Literatur

Bundesministerium des Inneren. Polizeiliche Kriminalstatistik 2021. Berlin: BMI-Bund 2022.

Dudeck M, Steger F. Ethik in der Forensischen Psychiatrie und Psychotherapie. Berlin: Medizinisch Wissenschaftliche Verlagsgesellschaft 2018.

Klein V. Frauen im Maßregelvollzug sind anders? In: Schmidt-Quernheim F, Hax-Schoppenhorst T (Hrsg.): Praxishandbuch Forensische Psychiatrie. Bern: Hogrefe 2018: 443–448.

Klein V. Frauen im Maßregelvollzug: Der Einfluss von belastenden Kindheitserfahrungen auf die Persönlichkeit und auf aggressives Verhalten. Dissertation medizinische Fakultät der Universität Ulm 2019.

Kreuzer A. Handbuch des Betäubungsmittelstrafrechts. München: C.H. Beck 1998.

Mayer J, Wolf V, Steiner I et al. Rückfallprognosen bei Straftäterinnen. Forens Psychiatr Psychol Kriminol 2023; 17(2): 189–198.

Nedopil N, Müller JL. Forensische Psychiatrie. Stuttgart: Thieme 2017.

Singer M, Eckermann G. Spezielle Aspekte der pharmakotherapeutischen Behandlung forensisch untergebrachter Patientinnen. Forens Psychiatr Psychol Kriminol 2023; 17(2): 145–159.

Troumpoukis G, Wernz C. Formen der Aggression von Patientinnen im Maßregelvollzug – eine psychodynamische Annäherung. Forens Psychiatr Psychol Kriminol 2023; 17(2): 199–208.

Vasic N, Segmiller F, Rees F, et al. Psychopharmacologic treatment of in-patients with schizophrenia: Comparing forensic and general psychiatry. J Forens Psychiatry Psychol 2017; 1: 1–15.

Weierstall R, Elbert T. Formen und Klassifikation menschlicher Aggression. In: Endrass J, Rossegger A, Borchard B, Urbaniok F (Hrsg.): Interventionen bei Gewalt- und Sexualstraftätern: Risk-Management, Methoden und Konzepte der forensischen Therapie. Berlin: Medizinisch Wissenschaftliche Verlagsgesellschaft 2012; 3–14.

26

27 Transkulturelle Psychiatrie und Migration

Jan Bulla

Allgemeine Aspekte und Epidemiologie

27.1 Was ist transkulturelle Psychiatrie und Psychotherapie?

Transkulturelle Psychiatrie und Psychotherapie beschäftigt sich mit klinischen Situationen, in denen klinisch Tätige und Patientinnen und Patienten jeweils unterschiedlichen Kulturen angehören, und den aus kulturellen Unterschieden resultierenden Herausforderungen. Insbesondere geht es auch darum, wie therapeutischer Kontakt über Sprachbarrieren und andere Differenzen gelingen kann.

Kultur ist ein schillernder, vieldiskutierter und in den Sozial- und Geisteswissenschaften überall anzutreffender Begriff. Für diesen Kontext ist ein Konzept fruchtbar, das Kultur als lebendiges Phänomen sozialer Praxis begreift.

MERKE

- Kultur stellt einen wesentlichen Bestandteil von Identität dar,
- Kultur prägt das Verhältnis zwischen Individuen und sozialen Gruppen,
- Kultur bestimmt die Wahrnehmung von Eigenem (Gemeinsamkeiten) und Fremdem (Unterschieden).

Migration umfasst Wanderungsbewegungen von Menschen und Bevölkerungstruppen aus sehr unterschiedlichen Motiven und gehört zu den prägenden Phänomenen und Wirkursachen der Geschichte.

27.2 Wie viele Einwohner Deutschlands haben einen Migrationshintergrund?

„Migrationshintergrund" ist ein soziodemografisches Merkmal, das 2005 in den Mikrozensus des Statistischen Bundesamtes aufgenommen wurde und als Kombination aus Staatsbürgerschaft und Einwanderung definiert wird. Momentan wird jedem vierten Einwohner ein Migrationshintergrund zugeschrieben. Fast 14 Millionen Einwohner sind selbst eingewandert (ca. 9 Millionen Ausländerinnen und Ausländer, 2,7 Millionen Spätaussiedlerinnen und -aussiedler und 2 Millionen Eingebürgerte). Weitere 8,4 Millionen sind in Deutschland geboren, davon besaßen 6 Millionen von Geburt an die deutsche Staatsbürgerschaft. Bereits diese Zahlen deuten sehr heterogene Biografien und Lebensbedingungen an.

27.3 Leiden Migrantinnen und Migranten häufiger unter psychischen Störungen?

Die Unschärfe des Migrationsbegriffs bedingt, dass eine generelle Häufung psychischer Störungen nicht eindeutig nachzuweisen ist.

Migrantinnen und Migranten der ersten Generation (d. h. Personen mit eigener Einwanderung) sind möglicherweise verstärkt von posttraumatischen, psychotischen, depressiven Störungen und Angsterkrankungen betroffen. Dies gilt insbesondere für asylsuchende Menschen und/oder solche mit eigener Fluchtgeschichte. Letztere leiden eventuell auch häufiger unter substanzbezogenen Störungen.

Wissenschaftlich gut belegt ist hingegen, dass Migrantinnen und Migranten der ersten und zweiten Generation häufiger von psychotischen Störungen betroffen sind (3-fach erhöhtes Risiko für nichtaffektive und 2-fach erhöhtes Risiko für affektive psychotische Störungen).

27.4 Sind Migrantinnen und Migranten im Maßregelvollzug überrepräsentiert?

Es liegen keine repräsentativen bundesweiten Zahlen für den Maßregelvollzug vor. In Baden-Württemberg bildet sich eine deutliche Überrepräsentation von Untergebrachten mit Migrationshintergrund ab, in Entziehungsanstalten sind sie sogar in der Mehrheit.

Wie in ▶ 27.3 dargelegt, weisen Migrantinnen und Migranten ein erhöhtes Psychoserisiko auf; psychotische Störungen dominieren das Diagnosespektrum in der Unterbringung nach § 63 StGB. Zudem sind „nichtdeutsche Tatverdächtige“ bei einigen Deliktgruppen wie Tötungs-, Körperverletzungs- und Raubdelikten überrepräsentiert, die wiederum die häufigsten Anlassdelikte in dieser Maßregel sind.

CAVE

Ein direkter Einfluss des Migrationsstatus wird dabei nicht vermutet, vielmehr wird als Grund die hohe Zahl an jungen Männern in ungünstigen sozioökonomischen Lebensverhältnissen angenommen. Dies entspricht klassischen kriminologischen Risikofaktoren.

27.5 Was ist mit kultursensibler Diagnostik gemeint?

Auch bei psychischen Störungen, deren Ätiologie durch relevante genetische und andere biologische Faktoren geprägt ist, kann die Kultur einen erheblichen Einfluss auf die Symptomausgestaltung haben. In den neuen Versionen der operationalisierten Diagnosesysteme finden sich Hinweise auf den kulturellen Kontext psychischer Störungen.

- So wird in der ICD-11 bei der wahnhaften Störung (6A24) auf den in einigen Kulturen weitverbreiteten Glauben an Hexen und Zauberei sowie Traumafolgestörungen als Differenzialdiagnose hingewiesen.
- Im DSM-5 wird im Kapitel Schizophrenie erläutert, dass visuelle und akustische Halluzinationen in bestimmten Kulturen als religiöse Grenzerfahrungen gewertet werden, und es wird auf die Schwierigkeit hingewiesen, das Kriterium sprachliche Zerfahrenheit bei geringen Sprachkenntnissen zu bewerten.

Ferner sind in der Anamneseerhebung Besonderheiten in der Lebensgeschichte und in den Lebensumständen zu berücksichtigen, u. a.:

- Genaue Erfassung der Migrationsgeschichte inkl. psychischer Adaptation, Grad der Akkulturation und Hinweisen auf Akkulturationsstress (▶ 27.7)
- Traumatisierungen, Diskriminierung und Benachteiligung
- Lebensqualität und -zufriedenheit inkl. Remigrationsabsichten

Besonderheiten in der Therapie

27.6 Warum ist therapeutisches Drug-Monitoring empfehlenswert?

Der überwiegende Teil der Psychopharmaka wird über verschiedene **Cytochrom-P_{450}-Enzyme** metabolisiert. Bei einigen Isoenzymen liegen genetische Polymorphismen vor, die zu einer langsamen oder schnellen Verstoffwechslung führen (Rapid-, Ultrarapid- und Poor-Metabolizer). Klinisch äußert sich dies in einer unzureichenden Wirkung oder in einer erhöhten Rate an unerwünschten Arzneimittelwirkungen. In bestimmten geografischen Regionen finden sich gehäuft Isoenzyme mit verlangsamter oder beschleunigter Stoffwechselaktivität.

MERKE

Therapeutisches Drug-Monitoring ist daher bei Patientinnen und Patienten mit Migrationshintergrund besonders empfehlenswert.

27.7 Was sind spezifische Themen in der transkulturellen Psychotherapie?

Hintergründe und Themen transkultureller Psychotherapie können hier nur ansatzweise genannt werden. Für eine vertiefte Beschäftigung mit diesen Themen wird auf einschlägige Sammelbände verwiesen (▶ Tab. 27.1).

27.8 Was sind mögliche ausländerrechtliche Folgen der Unterbringung?

Gemäß § 53 Abs. I und § 54 Abs. II Aufenthaltsgesetz (AufenthG) kann bereits ab einer Freiheitsstrafe von 6 Monaten ein schwerwiegendes „Ausweisungsinteresse" vorliegen. Bei nach § 63 StGB Untergebrachten wird aufgrund einer „schwerwiegenden Erkrankung" gem. § 60 Abs. 7 AufenthG im Regelfall von einer Ausweisung abgesehen. Auch bei einer erfolgreich absolvierten Behandlung nach § 64 StGB wird im Regelfall ein „gewichtiges Bleibeinteresse" gem. § 55 AufenthG festgestellt.

PRAXISTIPP

In schwierigen Konstellationen empfiehlt es sich, einen auf Ausländerrecht spezialisierten Rechtsbeistand zu konsultieren.

Tab. 27.1 Spezifische Themen der transkulturellen Psychiatrie nach Machleidt et al. (2018). Auf dort enthaltene Kapitel mit weiterführender Information wird in der rechten Spalte verwiesen.

Thema	Aspekte	Kap.
Akkulturation und Akkulturationsprozess	• Akkulturation ist definiert als das Verhältnis von Migrantinnen und Migranten zur (familiären) kulturellen Herkunfts- und der Kultur des aufnehmenden Landes. • Neben Einstellungen und sozialen Verhaltensweisen umfasst Akkulturation den Umgang mit (oft konflikthaften) Identitätsangeboten beider Kulturen, Anpassungsleistungen und dem Eindruck, in der Mehrheitsgesellschaft willkommen zu sein. • Die Theorie individualistischer und kollektivistischer Kulturen ist hier ein wichtiger Erklärungsansatz. Beide unterscheiden sich u. a. dadurch, ob die Entwicklung von Autonomie und Individualität oder die Zugehörigkeit zur Familie und zu anderen sozialen Gruppen Vorrang hat. • Ein wichtiges Modell beschreibt die jeweilige Identifikation unter den Kategorien Integration, Assimilation, Separation, Marginalisation. • Dauerhafter und nicht zu bewältigender Akkulturationsstress stellt einen gesundheitlichen Risikofaktor dar.	▶ Kap. 8 ▶ Kap. 2 ▶ Kap. 5 ▶ Kap. 6
Psychische Verarbeitung von Migration	• Verschiedene Modelle beschreiben die psychologische, insbesondere die emotionale Auseinandersetzung mit eigenen und familiären Migrationserfahrungen. • Die Phasen werden u. a. durch Einstellungen und Verhaltensweisen mit unterschiedlicher emotionaler Tönung definiert. Insbesondere Wut und Trauer sind hier zu beachten.	▶ Kap. 7 ▶ Kap. 3 ▶ Kap. 5
Traumatisierung Diskriminierung und psychosoziale Benachteiligung	• Kumulative, z. T. transgenerationale Traumatisierungen sind häufig anzutreffen. • Diese Traumatisierungen betreffen Ereignisse und Einflüsse im Herkunftsland, während der Migration (insbesondere auf der Flucht) sowie im aufnehmenden Land. • Im weiteren Sinne zählen dazu auch Diskriminierung und psychosoziale Benachteiligung.	▶ Kap. 24 ▶ Kap. 25 ▶ Kap. 36 ▶ Kap. 9
Sprachprobleme	• Sprachprobleme sind bei Patientinnen und Patienten mit Fluchthintergrund häufig. • Zum Einsatz kommen Sprach- und Kulturmittlerinnen und -mittler (auch video- und telefongebunden) sowie Sprachunterricht.	▶ Kap. 15

Literatur

Blackmore R, Boyle JA, Fazel M, Ranasinha S, Gray KM, Fitzgerald G, et al. The prevalence of mental illness in refugees and asylum seekers: A systematic review and meta-analysis. PLoS Medicine 2020; 17(9): e1003337.

BMI (Bundesministerium des Innern und für Heimat), BMJ (Bundesministerium der Justiz). Dritter Periodischer Sicherheitsbericht 2021; 2022; https://www.bmi.bund.de/SharedDocs/downloads/DE/veroeffentlichungen/2021/11/3-periodischer-sicherheitsbericht-kurz.html;jsessionid=E3A638ADDD9FA7706C8F756AD68094E5.live881 (letzter Zugriff: 10.5.2024).

27

Bulla J, Ross T, Hoffmann K, Querengässer J. Suchtspezifische Syndrome und beteiligte Substanzen zum Tatzeitpunkt: Eine Untersuchung an nach § 64 StGB untergebrachten Patienten. Recht & Psychiatrie 2017; 35(1): 3–9.

Bulla J, Rzodecko F, Querengässer J, Hoffmann K, Ross T. Migrants in unlimited detention according to section 63 of the German penal code: Results from the German federal state of Baden-Württemberg. Int J Law Psychiatry 2018; 57(2): 1–8.

Close C, Kouvonen A, Bosqui T, Patel K, O'Reilly D, Donnelly M. The mental health and wellbeing of first-generation migrants: A systematic-narrative review of reviews. Global Health 2016; 12(1): 47.

Graef-Calliess IT. Kultursensible Diagnostik und migrationsspezifische Anamnese. In: Machleidt W, Heinz A, Kluge U, Sieberer M (Hrsg.): Praxis der interkulturellen Psychiatrie und Psychotherapie. München: Elsevier Urban & Fischer 2018; 211–216.

Hiemke C, Bergemann N, Clement HW, Conca A, Deckert J, Domschke K, et al. Consensus Guidelines for Therapeutic Drug Monitoring in Neuropsychopharmacology: Update 2017. Pharmacopsychiatry 2018; 51(1-02): 9–62.

Horyniak D, Melo JS, Farrell RM, Ojeda VD, Strathdee SA. Epidemiology of substance use among forced migrants: A global systematic review. PloS One 2016; 11(7): e0159134.

Machleidt W, Heinz A, Kluge U, Sieberer M (Hrsg.). Praxis der interkulturellen Psychiatrie und Psychotherapie. 2. A. München: Elsevier Urban & Fischer 2018.

Nadig M. Transkulturelle Spannungsfelder in der Migration und ihrer Erforschung: Das Konzept des Raums als methodischer Rahmen für dynamische Prozesse. In: Wohlfart E, Zaumseil M (Hrsg.): Transkulturelle Psychiatrie – Interkulturelle Psychotherapie: Interdisziplinäre Theorie und Praxis. Berlin, Heidelberg: Springer 2006; 68–80.

Selten J-P, van der Ven E, Termorshuizen F. Migration and psychosis: A meta-analysis of incidence studies. Psychol Med 2020; 50(2): 303–313.

Sieben A, Straub J. Migration, Kultur und Identität. In: Machleidt W, Heinz A, Kluge U, Sieberer M (Hrsg.): Praxis der interkulturellen Psychiatrie und Psychotherapie. München: Elsevier Urban & Fischer 2018; 43–54.

DESTATIS. Bevölkerung mit Migrationshintergrund: Ergebnisse des Mikrozensus 2021, 2022; https://www.destatis.de/DE/Themen/Gesellschaft-Umwelt/Bevoelkerung/Migration-Integration/Publikationen/_publikationen-innen-migrationshintergrund.html (letzter Zugriff: 10.5.2024).

Wohlfart E, Zaumseil M (Hrsg.). Transkulturelle Psychiatrie – Interkulturelle Psychotherapie: Interdisziplinäre Theorie und Praxis. Berlin, Heidelberg: Springer 2006.

Zaumseil M. Beiträge der Psychologie zum Verständnis des Zusammenhangs von Kultur und psychischer Gesundheit bzw. Krankheit. In: Wohlfart E, Zaumseil M (Hrsg.): Transkulturelle Psychiatrie – Interkulturelle Psychotherapie: Interdisziplinäre Theorie und Praxis. Berlin, Heidelberg: Springer 2006; 3–50.

28 Angehörigenarbeit im Maßregelvollzug

Manuela Dudeck

28.1 Was ist forensische-psychiatrische Angehörigenarbeit?

Angehörigenarbeit beschreibt alle Maßnahmen zur Beratung, Schulung und Betreuung von Angehörigen der im Maßregelvollzug Untergebrachten mit psychischen Störungen und Suchterkrankungen auf Basis der gegenseitigen Akzeptanz und Anerkennung der Erkrankung und ihrer Angehörigen im MRV.

28.2 Was beinhaltet die Arbeit mit Angehörigen?

Die Arbeit beinhaltet die Betreuung von Angehörigen und die Initiierung von Angehörigengruppen. Hinzu kommen die Schulung zu Erscheinungsbild, Ursachen, Frühwarnzeichen und Umgang mit der Erkrankung im Sinne der Psychoedukation. Darüber hinaus kann die Überweisung zu Fachkollegen geboten sein, wenn psychische Belastungen infolge des Umgangs mit dem primär erkrankten Angehörigen entstanden sind. Aber auch eine Familientherapie ist denkbar. Durch die forensisch-psychiatrische Unterbringung ist auch die Vermittlung von juristischem Basiswissen notwendig, ohne eine Rechtsberatung durchzuführen, die nicht erlaubt ist.

28.3 Wer führt im MRV die Angehörigenarbeit durch?

Angehörigenarbeit ist zum einen Aufgabe der Bezugspflege im Rahmen der Soziomilieutherapie und zum anderen eine Domäne der klinischen Sozialarbeit, die zu Beginn der Behandlung greift und in der Rehabilitationsphase der im MRV Untergebrachten eine große Bedeutung bekommt. Dabei ist eine kongruente Beziehung zu den Betroffenen und deren Angehörigen Mittelpunkt des Handelns.

28.4 Wo beginnt die Angehörigenarbeit im MRV?

Die Arbeit beginnt bereits beim Erstkontakt der Angehörigen mit der Institution, denn hier befinden sich fast alle Angehörigen in einem emotionalen Ausnahmezustand. Sie sehen sich einem Hochsicherheitstrakt gegenüber, in dem sie sich mit ihrem Ausweisdokument ausweisen müssen. Die Angehörigen gelangen nur in Begleitung in die Klinik und sehen ihr untergebrachtes Familienmitglied nach langer Zeit und möglicherweise nur hinter einer Trennscheibe zum ersten Mal wieder. Dabei ist es wichtig, als Pflegende sofort Hilfe anzubieten, zuzuhören, Verständnis zu zeigen und vor allem Hoffnung zu vermitteln (Recovery).

28.5 Warum fängt Angehörigenarbeit schon bei Erstkontakt an?

Der erste Kontakt der Angehörigen zum MRV ist ein Schlüsselerlebnis. Der äußere Gefängnischarakter des MRV schüchtert die Angehörigen ein. Es prägt das Bild, das die Angehörigen von der Klinik erhalten, und sie erkennen möglicherweise zum ersten Mal, dass ihr Angehöriger ein psychisch kranker oder suchtkranker Straftäter ist. Hier ist es wichtig, sofort die Hemmschwelle zur Kontaktaufnahme zur Institution zu senken. Ist der erste Eindruck positiv, wird sich das auch auf die Behandlung der untergebrachten Person und deren Aufbau eines sozialen Empfangsraumes nach Rehabilitation förderlich auswirken.

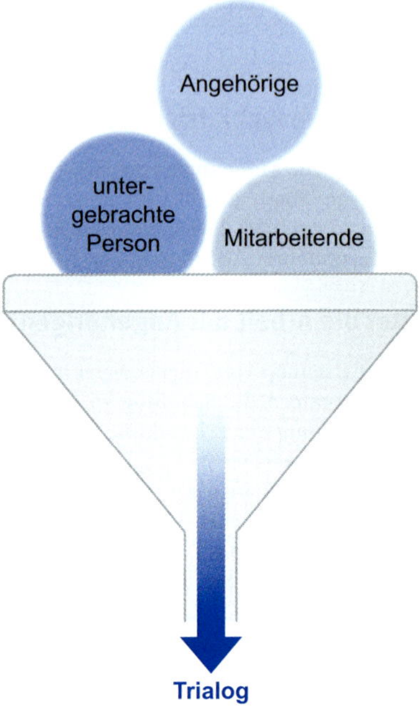

Abb. 28.1 Trialog im Maßregelvollzug [L231/P1440]

28.6 Welche Settings nutzt die Angehörigenarbeit im MRV?

28

Eine besondere Bedeutung hat in einer forensisch-psychiatrischen Klinik die **Einzelberatung** von Angehörigen, die auch unabhängig von der Schweigepflichtsentbindung im Sinne einer Psychoedukation stattfinden kann. Bei vorliegender Schweigepflichtsentbindung spielt der **Trialog** eine entscheidende Rolle (▶ Abb. 28.1). Hinzu kommen **Angehörigengruppen**, die zeitlich an die Bedürfnisse der Angehörigen angepasst werden sollten und idealerweise in den Forensischen Nachsorgeambulanzen stattfinden können. Flyer und Broschüren, die über den jeweiligen MRV berichten, ergänzen das Portfolio. Diese sollten auch über die Homepages abgerufen werden können.

DEFINITION

Der **Trialog** ist der Gedankenaustausch zwischen den Psychiatrieerfahrenen, deren Angehörigen und den in der Psychiatrie tätigen Berufsgruppen. Initiiert wurde der Trialog durch die Sozialpsychiatrie, welche die Forderung, die Perspektive sowohl der untergebrachten Person als auch ihrer Angehörigen stärker in den Fokus der Behandlung zu rücken.

28.7 Was sind die Hinderungsgründe der Institution MRV, Kontakt zu Angehörigen aufzunehmen?

Mittels Gruppeninterviews wurden 2015 in Schweden in vier forensisch-psychiatrischen Kliniken Schlüsselüberzeugungen von medizinischen Fachkräften ermittelt, die eine Kontaktaufnahme behindern können:

- Die meisten Familien sind zerrüttet, und man kann ihnen nicht vertrauen.
- Die meisten Familien stehen der Behandlung der untergebrachten Person im Weg.
- Es ist wichtig, Kontrolle über die Familie zu erreichen.
- Eine familienorientierte Arbeit ist in der forensischen Psychiatrie eine unmögliche Aufgabe.

So fühlen sich die Angehörigen häufig allein gelassen, nicht ernst- und kaum wahrgenommen.

28.8 Was sind die Hinderungsgründe der Angehörigen, Kontakt zum MRV aufzunehmen?

Hier gibt es zum einen objektive Gründe wie z. B. die zu große Entfernung zum Wohnort. Obwohl im MRV Untergebrachte das Recht haben, ihre Therapie heimatnah zu absolvieren, gelingt das bei der anhaltenden Überbelegung nur selten. Auch Berufstätigkeit und Alter der Angehörigen spielen bei der Kontaktaufnahme eine erhebliche Rolle. Zum anderen erhöhen emotionale Gründe wie Scham, Unverständnis, Verletztsein, aber auch Schuldgefühle, Ängste und Scheu vor dem Hochsicherheitstrakt die Hemmschwelle, Kontakt aufzunehmen.

Die qualitative Auswertung von zwei Gruppendiskussionen durch Ochs konnte 2022 zeigen, dass die forensisch-psychiatrische Unterbringung einer Person für die Angehörigen eine große Belastung darstellt und sich auf alle Lebensbereiche des Alltags auswirkt. Die Behandlung des Familienmitglieds wird zwar als notwendig, aber auch als deutlich einschränkend erlebt. Die Angehörigen erleben die Beziehung zwischen der Institution MRV und sich selbst als asymmetrisch und sich gegenseitig misstrauend. Auf der Seite der Angehörigen dominieren die Gefühle der Ohnmacht und Desorientierung.

28.9 Was bedeuten die Hinderungsgründe auf beiden Seiten für die Angehörigenarbeit?

Der Angehörigenkontakt sollte von Beginn an mit einer erhöhten Sensibilität erfolgen und passende Unterstützungsangebote bereithalten. Der Zusammenarbeit auf Augenhöhe kommt dabei eine besondere Bedeutung zu. Der gegenseitige Wissenszuwachs sollte trotz Schulung und Beratung mehr Beachtung finden.

28.10 Was wünschen sich die Untergebrachten und deren Angehörige?

Kollegen der Pflege haben 2021 im Klinikum am Weissenhof das Projekt „Angehörigenarbeit im MRV § 63“ durchgeführt. Dabei stellten sie fest, dass 74 % der befragten Untergebrachten sich eine Teilnahme an einem Angehörigentreffen im Sinne des Trialogs wünschen. 90 % der Angehörigen gaben an, sich eine Teilnahme an einem trialogischen Treffen sowohl auf dem Klinikgelände als auch außerhalb der Klinik vorstellen zu können. Der Kontakt per Videotelefonie wäre für 70 % aller Befragten unproblematisch. Zusammenfassend wünschten sich alle Untergebrachten mehr Kontakt zu ihren Angehörigen, als sie zum Erhebungszeitpunkt hatten.

PRAXISTIPP

Zumeist nehmen Familienangehörige mit großer emotionaler Bestürzung wahr, dass ihr Angehöriger nicht nur psychisch krank, sondern aufgrund dessen auch noch eine Straftat begangen hat, die ihn einen Hochsicherheitstrakt geführt hat. Deshalb ist ein respektvoller Umgang, der Hilfestellung bietet und Fachsprache vermeidet, unerlässlich.

28.11 Gibt es übergeordnete Vernetzungen von Angehörigen im MRV?

Die „**Initiative Forensik**“ im Bundesverband der Angehörigen psychisch erkrankter Menschen e. V. (BApK) ist eine bundesweite, unabhängige Arbeitsgruppe von Angehörigen psychisch erkrankter Menschen, die im Maßregelvollzug untergebracht sind. Sie machen den Angehörigen Mut und unterstützen beim Umgang mit einer forensischen Einrichtung. Ein Link führt direkt zu allen Informationen, welche die BApK zur Verfügung stellt, und enthält vor allem viele Buchempfehlungen (s. Praxistipp). Der Flyer für Angehörige im MRV enthält alle Informationen, die man zu Beginn der Behandlung eines Angehörigen im MRV benötigt; er kann direkt heruntergeladen werden.

Der „**Wegweiser für Angehörige von Forensik-Patienten**“ wurde speziell für erwachsene Angehörige von psychisch kranken, gem. § 63 Strafgesetzbuch (StGB) verurteilten und in der Forensik untergebrachten Täterinnen und Tätern entwickelt und kann ebenfalls direkt heruntergeladen werden (s. Praxistipp). Gleiches gilt für die Broschüre „**Was tun, wenn ein psychisch Kranker straffällig wird? Hinweise für Angehörige zum Verfahren zwischen Tat und Urteil**“. In dieser sind erweiterte Informationen zu allen relevanten Paragrafen und auch zur Behandlung in einer Entziehungsanstalt gem. § 64 StGB enthalten.

Unabhängig davon sind insbesondere die Bundesländer Hessen und Baden-Württemberg führend in der Angehörigenarbeit. Hessen bietet eine Austauschgruppe Forensik an, die sich regelmäßig trifft. Die „**Forensikfibel**“ des ZfP Südwürttemberg kann direkt auf deren Homepage heruntergeladen werden (s. Praxistipp).

PRAXISTIPP

BapK-Informationen:

- https://www.bapk.de/themen/forensik.html

- https://www.bapk.de/fileadmin/user_files/bapk/infomaterialien/broschueren/Wegweiser_Forensik-Patienten.pdf

Forensikfibel:

- https://www.zfp-web.de/fileadmin/zfp-web.de/fachgebiete/forensische-psychiatrie/weitere-informationen/forensikfibel-auflage4-juni2018-web.pdf

Literatur

Gerdel Y, Kranixfeld B. Angehörigenarbeit im Maßregelvollzug. Psych Pflege Heute 2021; 27: 271–275.

Hollweg T, Winkelkötter M. Gelungene Angehörigenarbeit in forensischen Kliniken. In: Schmidt-Quernheim F, Hax-Schoppenhorst T (Hrsg.): Praxisbuch Forensische Psychiatrie. Behandlung und ambulante Nachsorge im Maßregelvollzug. 3., vollst. überarb. u. erw. A. Bern: Hogrefe 2018; 281–285.

Hörberg U, Benzein E, Erlingsson C, Syrén S. Engaging with families is a challenge: Beliefs among healthcare professionals in forensic psychiatric care. Nurs Res Pract 2015; 2015: 843717. https://doi.org/10.1155/2015/843717.

Margraf J, Müller-Spahn FJ. Pschyrembel-Psychiatrie. Klinische Psychologie, Psychotherapie. Berlin: de Gruyter 2009; 42 und 849.

Ochs D. „Wir brauchen was zum Herz ausschütten." Erleben und Bedarfe von Angehörigen in forensisch psychiatrischen Kliniken. Recht & Psychiatrie 2022; 40(2): 81–87.

Register